中医药畅销书选粹·名医传薪

近现代25位中医名家妇科经验

从春雨　编著

中国中医药出版社·北京

图书在版编目（CIP）数据

近现代25位中医名家妇科经验/丛春雨编著．—2版．—北京：中国中医药出版社，2012.4（2019.12重印）
（中医药畅销书选粹．名医传薪）
ISBN 978－7－5132－0768－3

Ⅰ.①近…　Ⅱ.①丛…　Ⅲ.①中医妇科学：临床医学－经验－中国－近现代　Ⅳ.①R271.1

中国版本图书馆CIP数据核字（2012）第013725号

中国中医药出版社出版
北京经济技术开发区科创十三街31号院二区8号楼
邮政编码　100176
传真　010 64405750
山东百润本色印刷有限公司印刷
各地新华书店经销
*
开本 880×1230　1/32　印张 17.125　字数 455 千字
2012年4月第2版　2019年12月第3次印刷
书　号　ISBN 978－7－5132－0768－3
*
定价　59.00元
网址　www.cptcm.com

如有印装质量问题请与本社出版部调换（010 64405510）

社长热线　010 64405720
购书热线　010 64065415　010 64065413
书店网址　csln.net/qksd/

出版者的话

中国中医药出版社作为直属于国家中医药管理局的唯一国家级中医药专业出版社，自创办以来，始终定位于“弘扬中医药文化的窗口，交流中医药学术的阵地，传播中医药文化的载体，培养中医药人才的摇篮”，不断锐意进取，实现了由小到大、由弱到强、由稚嫩到成熟的跨越式发展，短短的20多年间累计出版图书3600余种，出书范围涉及全国各级各类中医药教材和教学参考书；中医药理论、临床著作，科普读物；中医药古籍点校、注释、语译；中医药译著和少数民族文本；中医药政策法规汇编、年鉴等。基本实现了“只要是中医药书我社最多，只要是中医药教材我社最全，只要是中医药书我社最有权威性”的目标，在中医药界和社会上产生了广泛的影响。2009年我社被国家新闻出版总署评为“全国百佳图书出版单位”。

为了进一步扩大我社中医药图书的传播效应，充分利用优秀中医药图书的价值，满足更多读者，尤其是一线中医药工作者的需求，我们在努力策划、出版更多更好新书的同时，从早期出版的专业学术图书中精心挑选了一批读者喜欢、篇幅适中、至今仍有很高实用价值和指导意义的品种，以“中医药畅销书选粹”系列图书的形式重新统一修订、刊印。整套图书约100种，根据内容大致分为七个专辑：“入门进阶”主要是中医入门、启蒙进阶类基础读物；“医经索微”是对中医经典的体悟、阐释；“名医传薪”记录、传承名医大家宝贵的临证经验；“针推精华”精选针灸、推拿临床经验；“特技绝活”展现传统中医丰富多样的特色疗法；“方药存真”则是中药、方剂的精编和临床应用；“临证精华”汇集临床各科精妙之法。可以说基本涵盖了中医各主要学科领域，对于广大读者学习中医、认识中医和应用中医大有裨益。

今年是“十二五计划”的开局之年，我们将牢牢抓住机遇，迎接挑战，不断创新，不辱中医药出版人的使命，出版更多、更好的中医药图书，为弘扬、传播中医药文化知识作出更大的贡献。

中国中医药出版社

2011年12月

内容提要

《近现代25位中医名家妇科经验》选择了25位出生在19世纪末至20世纪初的全国各地著名中医妇科学家，他们集理论与实践于一身，其宝贵经验是继承和发展中医妇科学不可多得的“国宝”，是中华民族精神和智慧的结晶。

《近现代25位中医名家妇科经验》重点介绍了名家生平简介（包括学医成才之路及学术业绩）、学术思想特点、临床经验特色、典型医案四个方面。“学术思想特点”主要突出名家在中医妇科领域中的理论建树，即理论上的新思维、新方法、新特点。其中包括名家身体力行所倡导的严谨务实良好学风的形成与发展。“临床经验特色”在于突出名家在专科、专病中的绝技、绝招、绝法、绝方。力求反映名家一生中最闪光、最耀眼的技术专长和技术特点。“学术思想特点”和“临床经验特色”二者之间的区别在于前者为理论上的新发展，独树一帜；而后者为实践上的创新、杰出成就。学术思想和临床经验二者是相辅相成的。

名家是旗帜，名家是方向，名家是形象。《近现代25位中医名家妇科经验》在于昭示中医后学之士开卷受益，窥其奥秘，学习名家循循善诱，诲人不倦的求学精神。穷究精华、悟其妙用，学习名家勤求古训、博采众长的治学态度。树立榜样，崇尚偶像，学习名家一丝不苟、救死扶伤、济世爱民的高尚医德，为中医妇科学的繁荣和发展做出贡献。

《近现代25位中医名家妇科经验》适用于广大中医工作者，中西医高等院校学生及中医爱好者。《近现代25位中医名家妇科经验》作为专科系统的老中医临床经验介绍，更适合于中医药硕士生、博士生阅读研究。

目　录

内 容 摘 要

蒲 辅 周

一、生平简介

蒲辅周（1888～1975年） 男，四川梓潼人，三世精医，15岁始继承家学，三年后独立应诊于乡，后悬壶于成都，1955年调入中国中医研究院，倾心中医事业凡70年，医理精深，经验宏富。长于内、妇、儿科，尤擅治温病，素有“热病国手”之美誉。晚年门生整理出版了《蒲辅周医案》、《蒲辅周医疗经验》、《中医对几种急性传染病的辨证论治》、《中医对几种妇女病的治疗方法》等著作。

二、蒲辅周学术思想特点

1. 治学严谨，堪称师表

蒲老治学特点表现为勤、恒、严、用四字。

2. 治病必求其本

3. 和脾胃、存胃气乃施治之根

三、蒲辅周临床经验特色

1. 妙用经方治疗妇产科疾病

（1）月经疾病：月经不调、崩漏、痛经、经闭、月经前后诸证。

（2）妊娠疾病：恶阻、滑胎。

（3）产后疾病：产后发烧、痹证、出血、恶露不下、恶露不止。

（4）妇科疾病：不孕、石瘕、脏躁。

2. 处方用药，轻灵纯正，举重若轻，知常达变

四、蒲辅周典型医案选

1. 痛经
2. 伤风
3. 产后伤暑
4. 便血
5. 湿热

刘 奉 五

一、生平简介

刘奉五（1911～1977年） 男，北京市人，北京中医医院妇科专家。师承韩一斋。精通中医妇科，以肝脾肾三脏作为治疗妇科病的中心，强调冲任二脉的功能。认为冲任不能独行经。对妇科感染类疾病认为是毒热炽盛而造成。临床治疗强调既重视西医诊断，又不能受其约束。刘老擅长治疗妇科疑难重症，对产后感染高热尤有经验。门人整理其遗著遗案，编辑成《刘奉五妇科经验》一书。

二、刘奉五学术思想特点

1. 刘氏女科在前贤的基础上发展了“冲任不能独行经”的理论

（1）冲任二脉的循行及其生理功能

（2）肝、脾、肾三脏与“冲任不能独行经”：肝与冲任二脉、肾与冲任二脉、脾胃与冲任二脉。

（3）从临床治疗的具体方药来看“冲任不能独行经”的理论指导性

2. 刘氏女科继承和发展了“热入血室”的理论与实践

3. 刘氏倡导“辨病与辨证”相结合，提出了治疗“妇科

手术后感染”的新思路

(1) 对手术后体质特点的看法

(2) 对于手术后感染的看法

(3) 术后感染的中医辨证施治要点

三、刘奉五临床经验特色

1. 刘氏女科提出妇科常见病治肝八法

(1) 舒肝调气法 (2) 清肝泻火法 (3) 清热平肝法 (4) 抑肝潜阳法 (5) 镇肝息风法 (6) 养血柔肝法 (7) 化阴缓肝法 (8) 暖肝温经法

2. 刘氏女科提出妇科血证论治八法

血瘀证类:(1) 活血化瘀法 (2) 破瘀散结法 (3) 养血活血法

血热证类:(4) 清热凉血法 (5) 养阴化燥法

血寒证类:(6) 温经散寒法

血虚证类:(7) 益气养血法 (8) 滋阴养血法

3. 刘氏妙用“产后生化汤”祛瘀生新,另有新解

四、刘奉五典型医案选

1. 术后感染
2. 妇瘤化疗胃肠反应
3. 外伤后阴道出血
4. 席汉综合征
5. 无排卵性月经

哈 荔 田

一、生平简介

哈荔田(1912~1989年) 男,回族,河北省保定市人。幼承庭训,家学渊源,1935年毕业于北平华北国医学院,以

成绩优异，深得施今墨、周介人、范更生等京城诸家名医的赏识。在学术上穷究医经，颇有心得，崇尚易水学派，临床重视胃气，长于内科，尤于妇科。著有《妇科医案医话选编》、《哈荔田医案与医话选》、《扶正固本与临床》等著作。

二、哈荔田学术思想特点

1. 强调肝、脾、肾三脏在妇女生理、病理上的重要意义

（1）调肝　（2）健脾胃　（3）补肾

2. 强调“扶正固本”的重要法则，指导临床防病治病

3. 哈老倡导“勤于读书，博采众长”之学风

三、哈荔田临床经验特色

1. 哈老提出补脾益肾是治疗崩漏的关键

2. 哈老妙用活血化瘀法治疗子痫独有心传

3. 哈老治疗习惯性流产，主张未孕期调补肝肾，妊娠期补肾健脾，固气养血

四、哈荔田典型医案选

1. 席汉综合征
2. 闭经
3. 崩漏
4. 肠覃

罗元恺

一、生平简介

罗元恺（1914～1995年）　男，汉族，广东省南海县人。广州中医药大学教授，广东名老中医。1935年毕业于广东省中医药专科学校。在医学上长于妇科，学术思想上着重脾肾的调摄，编著《罗元恺医著选》、《点注妇人规》，主编全国中医

高等医药院校教材《中医妇科学》、高等中医院校教学参考丛书《中医妇科学》、《实用中医妇科学》等著作。

二、罗元恺学术思想特点

1. 罗氏指出妇产科两大致病因素即感染邪气和生活所伤的危害性

（1）感染邪气：寒、热、湿。

（2）生活所伤：精神因素、饮食不节、劳逸失常、多产房劳、跌仆撞伤。

2. 从肾论治法在中医妇科学中的地位和作用

（1）月经不调　（2）闭经　（3）更年期综合征　（4）肾虚带下　（5）不孕症

三、罗元恺临床经验特色

1. 活血化瘀法在妇科临床中的应用

（1）血瘀的症候和诊断：疼痛、癥瘕肿块、妇科出血、发热、神经精神症状、月经不调或闭经。

（2）活血瘀法中的分类证治：行气活血、活血止痛、祛瘀散寒、攻逐瘀血、清热化瘀。

（3）活血化瘀法在妇产科中的应用：痛经、闭经、崩漏、月经不调、经行吐衄、经前紧张症、盆腔炎、胎衣不下、产后恶露不绝、产后腹痛、产褥感染、癥瘕肿块、子宫外孕。

2. 治疗功能性子宫出血的关键在于补益肾虚

罗元恺教授提出个人常用的三个处方：方一，二稔汤。方二，滋阴固气汤。方三，补肾调经汤。

3. 先兆流产和习惯性流产以肾气亏损为其主要病因

四、罗元恺典型医案选

1. 痛经（子宫内膜异位症）

2. 经行吐衄

3. 无排卵型功能性子宫出血

4. 产后不寐

王 渭 川

一、生平简介

王渭川（1889~1988年） 男，汉族，江苏省丹徒县人。1916年拜当地名医袁桂生、何叶香两君为师，寒暑五易，始悬壶乡里。1924年参加恽铁樵等主办的“中医函授”修习深造。1956年调入成都中医进修学校任教，同年转调成都中医学院。王渭川老中医60余年的医学生涯中，勤求古训，精研深究中医经典医籍，对《金匮要略》造诣尤深，多有独到见解。王老擅长中医妇科疾病的诊治，积数十年临证心得，总结提出了治疗妇科疾病的温、清、攻、补、消、和等六法。王渭川主要著作有《王渭川妇科治疗经验》、《红斑狼疮的中医治疗》、《王渭川临床经验选》、《王渭川疑难杂病选要》等。

二、王渭川学术思想特点

1. 王氏倡导“不断摸索、不断总结、有所收获、有所前进”的良好学风

2. 王氏提出运用六法通治42种内、妇科疾病

（1）活血通络化瘀法 （2）活血化瘀舒筋软坚法 （3）补虚化瘀理气法 （4）清热化湿消炎法 （5）息风通络法 （6）疏肝通络消胀法

3. 王氏提出妇科疾病施用六种基本治法

（1）温法 （2）清法 （3）攻法 （4）补法 （5）消法 （6）和法

4. 王氏善用虫类药治疗各种内妇科疑难重症

5. 王氏提出脏腑合病证治六法

（1）肝脾合病 （2）脾肺合病 （3）肝肾合病 （4）心肾合病 （5）脾肾合病 （6）肝脾肾合病

三、王渭川临床经验特色

1. 王氏治疗盆腔炎证治三法

（1）湿热蕴结证　（2）寒湿凝滞证　（3）肝郁气滞证

2. 王氏治疗不孕症证治四法

（1）脾肾阳虚证　（2）肝肾阴虚证　（3）阴虚阳亢证　（4）气血两虚证

附：男子肾阳不足不育证

3. 王氏提出虚、实崩漏证治特点及治疗四要素

（1）虚证崩漏：气虚证、血虚证、阳虚证、肝经郁火证、阴虚证。

（2）实证崩漏：肝郁气滞证、血瘀证、痰湿证、湿热蕴结证。

（3）治疗崩漏四要素：青年血崩、老年血崩、胎前崩漏、产后崩漏。

4. 王氏摸索并总结出妇科八首经验方

（1）一号调经合剂　（2）二号调经合剂　（3）三号调经合剂　（4）一号调经丸　（5）二号调经丸　（6）银甲丸　（7）加味四君子合剂　（8）保胎方

四、王渭川典型医案选

1. 美尼尔综合征

2. 红斑狼疮（盘状型）

3. 阿迪森病（黑瘅）

4. 肥胖病（黑瘅）

韩百灵

一、生平简介

韩百灵（1909 年生）　男，汉族，辽宁省台安县人，黑

龙江中医药大学教授。年幼三易其师，悉得真传，精研中医妇科，是黑龙江省四大名医之一，国家重点学科带头人，享有中医妇科博士学位授予权。韩老学术思想以“肝肾学说”、“同因异病”、“异病同治”著称于世，创“育阴止崩汤”、“百灵调肝汤”。著有《百灵妇科》等三部妇科专著。

二、韩百灵学术思想特点

1. 韩氏倡导“学贵于精，而殆于惰”的良好学风
2. 韩氏女科极为重视“肝肾学说”
3. 韩氏女科突出“同因异病，异病同治”的学术思想

三、韩百灵临床经验特色

1. 创制百灵育阴汤治疗肝肾阴虚诸证
2. 创制补阳益气汤治疗脾肾阳虚诸证
3. 创制益气养血汤治疗气虚血虚之证
4. 创制调气活血汤治疗气滞血瘀证
5. 创制温肾健脾止带汤治疗脾肾阳虚之白带证
6. 创制百灵调肝汤治疗肝郁不孕
7. 韩老善用逍遥散加减治疗22种妇科病证

四、韩百灵典型医案选

1. 肝郁不孕
2. 滑胎
3. 产后发热
4. 妊娠恶阻

裘笑梅

一、生平简介

裘笑梅（1911年生）　女，汉族，浙江省杭州市人，浙

江中医学院附属医院主任中医师。行医60载，积有丰富的临床经验，于妇科更负盛名。1983年评为浙江省名老中医，裘老创制的“妇乐冲剂”在全国各地医院广为运用，享有盛誉。对不孕症的治疗独有经验。著有《裘笑梅妇科临床经验选》等书。

二、裘笑梅学术思想特点

1. 强调脾胃在妇女生理病理中的重要地位和作用

(1) 脾胃与妇女生理病理的关系：运化失健、统血无权、升降失常。

(2) 辨胃气在妇科病诊断中的意义

(3) 调理脾胃法则在妇科临床中的应用：月经过多、月经先期、闭经、白带、先兆流产。

2. 强调肝在妇女生理病理上的重要地位和作用

(1) 疏肝法 (2) 泻肝法 (3) 镇肝法 (4) 养肝法 (5) 滋肝法 (6) 温肝法

3. 强调肾在妇女生理病理中的重要地位和作用

(1) 肾藏精，主发育生殖：月经过少、闭经、初潮推迟，不孕症，胎瘘不长，先兆流产、习惯性流产，月经过多或崩漏。

(2) 肾主封藏：白淫、带下。

(3) 肾主水：子肿、妊娠小便不通。

4. 裘老倡导“熟读精思，博学强记，旁搜囊括，虚心求教”的良好学风

三、裘笑梅临床经验特色

1. 裘氏妇科治血六法

(1) 妇科血证六种治法：补气摄血法、清热凉血法、养血止血法、调气止血法、祛瘀止血法、温经止血法。

(2) 妇科血证治疗中的六个关键问题：辨证求因，审因论治；掌握阶段，因证施治；注意消瘀，防止瘀滞；气血兼

顾，调气止血；补养肝肾，调理冲任；调理脾胃，巩固疗效。

2. 裘氏妇科治疗产后病四点经验

（1）产后宜补 （2）产后宜祛瘀 （3）产后兼夹他病 （4）产后用药

3. 裘氏妇科分型论治先兆流产和习惯性流产

其病因主要有：脏腑功能失常、气血失调、冲任虚损。

其临床辨证为：气虚肾亏型、阴虚内热型。

4. 裘氏妇科治疗闭经证治五法

（1）气虚血亏证 （2）气滞血瘀证 （3）冲任不足证 （4）阴虚内热证 （5）风寒凝结证

四、裘笑梅典型医案选

1. 膜样痛经
2. 崩漏
3. 羊水过多症
4. 产后恶露不绝

刘云鹏

一、生平简介

刘云鹏（1910年生） 男，汉族，湖北省长阳县人，湖北省沙市市中医医院主任医师。18岁秉其父学医。对中医妇科造诣较深，治疗妇科病，刘老强调以疏肝为先，归纳总结出“常用调肝十一法”，还擅治内科杂病，喜用调理肝肾之法，而临床用药则以清泻见长。著《妇科治验》一书。

二、刘云鹏学术思想特点

1. 刘氏提出妇科常用调肝十一法

（1）疏肝开郁法 （2）疏肝散结法 （3）疏肝扶脾法 （4）清肝和胃法 （5）疏肝清火法 （6）养血舒肝法

（7）调补肝肾法　（8）养血清肝解毒法　（9）泻肝利湿法（10）疏肝活血法（11）温肝通络法

2. 刘氏提出妇科常用治脾九法

（1）补脾止带法　（2）燥湿和胃、升清降浊法　（3）健脾和胃法（4）健脾利水法　（5）益气养血法　（6）健脾养心法　（7）益气升阳法　（8）健脾坚阴法　（9）补气固脱法

3. 刘氏提出妇科常用补肾五法

（1）养血补肾法　（2）调补肝肾法　（3）健脾补肾法（4）温肾暖脾法　（5）温肾通络法

三、刘云鹏临床经验特色

1. 刘氏提出崩漏证治十法

脾虚：（1）益气摄血法　（2）益气固脱法　（3）益气养血法　（4）健脾坚阴法

肝肾不足：（5）养血固冲法　（6）调补肝肾法

肝郁脾虚：（7）疏肝扶脾法

血热：（8）清热凉血法

血瘀：（9）活血祛瘀法

气血不调：（10）理气活血固冲法

2. 刘氏提出治疗痛经采用经前行气、经期活血之法

（1）经前以行气为主　（2）经期以活血为主

3. 刘氏自拟经验方安奠二冬汤治疗滑胎

4. 刘氏自拟经验方柴枳败酱汤治疗盆腔炎

四、刘云鹏典型医案选

1. 盆腔炎
2. 崩漏
3. 先兆流产
4. 不孕症

沈仲理

一、生平简介

沈仲理（1912年生） 男，汉族，浙江省慈溪县人，上海中医药大学岳阳医院教授、主任医师。1931年毕业于上海中医专门学校。擅治子宫肌瘤及其他妇科疑难杂症。主编《妇产科学》、《中医妇科临床手册》等10余部著作。

二、沈仲理学术思想特点

专论妇科痛证的理论与实践

（1）月经病的痛证 （2）带下病的痛证 （3）妊娠病的痛证 （4）产后病的痛证

三、沈仲理临床经验特色

1. 沈氏治疗崩漏证治五法：（1）血热证 （2）血瘀证 （3）肝郁证 （4）脾虚证 （5）肾虚证
2. 沈氏采用活血化瘀，清热软坚法治疗子宫肌瘤
3. 沈氏擅用消痰软坚，清热化瘀法治疗卵巢囊肿

四、沈仲理典型医案选

1. 功能性子宫出血
2. 卵巢囊肿
3. 子宫肌瘤
4. 阴痒

何子淮

一、生平简介

何子淮（1920~1997年） 男，汉族，浙江省杭州市人，

杭州市中医院主任医师。何氏家学有素，其先祖何九香先生(1831～1895)，从业于山阴钱氏女科，悬壶杭城，誉满钱塘。先父何稚香（1870～1949)，继承衣钵，而载誉沪杭。何老先生幼承家训，尽得真传。何老先生具有丰富的临床经验和较深的学术造诣。在其临床、科研、教学实践中，更是勤学不倦，博采多闻，不因循守旧，勇于创新，逐渐形成独具风格的何氏女科。何老在临床上对月经病、崩漏及妊娠病诸证有其独到的见解和治法，临床疗效十分显著。何老撰有《何子淮女科经验集》、《各家女科述评》等著作。

二、何子淮学术思想特点

1. 何氏女科强调肝在女性生理病理中的重要地位和作用

（1）肝气郁结 （2）肝郁挟湿 （3）气郁食滞 （4）肝经湿火（5）寒凝肝经 （6）阴虚肝旺 （7）血虚风动 （8）肝厥

2. 何氏女科扶正解郁法在妇科临床中的应用

（1）育阴解郁 （2）扶脾解郁 （3）益肾解郁

3. 何氏女科在妇科临床上擅用芳香疏肝理气药

4. 何氏女科调补奇经法在妇科临床中的应用

（1）健脾养血，调补奇经 （2）益精添液，填补奇经 （3）益气升提，固摄奇经 （4）温肾壮督，补养奇经 （5）理气活血，通达奇经 （6）暖宫散寒，温通奇经 （7）化湿导滞，疏畅奇经 （8）养血清肝，平降奇经

三、何子淮临床经验特色

1. 何氏女科治疗月经病之调冲十法

（1）疏理调冲法 （2）理气调冲法 （3）平肝调冲法 （4）凉血调冲法 （5）温理调冲法 （6）化湿调冲法 （7）益气调冲法 （8）补养调冲法 （9）化瘀调冲法 （10）清邪调冲法

2. 何氏女科治疗崩漏采用九步法分证论治

（1）血热堤决 （2）中虚气陷 （3）胞络瘀滞

3. 何氏女科论治带四法

（1）鼓脾摄带 （2）固肾束带 （3）清渗止带 （4）荡涤祛带

4. 何氏女科三步疗法治疗寒湿凝滞型痛经：第一步所谓经前防；第二步所谓经期治；第三步所谓经后固。

四、何子淮典型医案选

1. 崩漏
2. 经闭
3. 癥瘕
4. 妊娠恶阻

庞 泮 池

一、生平简介

庞泮池（1919年生） 女，汉族，上海市人，上海中医药大学曙光医院妇科主任医师。1941年毕业于上海中国医学院，秉承父传，从事临床工作五十余年。庞泮池对妇科常见病、多发病，如恶性肿瘤、妇科急腹症（宫外孕、急性盆腔炎）、不孕症、月经病等，积累了丰富的临床经验。

二、庞泮池学术思想特点

1. 庞氏提出按月经周期的节律治疗妇科疾病的新思路

2. 庞氏在中医妇科临床实践中突出肝、脾、肾的重要地位和作用

3. 庞氏运用中医药理论辨证施治妇科肿瘤化疗后各种反应

（1）直肠反应 （2）膀胱反应 （3）白细胞降低

三、庞泮池临床经验特色

1. 庞氏自拟月经周期疗法治疗崩漏

2. 庞氏自创按月经周期分段治疗子宫肌瘤

（1）经前治疗　（2）经期治疗　（3）经净期治疗

3. 庞氏治疗妇科肿瘤化疗后病症之经验

4. 庞氏治疗更年期综合征重在调理阴阳

（1）肾阴不足　（2）肾阳不足　（3）有的患者情绪波动　（4）肾阴肾阳俱不足

四、庞泮池典型医案选

1. 输卵管积水

2. 子宫内膜炎

3. 卵巢囊肿

4. 不孕症

何 少 山

一、生平简介

何少山（1923年生）　男，汉族，浙江省杭州市人，杭州市中医院主任中医师。1943年大同大学因病肄业，随其父何稚香临诊学习，1948年悬壶设诊，研习经典医籍深得精粹，后以女科载誉钱塘。何氏对不孕、崩漏、盆腔炎的治疗有独到之处，对流产引起的继发不孕，强调运用温、通、疏、补四法治疗。

二、何少山学术思想特点

1. 何氏强调阴阳协调，善补阳者，必阴中求阳

2. 何氏论述流产对女性生殖机能的影响与危害

（1）胞宫瘀滞　（2）肾督失荣　（3）影响胃经

（4）肝郁气滞　（5）冲任失调

三、何少山临床经验特色

1. 何氏擅治妇科血证，主张温阳止崩

（1）温中益气摄血　（2）温阳补火摄血　（3）温经祛瘀止血　（4）甘温救阴摄血　（5）温敛固涩止血

2. 何氏治疗女子不孕症五大法则

（1）温肾填精法　（2）补肾调肝法　（3）荡涤胞脉法　（4）养正除积法　（5）祛痰开郁法

3. 何氏治疗流产继发不孕症治四法

（1）瘀阻胞宫继发不孕症治　（2）肾督虚损继发不孕症治　（3）肝郁气滞继发不孕症治　（4）痰湿互结继发不孕症治

4. 何氏治疗流产后诸症五法

（1）胞宫瘀滞　（2）肾督失荣　（3）胃经受累　（4）肝郁气滞　（5）冲任失调

四、何少山典型医案选

1. 阳崩
2. 难免流产继发不孕
3. 不孕症
4. 胎盘残留感染

姚寓晨

一、生平简介

姚寓晨（1920年生）　男，汉族，江苏省南通市人，南通市中医院主任中医师。在诊疗上，识病着重经带色质，辨病细察痰结瘀阻，疗疡突出论治心肺，防病强调怡情悦性，用药上，擅取花类药的轻疏升达，动物药的血肉有情，重镇药的摄敛温中，外治药的重纳熨敷。姚老在中医妇科理论与临床上都有新的创新研究。《姚寓晨女科经验选辑》已出版。

二、姚寓晨学术思想特点

1. 姚氏女科提出妇科疾病从肺论治观点

（1）经期无定，泻肺调益冲任　（2）血枯经闭，保肺金水相生　（3）妊娠子淋，清肺下病上取　（4）产后蓐劳，补肺兼消瘀滞

2. 姚氏女科治疗节育术后诸证主张以通为贵

3. 姚氏女科治疗老年妇女疾病证治三法

（1）固气清营法治疗老年妇女经水复行　（2）壮督固摄法治疗老年妇女遗尿　（3）填精渗湿法治疗老年妇女阴痒

三、姚寓晨临床经验特色

1. 姚氏自拟益气清营固冲汤治疗妇科血证

（1）月经过多　（2）崩漏　（3）胎漏　（4）产后恶露不绝

2. 姚氏治疗妊娠恶阻用药心得

3. 姚氏自拟益肾化斑汤治疗妇女黄褐斑，五辨即：（1）辨年龄（2）辨经产　（3）辨病程　（4）辨兼夹　（5）辨部位

4. 姚氏治疗更年期综合征突出以调养冲任为本

5. 姚氏治疗慢性盆腔炎主张应分清寒热两纲，抓住脾肾两脏

四、姚寓晨典型医案选

1. 闭经溢乳综合征
2. 放环后月经过多
3. 月经过多
4. 崩漏
5. 胎漏

6. 产后恶露不绝

蔡小荪

一、生平简介

蔡小荪（1923年生） 男，汉族，上海市人，上海市第一人民医院中医妇科主任医师，从父蔡香荪（1887～1943），从师吴克潜、吴庆善学医。第13届中国医学院毕业。曾编写《经病手册》、《名医特色经验精华》、《中国食疗学》等著作。

二、蔡小荪学术思想特点

1. 治病必须求其本
2. 强调肾的功能失调在妇产科疾病发病中的重要作用
3. 强调肝的功能失调在妇产科疾病中的重要作用

三、蔡小荪临床经验特色

1. 治疗崩漏主张首别阴阳，求因为主

（1）阳崩宜养阴凉血 （2）阴崩宜温阳止血 （3）血瘀宜化瘀止血

2. 治疗不孕症首当调经育肾为其大法

3. 治疗痛经主张求因为主，止痛为辅

4. 闭经证治三型皆注重肝肾二经

（1）原发性闭经 （2）继发性闭经 （3）情志性闭经

5. 盆腔炎分虚实两大类并验方三则

6. 自拟系列方药治疗子宫内膜异位症

（1）本症痛经，化瘀止痛 （2）本症血崩，以通求固 （3）本症发热，祛瘀为要 （4）本症不孕，育肾通络 （5）本症癥瘕，消癥治本

四、蔡小荪典型医案选

1. 崩漏

2. 崩漏
3. 月经不调（虫积）
4. 更年期综合征

钱伯煊

一、生平简介

钱伯煊（1896～1986年） 男，汉族，江苏省苏州市人，中国中医研究院研究员，著名中医妇科专家。尤其是对妇科妊娠中毒症、子宫肌瘤、不孕症、习惯性流产等疾病的疗效更为显著，先后撰写了《女科证治》、《钱伯煊妇科医案》、《妇科方萃》和《脉学浅说》等著作。

二、钱伯煊学术思想特点

1. 治疗妇科疾病，重视调补肝、脾、肾
2. 突出“八纲”，临床辨证细微

三、钱伯煊临床经验特色

1. 钱氏保胎三法
(1) 一保胎 (2) 二养胎 (3) 三安胎
2. 不孕症证治六法
(1) 肾虚证 (2) 血虚证 (3) 寒凝证 (4) 气滞证 (5) 痰湿证 (6) 瘀积证
3. 分三阶段辨证施治子宫肌瘤，疗效突出
(1) 气阴两虚 (2) 阴虚血热 (3) 气滞血瘀

四、钱伯煊典型医案选

1. 崩漏
2. 闭经
3. 经行昏厥

4. 不孕症

唐吉父

一、生平简介

唐吉父（1903～1986年） 男，汉族，浙江省湖州市人，上海医科大学妇产科医院教授。从事中医妇科临床研究，调肝治疗经前期紧张综合征，活血化瘀治疗子宫内膜异位症，获1984年上海市中医、中西医结合科技二等奖及三等奖，发表论文数篇。

二、唐吉父学术思想特点

1. 唐氏指出肝、脾、肾功能失调所致妇产科疾病最为多见

肾虚是妇产科疾病的本质所在：（1）肾气虚 （2）肾阳虚 （3）肾阴虚 （4）阴阳两虚

肝的病理变化有：（1）肝郁气滞 （2）肝郁化热 （3）肝气上逆（4）肝郁脾虚 （5）肝经湿热 （6）肝血不足 （7）肝阳上亢，肝风内动

脾的病理变化有：（1）脾虚血少 （2）脾不统血 （3）脾虚气陷（4）脾虚湿盛

2. 唐氏泛用柴胡治疗妇产科疾病皆在突出女子以肝为先天之说

三、唐吉父临床经验特色

1. 唐氏论经前期紧张症证治四法：（1）阴虚肝旺，肝气横逆型（2）肝气郁结，积郁化火型 （3）心肝火炽，痰蒙清窍型 （4）肝病及脾，水湿潴留型

2. 唐氏论“通”、“盛”相结合治疗闭经

3. 唐氏论治更年期综合征遣方用药极具特色

四、唐吉父典型医案选

1. 经前期紧张症（兴奋型）
2. 经前期紧张症（抑制型）
3. 痛经、经期发热（子宫内膜异位症）
4. 女阴白斑

朱 南 孙

一、生平简介

朱南孙（1921 年生） 女，汉族，江苏省南通人，上海中医药大学教授，主任医师，系“朱氏妇科”第三代传人。其祖父朱南山，父亲朱小南先生是我国著名的中医妇科专家。1942 年由上海新中国医学院毕业即随其父步入医林。朱南孙先生学有渊源，临证圆机活法在握，辨证施治进退有序，至晚年医术更为精湛。著有“妇科临床诊治心得”、“痛经笔谈”、“溢乳闭经诊治心得”、“不孕症辨证论治”等主要代表作。尤其是经她珍藏而幸免于“文革”之难的朱氏妇科集精萃《朱小南妇科经验选》得以付梓，在医林中独树一帜。

二、朱南孙学术思想特点

1. 朱氏妇科突出乙癸同源，肝肾为纲；注重冲任，贵在通盛之理论特点。

2. 朱氏妇科突出冲任理论与实践的探讨：（1）冲任和脾胃 （2）冲任和肝 （3）冲任和肾 （4）冲任的病机 （5）药物归经（6）补冲任药和激素的关系

3. 朱氏妇科突出带脉理论与实践的探讨

4. 朱氏妇科突出阳维阴维、阳跷阴跷的理论与实践的探讨

（1）阳维在临床上的具体应用 （2）阴维在临床上的具

体应用 (3)维脉药考 (4)阴跷、阳跷 (5)跷脉在临床上的具体应用(6)跷脉药考

三、朱南孙临床经验特色

1. 朱氏妇科独具“衷中参西,力求实效,处方精专,善于通变”之特色

2. 朱氏妇科突出纠正动静失衡之大法——“从、合、守、变”四字诀

3. 朱氏妇科止血四法“通、涩、清、养”

(1)通——祛瘀止血,引血归经 (2)涩——止血塞流,勿忘澄源 (3)清——清热凉血,血静则宁 (4)养——扶正固本,复旧善后

4. 朱氏妇科治疗闭经证治六法

(1)肝肾不足证 (2)气血两虚证 (3)肝郁气滞证 (4)痰浊阻络证 (5)寒凝血滞证 (6)热结血滞证

附一:溢乳闭经证治三法

(1)肝肾亏损,肝气上逆证 (2)脾肾不足,气血两虚证 (3)肾虚血枯,心肝火旺证

附二:肥胖型闭经证治二法

(1)脾肾阳虚,痰湿阻络证 (2)肝郁气滞,痰湿阻络证

5. 朱氏妇科治疗不孕症分虚实两大证型

虚证:(1)脾肾阳虚证 (2)肝肾阴虚证

实证:(1)邪伤冲任,湿热内蕴证 (2)冲任阻滞,胞脉闭塞证

四、朱南孙典型医案选

1. 月经期神经精神症
2. 经前乳胀
3. 吊阴痛
4. 血崩

祝谌予

一、生平简介

祝谌予（1914 年生）　男，北京市人，我国十大名老中医之一，著名中西医结合专家。1933 年投师于北京四大名医之一施今墨门下，成为施氏的高徒。著有《施今墨临床经验集》、《祝选施今墨医案》等书，门人整理并出版了《祝谌予临床经验集》。

二、祝谌予学术思想特点

1. 祝氏力倡中西医结合，主张辨证与辨病相结合，扬长抑短，敢于创新

2. 祝氏指出女科经、带、胎、产诸病，实则即子宫病与月经病两大类

3. 祝氏强调辨证论治，重视脾肾固本，妇科诸疾以调气血为要

三、祝谌予临床经验特色

1. 祝氏治疗妇科病经验集锦

2. 祝氏治疗更年期崩漏证治两法

（1）崩宜补中升清摄血，参用化瘀　（2）漏须温肾舒肝，燮理阴阳

3. 祝氏治疗产后身痛三法：（1）气血两虚，风寒入络证（2）肝肾亏损，气血两虚证　（3）肾虚证

四、祝谌予典型医案选

1. 老妇崩漏

2. 月经周期失调

3. 狐惑病（白塞氏病）

4. 脾肾虚损（重症肌无力）

陈筱宝

一、生平简介

陈筱宝（1872～1937年）　上海市人，秉承家学，又从上海诸香泉先生受业，诸师深得傅青主、叶天士各家之学，专长妇科。因此求治者多获良效，声誉日隆，操业临床40余载，病者日盈门庭如市，终其身盛况勿衰。

二、陈筱宝学术思想特点

1. 陈氏提出妇科病人以元气为本
2. 陈氏提出妇科以调治血分为主要
3. 陈氏提出治疗妇人杂病以调肝为其中心环节

三、陈筱宝临床经验特色

1. 陈氏调经多选用八制香附丸
2. 陈氏自拟经验方香草汤治疗经闭
3. 陈氏妙用黑蒲黄散治疗崩漏
4. 陈氏治疗虚损喜用回天大补膏以滋荣
5. 陈氏提出治疗不孕症用求嗣方测验

四、陈筱宝典型医案选

1. 经闭
2. 经闭
3. 经闭
4. 不孕症

卓 雨 农

一、生平简介

卓雨农（1909～1963年） 男，汉族，四川省成都市人。出生在四代中医世家，弱冠之时即秉承其父翰屏先生学习岐黄之术，17岁即开始行医，18岁取得“全省国医开业考试”合格证书，精研内、外、妇、儿各科，尤以妇科见长，誉为“卓半城”。1959年晋升成都中医学院教授。

卓雨农先生医术高明，医理精深。早在50年代，即主编了《中医妇科临床手册》，为新中国成立后中医妇科领域第一部专著。

二、卓雨农学术思想特点

1. 十分重视气血、脏腑、经脉与妇女生理的关系

2. 治疗妇科病突出调气血、和脾胃、养肝肾“九字”大法

（1）调气血 （2）和脾胃 （3）养肝肾

3. 从166首自制方看卓老在辨证施治中的原则性与灵活性的有机结合

三、卓雨农临床经验特色

1. 卓老治疗痛经证治七法

（1）气血虚弱证 （2）肾虚肝郁证 （3）气郁血滞证 （4）瘀血阻滞证 （5）风冷证 （6）寒湿凝结证 （7）血热证

2. 卓老治疗经闭证治七法

（1）血虚证 （2）脾虚证 （3）劳损证 （4）血瘀证 （5）风寒证 （6）气郁证 （7）痰阻证

3. 卓老治疗崩漏证治六法

（1）血热证　（2）虚寒证　（3）劳损证　（4）气虚证　（5）血瘀证　（6）气郁证

赵松泉

一、生平简介

赵松泉（1915年生）　男，汉族，北京市人，北京妇产医院中医科主任医师。1935年毕业于北平华北国医学院，从师施今墨先生。1956年入北京中医医院工作，兼任北京市中医研究所研究员。赵老一生致力于中医妇科病的研究。临床擅治月经病而致的不孕症。所研制的“排卵汤”治疗妇女不孕症，获北京市科技成果奖。

二、赵松泉学术思想特色

1. 赵氏女科突出以肾为本，治疗“功血”主张“调其阴阳，以平为期”

2. 赵氏女科认为妇科病变多集中在肝、脾、肾三脏，其中以肝为重点

三、赵松泉临床经验特色

1. 赵氏治疗痛经证治五法

（1）肝郁气滞证　（2）肝脾湿热，气滞血瘀证　（3）寒湿凝滞证　（4）脾肾两虚证　（5）肝肾阴虚证

2. 赵氏治疗恶阻证治三法

（1）脾胃虚弱证　（2）肝郁气滞证　（3）痰湿壅遏证

3. 赵氏自拟经验方培育汤治疗流产

夏 桂 成

一、生平简介

夏桂成（1931 年生） 男，汉族，江苏省江阴县人，南京中医药大学副教授，附院副主任医师。主编《中医妇科学》、《中医临床妇科学》。

二、夏桂成学术思想特点

1. 夏氏提出月经周期生理演变与阴阳消长转化的四期活动变化之说

（1）阴长阳消期 （2）重阴转阳期 （3）阳长阴消期 （4）重阳转阴期

2. 夏氏指出研究子宫病变，乃是分析妇女疾病的基点

（1）子宫的形态 （2）子宫藏泻失职

3. 夏氏在妇科临床实践中坚持辨证与辨病相结合的基本原则

（1）证病结合，辨析互参 （2）无证从病，无病从证 （3）辨病求本，深层辨证 （4）析证求因，多层辨证

4. 夏氏提出时间医学治疗法新思路

三、夏桂成临床经验特色

1. 夏氏提出掌握月经周期节律应用分期分时调周法

（1）月经周期中阴阳转化的调治：行经期调治、经间排卵期调治。

（2）月期周期中阴阳长消期的调治：经后阴长期调治、经前阳长期调治。

2. 夏氏论更年期干燥综合征证治三法

（1）阴虚证 （2）阳虚证 （3）瘀滞证

3. 夏氏论人流术后并发症证治四法

（1）气血两虚证　（2）瘀阻子宫证　（3）湿热壅滞证　（4）瘀浊交阻证

4. 夏氏论宫内放置节育器并发症证治三法

（1）月经过多、经漏　（2）经行腰腹酸痛　（3）胃肠道反应

5. 夏氏论肥胖病证治三法

（1）脾肾亏虚证　（2）肝郁化热证　（3）瘀滞证

四、夏桂成典型医案选

1. 膜样痛经

2. 膜样痛经

3. 膜样痛经

班　秀　文

一、生平简介

班秀文（1920年生）　男，壮族，广西平果县人。广西中医学院壮医研究室主任、教授。班氏在治疗妇科疾病的用药上，主张以甘平冲和为佳，即使证属偏热或偏寒，非用苦寒或辛燥之品不可，宜酌暂用或少用，中病即止，万不可久用。而对崩漏疗效的巩固，主张脾肾并重，以肾为主。编著有《班秀文妇科医论医案选》、《中医基本理论》等四种著作。

二、班秀文临床经验特色

1. 治疗崩漏注重年龄之差异

临床用药讲究以冲和为贵

2. 治疗更年期综合征注重调气血，合阴阳为主

3. 班氏提出急性盆腔炎按湿热带下论治，慢性盆腔炎属本虚标实之治

4. 班氏提出治疗滑胎未孕先治，固肾为本；既孕之后，先后天并治之说

5. 治疗产后病主张柔养与息风并用

王子谕

一、生平简介

王子谕（1921 年生） 男，汉族，江苏省滨海县人，北京中医药大学东直门医院教授、主任医师。曾先后从师于江苏省滨海县徐子磐、苏州王慎轩名老中医。1957 年于南京中医学院师资班毕业后到北京中医学院东直门医院从事妇科医、教、研工作。王老擅长治疗妇女痛经（子宫内膜异位症）、更年期综合征、盆腔炎、不孕症等。编著《中医妇科学》、《全国名医妇科验方集锦》等著作。

二、王子谕临床经验特色

1. 王氏治疗崩漏证治五法

(1) 气虚证 (2) 血热证 (3) 阴虚血热证 (4) 肝经郁热证 (5) 血瘀证

2. 王氏治疗痛经证治四法

(1) 气滞血瘀证 (2) 寒湿凝滞证 (3) 湿热蕴结证 (4) 气血虚弱证

3. 王氏治疗经期头痛证治三法

(1) 血瘀阻络证 (2) 肾亏肝旺证 (3) 阴血亏虚证

4. 王氏治疗急慢性盆腔炎之经验

三、王子谕典型医案选

1. 经后腹痛

2. 经前头痛

宋光济

一、生平简介

宋光济（1920年生）　男，汉族，浙江省宁波市人，浙江中医学院教授。20岁行医，1956年先后两次结业于浙江中医进修学校师资班，1983年评为浙江省名老中医。创制的《妇宝冲剂》曾获得浙江省金鹰奖与科技进步奖，撰有《宋光济妇科经验集》等著作。

二、宋光济临床经验特色

1. 宋氏治疗崩漏证治四法

（1）热扰冲任，迫血妄行证　（2）脾虚气弱，统摄失司证　（3）气血瘀阻，血不归经证　（4）肾气虚衰，冲任不固证

2. 宋氏治疗痛终证治四法

（1）寒凝血瘀证　（2）肝郁气滞证　（3）脾弱血虚证　（4）肝肾亏损证

3. 宋氏治疗闭经证治五法

（1）气滞血瘀证　（2）气血不足证　（3）脾虚痰盛证　（4）胃火烁血证　（5）肝肾亏虚证

4. 宋氏自创生麦安胎饮治疗胎漏

三、宋光济典型医案选

1. 带下、经闭

2. 胃热经闭

3. 崩漏

4. 崩漏

蒲辅周

一、生平简介

蒲辅周（1888～1975年） 男，四川梓潼人。三世精医，祖父尤知名，15岁始继承家学，三年后独立应诊于乡，后悬壶于成都，声誉日隆。建国后，于1955年调人中医研究院工作。倾心中医事业凡70余年，医理精深，经验宏富，长于内、妇、儿科，尤擅治温病，素有“热病国手”之美誉，在中医学术的许多领域内皆有独到见解，他对治疗“乙型脑炎”、“腺病毒肺炎”的研究作出了重大贡献。为当代杰出的中医药学家和临床家。一生忙于诊务，未暇从事著作，晚年由其门生整理出版了《蒲辅周医案》、《蒲辅周医疗经验》、《中医对几种急性传染病的辨证论治》、《中医对几种妇女病的治疗方法》等书。蒲老还先后当选为第三届、第四届全国政协常委、第四届全国人大代表，担任中国中医研究院副院长、国家科委中医专题委员、中华医学会常务理事、中国农工民主党中央委员和中央领导同志保健医师等职。

二、蒲辅周学术思想特点为

（一）治学严谨，堪称师表

蒲老治学特点表现为勤、恒、严、用四字。所谓“勤”是指勤奋学习、专心学医。早年家境清贫的生活，促使他奋发学习，而这种刻苦学习的奋发精神一直保持到他晚年双目失明时为止。他不止一次地告诫年青人“我在青年时期，只要一有空就看书，行医之暇也抓紧阅读，晚上读书至深夜，几十年都是这样。”他老人家曾感叹地说过“学业贵专，人的精力有限，我的智力也仅中人而已。如果忽而学这，忽而看那，分散精力，终竟一事无成。”蒲老的学习精神感人至深，晚年左眼患白内障，就用右眼看书，眼和书的距离仅一寸左右。此情此景，他的弟子们十分感慨地说道：“蒲老不是在看书，简直像在‘吃书’啊！相比之下，我们太惭愧了。”所谓“恒”字，是指蒲老一生都具有一种坚韧不拔、锲而不舍的毅力和活到老、学到老的恒心，他每读一部中医巨著，始终坚持一丝不苟的精神，一字一句，一章一节，竭泽而渔，勿使遗漏，从不改变这种踏踏实实的读书习惯和方法。蒲老常说：学无止境，每读一遍中医经典著作《内经》、《难经》、《伤寒论》、《金匮要略》、《温病条辨》等，皆有新的启发和心得。所谓“严”字，是指治学严谨的科学方法和科学态度。蒲老自己约法三章：①好读书，必求甚解。见重点，则作好笔记，加深记忆；有疑义，则反复查证，务求以明。不作采菊东篱之陶渊明。②谨授课，必有准备。讲原文则主题明确，论之有据；作分析则深入浅出，引人入胜。要作传道解惑的韩昌黎。③慎临证，必不粗疏。问病情，则详察体证，明确所因；辨证治，则胆大心细，伏其所主。效法治医有素的孙思邈。所谓“用”字是指攻读中医经典著作。重在掌握和领会其精神实质，学其所长，为我所用。蒲老认为《内经》、《难经》是中医理论的基础，如果没有好的基础理论，就谈不上学好临床，如果仅读点汤头、药性去治病，那是无根之木。还着重指出学《伤寒》、《金匮》宜先看原文，勿过早看注释，以免流散无穷。在熟读中医经典著作后，应兼学各家之著作，明其所优，学各家之长，为我所用，应该看到，一家之言，难免有偏激之处，不足为怪，需择其善者而从之。蒲老还常说，读书务必认真，不可走马观花，不可食而不知其味。读书需先看序言、凡例，而后才看内容，这样才能首先掌握作者著书立说的意图、目的及历史背景，才能做到融会贯通，事半功倍，蒲老特别强调读别人的书时，一定要用自己的头脑，绝不可看河间只知清火，看东垣则万病皆属脾胃，看丹溪则徒事养阴，看子和唯知攻下，读书目的就在于要取各家之长为己用。河间在急性热病方面确有创建；子和构思奇巧，别出手眼；东垣何尝不用苦寒；丹溪何尝不用温补。总之，自己应有主见，不可人云亦云，务在“善化”、“用”字上下工夫。

（二）治病必求其本

治病求本是蒲辅周重要的学术思想特征。所谓本，就是疾病的本质。正确认识局部与整体的关系，是治病求本的前提。祖国医学认为，人是一个统一的有机整体，整体观念和辨证施治是中医学的重要特点。蒲老指出：“在临床必须掌握年龄的长幼，形体的强弱，阴阳的偏盛，四时季节气候之常变，地域有五方之异，生活的情况，意志之苦乐，四损四不足（即：大劳、大欲、大病、久病失血、气血两伤、阴阳并竭）。所以有同病异治，异病同治，谨守病机，各司其属，这是辨证施治，掌握常变的重点。把理论搞明白了，临床上就不至于出现仓皇失措，阴阳混淆，表里不分，寒热颠倒，虚实莫辨等盲目施治，而能做到处常应变，治病求本。”他老人家深有体会地指出，临床治疗疾病总是有常有变的，一般说治常则易，治变则难。其实善治常者，亦善治其变。蒲老还说，带下病是妇科常见的疾病，古人有五带之名，分青、黄、赤、白、黑。带下有虚有实，不能概作虚治，临床治疗此病，必须结合具体症状，并结合色脉分别施治。实践经验证明，劳逸不当，劳伤冲任，饮食不慎，脾胃失调，造成的带下病约占1/2；情志不畅，肝气郁结，造成此病约占1/3；其他如不讲卫生、房事不节，而成此病仅占1/10；虚损致病者极少数也。历代医家对此病的学说颇不一致。总之，虚则补之，实则泻之，强者抑之，弱者扶之。辨证是以四诊所得为依据，综合分析，去粗取精，去伪存真，由表及里，由此及彼，治病求本。

治病求本，正确地掌握正气与邪气的关系。《内经》曰：“正气内存，邪不可干，邪之所凑，其气必虚。”这说明人类疾病的发生、发展和转归的过程，是正邪斗争胜负消长的过程。蒲老提出“无病早防，保持正气，有病去邪，切勿伤正”

的观点，告诉业医同仁临床上必须注意正气这一根本，掌握扶正以祛邪，祛邪以养正的辩证关系，若只见病不见人，单纯以祛邪为目的而不顾正气的治疗方案，殊失治病求本的原意。蒲老治疗崩中漏血、吐衄、阴阳络两伤，上下血不止者多用人参30g至60g（党参亦可代替），浓煎入童便一杯、陈醋一匙，送服十灰散3g。方中人参乃益气统血，血亡则气脱，故以参补气强心，十灰散止血，加童便引热下行，陈醋酸以收之，达到同舟共济之效。

治病求本，正确辨清病因与症状的关系。病因为本，症状为标，必伏其所主，而先其所因。蒲老认为崩漏两者虽有明显差异，但亦有密切关系，崩亦可转为漏，漏久往往引起崩。蒲老认为有形之血不能速生，无形之气首当急固，可用独参汤，既益气固脱，又能生血、统血。洪水成灾，多为河床阻塞不利，止血尚易，而消瘀则难，治病求本，必须找出出血的主要原因，审因论治，绝不可单纯止血治其标。

病因也要从四诊综合分析，并要结合季节气候进行辨证分析。例如：蒲老在北京某医院会诊一女孩，15岁，高烧，关节疼痛，已半年余，三次住院，多种抗生素、激素皆用上，也服了一些中药，一直没有解决问题，蒲老诊疗中细问后得知：初春淋雨，衣服湿透，而后起病。再结合关节疼痛、白瘖、经闭、舌苔白腻。求知病因为寒湿郁闭潜伏，有化热外透之势，从寒湿论治，透阳宣痹除湿而愈。蒲老指出痛经是妇科常见病，尤其是在青年妇女中发生此病者甚多，临床主要表现为月经期间或行经前后，小腹疼，腰腿酸痛，甚至痛剧难忍。诱发此病的原因很多：有的是先天不足，气血不充；有的是发育不正常；有的是因情志不舒，肝气郁结，气滞血瘀等而导致经水运行不畅发生本病。或因经期产后过用冷水洗涤而感受寒湿，以及饮食不节，过食生冷，使脾胃受伤，而导致痛经。也有因经期不注意卫生，或发生同房，而导致气血失调，乃成痛经。总之，原因很多，临床须审因辨证，分别施治，不可拘泥。

蒲老谈到慢性杂病，重点是抓虚实寒热，虚实很重要，不要认虚为实，虚证当实证治叫“虚虚”，若实证当虚证治则叫“实实”。七情内伤多为虚，但虚虚实实，错综复杂，不能概作虚论。郁之为病，朱丹溪创五郁之说，六郁之治，越鞠丸可作临床规范，调肝和脾，逍遥散为好。新病为实，久病为虚，新病亦有虚，久病亦有实，临床必须具体分析，治病求本。

（三）和脾胃、存胃气乃施治之根

脾为气血生化之源，运化水谷、输布精微。凡月经之能潮，胎之能养，乳汁之能化，无不赖脾所化生之气血以充养。脾又主中气。血之能循环运行，赖脾气统摄。经、带、胎、产、乳生理有常，与脾的生化、运行、统摄的生理功能有着密切的关系。胃为多气多血之腑，胃经下行与冲脉相会于气街以充盈血海，故有“冲脉隶于阳明”、“谷气盛则血海满”之说。《景岳全书·妇人规》亦称：“冲脉之血又总由阳明水谷之所化，而阳明胃气又为冲脉之本也。”胃主受纳与腐熟的功能正常，则气血充足，血海满盈，乳汁亦充盛。说明月经的化生、乳汁的生成和分泌，都与胃气有直接的联系。脾与胃相表里，经络相互络属。同为气血生化之源，正如《妇科经纶》所说：“妇人经水与乳，俱由脾胃所生。”著名医家李东垣有“内伤脾胃，百病丛生”的观点，蒲老认为凡病“脾胃生气受戕，则损怯难复。”蒲老在“产后血崩不止”一案中指出“其病已成危候，所幸每餐尚能进稀粥一碗，胃气尚存，犹有运药之能，当急以固气止血为务”辨证细微，抓住胃气尚存之契机，运转乾坤，转危为安，治病以胃气为本，有胃气则生，无胃气则死，临床上具有深刻的意义。蒲老治疗“滑胎”验案中，对于五次流产，每次妊娠月余必漏血十余天的棘手难治之症时指出：究其原因，一系脾胃较弱，胎失所养；一系肝肾不足，胎本不固，即习惯性流产，治之之法，首调脾胃，继强肝肾。把调脾胃作为重要法则突出于妇科顽疾之首。蒲老对于慢性病的治疗尤以胃气为本，对于脾胃虚弱的病人，药量宜轻，“宁可再剂，不可重剂。用之欲速不达，反伤中气”。对于久病卧床不起、头痛、目眩、月经紊乱之阴虚阳亢证的病人，改变前医汤剂荡涤而不效的做法，而以膏丸缓图滋阴为主，旨在不伤胃气，继则养阴和阳而获效。蒲老在治疗刘姓妇“战汗误温”案中，以竹叶石膏汤重用西洋参，佐芦根、元参，煎成频频饮之，以代茶饮，再汗再出，热退气平，仍须进清米汤复其胃气。再以和胃养阴法而愈。对于久病正衰，主张“大积大聚，衰其大半则止”。在疾病调理上尤重食疗，认为药物多系草木金石，其性本偏，使用稍有不当，不伤阳即伤阴，胃气首当其冲，胃气一绝，危殆立至。蒲老曾用茶叶一味救治1例热病伤阴的老妇，病人系热病后生疮，长期服药，热象稍减，但病人烦躁、失眠、不思食、大便七日未行，进而发生呕吐、吃饭吐饭、喝水吐水、服药吐药，病人系高年之人，病程缠绵日久，子女请求蒲老诊治，蒲老询问病情之后，特意询问病人想吃什么，待得知病人仅想喝茶后，即取龙井茶6g，嘱待水煮沸后两分钟放茶叶，煮两沸，即少少与病者饮，蒲老特别强调“少少”二字。第二天病家惊喜来告：“茶刚刚煮好，母亲闻见茶香就索饮，缓缓喝了几口未吐，心中顿觉舒畅，随即腹中咕咕作响，放了两个屁，并解燥粪两枚，当晚即能入睡，早晨醒后知饥索食，看还用什么药?”蒲老指出：久病年高之人，服药太多，胃气大损，今胃气初苏，切不可再投药石，如用药稍有偏差，胃气一绝，后果不堪设想。嘱用极稀米粥少少与之，以养胃阴和胃气。如此饮食调养月余，垂危之人竟得康复。愈后中医同道颇感奇异，以为茶叶一味竟能起沉疴，其实何奇之有，彼时病人胃气仅存一线，虽有虚热内蕴，万不可苦寒通下，否则胃气立竭。故用茶叶之微苦、微甘、微寒，芳香辛开不伤阴，苦降不伤阳，苦兼甘味，可醒胃悦脾。茶后得矢气，解燥粪，是脾胃升降枢机已经运转之征。能入睡，醒后索食是阴阳调和的明证。而“少少与之”，恰是给药的关键。如若贪功冒进，势必毁于一旦。

蒲老常说：胃气的存亡是病者生死的关键，而在治疗中能否保住胃气，是衡量一个医生优劣的标准。

三、蒲辅周临床经验特色

（一）妙用经方治疗妇产科疾病

公元219年张仲景所著《金匮要略》，除论述内科杂病外，还列有“妇人妊娠”、“妇人产后”、“妇人杂病”三篇，其中包括月经病、带下病、妊娠病、产后病及杂病等，既有证候描述，也有方药治疗，共收集了30多首处方，如用温经汤治月经病、胶艾汤治漏下，红蓝花酒治痛经，抵当汤治血瘀经闭，当归散养血安胎，干姜半夏人参丸治脾胃虚寒的妊娠呕吐，桂枝茯苓丸治癥瘕，甘麦大枣汤治脏躁等，这三篇论著开创了使用经方治疗妇产科疾病的先河，后世医家运用经方治疗妇产科疾病的验案也不乏其人，但在近代中医学家运用经方治疗妇产科疾病首推蒲辅周老先生，其经验独到：

1. 月经疾病

（1）月经不调：谭姓案为20岁学生，自初潮起月经不规则逾6年，每月行经1～3次，量少色淡，稍劳即淋漓不断。一年来兼眠纳俱差，面黄便溏。蒲老除中途予胶艾汤增损两剂，首尾每餐后进香砂养胃丸，晚服金匮肾气丸，温补脾肾即调和冲任，治疗半年后月经应期而至，经量色质均复正常（《蒲辅周医案》111页）。徐姓案乃月经后期，经期长，量多挟黑块，少腹凉痛，脉迟滑。蒲老予温经汤加减温经活血，理气化瘀。5剂经期恢复正常，惟有黑块，遂致每经行之时按原方服5剂，平时服化癥回生丹1～2丸，定坤丹每晚服9g，又经半年多治疗月经来潮正常，气血已调，瘀结已去（《蒲辅周医疗经验》196页）。月经不调（三）（子宫内膜炎）案，系月经先期兼腰腹痛甚，经来腹泻，经停泄止。精神欠佳，足跟疼痛。蒲老以黄芪建中汤加白术、炮附子、杜仲、故纸脾肾双补，症状明显好转，因兼有心悸脉弱，故宜心脾肾三脏并补，佐服补中益气丸早晚各6g，15剂后月经正常（《蒲辅周医疗经验》198页）。

（2）崩漏："经行如崩（一）"案，病程半年，初起刮宫术后，虽住院两月仍大量出血，常并发休克。蒲老断为去血过多，气血两亏，而止中过急，络中瘀滞，属虚实互见，虚多实少，予益气养荣消瘀之剂则证减，但经前紧张喜哭，脉沉迟无力，显有脏躁之征。原法参入甘麦大枣汤以肝苦急，急食甘以缓之。最终以黄芪建中汤加术、附益气以统血，则气血调而月事以时下（《蒲辅周医案》127页）。"经行如崩（二）"案，经潮量多20余日，用药罔效。蒲老诊为中气不摄，冲任不固，气血两亏。治宜甘温固涩，即用圣愈汤（胶艾汤去艾叶）归、芎、芍、地、红参、芪、川断、地榆炭、莲房炭，浓煎频频服之，不拘时，以补中气、固冲任、益阴止血，庶免血亡气脱之虞。而后仍坚持益气血，补肝肾之法以善其后，连进数剂，血止康复（《蒲辅周医案》129页）。"崩漏不止"案，周女病逾四月，蒲老诊为崩漏日久，荣气已虚，产乳过众，阴精耗伤，岂容久漏，恐血脱气立孤危，拟宜调复冲任，止血化瘀。先生妙用《内经》四乌鲗一芦茹雀卵丸，以去瘀生新，通中寓涩，服药21剂而血止。是应用古人"气以通为补，血以和为补"之旨。如若一见血崩，概用止涩之品，虽可取效于一时，恐随止随发，变证丛生。然必须于补血之中，兼行瘀和荣之用（《蒲辅周医案》131页）。"经漏（一）"案，病起四年前生育第三胎后，每次行经持续流血7～8天，停3～5天再发生流血，缘由冲任损伤，情志过急，气滞血瘀，久则成漏。蒲老以桂枝茯苓丸合桃红四物汤增损，服五剂经净诸症显著好转。后用人参养荣丸以善其后。蒲老旨在补益冲任，以固经漏之源，活血行滞，以疏经漏之流，源固而流畅，则经水自无失度和泛滥之虞。"经漏（二）"案，半年前因过度悲伤致月经紊乱，断续流血不止，经用黄体酮、维生素K等药止血未效。蒲老诊为肝脾失调，热郁夹瘀，而致经漏。治疗清热消瘀，调经止血，拟用胶艾汤加减11剂而获效。继用理中汤导人归脾汤加味，六诊血止症平，调心脾，滋肝肾，冲任得固，经漏自愈。"经漏（三）"案，半年来经水不断，症脉合参，多系气血损伤，兼有瘀结，蒲老遣胶艾汤合四乌贼一芦茹雀卵丸，服六剂即血减瘀去。继用理中汤合归脾汤，后用归脾丸缓补月余而收功，血止经调而病愈（《蒲辅周医案》120～128页）。

（3）痛经：临床上以小腹部疼痛为主证，并伴随月经周期而发作，大都由气血运行不畅，致经行涩滞，不通则痛。纵观蒲案，先生认为多属于寒，治宜温经汤加减，但具体治疗，又相当灵活，加减临时在变通。容姓案起病于三年前流产后，证见月经前后腰腹痛甚拒按，经量少，过劳出血。痛甚肢厥，少腹热感，腿部发酸，额上汗出，纳呆寝差，舌质紫黯，脉左沉细，右沉数无力，尺脉沉涩，蒲老断为冲任受损，恶血内阻，即投吴茱萸汤、小建中汤合剂化裁，并伴服化症回生丹，药后诸症消失。

（4）经闭：闭经一病。不外虚实两类，其虚者多为阴血不足，血海空虚，无血可下；其实者多为实邪阻隔，脉道不通，经血不得下行。蒲老认为酿成经闭原由多端，血寒经闭者，温经活血，治宜温经汤、当归四逆汤随证化裁；血气凝结经闭者，大黄䗪虫丸破之；血虚经停者，宜养血活血，归芪建中汤主之。“闭经案”白某，月经闭止而见肌肉消瘦，头晕目眩，气短心慌，手足心热，饮食较差，欲作风消之候，人见之莫不认其为虚，但颈部淋巴结核，气郁之象，加之少腹包块能移，血瘕之征。根据《内经》：“二阳之病发心脾。”先调肝脾，用当归芍药散加减，使其饮食渐增，后天脾胃枢机得通，自然头晕目眩症减，而后通经化瘀，用大黄䗪虫丸攻之而获效。治疗经闭，若只知其虚，单纯补气补血，而不知其月经久停，络脉受阻，气血不和，瘀结亦成，而忽视通经化瘀，则势必虚者更虚，闭者日闭，瘀者日瘀，而为血枯经闭。该案用三攻之法，而月经即有欲通之机，虽不补而补已寓其中，气以通为补，血以和为补，善后用调胃理气和血之剂，虽不在攻而攻已尽其用。缘由《内经》“大积大聚，其可犯也，衰其大半而止”之教诲。

（5）月经前后诸症：“经行抽搐案”，缘由三年前深夜起床大便，受寒昏倒，致此每月经行即全身麻木抽搐，经后始平，腹痛量多有紫血块，蒲老诊为经期抽搐，加之素体血虚，风冷之气，乘虚而入，邪气附着，营卫失和。治疗宜调和营卫、祛风活络，方选当归四逆、温经汤和黄芪建中汤三方化裁而成，连服七剂，下次经行之时即无抽搐，经后早服十全大补丸，晚服虎骨木瓜丸，数月后诸症平，经行如常。

2. 妊娠疾病

（1）恶阻：蒲老多年临床体会到，恶阻的原因有两个方面：一是情志不遂，以致肝气郁结，引胎气上逆。二是胃气虚弱，中脘停痰，胎气犯胃。气郁者：精神抑郁，胸胁满闷，嗳气吞酸，进而不食和呕吐、治宜疏肝解郁，多用左金丸加紫苏、陈皮、香附。脾胃虚弱者，体倦无力、多卧少起、恶食呕吐、治宜健脾和胃，用六君子汤。蒲老治疗一恶阻病，呕吐得很严重，临床表现为竹叶石膏汤证，用之即效。病家传颂蒲老为“妇科大师，回春有术”，并非过誉，蒲老诚为妇科辨证施治之高手。

（2）滑胎：积数十年临床经验，蒲老每遇妊娠胎动异常，阴道时下血，腰酸腹坠，头昏心悸，气短懒言，纳少不馨，面色萎黄或㿠白，多选用当归散、当归芍药散治之颇效。

3. 产后疾病

（1）产后发烧：凡因气血虚弱而脉虚无表证者，多选用黄芪建中汤，借以调和营卫，补气养血，虚热自平。蒲老治一例产后感冒，证见左侧肢体无汗发凉，肌肉萎缩，拟服薯蓣丸而获效。而“产后伤暑案”，证似人参白虎汤证，但有产后恶露不尽之症，兼腹胀，饮食即吐，故不宜用白虎，于是权变施治，以清为主，通瘀为佐，二香饮加味，继用黄芪建中汤加减而收功。蒲老深切的指出，临床治病，全在详察病因病机，时令季节，不可忽略，所以辨证论治，细心体会，认真思考，是中医治疗的关键。

（2）痹证：“风寒湿痹案”为产后未满百日淋大雨，系气血虚而感受风寒，与湿相搏结而成痹证。治宜温经散寒，调和营卫，桂枝加黄芪汤和术附汤加减三剂而获效。

（3）出血：“产后血崩不止案”为产后五小时内阴道大流血，虽经注射及口服药物、输血、刮宫等措施治疗，8周后仍有血块及脓汁排出，面唇苍白，声低气怯，身痛肢麻，肌肤甲错，面目四肢浮肿，六脉微细，舌淡苔白，脉症合参，系流血过多，气血两虚，冲任受损，八脉失统，升降失和，营卫不谐，气不统血，血失固气，病呈危候。急投固气止血剂9剂而见效，改投黄芪建中汤加参、归、胶补气生血，调和营卫，一剂而血止，续进气血双补及血肉有情之品以还复其旧。“人工流产后流血不止案”病程逾月，流血不止，色黑黏稠，多由手术不当损伤冲任，冲为血海，任主胞胎，冲任失司，气血紊乱，故血流不止。伤损成瘀，瘀久化热，血得热则行。蒲老抓住病机，以胶艾汤加减，五剂而血减，调和营卫，消瘀止血，继用和血清热，终以益气补血，致使冲任得复，气顺血活而流血自止，月经自然恢复正常。

（4）恶露不下：由血瘀而腹痛拒按者，用桃红承气汤，恶露下行后用四君子汤健脾扶正补虚。大凡血虚而致者，宜用十全大补或人参养荣汤主之。

（5）恶露不止：产后恶露一般半月干净，如半月仍恶露较多，则属病态。“产后恶露不净案”为恶露色淡红，舌淡红无苔，脉上盛而下不足，系由产后调理失宜，有冲任虚损之象。蒲老注意到恶露有时有小血块、色紫、少腹痛，加之左腰至大腿有静脉曲张等症，则内有血瘀之象。加之周身痛，经脉瘀滞而致营卫失和，借用桂枝茯苓丸加味，用桂、芍、枣调和营卫，用炮姜、茯苓，温运经脉，桃仁、丹皮消瘀和血。药后瘀滞得化而少腹疼痛消失，营卫和而身痛止，大便亦调，后改用十全大补丸双补气血以善其后。

4. 妇科杂病

（1）不孕：妇人胞宫虚寒不孕，证兼月经不调，痛经、少腹冷，蒲老多选用温经散寒，益气和血的温经汤治疗，或改汤剂为丸药以缓图取效，兼治厥阴、阳明，多有效验。

(2) 石瘕：首见于《灵枢·水胀》篇有石瘕的记载，曰："石瘕生于胎中，寒气客于子门，子门闭塞，气不得通，恶血当泻不泻，衃以留止，日以益大，状如怀子，月事不以时下，皆生于女子，可导而下。"指出了石瘕亦为有形可察之包块。"石瘕案"陈姓妇停经3月余，渐腹胀痛，小腹硬，手不能近，连日流血，时多时少，坠胀难受，食欲减少。某医院检查为五、六月妊娠。蒲老观其颜青，舌紫，扪其腹，拒按，大如箕，脉象沉弦涩。此病实非孕也，腹大如箕非三月孕形，腹胀痛而小腹坠甚，拒按而坚，亦非孕象，且连日流血而腰不痛，又不似胎漏，此必经期用力太过，兼之途中感受冬季严寒所致。因其素体健壮，先服当归饮合血竭散温通破坚。一剂即下掌大黑血一片，痛稍减。续投原方一剂，并送化癥回生丹1丸，药后神昏肢厥下黑血块如碗大一块，如卵者数枚，须臾厥回神清。蒲老宗《内经》之旨深有体会的指出"大积大聚，衰其半而止。大毒治病，十去其六。况血海骤空，胃虚不纳，急宜扶胃气"。"即投理中汤合异功散加砂、归、芍、枣等味，两剂后下色白卵大硬块，血止寝安，纳谷知香，后饮食调理月余，月经应期而至，一切如常"。

(3) 脏躁：蒲老医案中未单独立案，但在内科诸案多有该病论述。如"胸痹（心绞痛等）案"苏女，除主症外兼见心情悲观，时时欲哭，睡眠欠佳，蒲老认为该病有脏躁之象，宗《内经》之旨"肝苦急，急食甘以缓之"。投以甘麦大枣汤合芍药甘草汤加味，三诊后证情渐趋稳定，心绞痛亦得控制。

综上所述，蒲老运用经方治疗妇产科疾病经验丰富，堪称医师楷模。例证繁多，每不胜举，有经方独用，也有经方、时方并用，更有经方化裁。辨证灵活，思路敏捷，独具匠心，一代宗师。

（二）处方用药，轻灵纯正，举重若轻，知常达变

蒲老临床辨证准确，深思熟虑，善抓要点，立法慎重，选方恰当，用药考究，药品精当，药量轻确，价格颇廉，疗效卓

著，深得病家百姓的欢迎，他那种独特的讲求实际的医疗作风和高尚的医德，如春风永驻人间。

蒲老效法叶天士，处方用药，轻灵纯正，所谓轻灵是指“圆机活法，精明扼要，看似平常，恰到好处”之意，而纯正是指“冲和切当，剔除芜杂，配伍严密，不落肤浅”。这个轻，绝不是十剂中“轻可去实”和用药剂量大小轻重的轻，而这个纯，也不是一意求稳，只用平安药品的纯。而是指在处方时于清淡之处见神奇，选方用药从简练之中收效果。是通过蒲老几十年的临床实践，千锤百炼而得来的举重若轻，深思熟虑才能达到这种炉火纯青的程度。

蒲老在用药方面，非常注意分寸，灵活之中皆有法度，讲求配伍，稳妥之中寓变化。一病有一病之特征，尤要辨药，才能药与证和，丝丝入扣。大凡用药如用兵，贵精而不在多，蒲老用药简练，通常六七味，少则二三味，至多不超十一二味。反对杂乱无章，甚至相互抵消。在《蒲辅周医案》中“眩晕、高血压”陈姓女，头晕血压高，然而脉沉迟，沉细迟皆为阳虚阴盛之象，舌质不红，形体发胖，四肢自觉发胀沉重，困倦乏力，小便频数，脉症合参系属阳虚湿盛之征，法宜温阳理湿。若误用苦寒清热之剂，则更损真阳，致使阴阳更失平衡，病情必由此而骤变。蒲老审证求因，举重若轻，高血压病人妙用附子汤温阳益气利湿，龙骨、牡蛎养阴潜镇虚阳，佐寄生、狗脊、杜仲、枸杞子补肝益肾。一诊药后头晕见微之效，二诊蒲老细察病情，果断把川熟附子从4.5g调至18g，胆识过人，五剂后头晕再减，血压得降。此方略予增损共服15剂而头晕心烦皆除，血压降至正常。但胸膺憋闷，睡眠欠佳，改投十味温胆汤而善其后。蒲老常说，寒邪宜辛温，温邪宜辛凉，如不分寒温，二者同用，则寒者自寒，温者犹温，病焉能解。蒲老处方用量极轻，常谓治病犹轻舟荡桨，着力不多，航运自速。称赞李东垣补中益气汤每味药量不过几分，而转运中焦气机，功效极大。相反，如果用量太大，药过病所，不但无益，反而有害。张仲景五苓散只以钱匕计。某些药物，如砂、蔻、丁香之类，小量则悦脾化湿，醒胃理气，大量则燥胃伤津而耗气。目前存在着一种倾向，用药以量大味数多为快，根本不是从病情出发，甚至有单纯追求经济效益之嫌，加重病家经济负担，这哪有革命人道主义精神！与蒲老用药精当，药量极轻，疗效卓著，形成极大反差。在《蒲辅周医案》中每不胜举。如“胸胁痛案”杨姓女，突然发生右侧胸胁剧痛，素有烟酒嗜好，加上厚味过甚，痰火内盛为风邪所闭，升降阻滞而成。治法以清痰火为主，祛风邪为佐，风邪为其标，痰火属其本。蒲老以微苦微温法，仿导痰汤加减。方用：姜制南星4.5g、法半夏6g、广陈皮4.5g、炒枳实3g、竹茹6g、炒白芥子6g、姜黄3g、川芎3g、生甘草1.5g、生姜3片，先后诊治两次，六剂而获速愈。

蒲老选方用药极慎，无太过或不及。宗《内经》“有毒无毒，因宜常制。大毒治病，十去其六；常毒治病，十去其七；小毒治病，十去其八；无毒治病，十去其九。无使过之，伤其正也”。蒲老常说，不仅毒大毒小不可滥用，即苦寒温燥之品亦有所节制。当然需用有毒之品时亦不宜一味的谨慎，畏惧不用，贻误病机，坐失治疗的机遇。蒲老在《金匮要略·妇人妊娠病脉证并治第二十》“妇人宿有癥病，经断未及三月，而得漏下不止，胎动在脐上者，为癥痼害……血不止者，其癥不去故也，当下其癥，桂枝茯苓丸主之”启示下，治疗一例流产三胎者，分析其病瘀血而造成，故第四胎投服少腹逐瘀汤，胎怀11月而分娩，是有病则病受，“有故无殒，亦无殒也”。总之，蒲老强调病情愈杂，药愈精，吃紧的是抓住重点，击中要害。诸如脱证的治疗，阳脱者参附汤，阴脱者参麦散，气脱者独参汤，血脱者当归补血汤。少则一味，多者不过三味，药不在贵而在中病，药之贵贱，更不能决定疗效之高低。蒲老还要求医生处方书写，字迹要清晰工整，生熟炮炙，不令遗漏，先煎后下，一一注明，便于药房辨认，病家注意，不出差错。正如蒲老得意门生高辉远先生撰文所指出那样：先师处方用药的特点，轻灵有法而不失轻泛，纯正无瑕而不流于呆板，智圆行方，灵活简便。待病人，胜亲人，体贴入微；先议病，后议药，一丝不苟。做到轻剂能医重症，小方可治大病，逐步形成药味少，用量小，价格廉，疗效好，讲求实际的医疗风格。

蒲老从事中医事业七十余个春秋，他那严谨的治学精神，精深而渊博的学术造诣和极其宝贵的临床经验，必将成为中华民族文化的宝贵财富，必将成为激励广大中医工作者的社会责任感、职业荣誉感和全心全意为人民服务的巨大精神动力，为振兴中医，发展中医事业作出贡献。

四、蒲辅周典型医案选

（一）痛经

吕某，女，成年，干部，已婚，于1956年2月初诊。

患者月经不准已十余年，经期或早或迟，血量或多或少，平时小腹重垂作痛，经前半月即痛渐转剧，既行痛止，经后流黄水十余天，结婚九年，从未孕育。近3个月经未行，按脉沉数，舌苔黄腻，面黄不荣，知本体脾湿素重，先予温脾化湿，和血调经。处方：白术、桂枝、当归、泽泻、香附各6g，茯苓、益母草各9g，川芎、延胡索各4.5g。3剂后舌苔化薄，觉腰腹痛，有月经将行之象。接予：当归、白芍、白术各6g，官桂、川芎、苏叶各4.5g，炒干姜、炒木香各3g，吴萸2.4g，益母草9g，温经和血。服后未见变动，细询病因：冬令严寒，适逢经期，又遇大惊恐，黑夜外出，避居风雪野地，当时经水下行而停止，从此月经不调，或数月一行，血色带黑，常患腰痛，四肢关节痛，白带多等。据此由内外二因成病，受恐怖而气乱，感严寒而血凝，治宜内调气血、外出风寒，遂予虎骨木瓜丸，早晚各6g，不数天月经行而色淡挟块，小腹觉张，脉象沉迟。方用：金铃子散、四物汤去地黄加桂枝、吴萸、藁本、细辛。经净后仍予虎骨木瓜丸，经行时再予金铃子散和四物汤加减。如此更迭使用，经过三个月的调理，至六月初经行而血色转正常，量亦较多，改用桂枝汤加味调和营卫。因病情基本好转，一段时间用八珍丸调补。此后或因劳动或其他因素，仍有痛经症状，治法不离温经和血。兼见胃痛、腰痛和腹泻等症，则另用温中化浊、活络等法，随证治疗。由于症状复杂，病史较长，经过1年多诊治，逐渐平静，于1957年4月始孕，足月顺产。

【按语】本例病程历12年之久，历经中西医治疗，恒以神经衰弱，气血两虚进行调整，但始终没有抓住病机，卒无成效。初治本病时，温脾化湿，和血调经，但不见改善，病情毫无起色。蒲老脉症合参，溯本求源，审证求因，方始知经期曾遭大恐，又受严重冰雪侵袭，因而经乱渐停，变证丛生。《内经》曰："恐则气下……惊则气乱"。适逢经期，气乱血亦乱，兼受严寒，以致血涩气滞，明其所因后，改用内调气血，外袪风寒合治之法，病情逐渐好转，调理1年，而12年之沉痼，始收全功，婚后9年未孕，竟获妊娠。这足可说明正常月经是女性发育成熟的标志之一，显示妇女具有生育能力。月经在一定程度上是反映妇女健康的一个侧面。月经失度专治其孕亦难孕也，月经常度不治孕而易孕也。

（二）经漏

汪某，女，39岁，已婚，干部，于1957年10月30日初诊。患者月经紊乱，淋漓不止已4年，因4年前生育第三胎之后，阴道一直流血，量多，有时色淡，有时深紫，夹有小血块，每次持续流血七八天，停三五天再发。1年后出国，期间曾稍有好转，经期无腹痛，惟有小腹坠胀和腰酸。今年5月，经妇科检查，认为子宫纤维变形可能为子宫瘤之前期。本次月经为10月9日，16日已净，19日又来潮6天，量不多，呈褐色样。有时心悸头晕，口渴思饮不多，食欲、睡眠及二便均正常。脉象迟而缓，尺无力，舌正无苔。属冲任损伤，久则成漏。治宜调补冲任。处方：醋制龟板30g，鹿角霜30g，生龙骨18g，破故纸9g，生杜仲12g，续断6g，杭巴戟9g，山萸肉9g，怀山药12g，龙眼肉12g，莲房（微炒焦）1个，川牛膝

6g。10剂。

二诊：距上次月经刚20天而又来潮，量多，色鲜红夹有小血块，腰酸，睡眠易惊醒，食欲及二便正常，脉象寸尺俱沉，两关微弦，舌正无苔，正值经期，治宜益气和血，兼化瘀滞。处方：生黄芪12g，当归6g，干地黄12g，白芍9g，川芎4.5g，炒丹皮4.5g，炒黑豆15g，藕节15g，茜草根9g。10剂。

三诊：本次月经共行5天，来去俱畅，无腹痛，近半月来白带稍多，质稀无气味，腰不痛，月经将至，食欲佳，二便正常，睡眠好，头晕及心悸消失，六脉缓和，此漏证基本向愈，惟宜善养，月经来潮进服第二次方剂以调和气血，月经停止之后，再服第一次方3剂，以固护冲任。

四诊：经治疗约半年，月经已正常，最近月经又稍紊乱，经行不畅，量少，腰酸痛，食欲不佳，大便干，两三日一次，因上夜班，睡眠至多5~6小时，头晕，目倦，少精神，平时白带多，脉象左关迟缓，右关沉弦，舌正无苔，此属血滞，由情志过急所致，治宜活血行瘀。处方：当归6g，川芎4.5g，赤芍6g，干地黄9g，桃仁4.5g，红花4.5g，酒军3g，桂枝6g，泽兰6g，刘寄奴9g，炮姜3g，炒黑豆15g，鸡血藤6g。2剂。

五诊：服上方后，虽然月经量稍增多，但较正常仍明显为少，仍然不畅，头晕腰酸，五心烦躁，精神非常兴奋，不能睡眠，食欲不振，大便不干，脉舌同前，原方去大黄、炮姜，加炒丹皮6g，再服3剂。

六诊：月经刚净，腰酸痛减轻，头已不晕，精神亦不太兴奋，比较安静，睡眠转好，食欲亦有增进，二便正常，脉象左沉迟，右沉弦细，舌淡无苔，拟养营益气以善其后。处方：人参养荣丸180g，每日早晚各服6g，开水送服。自此月经周期复准，经行畅，每次5~6天，量中等。

【按语】此例由于冲任损伤兼有瘀滞，以致新陈代谢失其常度，故蒲氏治疗首当调复冲任为主，并消瘀滞，但血以和为补，故继用桃红四物，用以活血行滞，因其补益冲任，必须固其经漏之源，活血行滞即固经漏之源，源固而流畅，则经水自无失度和泛滥之虞。

（三）闭经

白某，女，27岁，已婚，1956年5月11日初诊。

患者月事不以时下已两年半之久。近一个月来头晕目眩，心跳，胸膈不舒，睡眠不佳，饭后脘胀，消化弱，二便尚调，颈部右侧淋巴腺肿大约一年。现已两年零两个月经水未来潮，自觉脐下有软包块，按之则痛，肌肉日渐消瘦。检查：脉搏82次/分，体温37.4℃，血压13.87/8.5kPa。颈部右侧淋巴腺肿大，约1cm×1cm，心、肺正常，肝在肋下能扪到边缘，腹部胀气，子宫体正常大小，后倾能动，左右穹窿无扪痛，子宫颈口有轻度糜烂。脉象两寸微，两关弦，两尺沉涩，此属肝郁脾虚，心肾不交。《内经》谓“二阳之病发心脾”，女子不月，治宜先调肝脾。处方：抱木茯苓9g，炒白术9g，当归6g，白芍6g，醋炒竹柴胡4.5g，丹皮4.5g，炒栀子4.5g，甘草3g，制香附9g，夏枯草9g，吴萸2.4g，生姜3片。4剂。

复诊：服上方，头晕、目眩略减，饮食渐增，胸膈略舒，大便正常，月事仍未至，颈部淋巴腺仍肿大，脉如前，原方加消瘦之品。处方：抱木茯苓9g，炒白术9g，当归6g，白芍9g，醋炒竹柴胡4.5g，甘草3g，炒栀子4.5g，川芎4.5g，制香附9g，夏枯草9g，莪术6g，三棱6g，海藻9g，牡蛎12g。5剂。

三诊：服上方食眠较好，浑身皮肤觉痒，颈淋巴核略软，午后微短气，并见手足心热，脉尚如前，此经闭日久，络脉受阻，气血不和，仍宜调和肝脾，并主通经活络，病程日久，宜以丸剂徐图，兼服下方。处方：①当归6g，白芍9g，白术9g，桂枝6g，泽泻6g，川芎6g，茯苓9g，甘草3g，制香附9g，鳖甲15g，鸡内金9g，川楝炭6g。5剂，每日上午服1次。②大黄䗪虫丸10剂，每晚服1丸，开水送下。

四诊：药后腰腹胀，仅下白物，未见红色，午后手足心热减，大便正常，消化稍差，舌苔秽滞，脉象如前，宜原方加减续服。①当归 6g，白芍 6g，醋炒柴胡 6g，白术 6g，川芎 4.5g，制香附 6g，三棱 6g，莪术 6g，官桂 3g，鸡内金 15g，川楝子（炮）6g，炒小茴 3g，藕节 15g。3 剂。②大黄䗪虫丸 6 丸，服法如前。

五诊：服后三天下少许红液，有似月经，间日又见少许，腰痛，小腹胀痛，二便正常，脉象转为弦滑，此血滞络阻日久，肌肉消瘦，若不通经消瘀，终致经闭血枯，今经有欲通之象，宜乘势续进。处方：①当归 6g，川芎 6g，白芍 9g，桂枝 9g，三棱 9g，莪术 9g，丹皮 6g，延胡索 6g，五灵脂 9g，炙鳖甲 15g，川楝子 6g，鸡内金 15g，乳香、没药各 3g。3 剂。②大黄䗪虫丸 6 丸。

六诊：三次攻剂之后，下血之量虽不多兼有黏膜及白物，小腹按之痛，脉沉小紧，大积大聚，衰其半而止，改用调胃理气和血之剂。处方：茯苓 15g，白术 6g，当归 6g，白芍 9g，香附 9g，橘核 6g，川楝子（炮）9g，泽泻 6g，鸡内金 15g，官桂 3g，木香 3g。5 剂。

七诊、八诊：病情比较缓解，阴户下气（阴吹），时有黏膜脱出，小腹及腰仍有胀痛，脉弦滑，改用舒肝理脾，疏利积气。处方：竹柴胡 4.5g，制香附 9g，当归 6g，川芎 4.5g，川楝子 6g，五灵脂 9g，京三棱 6g，莪术 6g，鸡内金 9g，先后 10 剂，并送茴香橘核丸，每次 6g，日 2 次。

九诊：月经来潮，量尚不多，有小血块，色紫黑，共行 4 天，腰亦不痛，食、便正常，脉弦滑，病人至此经事已通，气血初顺，仍以原法调理，再过两月而体力精神渐复，以后又有妊娠。

【按语】月经闭止而见肌肉消瘦，头晕目眩，气短心慌，手足心热，饮食较差，欲作风消之候，人见莫不知其为虚，但颈部淋巴结核，气郁之象，少腹包块能移，血瘕之征。根据《内经》："二阳之病发心脾。"先调肝脾，使其饮食渐增，头晕目眩渐减，而后通经化瘀，以法攻之。若以知其为虚，而补气补血；不知其月经久停，络脉受阻，气血不知，瘀结已成，而忽视通经化瘀，则虚者愈虚，闭者日闭，瘀者日瘀，而为血枯经闭。故用三攻之法，而月经即有欲通之机，虽不补而补已寓在其中，气以通为补，血以和为补，三攻之后，而即用调胃理气和血之剂，虽不在攻而攻已尽其所用。“大积大聚，其可犯也，衰其大半而止。”

（四）流产发热

宋某，女，37岁，住某医院。

病史：妊娠四月半，因坐凳子不慎跌倒，以致阴道流血，于8月22日急诊入院。检查外阴正常，子宫颈外口松弛，内口闭合，宫底脐下一横指，胎音不好，阴道有血，给以保胎治疗。次日阴道流血增多，似月经样，即人工流产。手术经过顺利，但术后随即发高烧，口服四环素，而高热寒战，连续四天不退，体温39.6℃，腹部稍胀，肠鸣音弱，剑突下至全腹均有明显压痛，有肌紧张、反跳痛（+）、移动性浊音（±），呻吟，腹痛，阴道出血不多。化验检查：血：血色素11.7，白细胞19000/mm^3，中性90%，单核2%，淋巴8%；尿：蛋白微量，红细胞3~4，白细胞7~8。血压16/10.67kPa，脉118次/分，血培养（-），当时诊断为晚期感染性流产、败血症。连续用过土、金、链霉素及多黏菌素和中药柴胡桂枝汤加减数剂，体温于9月1日渐至正常。但患者自觉症状仅腹痛减轻，其他无好转，身困胸闷，不思饮食，头晕。9月3日体温又升高，畏冷发烧，周身酸痛，用抗生素皆不敏感，体温日益增高。9月7日体温39.7℃，西医会诊认为产后感染未能控制，据检查炎症并不是仅限于子宫内膜，已进入肌层内结缔组织，胎盘残留不下，主张手术摘除子宫。家属及本人未同意，于9月8日请蒲老会诊。体温39.7℃，自诉寒热往来日数发，发寒时四肢亦发凉，热蒸时汗出不彻，胸闷，腹微满，少腹按痛，头痛不眩，全身酸楚，不思饮食，口苦口干不欲饮，恶心呕吐，吐出所食之物，大便先干后稀不畅，小便黄，恶露尚有少量，为稀薄脓样，脉象模糊，浮沉皆无力，舌质暗红，苔黄白秽厚满舌，神色不衰，语言清亮。按证实脉虚，神色不衰是实非虚，当舍脉从症，因小产正虚，湿热蕴伏，以致复发热，形似柴胡证，但脉不弦，胁不满，张仲景虽云小柴胡证。“但见一症便是，不必悉俱”，但其主要症状非属足少阳证而似手少阳证，表现三焦郁闭之象，治宜调和三焦，疏解湿热。处方：茯苓9g，杏仁6g（去皮），苡仁12g，白豆蔻3g（打），茵陈9g，猪苓6g，法半夏6g，滑石块12g，黄芩3g（酒炒），晚蚕砂12g（包煎），白通草4.5g，淡竹叶6g。2剂，每剂煎两次共取300ml，分4次服。

9月10日复诊：服药后潮汗周身出透，身体渐觉舒适，寒热解，体温下降，9月9日上午体温35.8℃，下午体温36℃，大便6次而稀，色腐有脓血，化验检查找到革兰氏阳性杆菌，红细胞30~50/高倍视野，白细胞15~20/高倍视野，今日体温36.6℃，大便仅一次，尚有欲便之感，腹满减，尚有微痛不舒，全身微汗续出，已能吃一碗稀粥，尚恶心，食不知味，口苦干皆减，脉沉弦缓，舌苔减，病势初步好转继续调和三焦，清解湿热，原方去黄芩、晚蚕砂、竹叶，加厚朴3g，藿梗3g，神曲6g，茯苓皮改为连皮茯苓。2剂，服如前。

9月12日再诊，服药后体温稳定，头痛身酸皆除，口已不苦尚微干，饮食略知味，精神好转，前天大便4次，昨日3次，质稀有黏液，脉沉缓有力，秽腻苔再减，病势已衰，但余邪未尽，继续理脾胃，和三焦，清余邪为治。处方：连皮茯苓9g，扁豆衣9g，苡仁12g，白豆蔻3g（打），广陈皮4.5g，厚朴4.5g，藿梗4.5g，茵陈9g，滑石12g，生稻芽9g，神曲3g。3剂，每剂煎二次取200ml，分3次服。

9月15日四诊：体温正常，大便每日1次，纳食增加，味和，精神渐振，腹胀亦微，时有矢气，阴道已不流脓样液，脉和缓，舌质正红苔退净，停药观察以饮食调养十余日出院，不久恢复健康参加工作。

【按语】本例为人工流产继发感染，炎症不仅局限于内膜而波及子宫肌层结缔组织，胎盘残留未出，对各种抗生素皆不敏感。西医会诊主张手术摘除子宫，而蒲老根据脉证，审证求因，非产后热入血室，乃产后蕴伏湿热为病。患者流产小产已8次，由于谨防再度流产，先多睡少活动，时逢长夏，阴雨尤多，居处卑湿，久而伤气，湿热蕴伏因损伤动胎，西药保胎无效，继则人工流产，正气再损，蕴伏湿热之邪乘虚而发，三焦郁闭，营卫不通。虽脉象模糊，浮沉无力，但神色不衰，故当舍脉从症。据汗出热不解，热而不烦，周身困倦酸痛，胸膺发闷，少腹微满，小便黄，大便先干后稀，舌苔秽厚腻，口不干欲饮，诸症皆为湿热郁闭之象。拟调和三焦，疏解表里，蕴积肠胃之湿由下泄而出，体温随即降至正常，蒲老指出郁闭已开，三焦通畅，湿不遏邪，其热自除。服2剂后体温稳定，诸症悉减，但恶心，食不知味，腹微痛，故去清里之黄芩，宣泄之竹叶、晚蚕砂，加厚朴、藿梗、神曲，重点转向调理肠胃，一剂后饮食知味，精神好转，脉转沉缓有力，秽腻苔退而未净，湿热之势虽衰，余邪未彻，去苦降之杏仁，淡渗之通草，加陈皮、稻草和中健脾以冀恢复脾胃功能，脾胃健强，营卫调和，三焦通利，余邪即可消除。服三剂后，脉象缓和，舌质正常，苔退净，精神、饮食、二便俱正常，停药观察嘱病人以饮食调养，若其药过用则反伤胃气，故令病人康复出院。

（五）产后血崩

龙某，女，27岁，已婚，干部，1955年2月8日初诊。患者于产后5小时内，即开始阴道大流血，曾经注射、口服药物，输血、刮宫等治疗，现迄56天，血仍不止，时有血块流出。腹部肌肉枯黑无泽，少腹肌肉微现肿硬。颜面苍白，目无神采，语言低缓，唇舌皆无血色，面目手足浮肿，右下肢不仁，左下肢麻木，肌肤甲错，关节与腰部均疼痛，阴道除下血块兼有脓汁流出。小便淋漓不禁。耳下取血，已成淡黄色液。舌淡苔白，六脉微细。良由产后流血过多过久，气血两虚，兼之损伤冲任，八脉无力统驭，升降失和，营卫不谐，气无能以帅血，血不足以固气，已成危候。所幸每餐尚能进稀粥一碗，胃气尚存，就有运药之能，尚急以固气止血为务。处方：党参30g，黄芪15g，白术12g，牡蛎9g，乌贼骨30g，阿胶6g（烊炖），蒲黄炭3g。连服3剂。

2月12日复诊：患者食纳渐增，精神稍有好转，色泽如前，阴道仍不时有血块流出，惟觉过去略少，脉转沉细，舌仍淡而苔白，斯时仍未脱离险境。宜原法增减：去熟地加党参15g，血余炭9g，三七（研末吞）0.9g，姜炭1.5g，升麻3g。连服4剂。

2月17日三诊：病情虽略趋稳定，诸证依然存在，遂继以参、芪、术为主，益气、强心、健脾。鹿角霜通达督脉之气，阿胶养肝肾之阴，杜仲、续断续络脉之绝，并强腰膂，以之为辅。三七、蒲黄炭涩血之源，以之为佐，恐止涩过甚，兼以香附舒气之郁，以之为使。处方：黄芪30g，党参15g，白术9g，鹿角霜30g，阿胶9g，蒲黄炭9g，续断6g，炒杜仲12g，制香附3g，三七0.9g（研细冲）。服1剂后，流血减少，于原方中去香附，减黄芪为15g。因味过甘，胃气略阻，服药欲呕，加酸枣仁9g、山萸肉4.5g以缓肝胆之急，再服1剂。

2月19日四诊：流血之量再度减少，但仍有小血块和脓液排出，小便淋漓未止，饮食略增，神色稍好，是日午后四时体温高达39℃，至夜即恢复正常，此属血虚之潮热。脉舌尚无变化，仍宜固气止血，前方加龙眼肉、乌贼骨以润心脏而实脾。处方：黄芪30g，党参30g，鹿角霜30g，阿胶9g，龟板30g，熟地12g，杜仲9g，续断6g，山萸肉6g，龙眼肉9g，乌贼骨30g。服1剂。

2月20日五诊：尚有流血现象，脉仍微，四肢仍肿，乃气虚血败之真相，续宜固气止血为治，重加炭类以涩之。处方：朝鲜参15g，黄芪15g，阿胶12g（烊炖），荆芥穗24g，血余炭6g，侧柏炭9g，地榆炭6g，炮姜炭3g，陈棕炭9g，荷叶炭9g。连服2剂。

2月22日六诊：流血现象减少，睡眠食欲转佳，面目四肢浮溃如前，并觉身痛，乃流血过多，经络失养之故，主以补气生血，调和营卫为治。处方：黄芪30g，当归9g，桂枝木（去皮）9g，党参15g，阿胶12g（烊炖），炙甘草6g，大红枣6枚，用1剂而血止，食欲增进，因议暂停服药，观察2日，惟以饮食调摄。

2月25日七诊：阴道脓液已减少，右下肢知觉由不仁而渐复，食眠均佳，但小便仍淋漓，脉见弦大有力，此尚属虚象，宜续补气血，兼益冲任，以补血汤和鹿角霜通达督脉之气，龟板补任脉之阴，佐熟地、阿胶补冲任之血，杜仲、续断、破故纸续经脉而利关节，并补损伤。处方：黄芪30g，当归9g，杜仲9g，续断6g，破故纸9g，阿胶9g（烊炖），鹿角霜15g，熟地12g。服1剂。次日加炮姜3g，川牛膝9g续服。

2月27日八诊：病无他变，议用血肉有情之品，助长生气生血之力，乌骨鸡1只，黄芪120g，当归24g，炖服。每日炖1只鸡，连服3日。

3月1日九诊：连日进血肉之品，滋养培补，病人已能起坐和站立，腿部麻木消失，关节灵活，肿亦消退，肌肤甲错渐脱，但因失血已久，损伤过甚，虽见新复，宜续补气血，兼固奇经。处方：黄芪30g，当归9g，桂枝木（去皮）9g，白芍9g，炙甘草6g，补骨脂9g，龟板30g，阿胶9g（烊炖），鹿角霜9g，熟地12g，炒杜仲12g。服2剂。

3月9日十诊：连日来病人曾一度外感兼用疏解法，并因输血来源不洁，宜因之感染疟疾，曾用抗疟之剂，现均已愈。消化亦渐正常，阴道脓液很少，小便亦略能收摄，大便略少，可能由液枯所致，脉象缓和，宜健脾强胃，益气补血，兼固冲任之虚。处方：党参12g，白术9g，茯苓9g，炙甘草6g，木香3g，砂仁4.5g，黄芪15g，当归6g，鹿角霜15g，龟板15g，淡苁蓉12g，大枣4枚，连服5剂。即停药以饮食调理，身体逐渐恢复，肌肉丰满，精神健强，经妇科检查一切正常，遂出院回家。

【按语】考历代医家有关崩证的理论非常丰富，《素问·阴阳别论》说："阴虚阳搏谓之崩。"陈自明谓："妇人血崩而心痛甚，名曰杀心痛，由心脾血虚也。""大抵数小为顺，洪大为逆，大法当调脾胃为主。"严用和指出："漏下者，淋漓有断是也，崩中者，急然暴下……又久不止，面黄肌瘦，虚烦口干，脐腹冷痛，吐逆不食，四肢虚困，甚则为胀，为肿……"总括前人治崩要法，熟悉六者之由，不外运用塞流、澄源、复旧三个步骤，本例辨证论治的原则，都是依据各家理论并结合蒲老几十年的临床经验而展开的，初诊时，已经产后大流血50余日不止，气血两竭，而见肿胀、下肢不仁、小便失禁，六脉微弱，病情非常危险，惟幸尚能啜粥，胃气未绝，故尚能运药，有其由危转安之机。治病以胃气为本，有胃气则生，无胃气则死，在治疗过程中，最初蒲老使用大量参、芪、胶、地，止血塞流；中用炭类药物，止血澄源；末用气血双补，并用血肉有情之品，以复其旧。只塞流而不澄源，则内虚之漏不可遏，倘只澄源而不复其旧，则孤孑之阴无以立，所以临床贵乎本末不遗，前后不紊，方可言治，从而收到令人满意的疗效。

刘奉五

一、生平简介

刘奉五（1911～1977年） 男，北京市人，北京中医医院妇科专家。师承韩一斋。早年曾在北平国医学院授课，主编健康知识小报。精通中医妇科，以肝、脾、肾三脏作为治疗妇科病的中心，强调冲任二脉的功能。认为冲任不能独行经。对妇科感染类疾病认为是毒热炽盛而造成。临床治疗强调既重视西医诊断，又不能受其约束。刘老擅长治妇科疑难重症，对产后感染高热尤有经验，曾为日本乒乓球选手治疗不孕症，为美国农机专家寒春治疗更年期综合征。门人整理其遗著遗案，编辑成《刘奉五妇科经验》一书，获1978年全国科学大会奖。

一、刘奉五学术思想特点

（一）刘氏女科在前贤的基础上发展了“冲任不能独行经”的理论

刘奉五老中医认为不能把冲任二脉看成是一个独立的经络，而是附属于肝、脾、肾三脏的两条脉络。十二正经与五脏六腑直接相通，而奇经八脉是经外之经，脉外之脉，并不与五脏六腑直接相通。营卫、气血、津液是依靠脏腑通过十二正经，才能运送到奇经八脉中去。若脏腑发生病变时，往往通过正经而累及奇经，因此，在临床治疗时必须以治疗脏腑为先，而治疗奇经为后；若病发于外在奇经也必然要累及正经，或者由正经向脏腑传变，临床治疗同样仍以治疗脏腑为本，而以治疗奇经为标。所以才有“冲任不能独行经”的提法。刘老先生在前贤论述的基础上，又从以下三个方面进一步总结和发展了这种理论，并注入了临床实践以新的内涵，使这种理论更具有指导性。

1. 冲任二脉的循行及其生理功能：冲脉最主要的一条经脉起于胞中（子宫），下出会阴，于腹股沟处（气街）与足少阴肾经相并上行，经过脐旁，过于胸中，再上到咽喉部，又环绕口唇。还有一条经脉，从胞中分出，通过脊柱，循于背部。冲脉为“十二经脉之海”，又称血海，能够调节十二经的气血。所以病候为月经不调、崩漏、带下等妇科疾患，以及少腹痛、气上冲心等证。任脉起于少腹部，下行至会阴，并由此向前向上走行，经过阴毛处，沿腹里上行到关元穴处，再上直到咽喉，然后环绕口唇，经过面部，进入目下。任脉为“阴脉之海”，与足的三条阴经（肝、脾、肾三经）会于曲骨、中极、关元。阴维脉与冲脉均在腹部与任脉相合。因此，任脉对于人身的阴经有其调节作用，且与月经、妊育有关。所以说“任主胞胎”。其所主病候，在男子为疝气，女子为月经不调、带下、不孕、癥瘕、遗尿等。根据冲任二脉的始末与循行，充分地说明冲任二脉与足少阴、足厥阴、足太阴三阴经脉相通，只有肝、脾、肾三脏经气充盈，才能冲任通盛，而后月事以时下，故“任脉通，太冲脉盛，月事以时下”。正是在这一理论指导下，刘奉五老先生治疗女性盆腔炎、子宫肌瘤等病擅用橘核、荔枝核，取其入肝经，走少腹两侧，温经散寒，疏经化滞，以核治核（包块），标本兼治，别有新意。

2. 肝、脾、肾三脏与“冲任不能独行经”：冲任二脉虽然不与脏腑直接相通，但与肝、脾、肾三脏间接相通。因此冲任二脉的生理功能也可以说是肝、脾、肾三脏功能的体现，从病理上说来冲任二脉的证候也是肝、脾、肾三脏病理证候的反应。

(1) 肝与冲任二脉：足厥阴肝经络阴器，与冲任二脉相通。肝主血液的贮藏与调节，血液化生之后，除营养周身外均藏于肝。肝血有余，下注血海，变化而为月经。肝喜条达，肝气郁滞则经血不畅；肝气上逆则经血随冲气而上逆，以致倒经；肝郁化火内灼津液则阴血耗竭而致血枯经闭。所以临床上有“调经肝为先，疏肝经自调”之说。刘老先生在调理月经时，多以柴胡配伍而组方，常用的方剂有小柴胡汤、逍遥散、柴芩四物汤、定经汤、得生丹等，取柴胡具有舒肝调气的作用，既是气分药，又能入血分而行血中之气。在气分能调血，在血分又能调气。因此可以疏气而又治血病以调经，因柴胡顺其条达之性，发其郁遏之气，又可疏肝和脾而解郁结之弊。

（2）肾与冲任二脉：冲脉出入会阴至气街，与足少阴肾经相并而上行。任脉为阴脉之海，在腹部与足少阴肾脉相会，所以冲任二脉皆与肾经间接相通。肾主二阴，肾气充盛则任脉通，太冲脉盛，月事才能如潮按时而下，且能孕育生子。若肾气衰竭，必然涉及任脉虚衰，太冲脉也衰弱，地道不通，故形坏而无子。然肾失闭藏，开阖失司，可致崩漏、带下之病。肾不系胎又致胎漏、滑胎之疾。刘老先生根据肾与冲任二脉的关系，探索出治疗席汉综合征的有效方药，针对产后大失血而出现的闭经、生殖器官的萎缩、乳汁分泌减少、阴毛、腋毛脱落、性欲减低、消瘦、面色苍白、记忆力减退、精神萎靡、极易疲劳、肌张力减退、基础代谢降低、血压低、血糖低等。刘奉五老先生临床使用425合剂（经验方）治疗，取得了显著疗效。方中以五子衍宗丸补肾气，仙茅、仙灵脾补肾阳，四物汤补精养血，全方突出从肾论治。刘老配方巧妙，构思奇特，擅用古方，治疗当今疑难重症，为当今中医妇科学的发展提供了新鲜的思维方法。

（3）脾胃与冲任二脉：足太阴脾经、足阳明胃经在少腹部的气街，以及三脘穴与冲任二脉相通。古有“太冲脉隶属阳明”之称，所以，冲任二脉间接与脾、胃相通。脾胃为气血生化之源，月经之本。如薛立斋所说：“血者水谷之精气也，和调于五脏，洒陈于六腑，妇人上为乳汁，下为月经”。脾胃精气充盛，则冲脉盛，血海盈，月经以时下。若脾胃虚弱，气血化生无源，则月经稀少或经闭。如果脾虚不能统血，则经血淋漓不断或崩中下血。所以临床上也有“治血先治脾”之说。刘奉五老先生在治疗脾气虚惫、冲任失调而致的月经先期、月经频至、崩漏、月经稀发、闭经等症时，均注意使用黄芪、党参、太子参、焦白术、山药健脾益气，其中党参、黄芪、山药用量偏大，且常伴用少量柴胡、陈皮、升麻、荆芥穗升发阳气，以济健脾之功。

总之，刘奉五老中医认为，冲为血海，而血的来源与生成必然依赖脾胃的生化与肝的调节；血的贮存与排泄又必然依赖肾的闭藏和脾的统摄。如果脾胃不生化则经血无源；肝不藏血则血海盈亏无度；脾不统血，肾失闭藏则经血外溢而失控。任脉虽主胞胎，但是气血、津液、阴精均源于脾胃之生化，故脾为孕育之源；其所以能孕育和系胎，又依赖于肾气之盛衰，故肾为孕育之根。大凡冲任之病均责之于肝、脾、肾三脏；冲任二脉的生理病理现象均依附于肝、脾、肾三脏。所以“冲任不能独行经”的道理也就在于其中了。

3. 从临床治疗的具体方药来看“冲任不能独行经”的理论指导性：冲任为病以月经病、带下病和妊娠病为多见，而在临床治疗选方用药上也多以调理肝、脾、肾三脏为主。例如：月经病中对于月经先期量多或崩漏下血，属于血热伤阴迫血早行者，刘老多选用清经汤为主方加减，方中粉丹皮、地骨皮、黄柏、白芍凉血和肝，青蒿养阴清其肝热；茯苓健脾，熟地补肾安冲，总括全方凉血清肝热，健脾补肾安冲而收到血止经调之目的。若属于脾虚者，多选用归脾汤进行治疗。方中四君子汤加黄芪健脾补气为其主要组成部分，脾气充盛则统血，并配远志、酸枣仁、桂圆肉以养心宁神，有时常根据病情加用续断、熟地、杜仲补肾，从而收到固摄安冲，经血调和之治疗效果。刘老先生治疗月经先后不定期，从临床病象上分析主要是气血不调功能紊乱之故，引起的病因又多为肝郁、脾肾两虚所致，临床治疗多选用定经汤为主方，其中柴胡、荆芥穗舒肝，山药、茯苓健脾，熟地、菟丝子补肾为其主药，佐以当归、白芍养血和肝。此方从调理肝、脾、肾三脏入手而达到调理冲任的治疗作用。其他如得生丹、逍遥散也都是通过调理疏气、养血和肝来达到调理冲任之目的。近代名医张锡纯以固冲命名的固冲汤为例，从其证候特点多由于脾气虚衰不能摄血，以导致冲任失固而引起崩漏之病，而方中突出用生黄芪、白术健脾益气为其主药，山萸肉、白芍补肝肾和阴血，佐以煅龙骨、煅牡蛎、海螵蛸、棕榈炭、五倍子收敛止血。就其收涩固冲止血的药物分析，五倍子入肺、肾、大肠经，煅龙骨入心、肝、肾经，牡蛎入肝、胆、肾三经，海螵蛸入肝、肾经，棕榈炭入肝、肺、大肠经，以上药物均不入冲任二经，全方只通过健脾益气、敛肝止血而达到固摄冲任之目的，所以张锡纯大师以固冲二字命名实得其真髓也。

对于治疗白带的常用方剂如傅青主的完带汤，方中党参、白术、苍术、山药健脾燥湿为其主药，配陈皮和胃理脾益气，柴胡、荆芥穗舒肝散湿升阳，车前子泄肾中之湿浊而有补肾之功，通过调理肝、脾、肾而达到固摄冲任、带止湿去之目的。

对于妊娠病的治疗，如常见的妊娠恶阻，因为冲脉隶属于阳明，冲气上逆不得下泄，则可引起恶心、呕吐，常选用安胃饮、加味温胆汤等，其中除了清肝胃之热的药物外，常选用半夏、厚朴、苏梗，通过降胃气，而达到降冲脉之逆气的作用。其他如不孕症、滑胎等妊娠病，因肾为冲任之总司，脾为后天之本，所以在临床治疗时多采用补肾、健脾之法，常用方剂如五子衍宗丸以补肾益精固摄胎元为主，张锡纯的寿胎丸，《景岳全书》的泰山磐石散等都是通过健脾益气、补肾养血而达到固冲安胎之目的。

（二）刘氏女科继承和发展了“热入血室”的理论与实践

“热入血室”一证在张仲景《伤寒论》和《金匮要略》中均有记载，均属外感热病的范畴。所谓血室，历代医家有冲脉、肝脏、胞宫等不同的看法，刘奉五老中医从临床实践中体会到，所谓血室对妇女来说，实际上是指以胞宫（子宫）为主体，包括与其相连属的冲任二脉和肝脏等，围绕着妇女月经生理的综合性功能的概念。因为冲脉为血海，任脉主胞宫，为妇人生养之本，而且肝脉又络于阴器，为藏血之脏，所以对于血室的认识，必须全面地加以概括才能符合临床实际，否则会把血室单纯地看成一个实质性器官，未免就太局限了，对于某些临床症状也难以解释，因此，也就失去了临床的实际意义。

所谓“热入血室”，从临床上看：妇女正值月经来潮或月经将净，甚或产后气血大伤之际，血海空虚，风寒或风热之邪乘虚而入，与正气相争，搏结于血室，即称之为“热入血室”。从其热型上来看，除了“往来寒热”、“如疟状”常见热型外，也可表现为不典型的热型如自觉“时发寒热”等。从其经血的情况来看，热入血室后，不但可以见到经水适断、经血不畅等病症，还可以看到热入血分，迫血妄行，或经血淋漓不断，崩中下血等血无所主的病证，而且还可以表现为经后血室空虚，邪热内结，不能随其经血而解，出现邪热与经血相搏，正邪交争，瘀阻胞宫的病证。

对于热入血室的治疗原则，因为血海空虚，不论是热被血截或邪热瘀阻胞宫，都不可妄用破血之法，即或是热迫血行，也不可单纯清热凉血，这是因为清热凉血的药物，虽然有清血解热之功，但不能透邪外出，此时应引邪热外出，保持透邪有路才是当务之急。刘老先生还深切地体会到，足厥阴肝经绕阴器（此处可以理解为环绕胞宫），在血室的外围，从足厥阴肝经着手，可透达血室的邪热。盖肝与胆相表里，所以治其厥阴必治少阳，从少阳可解厥阴之邪热。一方面提透下陷之邪，清解内陷之热，清透兼施，另一方面，兼顾正气，使之鼓邪外出。

关于“热入血室”的具体治疗，《伤寒论》、《金匮要略》中的条文相同，惟与温病学观点不同。正如叶天士所说“如经水适来适断，邪将陷血室，少阳伤寒言之详悉……但数动与伤寒不同，仲景立小柴胡汤……”这说明伤寒虽为寒邪，但逐渐化热入里，且热邪初陷，证见往来寒热如疟状。在治疗上，除针刺期门外，还可以用小柴胡汤治疗。而温热病热邪内陷所引起的热入血室证，情况就比较复杂，因此，不能拘泥于小柴胡汤一方，必须根据证情辨证施治，叶天士提出用陶氏小柴胡汤加减、桂枝桃花汤加减治疗，以及其他一些见证的加减原则。可以说这是叶天士对热入血室治疗的长足发展。刘奉五老先生在临床中体会到，对于热入血室的治疗以小柴胡汤为主，方中柴胡、黄芩为主要药，因为柴胡可疏解肝气，提举陷入血室之外邪，使之透达而出；黄芩苦寒清热，使半里之热邪得以内彻，参、姜、枣等调和营卫之品，旨在扶正以鼓邪外出。当然，在使用时还要根据具体情况灵活加减。若为月经初来，风寒外感，寒邪化热，热入血室，开始时可见恶寒发热，而后则往来寒热如疟状，经血被截而适断。对于其轻证或兼有正虚之体，单纯使用小柴胡汤即可，热去而经水续来，按期而止。如果兼有血块或小腹胀痛，说明瘀血内阻，可以加益母草、当归、泽兰、红花以活血调经，疏导化瘀。如果外感风热，或邪热较重，兼见冲任失调，肝不藏血，热迫血行，经血反而淋漓不止或崩中下血，延期不断者，此时必须加用清热凉血的药物，这点是根据师传“小柴生地牡丹皮，能治崩漏”的经验，用于治疗热入血室的个人体会，所以临床上常用小柴胡汤加生地、丹皮、青蒿、地骨皮等凉血清热养阴的药物。如果见冲任不固，出血较多，还可加升麻炭、地榆炭、莲房炭以固冲任，或加三七粉以止血。如果热邪较重，血被热截，阻于胞宫，热邪与瘀血搏结，随冲任二脉上逆，传于阳明，出现口干、口苦、口渴、头痛、面赤、烦躁者，轻者可加黄连、栀子以清热。如果阳明燥结，大便不通，则可加大黄或用大柴胡汤加减治疗。而对于月经将净，或产后血海空虚感受外邪，邪热内结，瘀阻于胞宫的虚证，就应从血虚瘀阻的特点出发，使用柴芩四物汤、逍遥散、丹栀逍遥散加减治疗。

刘老先生在临床实践中深刻地体会到，所谓“热入血室”，在临床上绝不可能像书本上所记载的那样症状具备非常典型，因此，必须从实际出发，抓住“热入血室”的病理实质，辨证施治，才能全面地理解其真正的内涵和临床意义。

（三）刘氏倡导“辨病与辨证”相结合，提出了治疗“妇科手术后感染”的新思路

妇科手术后感染是临床上经常遇到的病症。一般西医多采用抗生素控制感染，但是由于有耐药菌株感染以及病人体质的差异性，单纯使用抗生素又难以控制，就需要采取中西医结合的方法治疗。刘奉五老中医在中西医共同治疗本病的过程中，积极倡导“辨病与辨证”相结合，提出了治疗“妇科手术感染”的新思路。

1. 对手术后体质特点的看法：刘老先生认为，除了小手术以外，一般经历大、中手术后的患者，从中医学角度上来看，大都属于气阴两伤或气血两伤。因为患者在术前都具有“邪实”的一面，邪实必然伤正，极易耗伤人体的气血津液。有的为产前，而产前多热，也能耗伤阴津。有的为长期慢性病（如卵巢囊肿、盆腔内肿块等）属于中医癥瘕积聚或气滞血瘀的范围，这些病长期存在，对于人体的正常生理功能均有一定的影响，在手术治疗后正气就更容易损伤了。加之在手术过程中由于失血耗阴以及手术后近期内不能摄食，胃肠功能障碍，整个机体的恢复和组织的修复均需要一定的时间，即或是无感染，患者也多表现为气弱、倦怠、乏力、口渴、纳食不香、尿少、大便不畅。另外血液渗液在吸收过程中有时也会引起一些全身反应，甚至可以出现低热等。刘老先生还特别注意到，对于剖腹产的产妇来说，一般“产后多虚”。阴阳失衡，需要注意调护，而剖腹产者还存在有产后、术后双重致虚因素，因而就更容易造成气血、气阴两伤的病证出现。

2. 对于手术后感染的看法：妇科手术主要是针对盆腔内的脏器，所以细菌感染的部位也多在盆腔，有的形成盆腔脓肿，有的尚可引起全身性感染。少数是一般感冒（病毒感染）或肠道感染（细菌性痢疾），从中医学观点来分析，除了手术金刃所伤以外，因为术后体质虚弱卫外不固，外邪极易乘虚而入。外邪之中又以风寒、风热、湿热、毒热为多。由于机体防

御能力降低，外邪极易由表入里，所以表邪未解里热已盛，表里俱热的情况较为多见。另外风寒化热、风热蕴毒、湿热互结、毒热炽盛，很快由气分深入血分，以致气血两燔，再有产后容易过食肥甘，即或是正常的摄入量，对于产妇的脾胃来说也是负担过重，难以运化、输布和通降，以致食滞积热。若兼外感则内热与外热相搏，多表现为外热内滞，表里俱热的现象。概括来说：热毒炽盛是术后感染的外因特点，气阴、气血两伤是术后体质的内因特点。机体的阴阳失衡，热毒又容易伤气伤阴，所以术后感染如不及时控制，则正气虚者更虚，而邪实者更加肆虐，虚虚实实变化多端，需医者慎之。

3. 术后感染的中医辨证施治要点：刘奉五老中医在实践中体会到，对于术后感染应采用中西医结合治疗，首先应把西医的诊断（辨病）和中医的辨证结合起来，合理地使用中西医两套方法，取长补短。从中医学观点来看，既要参考西医的手术情况，化验检查，但又不能受其约束，而是根据中医基本理论，辨证分析。一般讲术后感染发热，属于温病范畴者居多，所以多采用卫、气、营、血辨证法则。但由于外因不同（如风寒、风热、暑湿、湿热、毒热等），病位不同，以及术后、产后等体质特点，所以也要从整体观念出发，参考六经、脏腑、气血等辨证法则进行全面分析。刘奉五老中医指出其辨证要点为：

（1）抓住毒热炽盛的特点，重用清热解毒，化瘀消痈，兼顾护阴扶正。

（2）既要重视西医的诊断又不能受其约束，要根据中医基本理论辨证施治。对于本证，不论感染的程度和病程的长短，若见表证仍需解表，对于表邪的寒热属性更应注意。若见邪居少阳半表半里之间仍需枢转和解为妥。若见热毒内蕴、外邪袭表则应清理疏表，内外兼治。

（3）正确处理扶正与祛邪的辩证关系。若见表热里实，气血俱热等实证，虽然要充分重视术后（产后）气血、气阴两伤正虚的一面，但是由于邪实则应以攻邪为主，邪去才能正安。如果过于姑息或不敢攻邪，则势必实邪益炽更加伤正。

(4) 既要突出审证求因，抓住其病理实质的特点，又要根据其发展和不同阶段的具体情况辨证施治。若为湿热蕴于胃肠，应当从中焦论治。若在患病过程中兼感表邪，又要解表清理。另外对于中西医药物的配合，也要根据病情的实际需要合理使用。抗生素能够控制细菌感染是肯定的，而且疗效迅速。西医对于耐药菌株感染往往是联合使用抗生素，或根据细菌培养结果更换敏感度较高的抗生素，同样也包含了辨证用药的概念。根据中医观点以及临床现象看来，抗生素的效应有似中药的苦寒清热解毒剂，具有祛邪作用，是其长处。某些清热解毒剂，经过实验研究也证实对细菌有抗菌或减毒作用，由于效价较低，与敏感的抗生素无法相比。但是当细菌感染后，人体阴阳、气血、经络、脏腑功能均发生紊乱，除了发烧、白细胞增高外，还会出现由于不同的病因所引起的一系列热象，诸如表热、里热、表里俱热、表热里实等等。抗生素仅仅能够控制细菌，而不能及时地改变机体的病理生理状态，只有在细菌被控制之后，机体机能自行调整后才能恢复正常。因此临床上往往会见到细菌培养已转阴性，但是发烧、口渴、便干等热象还未解除，这是它的短处。而中医中药除了具有祛邪的作用以外，尚可根据机体的偏盛偏衰加以调整。有表热者疏表，有里热者清里，表里俱热者表里双解；表热里实者疏表通里。祛邪与调整机体的状态相提并论，这便是中医整体观念的长处。另外，过多或过杂地使用抗生素，又会引起体内的菌群紊乱反而破坏了人体的整体防御机能。在这种情况下，就要停止使用抗生素，采取相应措施，否则就会引起严重的后果。术后感染性疾病，由于毒热炽盛，热邪极易由表入里，深入血分，所以临床上多采用凉血活血解毒的法则。轻者加丹皮、赤芍、白茅根或黄连解毒汤等。重者使用犀黄丸、犀角地黄汤等，清解血分之毒热。另外，还可以活血散瘀，把毒热与死血凝聚的闭塞瘀滞，化散涤逐，祛瘀而生新，清血而解毒。刘奉五老中医生前深切地希望，如果能够很好地组合中西药，取长补短，互相补充，就能大大地提高术后感染的疗效。

三、刘奉五临床经验特色

（一）刘氏女科提出妇科常见病治肝八法

肝为血脏，贮藏和调节全身的血量，五脏六腑、四肢百骸，各组织器官都赖血以养，肝可疏调气机，使气血流畅，经络疏浚，脏腑功能和调，四肢关节健利，诸窍开阖正常，从而使整体机能健壮，精力充沛，情绪舒畅，耐受疲劳，并可抵御外邪。所以说肝气可养五脏六腑。如果肝的功能失常，发生肝气、肝火、肝风或肝寒时，则五脏六腑必受其贼害，所以又有"肝为五脏六腑之贼"的说法。从肝的生理与病理中可见其在人体健康中的重要意义。肝病的治疗法则，《素问·脏气法时论》说："肝苦急，急食甘以缓之。""肝欲散，急食辛以散之，用辛补之，酸收之。"这说明肝为血脏，血燥则苦急。其性喜条达，故欲散，且以散为补，以敛为泻。所以临床上又有"肝无补法"之说。刘奉五老中医在长达数十年妇产科临床实践中总结出治肝八法，现分述于下：

1. 舒肝调气法（包括舒肝与疏肝）：是指疏通和舒理肝气郁结的方法，使肝气调通以调理全身之气机，主要用于治疗肝气病。舒肝与疏肝意义相近但同中有异。舒肝偏于上下舒理条达，重在气机之升降；而疏肝偏于疏通横散，重在气机之开阖与经络气血之疏浚。舒肝常用柴胡、荆芥穗、香附等。疏肝常用青皮、郁金、枳壳、砂仁、木香、瓜蒌，甚或山甲、王不留行、漏芦等，有时也可合用。常用的方剂如逍遥散、得生丹。

2. 清肝泻火法（包括清肝与泄肝）：是指以苦寒泻火的药物，清其肝热，泄其肝火的一种治疗方法。临床上主要用于肝热冲逆，肝火上炎诸证。肝热势缓清之则热平，肝火势急非泄不折。火与热也是程度上的差异，所以清肝、泄肝之中必同中有异，清肝常用黄芩、黄连、栀子、夏枯草等药；泄肝常用龙胆草、芦荟、大黄等药，有时也可合用。常用方剂如龙胆泻肝汤、当归芦荟丸。

3. 清热平肝法：是指针对肝热上扰，或肝阳上亢的治疗方法。常用的药物如桑叶、菊花等，而不是苦寒重剂。倘肝热重则可配用清肝泄热的药物，如黄芩、栀子等。如果肝阳上亢，因有阴虚的一面，常配用养阴平肝的药物，如女贞子、旱莲草、枸杞子等，常用的方剂如刘奉五老先生的经验方清眩平肝汤（当归、川芎、白芍、生地、桑叶、菊花、黄芩、女贞子、旱莲草、红花、牛膝）。

4. 抑肝潜阳法：是治疗阴虚肝阳上亢的方法。一方面养肝育阴，另一方面平抑肝阳。养肝阴的药物常用的有女贞子、旱莲草、生地、山萸肉、枸杞子、龟板、阿胶等。平抑肝阳的药物如钩藤、菊花、僵蚕等，常用方剂如刘老先生的清眩平肝汤加味。

5. 镇肝息风法：是治疗肝风的方法。若为热痉风，则重用清热息风的药物，如羚羊、菊花、钩藤、僵蚕。若为阴虚风动，则用养阴的药物和镇肝潜阳的药物如：生龙齿、生牡蛎、珍珠母、生石决明等。常用的方剂如羚羊钩藤汤、镇肝息风汤。

6. 养血柔肝法：包括养肝、柔肝，是治疗肝血不足的方法。肝为刚脏，赖血以养，所谓养肝、柔肝实际上就是柔养肝血。常用的药物如当归、白芍、熟地、川芎、何首乌等，常用的方剂如一贯煎、四物汤加味。

7. 化阴缓肝法：是治疗肝阴虚亏的方法之一，临床上多用酸甘化阴的药物，间接地达到养肝阴、缓肝急之目的。这是因为酸能敛肝阴泻肝阳，甘能养肝阴缓肝急。符合“甘以缓之，酸以泻之”的组方原则，常用的药物如甘草、白芍、酸枣仁、浮小麦、百合、生地、麦冬等。常用的方剂如甘麦大枣汤、芍药甘草汤。

8. 暖肝温经法：是治疗肝寒血滞、经脉受阻的方法。主要是使用温经散寒暖肝的药物如吴茱萸、小茴香、荔枝核、橘核等。有时倘需配合一些活血化瘀通络的药物如桃仁、红花、泽兰、益母草、怀牛膝等。常用的方剂如刘老先生的暖宫定痛汤（橘核、荔枝核、小茴香、胡芦巴、元胡、五灵脂、川楝子、香附、乌药）。

（二）刘氏女科提出妇科血证论治八法

妇科血证可谓之常见的、多发的病证。因此治血法则在应用上也比较广泛。血的生理功能——血，是营养全身的物质基础。血盛则形体盛，血衰则形体衰，血来源于水谷之精微，正如《灵枢·决气》篇所说："中焦受气取汁，变化而赤，是谓血。"从血的生成来源看，从中焦一方面"受气"，一方面"取汁"，营气又泌其津液入心化赤注入于脉，因此可以认为"血"分为实质性的血与血中之气。前者是物质，后者是功能。在气帅血行，循环流动才能发挥其生理功能。刘奉五老中医认为，不流动的血（死血）非但无用反而为害，如果不明确这一点，对于某些血中的气药（入血分能行血中之气的药物如川芎等）就不可能理解，更不会使用了。刘老先生还指出，血的来源离不开气，形成血后又在气的统帅下，沿着经脉规律的环行。如心的推动血脉，肝的调节血量，脾的统摄血液，都是脏腑之"气"所发挥的作用。故"气为血帅，气行则血行"，气能行血也能摄血，但气必须依赖于血才能发挥作用。血中含有津液，得阳才能化气。所以说"血为气之母""气主煦之，血主濡之"。气属阳主动，血属阴主静，阴阳互根，有血无气则血不能运行，血之所以能够周流不息滋养全身，全靠气的推动。有气无血则气无所依附，气血相配，二者不可缺一。这就是"无阳则阴无以生，无阴则阳无以化"之意。临床上血病与气和心、肝、脾三脏的功能失调有着密切关系，而血又具有得寒则凝聚，得温则流通，得热则妄行的特性。妇产科血瘀证常见于痛经、闭经、崩漏、产后诸证、子宫肌瘤等。血热证常见于月经先期、崩漏、倒经等。血寒证常见于月经稀发、后错、闭经、不孕等。血虚证常见于：①实质性血少，如产后出血过多、血崩、经漏等。②血的功能不足，常见于月经病、产后病等。总之，妇产科血证基本上可以概括为四种证型，即血虚、血实（瘀）、血寒、血热。因此血证的治疗大法不外乎温、清、消、补四大法则。临床有“血以调为补”之说，所谓“调”就是调其偏向。若因血瘀，血流必然缓慢，甚或凝聚成块或为死血，这些元气以帅行之血，当然也就会失去了血的生理功能，除了阻滞经络而作痛，瘀血化热，瘀血内停，新血不守，见有出血的症状外，伴发的症状就是血虚。如果用消法活血祛瘀以恢复其血行环流，充分发挥血的功能，就等于补血。若因血热、血流沸腾疾速，或上冲下溢，或妄行吐衄，或壅滞结热，或灼伤阴津，以致津枯液涸。灼热之血不能循经而走，循络而行，当然不能发挥血的营养功能，除了上述的证候外，伴发的症状同样表现为血虚血少，临床采用清法凉血泄热，引血归经，恢复其功能也就等于补血。若因血寒凝泣，或阻塞脉道，或凝聚集结，血行涩滞，经络阻隔，脏腑、经络、四肢百骸无以养，除了寒凝疼痛外，伴发的症状同样表现为血虚血少，如果采用温法，温经散寒，使之流行通畅，凝结得以化散，同样也等于补血。总之，消其瘀、凉其血、温其寒以纠其偏，实际效果就是补血。所以“血以调为补”之说，就是通过调整和纠偏，以达到恢复和充分发挥其功能的作用。另外，在补血法中若欲充实其阴血物质，也要通过益其气，以提高血中之气的功能，使之阳生阴长而促进新血自生；或益其阴津，使之阴盛阳附，阴阳和调而血自足，同样也意味着“血以调为补”之含义。并非几味中药就可以把亏虚的血液补起来了。因此“血以调为补”的观点，在中医妇产科临床实践中有着重要的指导意义。

刘奉五老中医就妇产科血证，综合治血证八法如下：

1. 对于血瘀证类，多使用活血化瘀、破瘀散结、养血活血等法则。

（1）活血化瘀法：主要针对血瘀气阻，血行滞涩等证。以活血药为主，行血中之气，通畅血脉，疏浚经络。常用的方剂如失笑散、产后生化汤、佛手散等。

（2）破瘀散结法：主要针对血瘀日久或凝聚成块，或阻塞脉道等证。以破瘀的药物为主，配合软坚散结或破血消瘀的药物，破除瘀血，消散有形的死血凝块，祛瘀生新，疏通经脉，常用的方剂如抵当汤、桂枝茯苓丸、大黄䗪虫丸等。

上述这两种法则是根据血瘀的不同程度而设定的。前者不一定为有形的瘀血，或仅仅表现为气行缓慢不够畅通，而后者已见有形之凝块。所以运用活血化瘀法则时，还必须配合使用行气的药物，气行以帅血行。因血瘀偏热，又需配合凉血药物，使之循经而行不致妄走。若兼血虚，尚需益气化瘀。若兼肝郁气滞则需疏肝调气。而对于有形的瘀血凝块，死血聚结，则需要用破瘀软坚散结力强的药物。此外，临床上还在辨证施治中考虑到邪正的消长关系，以防止伤正太过，变证丛生之弊。所以，必须掌握好活血药物的作用强度和适应范围。刘奉五老中医在临床实践中体会到：若用于一般活血并针对无形的血瘀（仅仅表现为血行缓慢者）开始多选用当归、川芎、益母草、红花。若用于化瘀，而有形的瘀血尚不明显时，多选用桃仁、红花、没药、刘寄奴、蒲黄、五灵脂等。对于有形的血块则用三棱、莪术、桃仁、丹参、血竭、苏木。对于有形的死血，多选用破血去瘀的水蛭、虻虫、大黄、䗪虫等药。

（3）养血活血法：主要针对血虚脉空，血行涩缓诸证。血虚宜补血，血脉充盈始能流行畅通，即所谓“若欲通之，必先充之”的法则。对于血虚所引起的血瘀证候，首先要补血才能达到活血化瘀的目的。常用的方剂如桃红四物汤，四物汤中熟地补阴血，白芍酸甘化阴能补充有形之血（即血中之阴），而当归、川芎偏于辛甘温，川芎更能行血中之气，使活血之功增强，辛甘为阳以助血中之阳，以阳带阴使之阴随阳转。一阴一阳既补充血之实质，又可增强血的功能，而桃红、红花少用可养血、多用可活血，再多用则能破血。因此，在养血的基础上，以达到血充而瘀化之目的。

2. 对于血热证类：多使用清热凉血、养阴化燥等法则。

（4）清热凉血法：主要针对血热所引起的月经失调，冲任不固等证。以凉血药物为主配合清热之剂，凉血和营，调理冲任。常用的方剂如清经汤、清热固经汤。若属湿热蕴于血分，则常选用芩连四物汤、清肝利湿汤。

（5）养阴化燥法：主要针对血热日久，灼耗阴液所引起的病证。所谓津枯阴燥多指胃阴枯竭，生化之源燥结，阴血枯燥等证。所以在治疗时要增液养阴而化燥。常用的方剂如两地汤或四物汤、增液汤合方。如果燥热内结，则多选用三合汤(即四物汤与凉膈散加减，药物组成为：川芎、当归、生地、白芍、栀子、大黄、元明粉、甘草。其中四物汤养阴润燥，栀子、连翘清热散结，大黄、元明粉釜底抽薪，泻火救燥）。刘老先生在临床实践中总结出来养阴化燥的经验方瓜石汤（瓜蒌、石斛、玄参、麦冬、生地、瞿麦、车前子、益母草、马尾连、牛膝）可供临床参考。

3. 对于血寒证类：多使用温经散寒等法则。

（6）温经散寒法：主要针对内寒或外寒入于血分，或寒邪凝泣经脉等证。以温血通经、散寒祛瘀的药物为主，使之温散流通，祛瘀而生新，寒祛凝散则经络疏浚。常用的方剂如温经汤（《金匮要略》方或《妇人良方大全》方）、少腹逐瘀汤等。

在具体运用温经散寒法则时，应根据病情的需要，配合温补气血的药物。因为虚能生寒，寒久必虚，故当温补。另外气滞则血瘀，血瘀则气滞，滞则阳气不通，寒不得祛，故又配合行气通络，温化祛瘀的药物。例如：四物汤、附子、肉桂、桂枝、炮姜、香附、艾叶、吴茱萸、仙茅、仙灵脾等。

4. 对于血虚证类：主要针对气血双虚等证。

（7）益气养血法：通过益气以气带血，使之阳生阴长。气足则能促进血的功能，使新血旺盛以达到气血双补的目的。常用的方剂如参芪四物汤、八珍益母汤、人参养荣丸、十全大补汤等。

（8）滋阴养血法：主要针对阴血双虚诸证。其目的偏重于补充阴血物质的不足，多使用血肉有情之品。常用的方剂如三胶四物汤等等。偏于阴虚者多选用两地汤加减。

刘老先生还指出，在使用益气养血药时，尚需根据病情的需要配合温阳、升阳、健脾补肾的药物。在使用滋阴养血的法则时，尚需根据病情需要配合清热化燥的药物。

（三）刘氏妙用"产后生化汤"祛瘀生新，另有新解

《傅青主女科》中的生化汤，其药物组成为当归24g，川芎9g，桃仁去皮尖14粒、黑姜1.5g，炙甘草1.5g，用黄酒、童便各半煎服。功能活血化瘀，温经止痛。主治产后恶露不行，少腹疼痛。我国南方一带应用本方较广，甚至有些地区作为产后常规必用方。《成方便读》中对生化汤有更为详细的注释，指出产后气血大虚，固然应当培补，但是若有败血不去，新血无由以生，所以见有腹痛等症，则以祛瘀为主。方中当归用量较大，功能养血；甘草补中；川芎理血中之气；桃仁行血中之瘀；炮姜色黑入营，助归、草以生新，佐芎、桃而化瘀；用童便可以益阴除热，引败血下行。刘奉五老先生还特别指出生化汤一方在原书注中曾提出加减变化"因寒凉食物，结块痛甚者，加肉桂2.4g于生化汤内；如血块未消，不可加参、芪，用之则痛不止"。从临床实际情况看，该方主要适用于产后受寒而有瘀滞者。刘老先生还指出了我国北方常规使用的生化汤，不是傅青主的生化汤，称之为产后官方，又名产后生化汤，其药物组成，药量都与傅氏生化汤不同，经刘老先生多年临床使用比较平稳而无副作用，效果尚属满意。其药物组成是：川芎3g，当归9g，红花3g，益母草3g，泽兰3g，桃仁1.5g，炙甘草1.5g，炮姜1.5g，南山楂6g，老酒15g同煎（口诀是：川芎一钱当归三，一红一母一泽兰，桃仁炙草炮姜五，南楂二钱老酒煎）。该方比《傅青主女科》生化汤中药物多了红花、益母草、泽兰、南山楂，而且整方药量都很轻，其中当归量大，也仅仅为9g，而大部分药量为3g或1.5g，应该说产后生化汤是由《傅青主女科》生化汤一方加味减量变化

而来的。《灵枢·决气》篇中说："中焦受气取汁，变化而赤，是谓血。"因此，对于血的概念，不但应看到其属于物质的一面，更重要的是其功能的一面，从其生成来源，可以看出"受气"与"取汁"两部分，"气"与"汁"化赤而为血，人体之血必须在环流不息的情况下，才能发挥其功能作用。如果血行怠惰停滞，甚则凝聚不化，形成瘀血（或称死血），则失去功能。因此，对于血虚的概念，从临床上讲，应当分析其属于实质性物质的缺乏，还是功能性的障碍，故有"气为血之帅，血为气之母"之说。从其环流的状况来看，是"气行则血行，气滞则血停"。一般认为活血可以化瘀，祛瘀则可生新。瘀血本是为无气所帅而失去环流功能之死血，活血的目的是为了促进血液的环流，因为周身与局部的血液环流正常，新血逐渐滋生，才能充盈于脉道之中。如果血虚，脉道不能充盈，则必血行迂缓；气血充盈脉道，才能正常运行而环流无端。由于正常血流的带动，瘀血才能被化散而带走，所以说"活血化瘀，祛瘀生新"是相互对立而又统一的。如果单纯理解瘀祛即可生新，仅仅是看到事物的单方面，古人说"若欲通之，必先充之"。这就是说，若欲活血而通瘀，首先应补气血，使气血充沛，脉道满盈，血液环流才能畅利，瘀血才能疏通。因此，血的功能以物质为基础，而功能旺盛又能促进血的新生。

刘奉五老中医指出产后生化汤，方中以当归为主药，当归甘辛温，入肝、心、脾三经，甘温补脾，益气血生化之源，辛能走窜通经，温能化散通血，所以，当归即能补血而又能活血，其所以能补血，也是活血而造成的结果。川芎辛温，活血而行血中之气，红花、益母草、泽兰、桃仁均为活血化瘀之品，而且用量较小，少用则活血养血，祛瘀生新，多用则能破血。南山楂，人血分化瘀血，本方集中多味轻量的活血药，群起相辅以活血而生新血为主，另加炮姜 1.5g，以加强温通之力，炙甘草助当归补中生气血为佐。体现了若欲通之则必先充之的原则。血脉充盈，气行环流畅达，瘀血才能化散而去，生新而后化瘀。对于产后气血骤虚而又瘀血未尽之体，难得相宜，故取名为产后生化汤，寓意十分深奥。刘奉五老中医反复告诫后人，其所以不能简单地、直观地解释为祛瘀而后生新的道理就在于此。综合起来说，产后生化汤的功能是：养血、活血、化瘀。主要适用于产后恶露不尽、瘀血内停，以及因产后瘀血所引起的腹痛、低烧、阴道出血不止等症。另外也可用于自然流产、人工流产后残余胎膜滞留所引起的腹痛、阴道出血等。从临床效果来看，不但能够补血扶正，而且往往可以使残留胎膜脱净，似有药物刮宫之效。

刘奉五老中医还指出在使用产后生化汤时，如无特殊兼证，应以全方原量为宜。但是也要根据病情适当加减。如果腹痛明显，可与失笑散合方，即加五灵脂、生蒲黄；若腹痛重，阴道出血多，令蒲黄炒炭，兼可止血。若见瘀血伴有低烧者去炮姜，腰痛者加川断、杜仲、桑寄生。

四、刘奉五典型医案选

（一）术后感染

佟某，女，57岁，外院会诊病历。住院号1939。会诊日期：1974年9月29日。患者因右下腹持续胀痛11小时，下腹肿物如妊娠3个月，伴有发烧，于9月3日急诊入院。9月4日晨，在硬膜外麻醉下行剖腹探察术，发现卵巢囊肿约12×15×8cm^3大小，并行切除。术后3周右下腹痛仍不止，高烧不退。9月22日以后一直恶心呕吐，不能进食，大便有黏液，日解4次，伴有里急后重。曾用庆大霉素、卡那霉素、氯霉素、链霉素、青霉素、红霉素等药物。发烧持续不退，迄今已3周余。检查：体温39.5℃，消瘦，精神萎靡，语言低微。血压17.3/10.6kPa。血查白细胞15200/mm^3，中性白细胞90%。9月25日内诊：左侧附件包块约9cm×8cm×6cm，穿刺有脓，伤口继发感染（12cm×5cm大小）。病理报告（9月10日）为卵巢浆液性乳头状囊腺瘤，部分区域增生活跃，伴有急性炎症。血沉第一小时 80mm，第二小时为 116mm，抗“O”1：400 单位。大便镜检：有少数脓球。舌质紫暗，舌苔白腻，脉弦滑略数。西医诊断：①术后感染。②细菌性痢疾。中医辨证：湿热内蕴，肠胃不和，气血壅滞。治法：清热燥湿，和胃化滞。方药：黄芩 9g，黄连 4.5g，竹茹 9g，枇杷叶 9g，陈皮 6g，冬瓜子 30g，炒枳壳 6g，赤小豆 15g，半夏 6g，连翘 9g。治疗经过：9 月 30 日服上方二剂后，腹痛、腹胀减轻，已能排气，大便日解 4 次，量少色棕黑。大便化验仍有脓球，红细胞。体温在 37.8～38.4℃之间。脉弦细，舌象同前，拟以清热燥湿，解毒止痢。方药如下：白头翁 24g，川连 4.5g，黄芩 9g，生白芍 6g，银花 9g，秦皮 9g。10 月 5 日，体温下降至 36℃，精神尚好，下腹亦无胀痛，肛门坠感消失，大便仍稀，日解 4 次，稍带血液。恶心作呕，呕吐物为苦水量少，伴有恶寒战栗，腰背发凉，起座头晕，纳食欠佳，舌暗红，苔黄垢，脉弦细。停用青、链霉素。证属胃肠湿热内蕴，兼感外邪。拟以化湿清热解表。方药如下：柴胡 6g，葛根 6g，半夏 9g，藿香 9g，橘皮 6g，白芍 9g，白蔻 6g，苡米仁 15g，杏仁 6g，生姜 3 片、大枣 3 枚。10 月 7 日服药后吐止，大便日 2 次。体温 38.2℃，精神欠佳，白细胞 21900/mm^3，中性白细胞 90%，淋巴细胞 10%，加用四环素、卡那霉素。方药如下：柴胡 9g，葛根 9g，桂枝 6g，半夏 9g，黄芩 9g，党参 9g，苡米仁 12g，藿香 9g，砂仁 6g，陈皮 6g，草蔻 6g，生姜 3 片、大枣 3 枚。10 月 10 日，体温仍高（38.2～38.9℃），大便溏稀，日解 4 次，镜检（－），血查白细胞 24400/mm^3，中性白细胞 92%，淋巴细胞 8%。内诊：盆腔包块为 2.5cm×3cm×2cm，无压痛。10 月 8 日，加用四环素后见有恶心呕吐，经讨论后停用全部抗生素，继续服用中药观察，方药如下：柴胡 9g，葛根 9g，半夏 9g，黄芩 9g，马尾连 9g，陈皮 9g，白芍 9g，枳壳 6g，竹茹 9g，枇杷叶 9g，生姜 3 片、大枣 3 枚。10 月 12 日，药后体温降至 37.3～37.5℃之间，恶心呕吐已止，纳食增加，大便日解 3 次。原方白芍加至 15g，再服 3 剂。药后至 10 月

13日，大便正常，日解1次，精神食欲均好，体温逐渐下降。自10月19日以后，体温恢复正常。10月21日查血：白细胞 $6800/mm^3$，中性白细胞66%，淋巴细胞34%。10月25日内诊检查，子宫萎缩靠后，无触痛，未触及包块，前后穹窿均软，无触痛。经观察一般情况恢复，伤口愈合良好。10月30日出院。

【按语】患者为剖腹检查术后继发感染，合并细菌性痢疾持续高烧达3周余。证属湿热内蕴，肠胃不和，气血壅滞。本例由于寒、热、虚、实交错，病程较长，在辨证施治过程中，虽可掌握其病理变化，但也走了一些弯路，应当引以为戒。因为虽有正虚但也有邪实，应“急则治其标”而不应过早的温补扶正。10月7日方药加桂枝、党参意欲补虚，然有湿热蕴内，非但无益反助邪为患，体温骤然升高，实为深刻教训。在治标的过程中，因为内有胃肠湿热外有表邪，故宜表里双解内外兼治。教训之一为首次方中单用芩、连而未用柴、葛偏于清里，故胃肠湿热症减，但表邪未解；教训之二为后单用柴、葛而未用芩、连偏于达表，故表邪有减但里热未退。教训之三是误用温燥之品意欲补虚反而助热为害。诚为三次失误，刘奉五老先生把此教训和盘托出意欲启迪后人，其医术及思想精神境界高人一筹，堪称师表。本案最后柴、葛、芩、连并用，表里双解。

（二）妇瘤化疗胃肠反应

沈某，女，26岁，外院会诊病历。住院号：165270，会诊日期：1976年3月6日，患者因葡萄胎于1975年7月份住院刮宫3次，1975年12月份随诊，查尿妊娠试验1:200阳性，于12月5日第2次住院，确诊为恶性葡萄胎。于12月17日开始使用5-氟尿嘧啶治疗。当进行到第3个疗程的最后阶段，反应较重，口腔黏膜充血潮红，并发溃疡，恶心、呕吐、腹痛较重，大便稀，日解2~3次。3月2日大便日解10多次，水样便，发烧（体温持续在38.5℃~39.4℃之间），曾使用庆大霉素、新霉素、红霉素、链霉素、吐灭灵。3月3日，又配合服用中药（方中有白术、茯苓、白扁豆、炒苡米仁、滑石、黄芩、马尾连、白芍、甘草、车前子、银花、连翘、败酱草、蒲公英）3剂，症状仍未改善，因反应较重已停止化疗。3月6日（停化疗的第7天）当时见症：发烧7天（体温高达40.2℃），恶心，腹泻，满腹胀痛，胸中烦热，口渴、两颧红赤，喜冷饮，大便日解10多次，水稀样便，小便量少黄赤。血查白细胞14600/mm^3。舌质红，苔薄黄，脉弦滑数大。辨为胃肠滞热，湿阻中焦。治以清热和胃，佐以消导。方药如下：黄芩12g，黄连面3g，瓜蒌18g，石斛12g，竹茹12g，枇杷叶12g，白芍9g，炒枳壳6g，鸡内金9g，大黄2.1g，天花粉9g。

治疗经过：3月7日上方服1剂后，体温下降至38.8℃，大便次数减少至3~4次/日，腹痛减轻，恶心，呕吐也减轻。继服前方1剂。3月8日，体温下降至正常，仍有腹痛，恶心，大便次数7~8次/日，口渴喜冷饮，尿少，舌质红，脉滑数。方药如下：黄芩12g，黄连面3g，生杭芍15g，甘草3g，车前子9g，木香3g，陈皮6g，竹茹9g，滑石粉15g。3月9日，体温正常，口腔溃疡已愈合，精神好转，腹泻已止，大便日解1次，复查白细胞6100/mm^3，继服前方。3月11日，体温一直正常，腹痛已止，精神好，仅食欲稍差，苔薄白，脉弦滑。按前方加减以巩固疗效。

【按语】本例胃肠道反应较重，且以发烧、恶心、腹泻、腹满痛为主症。虽有水稀样大便日解10多次，但是两颧红赤，口渴喜冷饮，小便黄少，舌质红，苔薄黄，脉滑大弦数。开始考虑为脾虚，曾使用白术、茯苓、白扁豆、炒苡米仁等健脾之剂，症状非但不减，反而体温上升至40.2℃。而后详细审证，认识到虽有正虚，但是以胃肠滞热，湿阻中焦为主，湿与热邪互结，壅滞中焦。脾胃升降失司，胃气不降，则呕逆频作。腑气不行则腹满痛，湿浊下迫则泻痢不止。清浊不分则小便短少而大便水泻，湿热相搏，胃津不布则口渴喜冷饮，口舌生疮。以滞热中阻为主，兼见胃津被劫，若用白术等温燥健脾之剂反而助热，而是应当使用清热导下的法则。本例大便水泻10余次，又与阳明实热里结不同，对于阳明腑实证邪热在里，劫灼津液，下之宜猛，而本例为湿热内搏下之宜轻，所以仅用大承气汤中大黄、枳壳（未用枳实），用量也轻（大黄仅用2.1g），配合黄芩、黄连苦寒清热燥湿；竹茹、枇杷叶清热和胃；瓜蒌、石斛、天花粉清热利气，养阴生津；生白芍和肝缓急偏于凉血；鸡内金消食导滞。寒热辨清，虚实分明，药后体温逐渐下降，滞热已通，但大便次数仍多，说明湿热未尽，此时仍不能补，而使用芩连芍药甘草汤，佐以车前子、滑石分利清浊；木香、陈皮、竹茹行气和胃，疏调气机，最后痊愈。

本例在于遵照中医基本理论对于化疗后胃肠道反应进行辨证施治，以期尽快消除副作用而进行的大胆探索和尝试。

（三）外伤后阴道出血

王某，女，44岁，门诊简易病例。初诊日期：1975年7月8日，患者于今年1月份，因腹部外伤后阴道大出血，经急救止血后，出血量亦减少。时行时止，持续两个多月，经常使用止血剂。6月份以后月经淋漓不断已40余天，前后共持续4个月之久，再度使用止血剂无效，曾服中药归脾汤之类仍未效。现症：阴道仍有出血，暗褐色，量少，有黑色小血块，小腹隐痛，痛有定处，有时腹痛与情绪有关。饮食、二便如常，睡眠不实，多梦，时有惊悸，心慌、气短，善太息，舌质暗红、舌光有红点及瘀斑，少苔，脉沉细涩。西医诊断：外伤后阴道出血，原因待查。中医辨诊：瘀血阻络，血不归经。治法：活血化瘀，引血归经。方药：当归9g，川芎3g，红花3g，益母草3g，泽兰3g，桃仁1.5g，炙甘草1.5g。治疗经过：上方服3剂后，阴道出血已止，继服3剂以巩固疗效，余症皆除。1976年1月5日随访，未再复发，月经正常。

【按语】本例系因外伤，瘀血阻于胞宫而阴道出血不止，为期已久。虽与孕产无关，但均由瘀血而致，所以也可使用产后生化汤加减治疗，足见产后生化汤应用范围之广，贵在灵活运用。本例在于活血化瘀而后达到止血之目的。

(四) 席汉综合征

苏某，女，29 岁，已婚，门诊简易病例。初诊日期：1974 年 10 月 28 日。主诉：产后闭经 1 年半。现病史：患者于 1972 年 5 月 26 日妊娠足月分娩。产前 10 多天发生子痫，抽搐 2 次，产时神志不清，产后因大出血（休克）而致贫血，产后 10 天即无乳汁，无法哺乳，以后逐渐出现头发、腋毛、阴毛脱落。倦怠无力、气短、腰酸、纳差，性欲减退，阴道分泌物减少，全身畏寒，下肢不温，记忆力减退，血压也偏低（13.3/8kPa）：妇科检查：外阴经产型，阴道前壁膨出，阴道皱襞小而光，穹窿空，宫颈小，圆，子宫前倾，萎缩，约玉米粒大小，质硬活动，无压痛，附属器（－）。激素水平轻→中度低落。舌象：舌质淡。脉象：沉细无力。西医诊断：席汉综合征。中医辨证：产后气血两虚，肾气亏损。治法：益气养血，滋补肾气。方药：党参 9g，当归 9g，川芎 4.5g，熟地 9g，炒白芍 9g，菟丝子 9g，覆盆子 9g，枸杞子 9g，五味子 9g，车前子 9g，仙茅 9g，仙灵脾 15g，怀牛膝 9g。

治疗经过：1974 年 11 月 4 日，服药 8 剂后自觉食纳、气短、乏力好转，上方加巴戟天 15g，肉苁蓉 15g，黄芪 15g。11 月 16 日，继服上方 10 剂后，自觉体力增强，食纳增加，有时小腹隐痛，并自觉小腹发凉，舌质偏淡，脉沉细，上方再加肉桂 3g。11 月 27 日，上方服 18 剂后诸症均好转，但仍有小腹隐痛，四肢不温，舌质微淡，脉沉细，方药如下：党参 9g，黄芪 15g，当归 9g，川芎 6g，菟丝子 15g，覆盆子 9g，枸杞子 15g，五味子 9g，车前子 9g，仙灵脾 15g，巴戟天 9g，怀牛膝 1.5g，熟附片 9g，制香附 9g。2 月 25 日，前方共服 34 剂，自觉症状基本消失，于 1974 年 12 月 15 日月经来潮，量中等色稍暗红，行经 6 天，无其他不适。毛发未再脱落，阴道分泌增加，性欲增强，食欲尚好，睡眠尚好，二便自调，仍觉下腹发凉，舌质偏淡红，左脉缓，右脉弦略滑，上方去熟附片，再服

5剂。1975年1月29日复诊时称，于今年1月11日在原医院检查：宫颈光，正常大小，子宫软如枣大。阴毛现已稀疏长出，阴道黏膜润滑。1975年1月25日来月经，量中等，行经4天，方药如下，另用5剂研末炼蜜为丸，每丸重9g，服2丸，以巩固疗效。党参9g，黄芪15g，当归9g，白芍9g，川芎6g，熟地9g，菟丝子9g，覆盆子9g，五味子9g，枸杞子12g，车前子9g，仙茅9g，仙灵脾15g，巴戟天15g，肉苁蓉15g。

【按语】本例开始用425合剂，加党参以补气，牛膝补肝肾而通经。服药20余剂后，自觉症状均好转，因其有小腹隐痛发凉等阳虚之症，故加肉桂取其温肾守而不走的特性，以加强温暖下元的作用。1月后诸症均见轻，但仍有四肢不温，故加熟附片以壮阳温肾。由于阴血已足，再加上助阳通经之后，从中可以看出温阳药必须是在阴血渐复的基础上逐步增加的。故月经得以复潮，子宫也较前增大。最后以丸药缓缓收功，巩固疗效。

席汉综合征是因产后大出血，休克而引起垂体缺血、坏死，以致卵巢功能减退，子宫萎缩，继发闭经，伴有毛发脱落，性欲降低，全身乏力等一系列极度衰弱的综合症状。刘奉五老先生在临床实践中认为席汉综合征，中医辨证为气血虚极，肾气亏耗。探索出使用425合剂的新经验，为疑难重症的治疗提供了新思路、新方法。

（五）无排卵性月经

陈某，女，27岁，病历号228652。初诊日期：1962年3月20日。主诉：闭经5个月。现病史：患者19岁月经初潮，2至6月行经1次。每次行经3至4天，血量中等，色红无块，伴有痛经。1960年曾因闭经1年余，于1961年住院治疗，作人工周期3至4个月，治疗期间月经来潮，停药后又闭经。曾检查基础体温3个月，均为单相型，取子宫内膜检查为增殖期变化，激情素水平低落。子宫发育不良，继续治疗半年，疗效不巩固而来本院。现症：有时头晕头痛，烦躁多梦，睡眠不实，倦怠健忘，平素白带量多，尿频，夜尿多，食纳尚可，大便正常。妇科检查：外阴正常，阴道通畅，宫颈轻度糜烂，宫口小，宫体前位，较正常为小，活动好，两侧附件（-），阴道细胞涂片：激素水平较低落。宫颈黏液无羊齿结晶。舌象：舌尖红，有瘀斑，舌苔薄白。脉象：弦滑，两尺无力。西医诊断：无排卵性月经，继发性闭经。中医辨证：脾肾不足，血虚肝旺，气滞血瘀。治法：理气活血，平肝清热，补肾调经。方药：桃仁6g，红花6g，泽兰9g，益母草12g，丹参12g，郁金9g，川牛膝9g，石决明30g，滁菊花12g，乌药6g，紫河车3g（冲）。

治疗经过：以上方为主，曾加减使用过白芍、丹皮、栀子、黄芩等药，并且配合得生丹、逍遥丸、五子衍宗丸等，治疗约1个月，月经于5月1日来潮，行经4天，色量正常，经行腹痛，继以调经为法，前方加减。月经于6月7日、7月9日、8月10日、9月份规律来潮。在治疗期间，作内分泌功能检查，基础体温测定约4个月，均为单相型。宫颈黏液检查，为不典型之羊齿结晶。阴道分泌物检查：清洁度Ⅲ长。阴道细胞涂片激素水平持续轻低，共作16次，约3个半周期，均无周期性变化。

经治疗后月经来潮约5次，但检查均系无排卵性月经，患者既往有月经不调史，平素白带多，腹痛隐隐，辨为下焦虚寒，10月份在月经周期的第10天开始使用补肾暖下，理气活血调经之丸药，方药如下：

橘核24g，荔枝核45g，川楝子15g，香附15g，桃仁9g，小茴香24g，胡芦巴30g，巴戟天30g，淫羊藿12g。

上药共为细末，炼蜜为丸，每丸重9g，日服2丸，配合隔日针灸1次。穴位采用：气海、关元、中极、三阴交。末次月经为11月30日，于停经45天做尿妊娠试验阳性，妊娠期间，情况良好，于1963年9月6日足月顺产1男孩，母子健康。

【按语】无排卵性月经是因为卵巢功能不良，卵巢每月也有滤泡生成，卵子发育成熟，但成熟的卵不能排出，在卵巢内自行消亡，因此，只有雌激素而没有黄体形成，子宫内膜只有增殖期变化，没有分泌期的变化，子宫内膜也脱落形成月经，但是，由于卵子的成熟和消亡时间没有规律，所以月经周期不是提前就是后错，甚或闭经。由于成熟的卵不能从卵巢排出，故不能受孕。

无排卵性月经一般是以月经错后、闭经、不孕为主要临床特点。刘老先生在诊疗该病时，特别注意参考现代医学的检查，作为诊治的指标，例如：对于基础体温的测定，子宫内膜的检查等。按中医基本理论辨证施治，妇人以血为本，天癸至，任脉通，太冲脉盛，月事以时下，故能有子。冲为血海，冲脉盛，能够荣养胞宫，则经血自调。所以月经错后，闭经，实为血虚之证。肾虚胞宫寒冷，不能系胎故无子。刘奉五老中医认为无排卵性月经其病理实质为血虚肾寒。治疗上以养血温肾为主。补血是补充物质基础，温肾是促进卵巢的排卵功能，在补血的方药中除四物汤外，刘老先生还擅用紫河车，因其为血肉有情之品，旨在温养胞宫。

哈荔田

一、生平简介

哈荔田（1912～1989年） 男，回族，河北省保定市人。幼承庭训，家学渊源，1935年毕业于北平华北国医学院，以成绩优异，深得施今墨、周介人、范更生等京城诸家名医的赏识。30年代到40年代曾创办北平国医专科学校，并曾任教于天津市国医训练班；于1955年始担任天津市卫生局副局长、天津中医学院院长、天津市中医研究所所长，同时兼任中华全国中医学会副会长，天津市中医学会会长，全国中医妇科委员会主任委员，卫生部医学科学委员会委员，天津市医学学术鉴定委员会副主任，天津市第二届人大代表，天津市政协常委，天津市第四届政协副主席，全国第六、七届政协委员。担任卫生行政领导职务后，积极贯彻执行党的中医政策，提倡走"西为中用，以中为主，中西医结合"的道路。先后举办了1～6期西医离职学习中医班，大力培养中医技术人才，并主张采用两条腿走路的方针，即一是兴办中医院校，二是老中医临床带徒。先后领导筹建了天津中医学校，天津中医学院，开办中医带徒班，为发展中医事业不遗余力。在学术上穷究医经，颇有心得，崇尚易水学派。临床重视胃气，长于内科，尤精于妇科。著有《妇科医案医话选编》、《哈荔田医案与医话选》、《扶正固本与临床》等书；还组织编审全国高等院校《中医妇科学》教材；撰写的主要论文有"更年期综合征的临床研究—进展与评价"、"谈孕痫疗法"、"功能性子宫出血（崩漏）论治"、"谈中医临床用药"、"藁本、荜茇在中医妇科临床的应用"、"漫谈热入血室"、"漫谈中医的整体观念对妇科临床的指导意义"、"漫谈子痫及其治疗"等30多篇，发表在全国各医学杂志期刊中。

二、哈荔田学术思想特点

（一）强调肝、脾、肾三脏在妇女生理、病理上的重要意义

哈荔田认为，妇女以血为体，以气为用。然气血之化生、运行、敷布、施泄等，无不与脏腑之功能活动有关，其中尤以肝、脾、肾三脏在妇女生理、病理中占有重要的地位。王肯堂指出："女子童幼天癸未行之前，皆属少阴；天癸既行，皆属厥阴；天癸既绝，乃属太阴经也。"强调肝、脾、肾三脏在女性生理、病理中发挥着极为重要的作用。因此，哈荔田老中医指出，在调治妇科疾病中，特别要重视肝、脾、肾三脏的作用，并且要注意三者之间相互影响互为因果的关系，切不可顾此失彼。

1. 调肝：肝藏血，主疏泄，性喜条达舒畅，在妇女病理、生理特点上占有重要地位，故有"肝为女子先天"之说。肝与冲任二脉通过经络互为联属，肝之生理功能正常，则藏血守职，气血调畅，冲任通盛，月经得以时下，胎孕产乳诸皆正常。若因情志抑郁、肝失疏泄，不能遂其条达之性，或肝不藏血，肝血耗伤，则可导致多种妇科疾病的发生，因而有"万病不离乎郁，诸郁皆属于肝"之说。肝病用药原则，如《素问·藏气法时论》中指出："肝欲散，急食辛以散之，用辛补之，酸泄之"、"肝苦急，急食甘以缓之。"故肝郁宜芳香辛散，肝燥宜甘润柔缓。临床上凡月经不调、痛经、闭经、不孕、产后腹痛等症，见有精神抑郁，胸胁满闷，乳房胀痛等症者，哈氏每以柴胡舒肝散舒肝解郁为基本方，兼寒者则加台乌药、盐小茴香、吴萸、橘核等以暖肝散寒；肝热者则去川芎之升发，加丹皮、生地、黄芩、白薇等以凉肝清热。但肝为刚脏，体阴用阳，故舒肝解郁不可一味仗恃辛燥劫阴之品，否则容易造成肝郁化燥，气逆化火的病理变化，因此，在应用香燥辛散药物时，应适当佐以肝经血分之药，如归、芍、桃仁等，

以缓肝急。另外，肝血不足或肝肾阴虚之月经涩少、经闭、痛经、不孕等病症，由于肝木失养，难遂条达之性，也每见有少腹作胀、胸胁隐痛等肝郁症状，可仿魏玉璜“一贯煎”之义，于大量养血柔肝、益肾填精药中，佐以香附、川楝、柴胡等舒肝之品，以助其升发之机。

2. 健脾胃：哈荔田认为，脾胃功能正常与否，也是妇女生理病理特点的主要反映之一。正如薛立斋说：“血者水谷之精气也，和调五脏，洒陈六腑，在男子则化为精，在妇人则上为乳汁，下为月水，故虽心主血，肝藏血，亦皆统摄于脾，补脾和胃，血自生矣。”但脾与胃的生理特点又有所不同，而用药则宜顺应其性。如脾司中气，其性主升，又为阴土，易损阳气，故治脾应针对其特点，用药多以温阳、益气、升清、化湿、避秽等法为主。温阳药如炮姜、艾叶等；益气药如党参、黄芪、白术、扁豆等；升清如柴胡、葛根、升麻等；化湿悦脾药如苍术、厚朴、半夏、陈皮、苡米、藿香、佩兰等。常用方剂如补中益气汤、参苓白术散、升阳益胃汤等等。而胃主受纳，其性主降，又为阳土，其性主燥，最易受热邪影响而耗伤胃津，故治胃之法多以和胃降逆，清热养阴为主，前者如清半夏、竹茹、枳壳、佛手、苏梗等，后者如沙参、麦门冬、石斛、知母、黄连等，常用方剂如温胆汤、麦门冬汤、沙参麦门冬汤、左金丸等，

脾与肝的关系甚为密切，脾主运化可以散精于肝，肝主疏泄可助脾胃之升降，在病理上肝病可以传脾，脾病亦能及肝，故治脾又宜兼予舒肝，以期土木相安，和平与共。如脾虚所致之月经不调、痛经、闭经等病，见有面色淡黄，精神疲倦，心悸气短，食少腹胀，大便溏薄，甚则肢面浮肿，舌淡苔白等症状者，常用四君子汤加当归、川芎、柴胡、香附等药，培土疏木，或用逍遥散加党参、扁豆等从肝治脾。又如白带，多因脾虚气郁，湿热下注所致，故缪仲淳说：“白带多是脾虚，肝气郁则脾受伤，脾伤则湿土之气下陷，是脾精不守，不能输为荣血而下白滑之物。”哈荔田治疗白带常用理气化湿之法，调肝

以治脾。如以白术、茯苓、车前子、清半夏、陈皮等燥湿健脾，加当归、柴胡、香附、木香等舒肝解郁，每每收到较好的治疗效果。

脾与胃之间在生理病理上的关系也十分密切。如脾胃的升降纳运功能，必得肾阳、命火的温煦作用，才能得以不断进行。倘肾阳不足，火不生土，则可导致脾胃升降失司；反之脾阳久虚也必影响及肾阳不足，故治脾尚需兼予温肾。哈氏认为子宫脱垂多因脾虚下陷，清阳不升所致，临床治疗以补中益气汤加巴戟、杜仲、续断等益气补肾之药，每获良效。又如治疗脾不统血之崩漏症，哈氏以举元煎加减治疗，药如参、芪、术等补气培元固冲；阿胶、熟地、枸杞、女贞等养血止血；并以杜仲、川断、菟丝子、萸肉等大量益肾之品，从肾治脾，以期脾肾相生，效果甚好。

3. 补肾：肾主藏精而寓元阳，为水火之脏，主生殖而系胞脉，与妇女之月经、胎孕之关系至为密切。哈氏指出补肾应包括滋补肾阴（精）、温补肾阳（气）这两个方面。

滋补肾阴常宜兼以益肝、涩精。《张氏医通》说："气不耗，归精于肾而为精；精不泄，归精于肝而化清血。"说明精血之间具有相互资生、相互转化的关系。故有精血合一，肝肾同源之说。又肝为肾之子，肾精既损，肝血自然不充，所谓"母虚及子"，故滋补肾阴每需兼以益肝。哈氏以二至丸为基础方，加杜仲、枸杞、首乌、当归等，俾能化精，子令母实。又因肾主封藏，肾阴亏损封藏失职，则精易走泄，故又常加五味子、菟丝子、桑寄生、山萸肉之类补肾涩精，以固封藏。临床上凡由肝肾阴虚所致之经闭、不孕、崩漏、带下、滑胎等病症，每以上述方药为主，视具体病情加减，疗效不爽。若肾阴虚损，阳失制约，相火失潜而致之月经先期、量多、崩漏等病，伴见颧红盗汗、五心烦热，午后潮热等证者，则宗王太仆"壮水之主，以制阳光"之旨，常用二至丸加生地、丹皮、元参、麦冬、白芍、骨皮等滋阴凉营，并加入鳖甲、龟板、牡蛎等介类潜降之品，而不主张用知、柏等苦寒损阴之药。

对于肾阴虚者，据“精能化气”之旨，宜温补肾阳兼用温润填精之品，诸如鹿角胶、紫河车、巴戟天、金毛狗脊、菟丝子、川续断等。若兼见四末不温，小腹冷痛等虚寒之症，则加仙茅、淫羊藿、故纸、艾叶、吴萸等温阳散寒之品，而对辛热劫津之干姜、附子、肉桂等，一般较少应用，即使确有下元虚冷，寒湿不化，见有面白肢厥，重衣不暖，肢面浮肿，脉象沉迟等症，而必须应用时，亦不可重用久用。又如肾阳虚，火不生土，也每使脾阳不振，脾运失健，脾不能助肺益气，故肾阳虚又常见脾肺气虚之症，如气短乏力、自汗、便溏等，故在温阳填精的同时，尚须辅以参、术、芪等益气健脾之药，以从气中补阳。

（二）强调“扶正固本”的重要法则，指导临床防病治病

扶正固本又称“扶正培本”或“扶正培元”，是中医治疗疾病的重要法则。属于八法中的补法，在中医药学伟大宝库中，堪称一颗闪光的明珠。它是根据扶正祛邪、标本缓急、治病求本等法则综合衍变而来的。扶正，就是扶助正气；固本，就是调护人体抗病之本，二者前后互之。“生之本，本于阴阳”（《素问·生气通天论》），由于肾为先天之本，脾为后天之本，所以，益阴扶阳，培补脾肾，即可增强人体内在抗病能力，促进生理机能的恢复，又可以达到正复邪退治疗疾病之目的。哈荔田在长期医疗实践中特别重视“扶正固本”，尤以强调“肾脾为先后天之本”的重要学术思想，为探讨中医药学养生防老和抗衰老的理论研究与临床运用做出了宝贵的贡献。

哈荔田教授认为，扶正固本的作用：①预防疾病。疾病的发生，不外乎体内阴阳失调，脏腑偏盛偏衰以及外邪侵袭等，但都与正气虚损有着密切关系。假如能在衰弱初见之时及早运用扶正固本一法进行调治，就可预防疾病的发生和发展，《成方便读》曾说：“察其不足之处而填补之，观其生气之所在而培养之，如是则致其平而复其常，虽有大风苛毒，莫之能伤，

正气复而邪不干，所谓圣人不治已病，治未病也。”②治疗虚证。《景岳全书》说：“虚弱者，理宜温之补之，补之可用于常；未有根本既伤，而舍补可以复元者。”由此可见，虚证必用扶正固本一法治疗。③挽救危急。对于大虚危急之症，运用其相适应的扶正固本法治疗，往往具有挽救生命的作用。例如症见面色苍白，神情淡漠，肢冷汗多，脉细微欲绝的大出血，创伤性休克，心力衰竭等重危的病人，用人参 30g，水煎浓汁，一次服下，可大补元气，扶危救脱。④调摄康复。凡年老、素体不足，或病后、产后而出现的虚损衰弱症，以扶正固本法进行调摄，可以促进患者早日康复。

哈荔田教授还认为，扶正固本的治疗原理，根据《素问·阴阳应象大论》“治病必求于本”，以及《素问·生气通天论》“阴平阳秘，精神乃治”的原则，采用“虚则补之”、“损者益之”的具体方法。扶正固本一法的作用原理就在于：以人为本，调动自身作用，补益人体脏腑气血之不足，调整阴阳，纠正偏盛偏衰，使之归于平衡。就现代医学来看，它包含着调整各器官系统的功能，补充机体物质和增强非特异性抗病能力等 11 个方面的作用：①是提高机体应激能力。②改善机体能量代谢。③对环状核苷酸的调节。④调节神经系统的功能。⑤促进或调节免疫机能。⑥提高内分泌调节功能。⑦调节消化系统功能。⑧增进造血系统的功能。⑨兴奋心血管系统。⑩改善泌尿系统的功能。⑪改善呼吸系统功能。

哈荔田特别指出，应用扶正固本法应注意以下事项：①辨别虚实真伪。《治病法轨》曾告诫后人“至虚有盛候，反泻含冤，大实若羸状，误补益疾”，就是说，对“大实若羸状”的假虚证候，如果误用补益，则必致助邪伤正；若“至虚有盛候”的假实证候，当补反攻，则造成虚者更虚，甚至死亡立至。以上两种情况在临床用药时，务必辨清。②切记保护胃气。脾胃为后天之本，机体营养之源，药物也要经过脾胃的运化才能输布全身发挥治疗作用，因此补虚时一定要照顾到脾胃的功能。益气应忌壅滞，养血需防滋腻，滋阴尚忌苦寒，助阳更防泄气等等。③准确掌握剂量。扶正固本方药有轻重缓急之不同，具体运用当以正虚程度区分峻补与平补。气血大伤，正气欲脱者峻补，用药精，剂量大，才能力专效宏。慢性病，或急性病的缓解阶段应用平补，其药力不宜过猛，缓图调治，积至一定时日则见功效，不可急于求成。④兼固气血阴阳。血虚当补血，同时应辅以补气之品，以助生化，也可防止补血药的凝滞；气虚当补气，同时也应辅以补血之品，使气有所附，并可防止气独旺而生热化火之虞，以便气血调和。阳虚宜补阳，同时辅以补阴之药，因为阳根于阴，使阳有所依附，并可藉阴药的滋润以制阳药的温燥；阴虚者宜补阴，也要适当辅以补阳之品，是以阴根于阳，使阴有所化，并可藉阳药的温运以制阴药的凝滞，达到滋而不腻的目的。⑤掌握治疗时机。扶正固本一法多用于慢性病或某些急性病的缓解阶段，因此临床应根据病情发作的特点，确定相应的治疗时机。例如慢性气管炎、肺气肿、肺心病多在秋冬发作加重，春夏缓解，根据“冬病夏治”的预防医疗特点，着重在缓解期扶正固本治疗，以防止复发具有重要意义。⑥正确煎服药物。一般补益药宜久煎，饭前服用，每剂药煎两次，早晚分服。⑦注意饮食起居。俗话说“三分药七分养”、“药补不如食补”、“食补不如锻炼”，所以病人在服药的同时，还应注意饮食起居等方面的积极配合，这是促进身体尽快康复的重要因素。⑧防止滥用补药。补益方药乃为治病而设，绝非一般食饵，有其一定的效能、适应范围、副作用和禁忌证，用之得当，疗效卓著，用之不当，适得其反。况且补益之品多为病者喜吃，医者喜用，更要求医生要用好补益方药。一定要“先其所因，伏其所主”，当补则补，恰到好处。对身体健康、脏腑功能活动正常的人，补益药无滋补强壮、延年益寿的作用，不当补而补之，则可导致阴阳失调，干扰正常脏腑功能活动，甚或发生疾病。此外，在外邪未尽的情况下，不可骤补，以免留邪为患。

上述这些基本观点是哈氏几十年临床经验的结晶，是留给后人的一份宝贵遗产。

（三）哈氏倡导“勤于读书，博采众长”之学风

哈荔田教授指出，虽然每个人的天分确有差别，但“生而知之”的人则古今未有之，一切知识才干无不源于后天的学习与实践，而学习成绩之优劣，则与付出劳动量之大小成正比。古云“聪明可持不可恃也”。即令天资较差，但能勤奋刻苦，穷究不舍，也必定会有大的成就。哈氏还特别告诫后人，学习固须勤奋，但要注意讲求方法。即以背书而言，他初学医时先背药性赋、汤头歌、脉学等，作为启蒙读物，继又背《内经》、《难经》、《本经》、《伤寒论》、《金匮要略》等经典著作，背书时不用默诵法，而是在僻静之处高声朗朗诵读，俾声出之于口，闻之于耳，会之于心。之后则在喧闹的环境中默忆背过的内容，所谓“闹中取静”。如此，则不但能记，且能会意。背书颇苦，往往唇敝舌焦，但年轻时背书如石上镌字，记忆牢固，对将来大有好处。古人有“书读百遍，其义可见”之说，只有熟读才能使人联想丰富，触类旁通，有利于加深理解，锻炼记忆力。他不无感慨的说过，我已年过古稀，但青年时期背过的东西，有些现在仍能朗朗上口。他背诵经典著作时先选原本，熟读后方看注本。看注本时不要拘于一家之论，如《内经》选择了《太素》及王冰、吴昆、马莳、张隐庵、张景岳等注本，彼此互勘，择善而从，并在领悟各篇全貌后，仿杨上善、张景岳诸家的治学方法，将各篇有关内容分类辑录，每一大类再分细目，此法对于掌握《内经》的全部内容，进行整理研究，都有莫大益处。哈氏还认为《内经》为中医理论之渊薮，为医不读《内经》，则学无根本，基础不固。后世医家虽然在理论上多有创见，各成一家之说，但就其学术思想的继承性而言，无不发轫于《内经》，故读《内经》、《难经》、《本经》，目的在于掌握中医基础理论之根本。而仲景之《伤寒》、《金匮》为临床医学之圭臬，辨证论治之大法，不读仲景之书则临床治无法度，依无准绳，故读仲景书要在掌握治疗之常变。仲景之书注家甚多，他初学时受先父之命读尤在泾

《伤寒贯珠集》、《金匮心典》，认为尤氏之注对辨证立法阐发精当，剀切详明，不浮不隘，诚如徐灵胎所说："条理通达，指归明显，辞不必烦而意已尽，语不必深而旨已传。"对于"文深义奥，有通之而无可通者"，宁"阙之"而不随文敷衍强做解释，故对初学者理解仲景之旨，诚多帮助。他在学习经典著作之后，方开始涉读诸家之书及医案，这样不但能开阔知识领域，而且有了权衡各家学说之基础。在参究各家学说之后，再读诸家医案，方能领会其中意趣，而有较大的收获。医案乃临床诊病疗疾之纪实，好的医案足以启迪学者之思路，而为临床之借镜，故古人有读书不如读案之说。读古人与今人医案，要参玩其辨证立法及用药旨趣，若以摭拾词句，抄袭方药为务，则是舍本逐末矣。哈氏以华岫云在《临床指南医案·凡例》中曾谈及读案方法为例指出"我初读医案时，每将案中辨证立法及方药部分掩住，单就其所述脉证进行分析、辨证、立法、处方，然后再与原案对照，用以考察自己与彼之辨证用药有何异同，得失原因所在。此种方法对于阅历未深，学验欠丰者，较为适宜。"哈氏还深深地体会到，做学问主观勤奋刻苦固然重要，而良师益友的指导帮助也不可缺少。然此种指导和帮助必须自己要多方争取，或不耻下问直接请教，或敏而好学间接观摩，如能集众美于一身，则术之精良可必成矣。

三、哈荔田临床经验特色

（一）哈氏提出补脾益肾是治疗崩漏的关键

崩漏一病其因多端，病机复杂，每每气血同病，累及多脏。哈氏认为先天藏精与后天生化之源脾胃是病机关键之所在。正如清叶天士所说："夫奇经，肝肾主司为多，而冲任隶属阳明，阳明久虚，脉不固摄，有开无阖矣。"治疗崩漏一病应首先调理冲任二脉，而调固冲任奇经又必须先从治疗脾胃入手，尽管病机变化多端，但万变不离其宗，补脾胃、益肾气为其基本宗旨。

哈氏认为崩漏的诊断辨证，除注意月经的血量、色、质及其他兼证外，尤应重视舌与脉的变化，要将舌象、脉象作为辨证用药的重要依据。崩漏而舌色鲜红，乃病程未久，热迫血行，治宜凉血止血；若舌色淡红胖嫩，舌尖见有红刺或瘀点，则为久崩久漏，气血两虚，血瘀脉络，治以益气养荣，化瘀止血；若舌见淡白无华，胖嫩而润，亦属崩漏日久，命门火衰，冲任不固，治宜温阳益气止血；若见舌色淡青，则多是久漏血瘀，即须行血止血。

哈氏在临床实践中还总结出，崩漏病证多以虚证为主，故脉象以虚脉为多见，即使实证脉象中也多为虚中挟实。临床上崩漏常见脉象有沉细、沉缓、尺脉尤弱。气血大伤时则见芤脉，而阴虚内热时则脉见细数。瘀血内停，阻塞经脉时则脉多见滞涩，或弦细而滞。血热肝郁则多见弦数有力之脉。因本病多为本虚标实，虚中挟实，故纯实之证弦数有力脉象亦不多见。

哈氏还特别指出，崩漏患者的腰骶部多有压痛感觉，压痛点在督脉腰俞与腰阳关穴之间的下三分之一处。崩漏血多时此穴压痛明显，淋漓不断时呈酸痛感。血止后无压痛者，预后多佳；反之血止后仍有压痛者，则预后多不佳，病情容易反复。此时应嘱患者作进一步妇科检查。痛经患者此穴也有明显压痛，结合西医检查，凡此穴有压痛者，多有子宫倾斜。这证明此穴在妇科触诊中有着重要的诊断价值。这敏感的压痛点暂定名为关俞穴，哈老认为尚须进一步研究。

哈氏指出近年来，研究了穴位皮温与崩漏之间的关系，发现穴位皮温的变化对崩漏的诊断辨证治疗及预后都有一定的参考价值。测定穴位皮温，主要选取肝、脾、肾三经穴法，患者在出血期测定太冲、公孙、太溪穴温度，如太冲穴温度高于其他两穴时，即可诊断为肝郁化火证；如公孙、太溪穴温度偏低时，即可诊为脾肾亏虚证。在血止后，如穴位温度升高，则预示病情好转；如血止后穴位温度不升高，甚至穴温降低，则显示出病情如故，甚或加重。说明血止后穴温变化对其判断崩漏预后转归有一定的诊断意义。

哈荔田认为，崩漏的止血，古有塞流、澄源、复旧三法，临床应遵循整体观念和辨证施治的基本原则，灵活地加以运用。塞流是急则治其标的措施，但止血绝非一味固涩，而是要根据证情的寒热虚实，分别采用清、补、温、泻之法治之。必须权衡常变，辨证施治。因崩漏多属虚火，实火少见，故清法宜用清滋之品，如丹皮、生地、白薇、炒黄芩、茅根之类，苦寒泻降伤阴之品慎用；温而止之法多用于虚寒证，但不宜用辛燥之品，如温阳不宜用桂、附，养血不赖归、芎，临床多选用巴戟、狗脊、菟丝子及参、芪等温阳益气之品，水中补火为当。补而止之法多用于肝肾脾胃虚弱，冲任亏损之证，滋补肝肾以二至、续断、寄生、山萸、黄精、地黄、首乌、杜仲等药为主，潜纳之品如龙骨、牡蛎、赤石脂、五味子等亦可酌用；泻而止之法多用于气滞血瘀者，治宜活血化瘀，如刘寄奴、赤芍、泽兰、三棱、没药、元胡、茜草、凌霄花等。塞流宜用陈皮水炒墓回头、棕榈炭、炒地榆、山萸、五倍子等。山萸肉可重用至15～30g，常可收到令人满意的治疗效果。炭类药虽有止血之功，但不宜堆砌使用。止血药中佐以化瘀生新之品，如刘寄奴、茜草等，能防止留瘀之弊。

妇女以血为本，但血与气又相互资生，息息相关，二者之中，又以气居主导地位，气为血之帅，气行则血行，气滞则血瘀。故月经失常虽表现为血病，实则与气机紊乱有着密切关系。治疗崩漏的各个类型，各个阶段都应适当配合气分药。因为气血之运行与肝之疏泄功能有关，调气即为调肝。而肝气郁滞又会影响脾胃生化之源。所以哈老指出在治疗崩漏一病中加入气分药后，一则可以起推动作用，气帅血行，俾血无瘀滞。另则可以醒脾悦胃，生化之源充盈则病体易康复。临床上根据病情可选用不同药物，属于轻症者，气机稍阻，可以选用醒动脾胃之品，如佩兰、菖蒲、砂仁等；若肝气郁结较重，并伴有胸胁及乳房胀痛者，可选用疏肝理气解郁之品，如香附、元胡、乌药等；若气滞血瘀之重症则可选用活血化瘀之三棱、莪术、刘寄奴、蒲黄、郁金等。治疗虚证在用补益药物的同时也可加入一些醒脾理气灵动之品，如沉香曲、砂仁、佩兰等，以使其补而不滞。

（二）哈氏妙用活血化瘀法治疗子痫独有心传

哈荔田积几十年的临床经验，在治疗威胁女性四大疾病之一的子痫时，妙用活血化瘀之法，取得了显著疗效，是近代中医妇产科宝库中不可多得的珍贵遗产。

子痫是妊娠后期，或值分娩时，骤然发作的全身肌肉痉挛性抽搐，颠仆昏迷，少顷即醒，醒后复发的病症，为妊娠晚期严重疾患之一。如《医学心悟》所指："此症必须速愈为善，若频发无休，非惟胎妊骤下，将见气血随胎涣散，母命亦难保全。"按本病发作突然，颠眩昏仆，抽搐项强，时作时休，具有"风善行数变"的特点。《素问·至真要大论》说："诸暴强真，皆属于风"，"诸风掉眩，皆属于肝"，故子痫一病多属于肝风内动之候，其发病机理，多因妇女素质肝肾阴亏，肝阳偏亢，于妊娠末期或分娩之时，由于阴血聚于下，精血愈亏，孤阳失潜，一经情绪激动或强光巨响的刺激，则肝阳暴越，气血逆乱，筋脉失养，神不内守，而诸症举发。若素日痰涎壅盛者，亦可兼见气火夹痰，蒙蔽清窍的表现；风邪外袭者，尚可兼见寒热身疼的表证。因此，子痫的治疗大法首先应着重养血息风、滋阴潜阳。临床多采用《妇人大全良方》钩藤汤为其基础方，同时依据其兼夹因素之不同，分别参以清热解痉、豁痰开窍、辛散风邪、渗湿利尿等不同治法。并宜酌加活血化瘀通络之品，以调畅血行，舒缓筋脉。

关于运用活血化瘀法治疗子痫一病，中医典籍中似乏记载。哈氏曾指出，《医林改错》有"抽风不是风"，乃属气虚血瘀之说，并举"足卫和荣汤"治"痘后抽风两眼上吊，项背反张，口噤不开，口流涎沫，昏沉不省人事"等症，药用党参、黄芪益气，桃仁、红花等活血化瘀，其意可资借鉴。按痉后抽风多由神亏血少，气血虚衰，筋脉失养，肝阳暴越所致，其发病表现与病理变化，均与子痫相类似。哈氏认为，子痫发病机理多为阴血不足，肝阳上亢，化火生风。《素问·生气通天论》说："阳气者，精则养神，柔则养筋。"今肝阳化风奔逆于上，则阳气不能柔养筋脉而致筋脉拘挛绌急，气血运行也必因而涩滞不畅；又因阴血既亏，则血液运行无力，也会导致血脉滞涩、络中血瘀，故在子痫发病过程中，瘀血的因素是客观存在的。同时由于肝风上旋，气血上奔于头，以致气血逆乱，冲任失调，胞宫供血不足，胎儿将得不到充分滋养。此时，若单纯息风潜阳，而不予疏利血脉、导血下流，则逆上之气血即不能速返。《内经》说："气反则生，不反则死。"故哈氏对于子痫的治疗，在辨证施治的基础上，针对病情，选用适当的活血化瘀药物，有利于舒缓筋脉，调畅运行，导血下流，调养冲任，不惟能达到"治风先治血，血行风自灭"，缓解症状之目的，且能佐助镇肝息风之品，而又有补阴益血、滋养胎儿之功。故《内经》有云："有故无殒，亦无殒也。"

哈荔田认为，子痫病人应用活血化瘀药物，目的只在于通经活络，畅通血行，不可竣利攻破以损胎元。在辨证施治时需有以下指征方可用此法进行施治：患者素性多郁，继往月经不畅，经期腹痛，下血夹块等，发病后出现唇青舌紫，舌有瘀斑瘀点，浮肿伴见赤缕红丝，以及腹痛，肢体疼痛，心悸烦热，口渴不欲饮，产后恶露不下，不畅等等。常用药物有丹参、琥珀、赤芍、刘寄奴、乳香、没药、苏木、茜草等，一般多选一二味配伍应用（产后亦可酌加牛膝、蒲黄、灵脂之类），并配以麻仁、郁李仁、黑芝麻、桑椹等滋阴润便类药物，则效果尤佳。如上述瘀血指征不明显，则可酌用当归、泽兰之类养血和血，一般不会出现不良反应。

病案举例：1952 年仲秋，天津王某，24 岁，妊娠已近七月，肢体面目浮肿，头痛目眩，泛恶欲呕，一日突然出现神志昏迷，肢体抽搐，目吊口噤，全身痉挛，时作时止，家人惊慌，遂邀哈老往诊。至家中时，正值病人发作，四肢抽搐有力，面青唇紫，诊脉弦滑，舌质暗红，边有瘀斑，问之有烦热心悸，头痛睛疼等症。哈氏对其夫说："此子痫也，倘反复发作，则对母体胎儿恐有危害。"其夫坚请："但求保全大人，胎儿虽殒无须顾及。"哈氏遂出下方：熊胆0.6g，研末，冲入竹沥水15g，即服，无熊胆可用蛇胆或鸡胆代之。后服下方：当归12g，杭白芍24g，刘寄奴12g，桃仁、红花、麦冬各9g，黑芝麻、钩藤各12g，紫贝齿15g，僵蚕、地龙、条黄芩、川雅连各9g，先服1剂，观其动静。第2天早晨其夫来告，服头煎后抽搐渐平，服2煎头痛亦减，哈氏嘱其再服原方1剂。服后再诊，患者脉缓神清抽搐头痛未再发作，只是口干纳差，肿势如前，遂拟育阴清热，养血活血，兼舒筋化湿之法。处方：秦当归12g，赤白芍各9g，天仙藤12g，香附米6g，南红花、宣木瓜各9g，云苓皮15g，麦门冬、肥玉竹各9g，女贞子、桑寄生各12g，黄连、黄芩各6g，白僵蚕9g，六神曲12g，连服2剂。数年后，哈氏路遇王某携一小儿，言其妻二诊方后诸症悉退，搐未再发，足月顺产1男婴，即身边小儿也。

（三）哈氏治疗习惯性流产，主张未孕期调补肝肾，妊娠期补肾健脾，固气养血

哈氏认为，冲为血海，任主胞胎，冲任脉盛，则胎元稳固。若肾气不足，或孕后不节房事，或堕胎小产数伤肾气，以致肾虚冲任不固，胎失所孕，因而导致流产，甚至屡孕屡坠。若脾肾虚弱，气血化源不足，气不摄血，胎失所养，亦可导致流产。正如《医宗金鉴》所说："气血充实胎自安，冲任虚弱损胎元。"《女科经纶》又说："女子肾脏系于胎，是母之真气，子所赖也。"哈老治疗流产，在补肾安胎药中多选用菟丝子、炒杜仲、川续断、桑寄生等，于阴中求阳，水中补火，守而能走，效果满意。在补气健脾药中多选用党参、黄芪、山药、云苓、白术之类，其温而不燥，补而不滞。在养血安胎药中，多选用山萸肉、枸杞、熟地、阿胶之类，以滋肝补血，益肾填精，也常与阿胶、鹿角胶同用，而达到"阳生阴长"，安

胎固胎之功。哈氏还着重指出，如曾有滑胎病史者，在孕后每3~5天可服泰山磐石散1剂，直服至超过滑胎日期1~2周。

四、哈荔田典型医案选

（一）席汉综合征

王某，女，32岁，已婚，1973年9月13日初诊。据诉去岁因产后大出血而休克，经抢救脱险。此外乳汁不下，倦怠乏力，气短自汗，继而毛发渐脱，乳房缩瘪，性欲减退，腰酸膝软，畏寒肢厥，白带清稀，淋漓而下，至今年余月事未潮。妇检：外阴经产型，阴毛脱稀，宫体缩小，阴道黏膜轻度萎缩，伴有炎症，化验尿中17羟、17酮水平低于正常值，激素水平轻度低落，诊为席汉综合征。阅其舌淡苔薄，按脉沉细无力，证属精血亏损，命火虚衰，冲任不盛之候，治以温肾填精，培补气血，而调冲任。处方：淫羊藿、菟丝子、楮实子、女贞子、甘枸杞各12g，石楠叶、山萸肉、炒白术各9g，怀山药15g，云茯苓12g，吴茱萸、制附子各4.5g，8剂，水煎服。

二诊（10月11日）：上方自服24剂，体力有加，食欲好转，带下减少，腰酸亦减轻，惟觉腹胀，下肢酸痛。前方加广木香3g，络石藤9g，嫩桂枝6g，再予7剂。

三诊（10月18日）：腰酸力乏续有减轻，惟仍无性感，小腹冷痛，时觉口干。此乃肾阳不复，气不化津，寒热兼夹，最费筹措。拟温补肾阳，佐以生津。处方：楮实子、仙灵脾、女贞子、山萸肉各12g，桑寄生、鹿角霜各15g，胡芦巴、阳起石、小茴香各6g，上肉桂4.5g，北细辛3g，天门冬、干石斛各12g。6剂，水煎服。

四诊（11月25日）：上方连服20剂，月事来潮，量少，色淡红，带经3天，毛发未再脱落。性感偶或萌动，带下已止，食眠均可。四末欠温，面目虚浮，腰酸溲频，舌淡红，苔薄白，脉沉细较前有力，治疗已获效机。再步前法。处方：鹿角霜、仙灵脾、楮实子、女贞子、川续断各12g，阳起石9g，胡芦巴6g，上肉桂4.5g，淡吴萸3g，云苓皮、野党参各15g，北细辛3g。6剂，水煎服。

五诊（12月6日）：精神体力渐趋恢复，四末转温，面肿已消，大便得实，小便如常，性欲增加，舌红苔薄，脉沉细。病情虽入坦途，久损难其速复，拟予丸剂缓调，以资巩固。处方：全鹿丸、六味地黄丸，七宝美髯丹各1副，每日早、中、晚依次分服。12月15日，月经再潮，量中色可，带经4天而净：于1974年2月18日经妇科复查：子宫略有后倾，宫体大小正常，阴道黏膜滑润，有少量分泌物。嘱仍服丸剂如前，连服20天。

【按语】本例西医诊为席汉综合征，因以闭经为其主证，类属中医血枯经闭范畴。因其产后去血过多，精血亏损，以致冲任虚衰，无血以下，经闭不行，又因精不化气，命火不足，下元虚冷，髓海不充，故见性欲衰退，子宫萎缩，带下清稀，四肢厥冷，腰酸神疲，倦软乏力等症。发为血之余，其根在肾，卫源水谷，而出下焦。今肾气不足，化源匮乏，以致发失所养而脱落，卫失固护而自汗。总之本病症结所在，为肾阳虚衰，精血亏损，故治疗恪守温肾填精，调补冲任之法，始终不移。如初诊以淫羊藿、菟丝子、附子等补肾阳，助命火；楮实子、女贞子、枸杞子、山萸肉、石楠叶等滋肾阴，养肝血；又以白术、山药、茯苓等补脾胃，滋化源，以充养后天，并少佐吴茱萸温通经脉。全方虽曰温肾阳，而实为复阴血，俟阴血渐复，始专重温阳。故三诊以阳起石、仙灵脾、胡芦巴、鹿角霜、上肉桂、野党参等大量温阳益气之品，以助生化之机，并加细辛入肾散寒，小茴香、吴萸暖肝通经，遂使月经得以复潮，性感得以增加。继以丸剂缓调善后，而竟收全功。方中楮实甘寒补肾，功能起阳痿，助腰膝，益气力，退水肿，与山药、白术、云苓等相伍，用于脾肾阳虚见有水肿、带下、阳痿或性欲减退等病症，常能提高疗效，且楮实子与上述诸药配伍用，还有防止滑肠之副作用。石楠叶辛苦气平，入肝肾两经，且有强筋骨、助腰膝、兴阳的功效，前人尚有“久服令妇人思男”之说，《本草纲目》谓其“能令肾强”。本品尚能散风湿，对于肾虚腿软膝腰酸痛之证，哈老每喜加用之。

（二）闭经

张某，女，25岁，未婚，1975年1月16日初诊。据述17岁月经初潮，兹后或10月一行，或逾年始转，末次月经1974年9月19日。望其面色㿠白，形瘦不充，皮肤干枯，询知素日腰背酸楚，烦热口干，白带量多，质稠气秽，大便数日不行，或有头晕耳鸣，或口舌糜烂，舌质暗红，苔薄腻，脉象沉细而弦。此因禀赋不充，肝肾虚损，血海不足，冲任不能通盛，相火失于潜藏，治以补益肝肾兼予化湿之法。处方：秦当归15g，杭白药、山萸肉、女贞子、旱莲草各12g，粉丹皮9g，紫丹参、刘寄奴各15g，车前子10g（布包）、苡米仁15g，蜀葵花6g，原寸冬、细生地各9g，5剂，水煎服。外用蛇床子9g，吴茱萸3g，黄柏6g，桑螵蛸9g，布包，泡水，坐浴熏洗。

二诊（1月23日）：腰酸减轻，白带已少，食欲略增，口干欲饮，经仍未行，舌红苔薄白。湿热得化，阴损未复，拟益肝肾，养阴液，兼予通经。处方：秦当归、杭白芍、川续断、广寄生各12g，女贞子、三棱、莪术各9g，紫丹参15g，怀牛膝、车前子（布包）各10g，生山楂15g，全瓜蒌20g，川石斛、润元参各15g，5剂，水煎服。外用药同前。

三诊（1月30日）：服上方5剂后，月经来潮，量多，色殷红，带经六天而止，舌苔薄白，脉沉细。嘱日服加味逍遥丸，六味地黄丸各一副，上下午分服，白水送下。下次经前仍服二诊方5剂。治疗三个月，经事复常。

【按语】冲任二脉隶属肝肾，肝藏血为女子之先天，肾藏精为气血化生之源，肝肾充盛，则能“任脉通，太冲脉盛，月事以时下”。本案因肝肾不足，精亏血少，冲任不盛，血海无余，故月经稀发，闭而不行。初诊哈老予归、芍、萸肉、女贞子等补肝肾，以充经血之源；生地、丹皮、寸冬等凉营滋阴以清虚浮之热；并以苡米、蜀葵、车前子渗利湿热而止带下，刘寄奴、丹参活血化瘀以通经脉。二诊湿热已清，故用归、芍、续断、寄生等滋养肝肾；瓜蒌、石斛、元参等沃枯救燥；丹参、三棱、莪术活血化瘀；牛膝、车前子引血下行，以为正本清源之治法，全部治疗过程以填充为主，并稍佐宣通，倘若一味攻破，则不免竭泽而渔，难以速效。

（三）崩漏

贾某，女，未婚。月事先期，行经时间延长，迄今年余。妇科检查（肛诊）：外阴发育正常，宫体较小，水平位，附件阴性；查血色素8g，诊断为功能性子宫出血，贫血。曾用激素并服中药，治疗三月无显效，末次月经在2月18日，行经约40天始止。刻诊又值经期，已二月，量多如涌，色红有块，少腹微痛，腰背酸楚，倦软无力，头目眩晕，入暮烦热，口干少饮，纳差便干，脉细数，苔薄黄，证属阴虚血热，兼夹瘀血，治拟育阴清热，凉血化瘀之法。处方：女贞子、旱莲草9g，当归身12g，川续断9g，桑寄生9g，东白薇12g，炒丹皮、炒黄芩各9g，炒地榆15g，川茜草、赤芍药各9g，刘寄奴15g，香附米9g，凌霄花4.5g。3剂，水煎服。

二诊（4月21日）：药后经量显减，尚滴沥未净，暮热已平，口亦生津，腰背酸楚视前减轻，惟仍疲倦无力，时感头晕，脉细软，苔薄白。虚热得戢，气液未复，拟仍前法佐益气之品。处方：川续断、炒杜仲、桑寄生各9g，秦当归12g，山萸肉18g，五味子6g，太子参15g，黄芩炭6g，川茜草9g，炒地榆15g，棕榈炭、海螵蛸各9g，刘寄奴12g，6剂，水煎服。

三诊（4月27日）：服上方3剂血已止，共带经8天，患者喜谓：此种情况为前所未有。眩晕未作，食纳有加，二便如常，潮热亦无复发，惟稍劳仍有腰酸神疲，舌脉如前。再议补气血，开胃气，滋化源，以复其血。处方：生黄芪、太子参各15g，净萸肉、川续断、桑寄生、炒杜仲、金狗脊各9g，广陈皮6g，炒神曲12g，炒黄芩4.5g，生侧柏、川茜草各9g。5剂，水煎服。药后诸恙悉平，嘱每日上午服归脾丸1剂，下午服六味地黄丸1剂，半个月，并加强营养，调摄精神，勿过于劳。此后，又三次经潮，周期色量均已复常，查血色素13g。

【按语】崩漏，二者虽病势有所缓急，血量多少有所不同外，其病理机制基本相同，而且在发病过程亦可相互转化，久崩不止，气血耗竭，可转化为漏；久漏不止，病势日进，亦可转化成崩。崩漏为病，虽有虚、实、寒、热之不同证候，究以热证为之多见，其中又以肝肾阴虚，相火妄动之虚热证为最多。虚热崩漏或见于青春少女，以肾精未充，积热在心，耗血伤阴，相火不潜者；或见于少艾之妇，行经犯房，纵欲伤精，不能镇守相火者；或见于更年期妇女，以肝肾阴衰，天癸渐绝，阴气自半，郁怒伤肝，五志化火，血热而沸腾者。崩漏治法，哈氏认为总以止血为急务，其属于虚热者，则当以清滋止血为主，药如丹皮、生地、地榆、侧柏、旱莲草等，并酌加炭类药。如《证治准绳》所云："凡治崩中，多用烧灰黑药。黑色如通于肾，血见黑即止者，由肾水制心火故也。"血止之后，即予滋肝肾，清虚热，少佐通络活血之味，如茜草、五灵脂之类，其目的在于不无留瘀之弊。俟虚热得戢，阴血得滋，再予归脾之类补益心脾，滋其化源。此乃哈氏宗万氏《妇人秘科》之"止血、清热、补虚"三法，补充和完善了中医治崩漏"塞流、澄源、复旧"之三大法门。运用其治疗虚热证型之崩漏，更切合临床实际。

（四）肠覃

许某，女，23岁，已婚。1977年6月2日初诊：半年来少腹胀痛，触有硬块，两乳作胀，腰骶酸楚，经期超前，色紫有块。月经前后，带下量多，绵绵不已，色如茶汁，气味腥秽，伴见头晕目眩，口苦咽干，小溲赤热，偶或阴痒。婚后4载，嗣续维艰，妇科检查：子宫后倾，大小正常，左右两侧各有5cm×4cm×6cm及4cm×3cm×3cm之肿块，活动受限，诊为左侧卵巢囊肿，右侧输卵管积水，因拒绝手术，遂就诊于中医。苔色略黄，厚腻少津，舌质暗紫，脉沉弦略数，证系肝经湿热下注，痰瘀阻滞胞脉，治拟先泻厥阴湿热，兼以燥湿化痰。处方：胆草泻肝片，二陈丸各1剂，上下午分服，连服7天。另用蛇床子12g，石榴皮、桑螵蛸各9g，黄柏6g，吴萸、枯矾各3g。布包泡水坐浴熏洗，1日2次，7剂。

二诊（6月10日）：带下略减，色转淡黄，头晕、目眩、口苦均较前为轻，惟小腹胀痛，坚块仍在。再拟软坚散结，清利湿热，破瘀通经。处方：山慈菇9g，昆布、海藻、冬葵子、车前子（布包）各12g，夏枯草15g，牡蛎粉（布包）24g，王不留行9g，炒青皮、醋柴胡、穿山甲、粉丹皮各4.5g，蒲公英12g，瞿麦、天仙藤各15g。6剂。水煎服。另用蛇床子12g，石榴皮、黄柏、桑螵蛸各9g，吴萸3g，布包，泡水，坐浴熏洗。日3次，6剂。

三诊（6月17日）：（从略）。

四诊（6月20日）：带下已止，头晕泛恶已除，惟仍少腹胀痛，坚块不移，腰背酸楚。再拟理气活血，化瘀软坚之剂。处方：醋柴胡6g，炒青皮4.5g，香附米、赤芍药、当归尾、桃仁泥各9g，海藻、昆布各9g，山慈菇2g，牡蛎粉（布包）21g，广寄生9g。7剂，水煎服。嘱药后每日上午服化坚丸1剂，下午服消核丸1剂，均白水送下，连服10天。治疗间月，诸症悉平，月事如常，惟经期小腹尚感胀痛。妇科检查：左侧卵巢囊肿已缩小，右侧输卵管呈索状增粗。1977年12月6日妇科复查：子宫略有后倾，两侧附件（-），小腹偶或微痛，余无不适。

【按语】本案为少腹胀痛，触之有块不移，带下量多，淡黄气秽，西医诊断为“卵巢囊肿”、“输卵管积水”，其病理变化与《灵枢·水胀》篇所述肠覃的形成极为类似。由于寒湿客于肠外，积久化热，湿热下注而成带，郁滞脉络，气血受阻，则痰湿瘀血（所谓“恶气”）搏结成块。初诊以胆草泻肝片、二陈丸清热燥湿，俾肝气条达，气机通利，则湿热无所依存。再诊以海藻、昆布、夏枯草、牡蛎等软坚散结，辅以山甲、王不留破瘀通结，山慈菇、蒲公英、丹皮等清热凉血解毒，柴胡、香附、青皮等疏肝理气行血，黄芩、黄柏苦寒清热燥湿，再加车前子、冬葵子、瞿麦、天仙藤等清热利水，引邪下行，诸药针对其病机共奏清热利湿、疏肝理气、溃坚破积之功。四诊带下已止，湿热已清，而仍少腹胀痛不移，乃病在血分，瘀积未化。故投以破瘀散结，理气行滞之剂，汤丸互进，缓缓图治，终获痊愈。

罗元恺

一、生平简介

罗元恺（1914～1995年） 男，汉族，广东省南海县人。生前为广州中医药大学教授，广东名老中医。1935年毕业于广东省中医药专科学校，毕业后留该校附属广东中医院任医生，1938年随医校赴香港任教及开业，至1941年赴韶关市、连县等地开业，1945年返广州开业，1947年任母校教师，1949年任广东中医院院长，1950年兼任母校校长，1953年任广东省中医进修学校副校长，主持教学工作。1956年筹办广州中医学院时，被省政府任命为筹备委员，1963年当选广东省第三届人民代表，1977年评为教授，被国务院聘为学部委员会第一届医学科学评议组成员，为妇科博士研究生导师，具有博士学位授予权。1979年任广州中医学院副院长，从1978年到1987年当选为第五、六、七届全国人大代表。1982年任广州中医学院顾问，兼任中华全国妇科委员会副主任委员。医学上长于妇科，编著《罗元恺医著选》、《点注妇人规》等6种约100万字。创造滋肾育胎丸获卫生部乙等奖，指导研究生撰有“月经周期的调节及其月相关系学的探讨”一文，获卫生部二等奖。学术思想上着重脾肾的调摄。曾多次赴泰国、马来西亚、新加坡等地讲学及学术交流，在国内外享有盛誉。

二、罗元恺学术思想特点

（一）罗氏指出妇产科两大致病因素即感染邪气和生活所伤的危害性

中医学认为妇产科致病的因素，结合其发病的部位和机理，主要影响妇女的生殖系统。因此，罗元恺把它归纳为感染邪气和生活所伤这两大类。其中感染邪气主要着重为寒、热、湿三种；生活所伤主要为精神因素、饮食不节、劳逸失常、多产房劳、跌扑撞伤等五项。

1. 感染邪气

寒：寒是温度降低造成的寒冷，本为六气之一，人体感染寒邪，有两种情况：一是外寒；二是内寒。一般来说，寒邪从皮肤肌表入侵者是外寒，如气候骤冷，或冒雨涉水，此时若妇女适值经期、产褥期，一方面肌表寒冷，另一方面寒邪则由阴部上行感染而客于胞中，影响冲任，寒为阴邪，性主收引、凝聚，能使血管收缩，血液运行不畅，热量下降，能量降低，因而可导致月经不调、痛经、闭经、带下清稀、孕后流产等病证。另外还有些妇女体质属于阳虚，机体热量偏低，能量减弱，血行滞碍，影响气机。倘过食寒凉生冷，则经络、气血、脏腑均被凝滞，寒从内生，其必然影响女性生殖系统的功能，同样也可以发生属于寒证性质的妇产科疾病。这类证候则属内寒。内寒往往与体虚（阳虚）有关，故常又称之为虚寒。其一般临床表现为形寒肢冷，面色苍白，小腹冷痛，腰膝酸冷，四肢不温，舌淡苔白，脉象沉迟等。

热：热邪即六淫中的火，因火能生热，缘人的体温不能过高也不可过低，太过与不及都将为害。寒与热则是相反的现象，热为阳邪，其性炎上（亢奋），热量过多，则能量亢进，故热可使血液沸腾，流动加速。热邪为害，可耗气伤神，或损伤血络，迫血妄行。热邪亦可分为外热和内热两大类。如感染火热之邪而出现有高热的妇产科疾病者多为外热，例如“热入血室”、产褥感染和其他急性妇产科炎症等均属之。但有些妇女是阳盛体质，加上过食温补辛热之品，以致内热炽盛，血分有热，可出现血热的证候，如月经过多、经行吐衄、胎漏、恶露不绝等。此外，热邪还有实热、虚热、热毒之分。实热，主要是热邪炽盛，对身体起强烈的刺激作用，机体也呈激烈反应，如急性盆腔炎的高热，下腹痛剧，带下增多，舌红脉数等均是。虚热，是身体内虽有热邪，但不炽盛，主要是患者身体比较虚弱，反应力差，临床表现可见低热、月经淋漓不断、经色鲜红、烦躁不寐、舌质偏红而少苔、脉细数无力等。《内经》所谓“邪气盛则实，精气夺则虚”。实，是指邪气盛实；虚，是指正气虚损。热毒，如严重的产褥感染，可出现高热昏迷，全身发疹，恶露臭秽，腹痛膨胀，舌质红绛，舌苔黄厚或无苔，脉洪数等。又如某些妇科癌症，在某一阶段出现腹痛，出血量多，带下臭秽等，原因相当复杂，但热毒是其中主要因素之一，诊治时需加以注意。

湿：湿是水液在体内积聚过多，未能正常地及时排泄出去，或组织分泌物过度增多，或排出一种不正常的液体，从而影响生理功能，这都是中医学称之为“湿”的范畴。因此，湿是新陈代谢异常的产物。湿与脾的关系较为密切，因为脾具有运化水湿的功能，如果运化失职，水气停聚则成湿，故有“脾喜燥而恶湿”之说，所谓燥，即指运化功能畅旺，无水湿停聚之意。湿是有形之邪，质阴，其性重浊濡滞，困阻气机。湿与寒并，则为寒湿；湿郁日久，可转化为热，则酿成湿热；“聚液成痰”，便为痰湿；湿热蕴郁日久，浸淫组织致成溃腐脓血，则为湿毒。湿邪可分为外湿和内湿。如生活在空气湿度较大的地区或久卧湿地，以致影响身体气机的运化，因而发生肢体疲倦疼痛，头重纳呆或发热缠绵不退、舌苔白腻、脉浮濡缓等这是外湿；如果由于脾土虚弱，运化失职，水湿之邪停注中下二焦，影响冲、任、带脉，这是内湿，临床上见有白带增多，或经前泄泻，经前后浮肿，孕妇则可见下肢浮肿，胎水肿满（羊水过多）等；肥胖的妇女，脾弱气虚，脂肪壅积，聚液成痰，往往成为痰湿不孕；湿毒之邪下注，浸淫冲任，以致妇女生殖器官岩巉溃腐，排出臭秽脓液。后列三种，均属内湿范畴。湿邪为病，总以内因为主，外因只是引发疾病的一种条件，因为脾主运化精微和水湿，故曰“脾主湿”。

2. 生活所伤

妇产科疾病除了感染邪气以外，主要由于生活上不知慎戒，影响精神、脏腑、血气的失常，因而导致冲任损伤。可归纳为以下几种：

精神因素：中医学称之为七情过度，七情之中，以忧、怒、悲、恐影响较著。忧思可以伤脾，郁可以伤肝，悲哀可以伤肺，恐惧可以伤肾。凡剧烈的、长期的刺激，都会引起机体的阴阳失调，血气不和，脏腑功能失常而发生妇产科疾病。如郁怒伤肝，肝气失于条达，或肝气上逆，可致月经失调，痛经，月经过多，经行吐衄等。忧思过甚，可致饮食少思，失眠少寐。脾为气血生化之源，又为统血之脏，故忧思伤脾，可致月经不调、闭经、崩漏等。悲伤太甚则伤肺，肺主一身之气，气道不宣，血亦随之而不调畅，往往招致月经不调等病。恐惧过度则伤肾，恐则气下，致肾失闭藏，冲任之本在肾，肾气受伤，而经、带、胎、产之病，均可发生，尤以崩漏、闭经、流产等症为多见。

饮食不节：凡偏食嗜食，暴饮暴食，过食辛温炙煿、生冷寒凉、或饥饱失常，均可引起疾病。《内经》谓“饮食自倍，肠胃乃伤”，膏粱厚味，足生疾病。如过食辛热助阳之品，可使冲任蕴热，迫血妄行，因而出现月经先期、量多、行经吐衄、胎漏等；过食生冷寒凉，脾阳受损，寒凝血脉，影响冲任，可出现痛经、闭经、带下等病。

劳逸失常：妇女在月经、妊娠、产育等期间，由于生理的关系，特别要注意劳逸结合，一方面要避免过重的或不适当的体力劳动，以免影响经、孕、产、乳；但亦不宜过于安逸，以免气血运行不畅，反易发生疾病。《内经》谓“久卧伤气，久坐伤肉”，即使在妊娠期间，一般亦要适当的活动。正如《叶氏女科证治》指出：“于未产之前，亦须常为运动，庶使气血流畅，胎易转动，产则亦易矣。”如果月经期间，从事过重的体力劳动，可致月经过多；妊娠期过度劳力，可引起胎漏或流产。产后过早劳动，可致子宫脱垂。总之，要根据妇女各期生理特点，实行适当劳动，劳逸结合，保证妇女身体健康。

多产房劳：妇女孕产过频、过多，易耗伤气血，致冲任亏损，往往是造成月经病、带下病、妊娠病原因之一。我国提倡晚婚，实行计划生育，切实控制人口增长，一方面是为了保护母婴的健康，另一方面是为了提高人民生活水平，保证四个现代化的实现。国家号召只生一个，优生优育，对国家、个人都只有好处而无坏处。《产宝》云：“若产育过多，复自乳子，血气亦伤。若产后血气未复，胃气已伤，诸证蜂起。”若早婚多产，更为不利。房劳过度，以致肾气亏损，身体虚衰，经、带、胎、孕诸疾，均易引发。古人提倡“节欲以防病”是有其重要哲理的，男女皆然。

跌扑撞伤：妇女在月经期和妊娠期，若不慎跌扑闪挫或撞伤腰腹部或头部，以致直接影响冲、任、督、带，伤及气血，往往可以造成月经异常、闭经、流产等病的发生和发展。

罗元恺指出，上述各种致病因素，足以构成致病条件之一，但不是决定疾病的根据。“邪之所凑，其气必虚”，在同样的生活环境中，有些人疾病丛生，有些人却健康无恙，这就在于身体的强弱。受到病因刺激后，会不会出现病理上的变化，主要在于机体的抗御功能。总的来说，上述各种病因，主要属于“外因”，而脏腑功能的失常、血气的失调、冲任二脉的损伤等病理变化则属于“内因”，内因决定着身体的强弱，故加强锻炼，增强体质健康，同时要避免不必要的耗损，才是防治疾病的重要方法。

（二）从肾论治一法在中医妇科学中的地位和作用

中医学所论肾的功能，除与膀胱相为表里而主水以外，更重要的是主藏精系胞，《素问·金匮真言论》说：“藏精于肾。”《难经》说：“肾有两脏也，其左为肾，右为命门，命门者，精神之所舍也，男子以藏精，女子以系胞。”肾气的盛衰与人体的生长发育、衰老和生殖能力都有直接的关系，这在《内经·上古天真论》中已有明确的论述。妇女的生理特点主要是月经与妊娠，而月经与妊娠的主要脏器是女子胞，胞脉系于肾，可见肾与妇女生理关系至关重要。妇科病主要是生殖系统的病变，故与肾气的盛衰有着密切的关系。肾气，包括肾阴和肾阳，根据中医学阴阳学说的基本观念，阴阳二气必须对立统一，相对平衡以维持正常的生理活动，若有偏盛偏虚，便会发生疾病，妇科也是如此。肾气、天癸、冲脉、任脉，有规律地促进其产生和活动，并互相协调，经、孕才能正常。现代医学认为人体机能的内分泌调节，不是由单一的激素来完成的，而是由激素间的相互作用与平衡来调节的。例如垂体与卵巢必须处于相对平衡状态，才有正常的性周期。内分泌之间不仅相互作用，而且激素之间必须浓度比例适宜，出现时间和次序适宜，才能发生最大的效应。如卵泡刺激素和黄体生成素，必须在上述条件下，才能引起周期性排卵和正常月经。中医学对这些现象，主要用肾阴肾阳的充盛与相对的平衡协调，并由此而导致天癸至、冲任通盛等一系列理论来加以阐述。

1. 肾在妇科病的致病机理中的作用：中医对妇产科病的致病机理，虽有在气、在血、属脾、属肝、属肾之分，但根据肾气的盛衰而导致天癸的“至”和“竭”与月经的有无等论述和临床体会，其最根本的原因还是在于肾，在于肾阴肾阳的偏盛偏虚而失去平衡协调的作用。疾病的发生和发展，整体的原因可以突出反映于局部；局部的原因可以影响整体。妇产科疾病不论其在气、在血、属脾、属肝，只有导致冲任损伤，才会出现经、带、胎、产诸疾。冲任二脉皆起于胞中，胞脉系于肾，可见肾的功能作用对妇产科处于关键的地位，而气、血、肝、脾往往是发病过程中的一个阶段或一种诱发的因素。故血虚、气虚、肝虚（肝阴不足）、脾虚的妇女，不一定会出现妇产科病变。例如脾不统血，可出现大便下血、吐血、皮下出血等内科疾病。如果因血、气、肝、脾的虚衰而导致冲任不固，那么，就会出现月经过多或崩漏等病，故治疗崩漏运用补脾的方法虽可取得一定的效果，但往往不能巩固，必须采取调补肾阴肾阳以固冲任之法，才能获得根本的疗效。又如子宫脱垂，虽认为中气下陷才可用补中益气汤，但临床实践证明，于补中益气汤中加入补肾之药如菟丝子、杜仲等，疗效却较为显著。因为脾土中气，要得到肾阳的温养才能更好地发挥它的作用。

2. 肾阴虚和肾阳虚的临床表现：对于肾阴虚和肾阳虚的病人，首先要辨证明确以指导用药，才能获得预期的效果，现简述如下：

（1）肾阴虚

①妇科特征：月经量少，月经推后，闭经（但阴虚而阳亢者，亦可先期或崩漏，经色鲜红而质薄），更年期综合征，胎萎不长，流产，先兆子痫等。

②全身症状：面颊时烘热或潮红，五心烦热，盗汗，消瘦，眩晕耳鸣，睡眠欠佳或失眠。腰酸，便燥，舌质偏红少苔，脉细弱或细涩。

（2）肾阳虚

①妇科特征：经色淡黯，经质稀薄，多、少、先、后不定或崩漏，更年期综合征，带下清稀如水，量多。滑胎、流产、不孕等。

②全身症状：面色苍白晦黯，眼眶黑，或面颊有黯斑，精神萎靡，怕冷，四肢不温，虚眩耳鸣，腰膝酸冷无力，性欲降低，尿清长，夜尿多，或频数难忍，大便溏，舌质淡嫩无华，苔薄白润，脉迟弱而微细。

3. 补肾法在妇科中的应用：中医治病，主要是辨证施治。致病的原因是多方面的，疾病的机理是复杂的，由于肾与妇产科的生理特点关系密切，而肾阴肾阳的不协调，则常为妇产科疾病的重要机理，所以，不少常见病或比较严重的病常常采用或兼用调补肾阴肾阳之法，方可取得满意的效果，这是中医学中“异病同治”的体验，现分述如下：

（1）月经不调：月经不调主要表现为周期先后不准或经量的过多、过少。临床辨证自有虚、实、寒、热之分，但因肝肾亏损而影响冲任失调，常为月经不调的重要因素。《景岳全书·论肾虚经乱》中认为经脉不调，病多在肾经，主要采用或兼用调补肾阴肾阳之法来治疗。如选用逍遥散（熟地、当归、白芍、茯苓、陈皮、炙甘草、枣仁、远志）、保阴煎（生地、熟地、白芍、山药、黄芩、黄柏、甘草）左归、右归之类，随证施治。《傅青主女科》认为“经水出诸肾”，其所以或前或后，或断或续，主要是“肾郁而气必不宣，乃肾气或通或闭”所致。肝为肾之子，肝郁则肾郁，相因而至。治法宜调理肝肾，主张用定经汤（菟丝子、熟地、白芍、怀山药、茯苓、当归、柴胡、黑荆芥）加减。这些意见和方药，在临床上具有一定的指导和实践意义。

月经过多，往往由于肾气虚失于闭藏而冲任不固所致，治法宜固涩肾气而安冲任。《医学衷中参西录》主张用安冲汤（黄芪、白术、续断、海螵蛸、茜草根、龙骨、牡蛎、白芍）加减。在说明中特别指出“海螵蛸能补益肾经而助其闭藏之用”并谓可将它煨黄为末，用鹿角胶化水送服，疗效亦显。治疗月经过多反复发作者，采用滋肾固气涩血之法，以二稔汤（岗稔根30～60g，地稔根30g，续断15g，制首乌30g，熟地24g，阿胶12g，桑寄生15g，党参24g，土炒白术15g，赤石脂20g，炙甘草9g）加减运用，往往取得满意的疗效。

经量过少，多因肾阴不足，冲任不盛，血海不充所致，可用左归饮合四物汤加减化裁。若加入黄精、牛膝、丹参等，效果尤好。

（2）闭经：闭经一证，有虚有实。虚证之中，多由于肾阴不足，来源衰竭所致。《女科经纶》引明代医学家虞天民说：“月水全赖肾水施化，肾水既乏，则月经以干涸……渐至闭塞不通。”《内经·邪气脏腑病形篇》又说：“肾脉微涩为不月。”《女科辑要笺正》指出：“血不足而月事不至……宜滋养肝肾真阴，兼之宣络以疏达气滞，方是正本清源之治。”闭经的原因很多，现代医学认为多由于卵巢功能不足所致。临床治疗上往往需要先滋肾养血，到一定时期适当佐以活血行气通经，先补后攻，因势利导，才能收效。一般可选用集灵膏（生地、熟地、枸杞子、川牛膝、淫羊藿、党参、麦冬、天冬）合四物汤加减运用。至有月经周期征兆（如小腹胀、乳房胀、阴道分泌物增加等）或服二十余剂后，则适当加入行气活血通经之药如刘寄奴、凌霄花、丹参、红花、桃仁、山楂肉、香附等，连服几剂，予以利导，往往获得疗效。这种先补后攻之法一次不效，可反复三四次。

（3）更年期综合征：妇女在收经前期，由于肾气虚衰，天癸渐竭，肾阴肾阳容易失去平衡，而出现更年期综合征。除月经不调外，伴有头晕目眩、心烦易怒、掌心发热，耳鸣心悸、口干多汗、腰膝酸软、睡眠欠佳等一系列证候，临床上以真阴亏损较多，但亦有由于肾阳不足者。治法上肾阴虚者可用六味地黄汤为主方加减运用，肾阴亏损累及心阴亦虚者，可用天王补心丹加减化裁；肾阳不足者右归丸加减论治。

（4）肾虚带下：带下病一般以湿为主，或因湿热、湿毒，或因寒湿。如果带下清稀似水，量多，日久不愈，并有腰酸，下腹冷坠等证者，多属肾阳虚衰，不能固摄所致。《内经·素问骨空论》说："任脉为病，女子带下瘕聚。"故带下病不能单纯以脾湿论治，肾虚带下，应以温固脾肾为主，可选用茯苓菟丝丸（茯苓、白术、菟丝子、五味子、杜仲、怀山药、莲子、炙甘草）加入海螵蛸、鹿角霜等。

（5）不孕症：造成不孕症的原因很多，如排除器质性病变和男方因素外，多以肾虚为其主要原因。《圣济总录》指出："妇人所以无子，由于冲任不足，肾气虚寒故也。"现代医学认为女性不孕症，除了输卵管不通和子宫不正常外，主要为卵巢功能失调，不能产生正常的卵子。这种情况，中医概括为"肾虚不孕"，治疗原则应补肾益气血以调冲任。临床上多选用毓麟珠（即八珍汤加菟丝子、杜仲、鹿角霜、川椒）加减，如真阳不足的，可加入巴戟、淫羊藿、破故纸之类也。

滋肾补肾是中医对妇产科疾病的常用治疗方法之一，妇科病着重肾、脾、肝三脏，此外，临床上还特别重视肝郁不舒，认为这是妇科病的主要致病因素。

肾脾为先后天之本，对于人体的健康，关系极为密切，而肾与妇女月经、妊娠更有着直接的关系。罗元恺认为补肾药可：①调节肾上腺皮质功能；②调整能量代谢，使糖代谢合成加强；③滋养强壮；④促进性腺机能；⑤促进生长发育；⑥增强机体抵抗能力等。这些功效，无疑对妇产科疾病有很大作用。

三、罗元恺临床经验特色

（一）活血化瘀法在妇科临床中的应用

在妇女的机体中，血占有重要的位置。因为妇女的经、孕、产、乳等生理特点，无不与血的盛衰畅滞有着密切的关系。任脉通，太冲脉盛，血海充盈，由满而溢，则月事以时下；若任脉虚，太冲脉衰少，血海空虚，来源不足，则月经闭止。瘀血内留，则痛经、闭经、崩漏、月经不调、癥瘕包块等病，均可发生。又妇人血旺，才能摄精成孕；妊娠以后需要血以养胎直至正常分娩；产时血气旺盛，则胎儿容易娩出，也不致耗血过多，产后恶露亦正常排出而自止；哺乳期血气旺盛则乳汁充沛而分泌正常。如孕产期内有瘀阻，则可致胎漏，或产时大量出血，或产后腹痛，恶露不绝等；哺乳期血气壅阻，可成乳痈。

妇产科疾病主要是与妇女生殖系统有关的病变。生殖系统功能的正常与否，同人体的血液循环系统、神经体液系统及内分泌等有着密切的联系。它们之间又是相互影响的，故血的瘀滞可以从各方面影响到生殖系统的病理变化。而妇女由于月经与产褥的关系，形成血瘀的病理变化机会较多，故血瘀成为妇产科常见的病因之一。由于血液流动缓慢甚或停滞，或血液离经而成瘀积，使血液由动态而变为静态，在病机上可表现为血液循环障碍和受累组织的损害，组织细胞的炎症、水肿、糜烂、坏死、硬化、增生等继发性改变。从妇产科的范围来说，即可发生上述经、孕、产、乳诸疾。

1. 血瘀的证候和诊断：血瘀在妇产科的主要见证有：

（1）疼痛：中医学认为“通则不痛，痛则不通。”血瘀可使血液滞碍，组织发炎肿胀等，其病机是脉道不够通畅，甚或闭塞不通，因而出现疼痛。其特征多为部位固定，痛处拒按，或按之有块，痛较顽固，剧烈或胀痛等。最常见的病如痛经、癥瘕疼痛或产后腹痛等。

（2）癥瘕肿块：瘀血壅聚于经络脏腑，日久可成癥瘕肿块。清代医家唐容川的《血证论》说："瘀血在经络脏腑之间，则结为癥瘕。"又说："气为血滞，则聚而成形。"妇科的癥瘕肿块是比较多见的，如子宫肌瘤、卵巢囊肿、子宫内膜异位症、盆腔内炎症包块、阴道闭锁的月经潴留、内生殖器官的畸胎瘤或某些妇癌等，都属于这一范畴。《灵枢·水胀》有石瘕、肠覃的描述："石瘕生于胞中，寒气客于子门闭塞，气不得通，恶血当泻不泻，衃以留止，日以益大，状如怀子。月事不以时下，皆生于女子，可导而下"。这可能是指先天性处女膜闭锁的经血潴留症。"肠覃者，寒气客于肠外，与卫气相搏，气不得营，因有所系，瘕而因著，恶气乃起，息肉乃生，其始生也，大如鸡卵，稍以益大，至其成，如怀子之状，久者离岁，按之则坚，推之则移，月事以时下，此其候也。"这可能是对卵巢囊肿的描述，因其在子宫之外，而且往往占据肠位，故曰肠覃。可见我国古代中医学早在两千多年前就对血瘀所致的妇科癥瘕包块等病已有了一定的认识。

（3）妇科出血："瘀血不去，新血不得归经"，这是中医认为妇科出血的机理之一，又经行不畅，可致血不循经而妄行，成为离经之血。故妇产科的各种出血症，可由于血瘀所引起。如胞宫积瘀，可致崩中漏下；产后胞衣不下或胞衣不净，可致产后大量出血或长期淋漓出血；血气郁逆，血不循经而妄行可致经行吐衄；输卵管妊娠（亦由于气血滞碍不通所致），可使脉道损伤而内部出血。这些出血因素，都是由于血瘀而造成的。

（4）发热：机体内有瘀阻，一方面可由积瘀化热；另一方面又可降低体内的抗御能力而容易引起感染发热。产后发热中的一个类型即由于瘀血壅阻。例如产褥感染，中医学认为这是内有瘀积继感热毒之邪所致。

（5）神经精神症状：血瘀症可引起精神抑郁，哭笑无常，有些出现顽固性头痛等神经系统症状，如热入血室、经前紧张症等，血瘀往往是构成这些疾病的因素之一。

（6）月经不调或闭经：血瘀不仅可致痛经、崩漏等月经疾病，也可致月经不调或闭经。月经以通畅为顺，这反映身体血行畅利，若气滞血瘀，则血行滞碍，可出现月经先后多少不定，或是淋漓状、小腹胀痛、经色紫黯而有血块等；又或月经由量少而渐至闭止，此多因经、产期间，血室正开，外为寒凝，以致经脉阻滞，血不畅行，月经量少；若瘀血内停，积于血海，冲任受阻，则可由少而闭。多种月经疾病，均可由血瘀而产生，其表现症状有或多或少的不同，而其病机则一，贵乎临床进行具体的辨证。

至于血瘀的诊断，除上述几种见证可供参考外，在望诊、切诊、触诊等方面还有其特点。如面色多紫黯或黧黑。唇色黯红青紫或有瘀斑（一般多见于久病血瘀或瘀积较明显的患者，但无此种表现不一定非血瘀）。如属月经异常者，经色多紫黑、经质多稠浓或有较明显的血块。皮肤干燥而色质无华，甚或肌肤甲错。腹部按之可触及硬实的痞块，且疼痛拒按。脉象沉弦或沉涩。

2. 活血化瘀法中的分类证治：瘀血是一种有形之邪，多属实证。《素问·阴阳应象大论》说："血实者宜决之"，决之，即驱除化逐之义，亦是常说的活血化瘀法或称活血祛瘀法。《素问·至真要大论》指出："疏其血气，令其调达，以致和平。"此即理气活血，使瘀滞的血脉恢复其原有的活动流通，以达到治疗之目的。

（1）行气活血：适用于气滞血瘀之证。如肝气郁结的痛经、经前紧张症、慢性盆腔炎等，常用方药如膈下逐瘀汤（《医林改错》方：乌药、元胡、枳壳、香附、当归、川芎、赤芍、桃仁、红花、丹皮、灵脂、甘草）、香棱丸（《济生方》方：丁香、木香、小茴香、三棱、莪术、青皮、枳壳、川楝子）、丹栀逍遥散（《古今医统》方：丹皮、栀子、柴胡、当归、芍药、茯苓、甘草、薄荷、煨姜）等。

（2）活血止痛：瘀血内阻的特征往往出现疼痛，在妇产科中更为常见。常用方药如失笑散（《太平惠民和剂局方》方：蒲黄、五灵脂）、金铃子散（《太平圣惠方》方：川楝子、延胡索）、活络效灵丹（《医学衷中参西录》方：丹参、当归、乳香、没药）等。

（3）祛瘀散寒：寒凝则血瘀，根据《内经》“温则消而去之”之理，治宜温经散寒以祛瘀，或通阳逐瘀，常用方药如少腹逐瘀汤（《医林改错》方：干姜、桂枝、小茴香、没药、川芎、当归、芍药、灵脂、延胡索、蒲黄）、金匮温经汤（《金匮要略》方：吴茱萸、桂枝、生姜、川芎、当归、人参、半夏、阿胶、丹皮、麦冬、芍药、炙甘草）、生化汤（《傅青主女科》方：川芎、当归、煨姜、桃仁、炙甘草）、桂枝茯苓丸（《金匮要略》方：桂枝、茯苓、桃仁、丹皮、赤芍）等。

（4）攻逐瘀血：血瘀明显而形成瘀积，同时体质尚壮盛者，可采用攻逐瘀血之法。常用方药如桃仁四物汤（《医宗金鉴》方：桃仁、红花、当归、川芎、芍药、地黄）、桃仁承气汤（《伤寒论》方：桃仁、大黄、桂枝、芒硝、甘草）、下瘀血汤（《金匮要略》方：土鳖虫、桃仁、大黄）、抵当汤、丸（《伤寒论》方：水蛭、虻虫、桃仁、大黄）等。

（5）清热化瘀：血内蕴热，煎熬津液，使血液浓、稠、黏、聚，成为瘀热在里的病机，治宜清热化瘀。常用方药如解毒活血汤（《医林改错》方：连翘、葛根、柴胡、生地、芍药、当归、桃仁、红花、枳壳、甘草）、消乳汤（《医学衷中参西录》方：丹参、乳香、没药、穿山甲、金银花、连翘、知母、瓜蒌），血府逐瘀汤（《医林改错》方：生地、赤芍、归尾、川芎、桃仁、红花、柴胡、牛膝、甘草、桔梗、枳壳）等。

3. 活血化瘀法在妇产科中的应用：妇产科疾病需用活血化瘀法治疗的最常见有的有如下几种：

（1）痛经：引起痛经的主要原因，多为寒凝或瘀阻。如痛经反复发作，日久不愈，且疼痛剧烈拒按，或按之有包块，且血块较多，血块排出后则疼痛较为缓减者，多由瘀滞所致。

从现代医学观点来看，这种痛经不少属于子宫内膜异位症，治则必须以化瘀止痛为主，并结合寒热辨证治疗。可用失笑散为主方，或选用桃红四物汤、金匮温经汤、少腹逐瘀汤、膈下逐瘀汤等，随证加减化裁。

（2）闭经：闭经可分为虚证和实证两大类。虚证之闭经多因血虚或肾虚；实证之闭经不外痰湿或血瘀。一般来说，久闭多虚，突闭多瘀（注意应与早孕相鉴别），虚证宜以补为通，或先补后攻，因势利导；实者可攻或兼温化。去瘀通经的方药，常用的如桃红四物汤、下瘀血汤、《局方》温经汤（《太平惠民和剂局方》方：当归、川芎、赤芍、桂枝、莪术、丹皮、牛膝、人参、甘草）等。

（3）崩漏：崩漏的原因，以肝肾阴虚或脾肾阳虚为主，但亦往往兼有血瘀者。特别是久漏不止的病人，多属于瘀滞所致，惟必须以中医的辨证原则为依据。如漏下日久，经色紫黑，兼有下腹胀痛，唇舌有瘀斑者，每属瘀血为患。罗元恺老中医对功能性子宫出血采取活血化瘀法治疗，可取得中药刮宫止血的效果，常用方药可用失笑散加重益母草。

（4）月经不调：月经先后无定期、量多少不定、或行而不畅呈淋漓状兼有下腹胀痛的月经失调，往往与气滞血瘀有关。常用方药可选用丹栀逍遥散加丹参、香附、凌霄花、益母草、郁金等，以行气解郁、活血化瘀，多能取效。

（5）经行吐衄：本证往往由于冲脉瘀滞不通，月经不调畅，因而挟同肝气上逆而吐血衄血。治则应以凉血降逆、理气通经为主。方药可用丹栀逍遥散（栀子用黑栀子）加丹参、牛膝、茅根、郁金之类，以凉血化瘀降逆。

（6）经前紧张症：有些妇女每次月经前烦躁不安、头痛失眠、易怒喜哭、乳房胀痛、月经不畅利等，此症多属气血郁滞于里所致。治宜舒肝解郁、行气活血，可用丹栀逍遥散加丹参、桃仁、栀子、香附、青皮之类，使月经调畅，则诸证可除。

（7）盆腔炎：本证主要由于瘀热壅滞小腹，气机受阻，因而引起炎症所致。证候以下腹疼痛，或形成癥瘕包块，带下增多，有不同程度的发热等。治宜清热化瘀、行气止痛，可用解毒活血汤合金铃子散加减，或用活血化瘀汤（北京首都医院方：生地、赤芍、桃仁、红花、生牡蛎、生鳖甲、昆布、海藻、夏枯草、桑寄生、川断）、或急盆清解汤（广州中医药大学附属医院方：金银花、连翘、败酱草、丹皮、栀子、赤芍、桃仁、蒲公英、没药、乳香、甘草）、慢盆消解汤（同上：丹参、三棱、莪术、生苡仁、苍术、云苓、柴胡、青皮）以活血化瘀散结。

（8）胎衣不下：本证往往是造成产后大出血的危险证候。接生时除用手术处理外，中医学过去曾有采用活血逐瘀法以助其排出，气虚者则于活血逐瘀方中重用黄芪等益气之品，加强子宫的收缩功能，将胎盘排出。

（9）产后恶露不绝：本证有虚、实之别。虚证多由于气虚不摄；实证则多因瘀血未净（往往是胎盘残留），以致新血难安，因而淋漓不止。血色多紫黑而夹有小血块，且有腹痛。治宜活血化瘀，方用生化汤加益母草，以助瘀血排除。

（10）产后腹痛：本证也有虚、实之分。虚证由于血虚或兼内寒；实证则由于瘀血内留，俗称儿枕痛。痛有定处和呈刺痛状，恶露不多而色黯黑，治宜活血止痛，可用生化汤合失笑散加广木香、台乌药之类。

（11）产褥感染：本病中医学认为产后瘀血内留兼感热毒邪气，故突发高热，腹部胀痛，恶露臭秽，甚或全身发斑，神志昏迷等。治宜清热解毒兼活血化瘀，方用犀角清络饮（《通俗伤寒论》方：犀角、生地、丹皮、赤芍、桃仁、连翘、茅根、竹沥、灯心花、菖蒲）加减。高热昏迷者，兼服紫雪丹（《太平惠民和剂局方》成药）。

（12）癥瘕肿块：妇科病的癥瘕肿块，范围较广，有属于炎症者，有属于实质性组织增殖者，不论属于哪种类型，总由于血瘀结聚。治则应于散结化瘀法中结合辨证施治。一般可选用桂枝茯苓丸、大黄䗪虫丸（《金匮要略》方：大黄、䗪虫、桃仁、虻虫、水蛭、蛴螬、干地黄、干漆、芍药、杏仁、黄芩、甘草）、化癥回生丹（《温病条辨》方：人参、玉桂、两头尖、麝香、姜黄、丁香、川椒炭、虻虫、三棱、蒲黄炭、红花、苏桃仁、苏子霜、灵脂、降香、干漆、归尾、没药、白芍、杏仁、香附、吴茱萸、延胡索、水蛭、阿魏、小茴香炭、川芎、乳香、高良姜、艾炭、益母膏、地黄、鳖甲胶、大黄）、香棱丸等内服。外用双柏散（广州中医药大学方：大黄、黄柏、侧柏、泽兰）调成膏状局部外敷。

（13）宫外孕：宫外孕不论在输卵管破裂或破裂期出血或后遗包块，均属于气滞血瘀或小腹蓄瘀，治宜活血化瘀消炎散结（休克型除外）。小腹蓄瘀者可用宫外孕一方（山西医学院方：赤芍、丹皮、桃仁）以促进腹腔内离经之血的吸收；盆腔包块形成者，可用宫外孕二方（上方加三棱、莪术），以化瘀消癥。

（二）治疗功能性子宫出血的关键在于补益肾虚

功能性子宫出血属于中医学崩漏的范畴，是妇产科常见病之一。崩漏与月经过多不同，其区别主要在于月经周期的有无。月经周期基本正常而经量增多者为月经过多；周期紊乱而出血如崩或延续不断者为崩漏。月经过多与功能性子宫出血虽相似，但有所不同。中医学从整体观念出发，认为肾气的盛衰和其他脏腑以及机体的物质、功能具有一定的联系，尤其是与气血和肝脾关系更为密切。月经的定期蓄溢，须要肝、脾、肾相互协调，才能使气血和调，冲任通盛，以建立正常的周期。

构成崩漏的原则，主要是机体内在起了变化。《素问·阴阳应象大论》说："阴虚阳搏谓之崩"。李东垣解释说："妇人血崩是肾水阴虚不能镇守胞络相火，故血走而崩也。"所谓阴虚阳搏，应理解为肾阴虚损，阴不维阳，从而导致肝火、心火偏亢的阴阳不平衡。其矛盾的主要方面在于阴虚，阳亢是其表面现象。《沈氏女科辑要笺正》说："崩中一证，因火者多，因寒者少，然即使是火，亦是虚火，非实火可比。"虚火，由真阴亏损引起，即阴虚阳亢之义。功能性子宫出血的发病机理，罗元恺教授认为肾虚是致病之本。若肾阴不足，则水不涵木，以致肝阴不足，肝阳偏亢，因而导致肝不藏血；肾阴不足，则水不济火，心火亢盛以致血热妄行。在肾阴不足而波及肝、心两经的类型中，都可使冲任不固而致崩漏。但阴虚可以及阳，或者由于体质或久病亦可导致肾阳虚。肾火不足则不能温煦脾阳，致使脾虚不能统血而成崩漏。

罗元恺教授临床体会到功能性子宫出血主要为肾虚，其中以肾阴不足为多见。本病临床上虽会出现某些热象，但往往只是一种虚热。功能性子宫出血由于肾、肝、脾不足，从而导致冲任亏损的病变，这与一般由生殖器炎症或子宫肌瘤等造成的月经过多，其发病机理有所不同。

功能性子宫出血，往往是一种反复发作的慢性病。在发病过程中，崩与漏往往是互相转化，其机理是相同的。由于出血迁延日久，周期往往陷入紊乱，加以反复交替发作，必然耗损气血，故从辨证上来说，“虚”是病变的本质，“热”或“瘀”是病变过程中的一种兼见现象，故治法上应以补虚为主。《医宗金鉴·妇科心法要诀》说：“若去血过多，则热随血去，当以补为主”。《傅青主女科》也指出：“必须于补阴之中，行止崩之法”。这是治疗本病的基本原则。但由于个人的体质不同，病变也比较复杂，虚中夹实是常有的。在治疗过程中，本质的问题固然要重点解决，但兼见的现象也不能忽略，当其大出血时，则应以止血为急务。古人提出的“塞流、澄源、复旧”分阶段的几种治法，是符合本病治疗规律的。塞流，即针对病因予以止血；澄源，即根据辨证原则从病理上控制其继续出血；复旧，即从根本上调整月经周期以恢复其按期排卵的生理常态。这几个步骤，是治疗功能性子宫出血所必须掌握的。否则不可能达到治愈之目的。但在临床运用上，几种方法又往往互相联系，如塞流和澄源相结合，澄源与复旧相结合，这样才能收到更好的效应。

罗元恺教授提出个人常用的三个处方

方一，二稔汤：本方有补气摄血的作用，适用于出血较多时期。方药：岗稔（桃金娘科桃金娘属植物桃金娘的果或根）30～50g，地稔根（野牡丹科野牡丹属植物的根）30g，续断15g，制首乌30g，党参20～30g，白术15～20g. 熟地15～20g，棕榈炭10～15g，炙甘草9～15g，桑寄生15～30g，赤石脂20g。

加减法：血块多者加益母草15～30g；血色鲜红者加旱莲草20～25g，紫珠草30g；血色淡红者加艾叶15g，或以姜炭易棕榈炭。血量特多者加五倍子10g，阿胶12g，并给高丽参咬嚼吞服或炖服。除服药外，同时艾灸（悬灸15～20分钟或直接灸7～11壮）隐白或大敦（均双穴，可交替使用）和三阴交，以收止血之效。

按上方有补气摄血和补血止血之功。岗稔、地稔均为华南地区常用的草药，性味均属甘、涩、平，具有补血摄血的作用。首乌养肝肾而益精血，药性温敛，滋而不腻，补而不燥，是妇科出血补血的理想药物。桑寄生补肝肾而益血，续断补肝肾而止崩，兼有壮筋骨的功效，故能兼治腰膝酸痛。熟地补血滋肾，党参、白术、炙甘草均能补气健脾，取其补气以摄血，甘草含甘草次酸，具有肾上腺皮质激素作用，对月经病、阿狄森氏病、尿崩症等均有疗效，惟用量要稍重，但大量、长期服用，可引起血钠潴溜，血钾降低，以致下肢浮肿，血压升高等副作用，与应用去氢皮质酮时相似。棕榈炭、赤石脂均能敛涩止血，以收塞流之效。

方二，滋阴固气汤：适用于阴道出血已减缓，仍有漏下现象者。方药：熟地黄20g，续断15g，菟丝子20g，制首乌30g，党参20g，黄芪20g，白术15g，岗稔子30g，阿胶12g，牡蛎30g，山萸肉15g，炙甘草10g。加减法：出血仍稍多者，可适当加入炭类药以涩血，或其他固摄之品如海螵蛸、鹿角霜、赤石脂之类。有虚热证候者，去黄芪加女贞子。出血缓减后，应着重对因治疗，即所谓“澄源”，根据本病发病的主要原因为肝肾阴虚、脾肾不固的机理，应以滋养肝肾为主，兼以固气益血。本方用熟地、续断、菟丝子、山萸肉以滋养肝肾，党参、黄芪、白术、炙甘草以补气健脾，首乌、岗稔子、阿胶以养血涩血，牡蛎以镇摄收敛。全方兼顾肾、肝、脾、气、血，从而恢复其整体之机能以巩固疗效。

方三，补肾调经汤：适用于出血已止，身体未复，需要建立月经周期，以防反复发作。方药：熟地黄25g，菟丝子25g，续断15g，党参20～25g，炙甘草10g，白术15g，制首乌30g，枸杞子15g，金樱子20g，桑寄生25g，黄精25g，鹿角霜15g。加减法：预计排卵期间，可加入温补肾阳之品如淫羊藿、破故纸、仙茅、巴戟之类以促其排卵；腰酸痛明显者，可加入金毛狗脊、杜仲、台乌药之类；月经逾期1周以上不潮者，可加入牛膝、当归之类，以助其及早来潮。出血停止后，应协助机体恢复生理机能以建立月经周期，促使按期排卵，治疗原则应以补肾为主，兼理气血。本方以熟地、菟丝子、金樱子、续断、鹿角霜滋肾补肾，枸杞子、黄精、首乌、桑寄生养血；党参、白术补气健脾。使肾气充盛，血气和调，冲任得固。经过两三个周期的调理，身体逐渐强健，正常周期可冀恢复。

罗元恺教授在治疗功能性子宫出血一病时深有体会地指出：①崩漏的治法，自金元以后，医者着重“脾统血”的机理，多采取补脾摄血之法治疗。此法在出血期间，虽可取效于一时，但往往不能促其排卵，而恢复正常月经周期，因而容易反复发作不能根治，这是未有从肾为冲任之本这一机理来辨证。肾主先天，五脏之阴气，靠肾阴来滋养；五脏之阳气，赖肾阳来生发；月经的正常出现与停止，更取决于肾气的盛衰。从罗老先生几十年临床经验悟出，对本病的治法，补脾必先补肾。在出血期间，可先以补气健脾为主，而收固气摄血之效；出血缓止后，则应着重补肾，兼理肝脾气血，以巩固疗效而调整周期，这才是固本之治。②去瘀止血法，对于有瘀阻以致“瘀结占据血室，而致血不归经”（见《千金要方》）的崩漏患者，在一定阶段虽可适当采用，但不是本病的根本治法，更不能长期采用。本病在辨证上虽或有瘀，往往是虚中有实，瘀去以后，亦须补虚，或者寓攻（去瘀）于补，以求虚实兼顾。因此，去瘀可止血，只属于塞流或澄源的范畴，决非复旧固本的原则。③清热止血多适用于炎症的月经过多。功能性子宫出血虽或有热，往往属于虚热——阴虚生内热。因此，对本病不宜使用凉血清热，而以寓清热于养阴之中较为稳妥，因大量出血的病人，往往热随血泄，使用凉血清热之剂，便成无的之矢，且犯“虚虚”之禁也。④出血期间，一般都不宜用当归、川芎。当归虽说是妇科调经补血之“圣药”，但实践上却不能用于功能性子宫出血的流血期间，否则反而增加出血。张山雷在《沈氏女科辑要笺正》中指出：“当归一药，富有脂液，气味俱厚，向来视为补血要剂，固亦未可厚非，在阳气不足之体，血行不及，得此温和流动之品，助其遄行，未尝非活血益血之良药，唯其气最雄，走而不守，苟其阴不涵阳而为失血，则辛温助阳，实为大禁。”《景岳全书》说，当归“气辛而动，故欲其静者当避之”。这是临床经验之谈。川芎亦是性味辛温，活血行气之药，《景岳全书》说：“芎、归俱属血药，而芎之散动，尤甚于归。”故在功能性子宫出血流血期间，用之往往增加出血，故亦属忌用之药。不能以为四物汤是补血剂，胶艾汤是止血剂而随便应用于功能性子宫出血之出血期，这些方剂之中虽有地黄、白芍、胶、艾叶、炙甘草等滋阴或止血药，但因有川芎、当归之行血活血，却会得不偿失的。

（三）先兆流产和习惯性流产以肾气亏损为其主要病因

中医学认为肾气的盛衰，不仅关系到能否受孕，而且始终影响到整个妊娠期。近代中医学家张锡纯的《医学衷中参西录》说：“男女生育，皆赖肾气作强，肾旺自能荫胎也”。《女科经纶引·女科集略》又说：“女子肾脉系于胎，是母之真气，子之所赖也，若肾气亏损，便不能固摄胎元。”这是古人提出的“肾以载胎”之说的根据。胎元能否巩固，既然在乎父母阴精是否强健，同时亦关系到是否有人为的耗损，故纵欲伤肾，列为导致流产的重要原因。叶天士《女科证治》提出“保胎以绝欲为第一要策，若不知慎戒，而触犯房事，三月以前，多犯暗产，三月以后，常致胎动小产。”至于习惯性流产，更与肾气不固有关，肾失闭藏，以致屡孕屡堕。这是罗元恺教授在长期临床实践中而总结出的第一临床要义。气血损伤，不能滋养胎元，以致胚胎不能正常的发育，往往也是导致流产的原因之一。叶天士在《女科证治》中说：“妇人有孕，全赖血以养之，气以护之。”气血既要充盛，同时又要互相协调。过寒过热，或七情过度，均可造成气血不和，影响冲任协调，导致胎漏或胎动不安，或胎萎不长，便成先兆流产或流产。气血赖脾胃以生化和运行，若脾气虚弱，或肝气上逆而犯胃，以致呕恶不食，水谷之精微不足，母体虚衰，亦可间接影响胎孕之长养。故脾虚可致气血不足，气虚不能巩固胎元，血虚失于营养胎儿。这是罗元恺教授的第二点临床体会。此外，亦可由于母体素虚，妊娠以后，劳力过度，或跌扑闪挫，损伤冲任，以致冲任二脉不能维系胎元，因而造成胎漏或小产。总之，导致先兆流产与流产或习惯性流产的病机，关键在于肾脾、气血、冲任二脉之耗损，其中以肾气亏损为主要原因。但是，人体是一个整体，彼此之间是互相联系又互相影响的，因此，既要抓住主要病因，同时又要照顾整个机体。

中医妇产科学认为先兆流产、流产和习惯性流产分别称之为胎漏、胎动不安、胎萎不长、暗产、胎堕难留、半产、小产、堕胎、滑胎、胎死腹中等。其中胎漏、胎动不安相当于先兆流产。暗产、堕胎相当于早期流产。半产、小产相当于晚期流产或早产。胎死腹中是过期流产。堕胎难留、胎萎不长相当于难免流产。滑胎相当于习惯性流产。

先兆流产的主要临床表现为：阴道流血、腹痛、下坠感、腰痛等，上述四种见症，可单独出现，症状亦有轻重缓急不同，这对于安胎能否有效，是有很大关系的。叶天士在《女科证治》中说：“妊娠心腹痛而下血者为胎动，不痛而下血者为胎漏。”其中出血的多少和出血的时间久暂，与安胎能否成功，有着密切的关系。如腹痛较剧而持续不止及下血过多者，往往成为难免流产，安胎亦属徒然。对于先兆流产，中医十分重视腰痛的情况，因肾以系胞，而腰为肾之外腑，肾脊为督脉之所在，故妊娠妇女最忌腰痛。尤其是腰脊部痛连骶骨而兼有下血腹痛之证候者，胎多难安。小腹下坠感是一种气虚的表现，气以摄胎，如脾肾之气不足，不能载摄胎元，则胎常有下坠感。

流产的防治，应以辨病与辨证相结合，如母体因其他疾病，有引起流产之可能者，则应治母体疾病，病愈则胎可安之；如果只是因为胎气不固，使母体受到影响者，则应着重安胎，胎安则母病亦愈，对于先兆流产的治疗还必须辅以健脾而调理气血，使肾与脾，先天与后天相互支持，相互促进，以巩固胎元。并适当辨别孕妇身体之寒、热、虚、实，参照用药，效果才能显著。罗元恺教授积几十年中医妇产科临床经验，治疗先兆流产，立法以补肾健脾固气为主，其基本方为寿胎丸合四君子汤加减：菟丝子25～30g，川续断15g，桑寄生15g，阿胶12g，党参25～30g，白术15～25g，荆芥炭6～12g，首乌30g。加减法：气虚甚者加黄芪15～25g，体寒者加陈艾叶10～15g，血虚者加熟地20～25g，气滞有恶心呕吐者加春砂仁3～4.5g（后下），或陈皮5g，有热者加黄芩6～9g，或女贞子15g，旱莲草15g，腰痛甚者加金毛狗脊15～25g，川杜仲15g，腹痛明显者加杭白芍15g，甘草6g。至于习惯性流产，因连续自然流产3次以上，身体必然受到耗损而虚弱，肾、脾、气、血均受到影响，要认真调补，即在下次受孕之前，便要调理，在调理期间，必须避孕。治疗原则亦应补肾、健脾、补气、养血为主，基本处方为补肾固冲丸（自拟经验方）：菟丝子240g，川续断120g，阿胶120g，熟地180g，鹿角胶90g，白术120g，党参150g，川杜仲90g，枸杞子120g，巴戟120g，当归头90g，砂仁70g，大枣肉50枚、吉林红参30g。制法和服法：研细末，炼蜜为丸，每丸6g，每次1丸，每日2次，连服3个月为一疗程，月经期停服。如属不可避免流产，应及早设法助其排出，方药可用四物汤加味。方药：当归15g，川芎9g，赤芍12g，生地25g，牛膝20g，益母草30g，枳壳12g。如属死胎，可用脱花煎加芒硝以助其速下。方药：当归25g，肉桂3g，川芎9g，川牛膝18g，芒硝15g（后下），车前子9g，红花3g。加减法：气虚者加黄芪25～30g，阴虚者加熟地15～20g。

罗元恺老中医特别指出，补肾安胎的药物以菟丝子为首选，故应作为主药而加以重用。《本草正义》说："菟丝子多脂微辛，阴中有阳，守而能走，与其他滋阴诸药之偏于腻者绝异。"而在补气健脾药中，党参是首选之品。《本草正义》又说："党参健脾而不燥，养血而不滋腻，能鼓舞清阳，振动中气而无刚燥之弊。"故菟丝子、党参二味应列为首选药物加以重用，必要时可适当加用吉林红参。在补血药物中以熟地、阿胶、首乌、桑寄生、枸杞子为佳，且有滋肾安胎之效。而不宜用当归、川芎等辛温"走而不守"之品，特别是在有阴道流血期间，更应禁用，用之往往增加出血量。在止血药中以荆芥炭或棕榈炭为好。

罗元恺老中医还着重指出，习惯性流产的治疗在于未孕之前的治疗和调理，二次受孕之间距必须在一年以上为好。为了避免引起先兆流产与流产，孕后必须避免房事，"节欲以防病"尤为重要。

四、罗元恺典型医案选

（一）痛经（子宫内膜异位症）

谭某，女，28岁，已婚，外县技术员，于1975年6月25日初诊。

患者以往无痛经史，从1973年婚后不久呈渐进性痛经。疼痛时间以经前至经行中期为甚，腰腹及肛门坠痛难忍。剧痛时呕吐，出冷汗，不能坚持上班。月经周期基本正常。从1975年2月开始，经量增多，经期延长达10多天，血块多，块出痛减。大便溏，有时每日大便三次，婚后两年同居未孕。曾在某几家医院检查，均诊为“子宫内膜异位症”治疗未效，末次月经6月10～24日。

检查：外阴阴道正常，宫颈有纳氏囊肿，白带较多，子宫体后倾，活动受限，较正常胀大，宫后壁表面可触及几粒花生米或黄豆大的硬实结节，触痛明显。左侧附件增厚，有压痛，右侧附件可触及索状物，压痛。舌象：舌淡黯，边有小瘀点，苔薄白。脉象：弦细数。西医诊断：子宫内膜异位症。中医辨证：血瘀、气滞之痛经。治则：活血化瘀，行气止痛。处方：失笑散加味。方药：五灵脂10g，蒲黄6g，大蓟15g，茜根10g，九香虫10g，台乌药12g，广木香6g（后下），益母草25g，岗稔根30g。3剂，每天1剂。

9月13日诊，近2个月前服上方数剂，痛经稍减。末次月经8月30日～9月9日，经后仍有血性分泌物，纳差，治疗依前法加强活血化瘀之力。处方：田七末3g（冲服），五灵脂10g，蒲黄6g，九香虫10g，橘核15g，干地黄25g，白芍20g，甘草9g。每天1剂。

9月24日三诊：服上药10余剂后，痛经明显减轻，舌淡略黯，脉弦细，照上方去干地黄、木香，加台乌药12g，川断15g，首乌25g，党参15g，调理气血。

10月28日四诊：末次月经10月24日，现经行第5天，腹痛腰酸大减，经量亦减，无甚血块，舌淡黯少苔，脉弦细略数，拟二方予服。（方一）：仍以前法，药物为：田七末3g（分两次冲服）、五灵脂10g，蒲黄6g，益母草30g，九香虫10g，鸡血藤25g，山楂子20g，川断15g，桑寄生25g，白芍15g，甘草9g。上方嘱在经前2～3天和经期服，每天1剂。（方二）：大金不换（草药）20g，九香虫10g，当归12g，白芍15g，甘草9g，乌药12g，橘核15g，广木香6g（后下）。嘱在平时服，此方以调理气血为主，佐以缓急止痛，使气血畅行不致瘀阻积痛。

1976年8月7日五诊：患者回当地依上方按月调治半年，

诸症减轻，末次月经7月30日来潮，5天即净，经期无腹痛腰坠，经量中等，仅觉口干苦，睡眠欠佳，多梦，舌稍淡黯，少苔，脉弦细数。仍拟二方。（方一）：五灵脂10g，蒲黄6g，九香虫12g，香附12g，丹参15g，赤芍12g，淮牛膝15g。拟订上方，目的是除去积瘀，以巩固疗效。（方二）：女贞子20g，旱莲草15g，丹参15g，干地黄25g，夜交藤30g，白芍15g，九香虫6g，香附9g。此方平时服，因久用活血化瘀行气辛燥之品，必伤阴血，致口干苦，失眠多梦。故邪去八九分后，用二至丸加味以滋养肝肾，补益阴血。

12月8日六诊：前症悉除，5个月来无痛经，月经期准，量中等，5天净，末次月经11月16日。现仅觉痰略多，色白清稀，舌淡稍黯，脉弦细略滑。检查：子宫后倾，正常大小，宫后壁未触及明显结节，无触痛，双侧附件略增粗，无压痛。因患者体态肥胖，痰湿稍重，拟芍药甘草汤合二陈汤加味以调理。方药：白芍20g，甘草6g，当归12g，九香虫10g，香附12g，陈皮6g，法夏12g，丹参15g，云苓25g。3剂。追踪至今2年，疗效巩固，无复发。

【按语】子宫内膜异位症是妇科常见病之一，除渐进性剧痛外，常合并月经过多、不孕症等，在中医妇产科学多属痛经、月经过多及癥瘕范畴之中。其发病机理多认为气滞血瘀、阻滞胞中、恶血久积、冲任失调而为病。方中以失笑散、田七、益母草等活血化瘀止痛为其主药，瘀既得化，通则不痛；佐以九香虫、台乌药、广木香行气止痛，“气为血之帅”、“气行则血行”故活血药常与行气药并用，又因血具有“寒则涩而不流，温则消而去之”之机理，上述行气药兼有温肾通达之功用，有利于子宫直肠陷窝处结节的吸收。同时还配用张仲景芍药甘草汤以缓急止痛，待瘀消痛止后，以扶脾养血而善其后，使气调血旺而无留瘀之弊。

（二）经行吐衄

蔡某，女，25岁，未婚，工人，1975年12月17日初诊。

患者13岁月经初潮后，周期基本正常，但有痛经史。自23岁至24岁，偶有几次经前鼻衄，几滴而止，诊为“倒经”，经服中药而愈。

1975年9月25日（经前）下夜班午睡后，突然大量鼻衄，从口鼻中涌出，色鲜红夹有血块，即到广州某医院急诊。一昼夜中注射药物和填塞鼻腔处理未能止血，入该院五官科住院。检查所见“鼻中隔右侧前下方有糜烂面，有多量血液流出”。内科会诊认为鼻出血与内科关系不大，入院后6天，共鼻衄约2000ml，输血600ml。住院18天鼻衄暂止而出院，出院诊断为“倒经”，出院后不久来我院妇科门诊治疗，自诉从9月大量鼻衄后至今未愈，月经周期不定，经量减少，经色深红，痛经，昨天（12月16日）下午鼻衄少量，月经现未净，量不多。睡眠欠佳，纳差，疲倦，面色晦黄，唇黯，边有瘀斑，苔白微黄厚腻，脉弦滑。此为“经行吐衄”，属肝郁化火，火气上逆，兼有脾虚湿郁所致。治宜引血下行为主，佐以健脾化湿。处方：丹参12g，淮牛膝15g，丹皮9g，赤芍9g，生地15g，佛手12g，山楂肉15g，黑栀子9g，藿香6g，绵茵陈15g。3剂，每天1剂。

12月27日二诊：服药后胃纳转佳，睡眠好。月经12月25日来潮，暗红色，量与前次差不多、自觉头晕、舌黯红稍淡，苔薄白、唇黯、脉滑略弦。服上方脾湿稍化，除继续引血下行外，并兼养血和肝。处方：丹参12g，淮牛膝15g，黑栀子12g，干地黄25g，白芍15g，山楂子15g，赤芍9g，云苓20g，桑寄生20g，香附9g。4剂。

1976年1月14日三诊：月经9日来潮，现未净，12日衄血20ml左右，面色仍稍晦黄，唇黯红，舌有瘀斑，苔白微黄腻，脉弦滑，仍守前法，并加强舒肝之品。处方：柴胡6g，白芍12g，云苓25g，白术12g，黑栀子9g，丹皮9g，丹参12g，淮牛膝12g，桑寄生15g。3剂。

2月11日四诊：末次月经2月6日至10日，量较前几次稍多，色暗红，有血块，经期中仅有少许血丝从鼻孔流出，心烦不安，胃纳欠佳，舌尖红，边有瘀点，苔白略厚，脉弦滑，治则如前。处方：淮牛膝 15g，丹参 15g，云苓 20g，怀山药 20g，白术 12g，黑栀子 9g，白芍 12g，佛手 12g，桑寄生 15g，干地黄 20g。4 剂。

3 月 15 日五诊：月经将潮，近日来自觉喉中有血腥味，但未见鼻衄，自觉胸膺和小腹胀痛，夜寐不宁，小便短赤，舌淡黯，边有瘀点，苔白略腻，脉弦滑。肝气尚郁，兼有瘀滞，治法除继续引血下行外，加强解郁行气化瘀之品，以巩固疗效。处方：丹参 12g，川牛膝 15g，黑栀子 12g，郁金 12g，白芍 15g，云苓 20g，山楂肉 15g，桃仁 12g，丹皮 12g，青皮 9g。4 剂。

6 月 12 日六诊：末次月经 5 月 25 日，五天干净，量中等，色鲜红，痛经减轻，无鼻衄，仅于经后自觉喉中有血腥味。舌尖红，质淡黯，苔白，脉细弦略滑数。守前法为治。处方：丹参 12g，淮牛膝 15g，黑栀子 9g，云苓 25g，白芍 20g，怀山药 15g，车前子 5g，生地 20g，香附 9g。5 剂。

9 月 22 日七诊：近几个月来已无鼻衄，亦无自觉喉中血腥味，痛经减，已无腰痛，精神好，胃纳可，月经正常。末次月经 9 月 16 日，量中等，面色已较红润，舌质淡黯尖稍红，苔白略腻，脉弦滑。处方：丹参 15g，淮牛膝 15g，黑栀子 9g，云苓 25g，怀山药 15g，甘草 3g，北沙参 15g，女贞子 15g，旱莲草 15g。4 剂。

【按语】本例经行吐衄，鼻衄量曾达 2000ml，持续 6 天，住院输血 600ml，出血量之多，持续时间之长，是较为罕见的。经行吐衄一证，中医妇产科学认为多属肝郁化热，气逆上冲，不能下注冲任所致。本例衄血多而经量少，舌黯尖红，烦躁不安，脉弦滑，此乃气郁化热之证，临床治疗以养阴清热，引血下行为主，故处方始终以丹参、牛膝、黑栀子、干地黄、丹皮等药为主药，佐以舒肝行气解郁，适当选用柴胡、郁金、青皮、佛手、白芍等品。同时患者面色晦黄、倦怠、苔厚腻，故佐以茯苓、怀山药、茵陈、藿香等健脾化湿之品，使脾胃调顺，月经通畅，而逆经之患可除。

（三）无排卵型功能性子宫出血

沈某，女，34 岁，已婚，四川人，化工技术员，于 1975 年 1 月 31 日初诊。患者从 14 岁月经初潮后，周期大致正常，近 3 年来月经周期紊乱，阴道流血延续不断，结婚 2 年多同居未孕。来诊时自诉月经干净 7 天后，复见阴道流血两周未止，血量较多，色初暗红，现鲜红，无血块，伴心悸，腰痛，下腹坠痛，睡眠饮食均差，屡医未效。经诊刮病检为“子宫内膜增殖”，属无排卵型功血，面色晦黄，舌淡红，苔白微黄，脉细略滑数。辨证：崩漏。因脾胃不固，冲任受损所致。治宜补肾健脾为主，佐以止血，以达塞流之效。处方选二稔汤（罗元恺教授经验方）加减：岗稔根 30g，地稔根 30g，制首乌 30g，川断 15g，白术 15g，炙甘草 5g，荆芥炭 9g，仙鹤草 20g，艾叶 12g。4 剂。

3 月 21 日二诊：阴道流血近 2 个月未止，量时多时少，反复发热在 38℃左右，二月初进某医院住院治疗，2 月 7 日行宫内膜诊刮术。病理报告为：“子宫内膜增殖症。”临床上还发现双侧附件炎，经治疗后于 3 月 8 日出院。现阴道流血暂止，但感头晕，腰腿发软，小腹胀痛，口淡纳差，舌淡红略暗胖，脉沉细，流血即止，须以补肾为主，兼理气血，俾能调整月经周期，恢复排卵，以收固本之效。处方（罗元恺教授经验方）加减：桑寄生 15g，川续断 15g，益智仁 10g，菟丝子 15g，炙甘草 6g，制首乌 15g，党参 12g，金樱子 15g。4 剂，每天 1 剂。

3 月 28 日三诊：末次月经 3 月 20 日，现未净，量较多，伴头晕头痛，腰酸软，下肢酸麻乏力，口淡，纳一般，舌淡胖，边有齿印，苔薄白，脉弦细略数，经行已第 5 天，量仍多，必须塞流，以防崩漏不止。处方仍拟二稔汤加减：岗稔根 30g，地稔根 30g，制首乌 25g，菟丝子 15g，熟地 20g，金樱子 30g，续断 15g，炙甘草 6g，党参 12g。4 剂，每天 1 剂。

5月12日四诊：前症好转，但本次月经6天干净后又见阴道流血几天，服药后方止。头晕腰痛，睡眠欠佳，梦多纳呆，带下清稀，舌淡红边有齿印，苔薄白，脉细弦弱。仍以补肾健脾为主。处方：菟丝子15g，续断15g，制首乌15g，桑椹子12g，干地黄20g，白芍12g，女贞子15g，旱莲草15g，党参15g，炙甘草9g。3剂，每天1剂。

7月5日五诊：从3～5月曾结合用人工周期疗法，但经量仍多，停药后仍紊乱如前，经后血性分泌物淋漓不断，现已一周多未净。伴头晕，腰酸、疲乏、纳呆、舌黯红、苔微黄、脉沉细弦。处方（罗元恺教授经验方）滋肾固气汤加减：熟地25g，续断15g，菟丝子15g，制首乌20g，党参15g，茯苓20g，白术15g，炙甘草9g，桑寄生20g。3剂，每天1剂。

9月13日六诊：本次月经于8月26日来潮，较大量出血6天后，仍点滴漏下达10余天。头晕腰痛，肢软乏力，纳差，舌黯红，脉细弱略弦，仍守前法。处方：菟丝子20g，覆盆子15g，续断15g，桑寄生20g，党参15g，熟地25g，橘红5g，茯苓20g。4剂，每天1剂。

10月4日七诊：末次月经9月26日，量中等，6天干净，无漏下，但仍见头晕腰痛，睡眠饮食均差，夜尿多，舌淡黯，苔薄白，脉细弱。守前法以巩固疗效。处方：菟丝子15g，覆盆子15g，续断15g，桑寄生20g，金狗脊15g，党参15g，炙甘草6g，佛手12g。3剂，按上方加减，每周期2～3剂，持续2个多月。

12月27日八诊：服药后精神好转，无头晕，月经从9月～12月已正常来潮，量中等，末次月经12月14日，现觉腰痛，纳差，胃脘隐隐不舒，舌淡红略黯，脉细弱略弦。患者经常服药将近一年，崩漏已愈，经调为“种子”做好了准备。此时是预计排卵期，按补肾健脾的原则，重用菟丝子、熟地，加入淫羊藿温补肾阳，兴奋性功能以促排卵。处方：菟丝子25g，熟地20g，淫羊藿10g，桑寄生20g，党参15g，炙甘草6g，海螵蛸12g，春砂仁5g（后下）。4剂，每天1剂。

1976年2月7日九诊：月经正常，末次月经1月19日，间有心悸、腰痛、睡眠饮食欠佳。舌淡红苔少，脉弦细稍数，预计排卵期已过。继续滋肾补肾，佐以安神镇摄。处方：菟丝子25g，熟地20g，生龙骨20g，桑寄生25g，夜交藤30g，金樱子25g，女贞子15g，炙甘草9g，金狗脊15g，桑椹子15g。4剂，每天1剂。

3月20日十诊：停经2个多月，纳呆、恶心、乳房胀痛、心悸、腰痛、眠差、多梦，尿妊娠试验阳性。舌黯红少苔，脉细数滑。妇科检查：子宫颈光滑，着色，软；子宫体前倾，软，增大如2个月妊娠，附件未见异常。此为早孕反应，兼见腹痛，小腹坠痛等症。治宜固肾安胎为主，以防胎漏。处方用寿胎丸加减：菟丝子25g，桑寄生15g，熟地25g，党参15g，杞子15g，金樱子20g，陈皮5g。4剂，每天1剂。

5月5日十一诊：妊娠3个月，头晕腰痛，小腹坠痛，夜尿多，怕冷，胃纳较前增进。舌淡红，苔白略干，脉细滑。处方续用寿胎丸加减：菟丝子25g，桑寄生15g，续断15g，党参15g，覆盆子9g，甘草6g，白术12g，制首乌25g。4剂，每天1剂。

以后，依上方加减，间歇服药，在妊娠四个多月时曾反复阴道流血多次，仍能继续妊娠。于1976年10月顺产一男婴，体重6市斤，母婴健康。

【按语】该病案资料翔实，先后十一诊，充分反映了罗元恺教授临床辩证的思维方法，治疗无排卵型功能性子宫出血，始终抓住补肾这个关键环节，先后运用了自拟经验方二稔汤、补肾调经汤、滋阴固气汤等方。冀可调整月经周期，恢复排卵，又可为种子安胎做好了充分准备，收到了双重治疗效果，实属中医典范之作。

（四）产后不寐

肖某，女，29岁，已婚，某工厂医疗室配药员，于1976年9月11日初诊。自诉从第2胎顺产后第1天开始，至今2

月余，彻夜不寐，或经几夜失眠后稍能入睡，但寐而易醒，醒后又不能再入睡。伴头晕，腰痛，极度疲倦，纳呆，脱发，经治疗无效。因缺乳，婴孩已自然断乳后由家人行人工喂养。患者面色青黄无华，舌淡黯，尖边有小瘀点，苔黄腻，脉沉细弱。辨证：此属产后失血，伤及心脾，阴血内耗，神不守舍所致之“产后不寐”证。治宜补益心脾，养血安神。处方：柏子仁12g，夜香牛15g（草药，属菊科斑鸠菊类，有镇静作用），磁石30g，北沙参15g，夜交藤30g，茯苓25g，干地黄25g，乌豆衣15g，桑寄生30g。4剂，每天1剂。

9月25日二诊：服药后夜间稍能入睡，仍觉头晕腰痛，疲倦。月经9月22日复潮，量较多，现将净。舌淡黯胖，苔微黄腻，脉弦细缓。守前法，加入制首乌、丹参以加强养血宁神之效。处方：柏子仁9g，夜香牛15g，夜交藤30g，制首乌25g，磁石30g，钩藤15g，茯苓20g，丹参20g，桑寄生15g。4剂，每天1剂。

10月9日三诊：产后三月余，服药期间睡眠好转，但停药后仍失眠，脱发严重，头晕腰痛。舌尖红，质黯红，边有小瘀点，苔白，脉弦细缓。“发乃血之余”，脱发严重乃血虚之证。在前法基础上重用首乌、熟地以补血。处方：柏子仁9g，夜香牛15g，夜交藤30g，磁石30g，桑寄生25g，丹参15g，茯苓15g，制首乌30g，熟地20g，鳖甲30g。4剂，每天1剂。

10月16日四诊：睡眠好转，能入睡，头晕疲倦稍减，仍脱发，头顶至枕部有麻木感，纳欠佳。舌黯红胖，苔白，脉弦细缓。已能入睡，病有转机，仍守着法。处方：丹参15g，党参15g，桑寄生30g，鸡血藤30g，夜香牛20g，制首乌30g，乌豆衣15g，炙甘草6g，白术12g。4剂，每天1剂。

10月30日五诊：睡眠逐渐好转，但纳差，口淡，腰痛。舌黯红胖，苔薄微黄，脉右弦细左沉细弱。按纳差口淡舌胖为脾虚之象，在养血安神之中，佐以健脾开胃之法，俾气血生化之源健旺，则诸疾可除。处方：丹参15g，制首乌30g，谷芽30g，夜交藤30g，苏叶9g，桑寄生30g，夜香牛18g，云苓

18g，怀山药18g。4剂，每天1剂。

11月30日六诊：半月来失眠已除，每夜可熟睡6个多小时，精神爽，胃纳进，但觉腰酸痛，矢气频，舌尖稍黯红，苔白，脉沉细弱。心脾功能亦渐恢复。腰为肾之外府，腰酸痛，脉沉细为肾虚之象。拟补肾养血为主，佐以行气止痛。处方：夜香牛20g，柏子仁9g，夜交藤30g，桑寄生30g，续断15g，乌药12g，金狗脊15g，茯苓20g，佛手12g。4剂，每天1剂。追踪半年，疗效巩固。

【按语】“不寐”即所谓“失眠”，原因颇为复杂，证有虚有实。张景岳指出：“寐本乎阴，神其主也，神安则寐，神不安则不寐；其所以不安者，一由邪气之扰，一由营血不足耳。有邪者多实，无邪者皆虚。”本例为产后阴血骤虚，不能上荣于心而成“营气不足”之不寐，故治宜养血为主，而患者胃纳差，养血则不宜滋腻碍脾，用制首乌、桑寄生、乌豆衣以养血，取其养血而不腻；茯苓、怀山药、谷芽健脾开胃。再用柏子仁、夜交藤、磁石、丹参养心除烦，镇静宁神，标本兼固，使阴血充足，心脾畅健，神志安宁，“不寐”之证因而得愈。

王渭川

一、生平简介

王渭川（1898～1988年）　男，汉族，号鲁同，江苏省丹徒县人。祖父系清末举人，以教学为生，暇时自修岐黄之术，偶为乡邻治病，但不受酬。他从县立中学毕业后，因家境贫寒，无力继续念书，乃由其祖父亲授经史、四书、诸子文集及《内经》、《难经》、《金匮要略》、《伤寒论》等医籍。1916年拜当地名医袁桂生、何叶香两君为师，上午随师抄方见习，下午听课，系统的攻读了中医医籍，寒暑五易，始悬壶乡里。未几，受聘于芜湖蚕桑学校任国文、历史教师。然心系中医药学，崇尚治病救人，两载后辞职返乡，仍以行医为业。1924年，参加恽铁樵等主办的“中医函授”修习深造，学习日臻，先后在湖北麻城、汉口等地行医。抗日战争爆发后，避乱入川，客居万县，自办诊所，临证治病，多获良效，声誉日隆，一时门庭若市。新中国成立后，历任万县第一联合诊所所长、万县卫生协会执行委员及学术部副部长、万县卫校教师、万县市政协常委等职，曾荣获万县卫生局“一等卫生模范”奖状。1956年调成都中医进修学校任教，同年转调成都中医学院，先后担任《金匮要略》、《中国医学史》等课程教师。1962年后调任本院附属医院妇科副主任，1973年任主任，1984年晋升中医妇科主任医师。先后任成都市中医学会妇科分会副主任委员，四川省中医学会常务理事，成都市政协第七、八届委员。

王渭川老中医在60余年的医学生涯中，勤求古训，精研深究中医经典医籍，其学术思想源起《内经》、《难经》、《金匮》，近师张锡纯、张山雷、丁甘仁、恽铁樵等“中西汇通派”学者。对《金匮要略》造诣尤深，多有独到见解，所著

《金匮今释》一书更有深刻发挥。他善用虫类药治疗各种内妇科疑难重症，是其独特经验中最具代表性的学术思想特点。他擅长中医妇科疾病的诊治，积数十年临证心得，总结出了治疗妇科疾病的温、清、攻、补、消、和等六法，每法均详述其适用范围，常用方药，提纲挈领，有利于后学者执简驭繁。他以《金匮》升麻鳖甲汤、《温病条辨》银翘散，并结合临床用药经验加减化裁，创制了银甲丸，用于治疗湿热蕴结下焦所致的带下、不孕、痛经、盆腔炎、子宫内膜炎、附件炎、肾盂肾炎、膀胱炎等，30 多年来一直是成都中医学院附属医院畅销的中成药。近年来又开发为新药制剂——银甲口服液，是四川省各大医院治疗盆腔炎的首选药品。

王渭川老中医为了发扬中医药学遗产，承前启后，晚年于诊疗之余，呕心沥血，著书立说。其主要著作有《王渭川妇科治疗经验》（四川人民出版社，1982）、《红斑狼疮的中医治疗》（人民卫生出版社，1984）、《王渭川临床经验选》、《王渭川疑难杂病选要》等。王老还担任了大型参考书《中医妇科学》（人民卫生出版社，1986）顾问。

二、王渭川学术思想特点

（一）王氏倡导“不断摸索，不断总结，有所收获，有所前进”的良好学风

王渭川老中医指出中医临床诊断，关键是望、闻、问、切。王氏在望诊时，根据《内经》所说的“得神者昌，失神者亡”、“阴平阳秘，精神乃治”、“阴阳离决，精神乃绝”的道理，注意观察病人的色、神、形等几个方面，逐步摸索出一套规律。如见患者面部黑色素沉着，牙龈亦黑，王氏根据《内经》“肾主骨、肾主黑”的精义，断定是肾病之范围。倘再考察有体重减轻，畏寒眩晕，脉迟细等症状，则可进一步断定为《金匮》所说的黑瘅或女劳瘅之类，其病机是命门之火大衰，有脾肾阳虚和肝肾阴虚两大类型。患者皮肤发黄，连及

巩膜，这就要疑有黄疸病的发生，但要与溶血性黄疸相鉴别。对于痰饮，如见患者左眼上下灰黑如煤烟，就知属寒痰；见患者眼胞黯黑，知属热痰；见患者四肢多痿痹，屈伸不自如，知属风痰；上属各病，是王氏在望诊中摸索出来的一套规律。60余年来以此判断，解决疑难病的诊断和治疗，取得成功案例不少。如川棉一厂一女工，曾患眼底血管硬化出血，左眼视力仅见手指，右眼视力为0.1，经多方治疗无效，王氏接诊望她步履蹒跚，问其关节痛否？答以剧痛。查其血沉为140毫米，王氏诊断病之本为风湿，而失明只是其病之标。然治标无效，理应转而治其本。于是放弃眼科方剂，主以独活寄生汤加蜈蚣、乌梢蛇、仙鹤草、麝香以祛风化湿，活血通络化瘀，结果病人两周即视力复旧，以后历七年而未发此类病症。

王渭川经数十年临床实践，历尽人间沧桑，在悠悠岐黄路上，信守启蒙恩师教诲，力求广取各家之长，而又不墨守成规，对于许多医界治疗尚成棘手的疑难病症，则根据疾病的发生、发展的规律，又不断摸索，不断总结，终于有所收获，有所前进。在理论上，王氏恪守辨证论治，随证施治的原则，根据古代医典提供的正确原理和其本人的经验，返博为约，对内科各种疾病归纳为活血通络化瘀、活血化瘀舒筋软坚、补虚化瘀理气、清热化湿消炎、息风通络、疏肝通络消胀等六种治疗途径，简称“内科六法”王氏通治脑震荡、脑垂体肿瘤、桥脑失调、静脉曲张、血栓性脉管炎、雷诺病、脑肿瘤手术后半身麻痹、侧索动脉硬化、红斑性狼疮、高血压、脑溢血、冠状动脉硬化、子宫肌瘤、卵巢囊肿、宫外孕、视网膜中央静脉阻塞、风湿性心脏病、象皮腿、硬皮病、慢性肝炎、肝硬化腹水、肝脾肿大、阿迪森病、盆腔炎、子宫内膜炎、肾盂肾炎、肾炎、膀胱炎、大叶性肺炎、急性黄疸肝炎、胆囊炎、白血病、胸膜炎、癫痫、子痫、精神分裂症、夜游症、乳核、胰腺炎、眩晕、腹胀等42种疾病，临床均有一定成效。王氏对于妇科各种疾病，归纳为温、清、攻、补、消、和的治疗大法，用温法以温肾运脾通阳散寒，治疗寒性病；用清法以清血热，息风润燥，治疗温毒病和肝阳旺盛或肝火上扰所引起的头晕目眩等症；用攻法以攻坚消积化瘀，治疗子宫肌瘤、宫外孕、卵巢囊肿、乳腺瘤、瘀血凝结等包块，包括堕胎；用补法以补气血，益肾水，滋养肌体，消除一切衰弱症候；用消法以消导软坚，治疗胃肠阻滞，食积内阻，脘腹胀满或癥瘕积聚、乳核等症；用和法以调和肝脾，治疗月经不调，妊娠恶阻，均可获得令人满意的治疗效果。王氏这种高度概括恰是中医学辨证施治“同病异治”、“异病同治”规律的充分体现和反映，是留给后人极为丰富的宝贵文化遗产。王氏还特别谦虚地说道，人生有涯而知无涯，医林涉足，无不如此，虽从医60余年所得的点滴成就，恰如沧海一粟，还远不能满足于广大人民的需要。他在84岁高龄时，曾手书“万里江天云共月，春风锦光绿新罗，勇于四化成功少，向晚秋山夕照多”以此自勉。王老这种高屋建瓴的献身敬业精神，正是留给后世同仁的一份巨大的精神财富。

（二）王氏提出运用六法通治42种内、妇科疾病

王渭川认为人体脏腑，互相制约，互相配合。其病理形式，往往互相关联，并有共同的特点。掌握病理的发生与转归的规律，往往可以推本求源，异病同治。王氏在长期临床实践中，总结归纳六法，通治内、妇科42种疾病，可以称之为中医妇产科学中异病同治的典范。

1. 活血通络化瘀法

（1）主治：脑震荡、脑垂体肿瘤、桥脑失调、静脉曲张、血栓性脉管炎、雷诺病、脑肿瘤手术后半身麻痹、侧索动脉硬化、红斑性狼疮。

（2）常用药物：蜈蚣、乌梢蛇、全蝎、赤芍、川芎、桃仁、土红花、桂枝、白芍、地鳖虫、生蒲黄、水蛭、麝香（冲服）、自然铜（醋淬研末，胶囊装吞）、琥珀末（布包煎）。

（3）加减法：脑震荡加生三七（冲服）。脑垂体肿瘤加黑故纸。血栓性脉管炎加红藤、蒲公英。侧索动脉硬化加牛膝。

红斑性狼疮加紫草、蛇头一颗草、白花蛇舌草、石大年、半枝莲、无花果、苦乔头、隔山撬、瞿麦根。

2. 活血化瘀舒筋软坚法

(1) 主治：真中风（高血压、脑溢血）、冠状动脉硬化、子宫肌瘤、卵巢囊肿、宫外孕、视网膜中央静脉阻塞、风湿性心脏病、象皮腿、硬皮病。

(2) 常用药物：蜈蚣、乌梢蛇、全蝎、桃仁、土红花、地鳖虫、水蛭、生蒲黄、当归、生白芍、桔梗、化癥回生丹（冲服）、七厘散（冲服）。

(3) 加减法：视网膜中央静脉阻塞加生三七（冲服）、琥珀末（布包煎）。象皮腿加柴胡、外用风仙花根熬水泡腿。宫外孕加生三七（冲服）。硬皮病加乌头丸9g。

3. 补虚化瘀理气法

(1) 主治：慢性肝炎、肝硬化腹水、肝脾肿大、阿迪森病。

(2) 常用药用：党参、鸡血藤、生黄芪、桑寄生、菟丝子、炒五灵脂、桃仁、土红花、地鳖虫、生蒲黄、槟榔、厚朴、夏枯草、化癥回生丹（冲服）、薤白。

(3) 加减法：慢性肝炎加金钱草、满天星、花斑竹、茵陈、柴胡。肝硬化腹水加熟附片（先熬两小时）、肉桂、肉苁蓉、鹿角胶。脾肿大加生鳖甲。

4. 清热化湿消炎法

(1) 主治：盆腔炎、子宫内膜炎、肾盂肾炎、肾炎、膀胱炎、大叶性肺炎、急性黄疸肝炎、胆囊炎、白血病、胸膜炎。

(2) 常用药物：银花、连翘、桔梗、大青叶、红藤、蒲公英、败酱草、炒升麻、茵陈、生鳖甲、琥珀末（布包煎）、槟榔、厚朴、丹皮。

(3) 加减法：肾炎随症选加熟附片、肉桂、黑故纸、冬虫草、党参、鸡血藤、生黄芪、桑寄生、菟丝子。膀胱炎选加扁蓄、瞿麦、海金砂、夜明砂、仙鹤草、玉米须。大叶性肺炎加麻黄、杏仁、生石膏、荆芥、薄荷。在24小时内熬两剂，每4小时服1次，可退高热。6岁以下小儿用半量。胸膜炎分渗出性、乾酪性两种。前者加桔梗、京夏以排出黏液；后者加柴胡、瓜蒌、冬瓜子。无论何种，都要加麻绒以宣肺利膈，加生石膏以清热，加山萸肉以营心，加乳香、三七以镇痛。急性黄疸型肝炎加柴胡以疏通组织，加茵陈以利胆汁退黄，加金钱草、满天星、花斑竹以清除肝组织病邪，防止细胞坏死，恢复肝功，防止转成慢性肝炎。白血病若高热或白细胞不断增高时，按实证治疗，清热排病毒佐以活血化瘀。选犀角或（牛角）、生地、至宝丹、紫雪丹、牛黄清心丸以清热；加败酱草、秦皮以降白细胞；加蛇头一颗草、白花蛇舌草、半枝莲、苦乔头、瞿麦根、石大年、隔山撬、无花果以排除血内病毒；选加桃仁、红花、蜈蚣、乌梢蛇、全蝎、地鳖虫、水蛭以软化血管兼活血化瘀；选加大量仙鹤草、中量阿胶、地榆、槐花、小量三七以止血，选加熟附片、桂枝、生白芍、鲜生地、山萸肉以强心。白血病在红细胞、血色素、血小板显著降低时，按虚证治疗，治虚与温凉并用，选加鹿角胶、红参以益气补血，加自然铜以健督脉，加麝香、肉桂以调营，加炒五灵脂、琥珀末以镇脑。

5. 息风通络法

（1）主治：癫痫、子痫、神经分裂症、夜游症。

（2）常用药用：明天麻、钩藤、桃仁、铁落（布包）、蜈蚣、乌梢蛇、全蝎、天竺黄、京夏、九香虫、生地、夜交藤。

（3）加减法：子痫加山楂、蚕砂。

6. 疏肝通络消胀法

（1）主治：乳核（乳腺小叶增生）、胰腺炎、眩晕、腹胀（痞满）。

（2）常用药用：柴胡、丹参、刺蒺藜、钩藤、夜交藤、桑寄生、菟丝子、薤白、夏枯草、蜈蚣、乌梢蛇、九香虫、蜣螂虫、琥珀末（布包煎）、铁落（布包煎）。

（3）加减法：胰腺炎加大量仙鹤草、阿胶以止血，加三七粉（冲服）、麝香（冲服）、炒五灵脂、岩乳香以防组织坏死。腹胀，凡由肝脾肿大等引起者，加熟附片（先熬两小时）、桃仁、土红花、党参、肉桂以温脾肾理气活血。脾功能亢进者加花斑竹根、鹿角胶。

（三）王氏提出妇科疾病施用六种基本治法

王渭川认为妇科疾病千变万化，但总不离温、清、攻、补、消、和六大法门。

1. 温法：该法常用于寒性病，即所谓“寒者热之”。如腹痛喜按，手足厥冷，脉象沉伏微迟等证，均可采用。温法又有兴奋作用，如阳虚自汗、形寒气短、声微肢软体倦、性欲减退等证，都需用温法。妇科温法多用于温脾、温肾、温宫。总则是温化通阳散寒。

2. 清法：该法常用于温热病，即所谓“热者寒之”。清法包括镇痉和解毒。肝阳旺盛或肝火上扰所引起的头晕目眩等症，用清法中的清肝方剂能息风镇痛。温毒病，用清热凉营法可解毒。因湿热蕴结下焦而致的盆腔炎、子宫内膜炎、宫颈炎等证。用清解下焦湿热的银甲丸为主加减治疗，多可奏效。但肝肾阴虚而引起的肝阳上亢、食欲不振、目眩头胀等证，必须柔肝清热，兼治上焦而顾中焦。清法总则是清血热，息风润燥。

3. 攻法：本法在内科用于攻下。在妇科主要用于攻坚、消积、化瘀。如子宫肌瘤、宫外孕、卵巢囊肿、乳腺瘤、瘀血凝结的包块，包括堕胎等，都可采用本法。攻法总则是通瘀破结。

4. 补法：滋养机体，从而消除一切衰弱证候的方法叫补法，即所谓“虚者补之”。具体治法又分为补气、益精、安神、生津液等方面。补剂又可分为三种：①温补，用于阳虚，又称补火。②清补，用于阴虚，又称补水。③平补，用于一般虚弱证。王氏认为妇科如果补气血、补脾肾、补肝肾，用温补。如果滋养肝肾，用清补。补法又可配用固涩法。如大汗不止，吐血不止，妇女血崩，白带过多等证均可用补法，但主要需固涩。妇科补法总则是补气血，益肾水。

5. 消法：本法主要是消导，用于胃肠阻滞，食积内阻，脘腹胀满等证。其次是软坚，用于瘀血凝结成形的症状，如癥瘕积聚，乳核等，因其病来也渐，其去也缓，用攻法不能一气荡尽，要缓化图功。消法比攻法和缓，又有消痰、涤痰、豁痰作用。往往因痰湿气阻引起的停经，可用消法来治。但消法不宜用于体质极虚者和急性病。

6. 和法：和法寓和解之义。病在表可汗，病在里可下，如果在半表半里，就须用和解的方剂来治疗，和法在妇科多用于调和肝脾，治疗月经不调，妊娠妇女出现胸部痞满、嘈杂呕吐等症，系痰热受阻，可用辛开苦降和胃法。和法范围较广，总则是调气血，柔肝养肾，运脾。

（四）王氏善用虫类药治疗各种内妇科疑难重症

虫类药物具有攻坚破积、活血化瘀、息风镇痉、消痛散肿、疏风通络的作用。现将王氏临床喜用的虫类药介绍于下：

1. 全蝎：本品为钳蝎科问荆蝎的全虫，性味甘辛平，有毒。其功用为祛风，定惊，止痉。王氏认为全蝎还有软坚活络，消除淋巴结肿大的作用。可用治血丝虫病。全蝎与蜈蚣配伍可治结核性脑膜炎、脑室炎、颜面神经麻痹、动脉硬化、脉管炎、雷诺病、癫痫、子痫、精神分裂症及其他一些神经系统疾病。

2. 蜈蚣：本品为蜈蚣科蜈蚣的全虫。性味辛温有毒。其功用为祛风，定惊，镇惊，解毒。王氏认为蜈蚣还有舒筋软坚活络，除湿，软化血管等作用，并能抑制结核杆菌，促进人体的新陈代谢。蜈蚣与蛇类药物配伍，可治疗风湿痛、风湿关节炎、风湿性心脏病、瘫痪、眼底动脉硬化、侧索硬化、高血压、冠心病、脑血管意外、小儿麻痹后遗症、脑血栓、冻结肩、红斑狼疮等。注意：孕妇应禁忌。王氏还特别指出，蜈蚣息风镇痉，软化血管，舒筋活络效果较好。但它有毒，治疗慢性病须长期服用，故用量不宜过大，处方用量为每用两条。两条蜈蚣，大的约为0.9g重，小的只有0.6g，虽长期连服，也不会中毒。

3. 僵蚕：本品为蚕蛾科家蚕的幼虫，因感染白僵菌而致死的干燥全虫。性味咸辛平。其功用为息风，定惊，化痰散结。王氏认为僵蚕为平性息风药。多用于惊痫抽搐，喉风喉痹，面瘫，荨麻疹等病。僵蚕配逍遥散可防痞。

4. 蚕砂：本品为蚕蛾科家蚕排出的粪便。性味为甘辛温。其功用为祛风散湿，止泻止痛。王氏认为蚕砂主要效用为蠲痹舒络。多用于泄泻腹痛，痹证关节痛，胃气上逆等病。

5. 白花蛇：本品为响尾蛇科五步蛇（蕲蛇）和眼镜蛇科幼小银环蛇除去内脏的干燥品。或产于四川、云南、贵州等地，黑质白蛇，有24个方胜文的蛇除去内脏的干燥品。其性味甘咸温，有毒。其功用为祛风湿，舒筋通络，搜风，定惊。王氏认为白花蛇是祛风除湿的要药。主治中风半身不遂，风湿麻痹不仁，筋脉拘急，口面㖞斜，骨节疼痛，大癣风疥。通治诸风：肺风塞、风湿疹、白癜风、小儿风热、急惊风搐搦。白花蛇与蜈蚣配伍，可治风湿痛，风湿关节炎，风湿性心脏病，瘫痪，眼底动脉硬化，侧索动脉硬化，高血压，冠心病，脑血管意外，小儿麻痹后遗症，冻结肓，红斑狼疮等。

另附：乌梢蛇：本品为游蛇科乌梢蛇除去内脏的干燥品。其性味甘平无毒。其功用为祛风，通络，定惊。主治诸风湿痹皮肤不仁，风搔瘾疹，疥癣，皮肤生癞，眉发脱落。其功用同白花蛇，但其效力较小。

蝮蛇：又名反鼻蛇。本品为游蛇科蝮蛇除去内脏的干燥品。其主治痉瘕痰诸瘘，心腹痛，便血，大风诸恶疮，皮肤顽痒，半身不遂，又可下结气，除虫毒，治五痔。

蝮蛇胆：其性味苦微寒，有毒。主治消毒疮，杀阴虱，治诸漏，研末可外敷恶疮。

蚺蛇：本品为游蛇科蚺蛇除去内脏的干燥品。其性味甘温有小毒。其功用为杀三虫（疥癣虫、蛔虫、蛲虫），去死肌。

主治疠风瘴气恶疮，疥癣。

蚺蛇胆：其性味甘苦寒，有小毒。其功用为明目护心，泻热凉血，除疳杀虫。主治大风疾，眼中翳膜，鼻塞脑热。同麝香配伍可外敷齿疳。

6. 䗪虫（地鳖虫）：本品为蜚蠊科昆虫雌地鳖的全体。我国各地均产，多生于墙壁下土中湿处，形扁小，六足似鳖而无甲。其性味咸寒，有小毒。其功用为破瘀活血，消癥散结，接骨续筋。王氏认为䗪虫是化瘀活络，破癥下血积之要药。主治慢性肝炎、肝硬化，也可治心腹寒热，留血积聚，乳脉不通，妇女经闭，产后血瘀及红斑狼疮等。王氏之经验：䗪虫与水蛭配伍，可治风湿性心脏病。䗪虫与黑故纸、炒蒲黄配伍，可治阿迪森病、柯兴综合征、瑞尔斯黑病变。以䗪虫为主药的著名方剂：大黄䗪虫丸——䗪虫、大黄、黄芩、桃仁、杏仁、甘草、白芍、干漆、虻虫、水蛭、蛴螬、干地黄。该方主治五劳虚极，羸瘦，腹泻不能饮食，食伤，饮伤，房劳伤。注意无瘀血者忌用，孕妇慎用。

7. 水蛭：本品为水蛭科蚂蟥的干燥全体。生于水泽中，我国各地均产。其性味甘咸平，有小毒。其功用为破瘀通经，消癥，逐恶血。外治肿痛。王氏认为水蛭是破血泻结的要药。主要用逐恶血，破癥结，通经，堕胎。水蛭与虻虫配伍，可治风湿性心脏病，水蛭与阿胶、鱼鳔胶相配伍，可治冠状动脉硬化性心脏病。注意：孕妇忌用。王氏还指出水蛭生命力较强。误吞生水蛭入腹不死，久则生子，食入肝血，使人腹痛难忍，面黄萎瘦。用田中泥30g，雄黄6g研细末，为丸，分4次开水服下，水蛭即随大便而出。也可用桂圆肉包烟灰吞服，即水蛭畏灰、畏食盐。

8. 九香虫：大如指头状，样子似水龟，身青黑色。主要产于贵州省赤水河中。其性味温咸，无毒。入肝脾肾三经。其功用为壮元阳，通气滞。主治脾胃气滞，胸腹气滞，脾肾亏损。用于脾胃虚弱，腰膝疼痛，胃痛，胃溃疡，十二指肠溃疡，肠粘连，消化不良引起的腹痛，胃炎，肠炎等。以九香虫为主药的有乌龙丸，主治泄泻。其药物组成为：九香虫45g，车前子12g，茯苓皮12g，白术12g，杜仲24g。共研细末，炼蜜为丸，每次服4.5g。凡胃火、血热者慎用。

9. 蟑螂虫：俗名“偷油婆”，于厨房灶间随处可见。其功用为破癥结，通二便。可治顽固性大便不通。蟑螂虫身上有一种防癌物质，可治极顽固的大便不通。蟑螂虫配合九香虫、槟榔、厚朴，可治由肠梗阻而引起的吐粪症。蟑螂虫与辛夷花、苍耳子配伍（将辛夷花、苍耳子捣乱，取蟑螂虫腹内有浆拌和，用纱布包裹塞于鼻孔中），可治鼻咽癌、鼻息肉、鼻窦炎、流脓鼻涕久治不愈等症。

10. 地龙：本品为巨蚓科参环毛蚓（广地龙）或缟蚯蚓（土地龙）的全虫。其性味咸寒。其功用为清热、止痉、镇惊、定喘、通络、降压、解毒、利尿。主治惊风抽搐，用于中风后遗症半身不遂，风湿痹痛，小便不通。慢性下肢溃疡或烧伤、烫伤，用活地龙与白糖共捣烂，外敷。

11. 虻虫：本品为虻科复带虻的干燥全体。其性味苦微寒，有小毒。其功用为破瘀通经，散结消癥瘕。主治血瘀经痛，产后恶露不尽，癥瘕积聚，跌仆瘀积。孕妇忌用。

（五）王氏提出脏腑合病证治六法

王渭川认为人体的五脏六腑，互相滋生，互相制约，维持着动态的平衡。如果脏腑失调，就会发生疾病。他在长期临床实践中总结并提出了脏腑合病证治六法。

1. 肝脾合病：王氏提出肝脾相互制约。如肝机能偏亢，脾的运化就会受到过度的抑制而发生胁痛、乳胀、胸胀等症，日久就会产生乳腺小叶增生，脾虚腹泻等症。治则宜抑肝扶脾。自拟方：党参24g，白术9g，茯苓9g，神曲9g，鸡内金9g，银柴胡9g，沙参9g，细生地12g，炒白芍9g，炒川楝9g，丹参9g，夏枯花15g，薤白12g，枸杞12g，女贞子24g，旱莲草24g。水煎，温服。

2. 脾肺合病：脾肺互相滋生。脾虚则肺气虚。反之，脾气足则肺气得补。所以治疗肺气虚时，除直接补肺外，还可以补脾以间接补养肺气。治则宜补脾益肺。方选人参养荣以加减。方药：党参60g，生黄芪60g，白术9g，鸡血藤18g，当归9g，黄精60g，海浮石15g，炒北五味12g，鸡内金9g，莲肉15g，怀山药24g。水煎，温服。

3. 肝肾合病：王氏认为肝肾相互滋生。肾虚则肝虚，所以治肝阴虚，常配以滋肾阴，以间接养肝。治则宜滋肾养肝之法。方选一贯煎。处方：沙参9g，石斛12g，细生地12g，生白芍12g，炒川楝子9g，当归身9g，枸杞12g，桑寄生15g，菟丝子15g，覆盆子24g，桑椹9g，冬虫草15g，槟榔6g，厚朴6g。水煎，温服。

4. 心肾合病：王氏认为心肾相互制约。肾阴虚，往往不能制约心，引起心火上亢，出现心烦，失眠等症。治则滋养肾阴，降心火之法。方选一贯煎合六神汤加减。处方：沙参9g，细生地12g，石菖蒲9g，石斛12g，女贞子24g，旱莲草24g，茵陈12g，茯神9g，炒川楝子9g，枸杞12g，枳壳6g，川连6g，川贝9g。水煎，温服。

5. 脾肾合病：王氏认为脾肾相互滋生。肾虚会引起脾虚，脾虚日久也会引起肾虚。所以，如果治疗脾虚型慢性腹泻，单纯补脾效果不好，必须兼补肾阳，才能提高疗效。治则拟温肾补脾。方选加减肾气丸。处方：熟附片24g（先煎两小时），肉桂6g，生熟地各12g，砂仁6g，蔻仁6g，苡仁9g，鸡内金9g，炮姜炭6g，麦芽24g，山萸肉12g，槟榔6g，厚朴6g，水煎，温服。

6. 肝脾肾合病：王老认为如慢性肝炎（阳虚型）、肝脾肿大、肝硬化腹水：治则宜补虚化瘀，佐以清湿理气。方选河间地黄饮子加减。处方：熟附片60g（先熬两小时），肉苁蓉12g，枸杞12g，肉桂6g，川贝9g，党参24g，生黄芪60g，鸡血藤18g，金钱草60g，茵陈12g，花斑竹24g，地鳖虫9g，炒蒲黄9g，水蛭6g，琥珀末6g（布包煎）。若肝脾痛、胁痛，加柴胡9g，丹参9g。心累气虚加红参9g。胃痛加九香虫9g，台乌9g。脾大加生鳖甲42g。腹胀加槟榔6g，厚朴6g。小便短黄加海金砂12g，夜明砂12g。食欲差选加鸡内金9g，山楂9g，神曲9g，生谷芽60g。

三、王渭川临床经验特色

（一）王氏治疗盆腔炎证治三法

王渭川认为盆腔炎是指女性盆腔内生殖器及其周围组织的炎症。急性盆腔炎的病人，多数在近期有分娩、流产和妇科手术的病史，病人主诉下腹痛，且多在下腹两侧，伴发冷、发热。有腹膜炎时，还有恶心、呕吐、腹胀等消化系统症状。白带增多，有臭味，白细胞增高。妇科检查：下腹有压痛，反跳痛，平时腹肌紧张，子宫旁一侧或两侧有压痛。有时可摸到肿块。慢性盆腔炎者下腹不适或胀痛，腰酸，常在性交后、月经期或过度劳累后加剧。月经不调或月经量增多，多有继发性不孕史。内诊检查：子宫旁一侧或双侧增厚，有的可摸到块状物，伴有压痛。王氏认为盆腔炎属中医学“湿热蕴结下焦”之范畴，散在古代医籍中，有的在调经门，有的在带下门，有的在崩漏门，有的在癥瘕门。病因为内蕴湿热，感受外邪。并与肝脾两脏有着密切关系。所谓肝，是指大怒伤肝，肝郁化火。肝主藏血，若肝热则血沸，血热妄行，故经量多，有血块。肝经循阴器而络少腹，故少腹痛。所谓脾，是指饮食失调，或忧思所伤，使脾运化失权，水湿停滞，郁久化火，而致湿热内蕴。肝脾实热，又可导致气血瘀滞，瘀久形成癥瘕积聚。王氏将本病分为“湿热蕴结”、“寒湿凝滞”、“肝郁气滞”三种证型，现分述如下：

1. 湿热蕴结证：其特征为月经后期，经量少，质稀薄，色黯。带下黄臭而多，腰与少腹疼痛。头痛眩晕，面色萎黄，心烦口渴，疲乏多梦，腹痛拒按，小便黄，大便结。舌质淡红，有朱点。脉见弦数之象。治疗拟清热化浊，益气活血之法。选方银甲合剂合四君子汤加减。随症选用下列药物：清热化浊选用银花 9g，连翘 9g，红藤 24g，蒲公英 24g，败酱草 24g，大青叶 9g，紫花地丁 15g，茵陈 12g，桔梗 9g。益气选用党参 24g，鸡血藤 18g，生黄芪 60g，桑寄生 15g，菟丝子 15g。活血祛瘀选用炒川楝子 9g，山甲珠 9g，炒五灵脂 12g，生蒲黄 9g，地鳖虫 9g，琥珀末 6g（冲服或布包煎）。调经选用益母草 24g，茺蔚子 9g，茜草根 12g。补血选加鹿角片 24g，鹿角胶 9～15g。腰痛选加杜仲 9g，续断 24～60g。带下加椿根皮 9g。多梦加夜交藤 60g，朱茯神 12g。另可服银甲丸，每日早、中、晚各服 3 丸，用醋炒柴胡 4.5g，丹参 9g，鸡血藤 18g，煎汤代水送服丸药。

2. 寒湿凝滞证：本证特征为少腹一侧或两侧隐痛发凉，喜按喜暖，腰酸痛，月经不调或量多痛经，头晕疲乏，白带量多，质稀色白，小便清长，大便溏或正常。舌质暗滞或有瘀斑，舌苔白润，脉象弦细。治宜温肾通阳，活气活血之法。选河间地黄饮子合银甲煎剂加减。随症可选下列药物：温肾通阳选附片 24～60g（先煎两小时）、桂枝 3g，肉桂 6g，肉苁蓉 12g。祛湿选苍术 9g，羌活 1.5～6g。其余加减同湿热蕴结证。另可服银甲丸，每日早、中、晚各服 3 丸。偏于湿选用苍术 9g，白术 9g，炒小茴香 9g，煎汤代水吞送丸药。

3. 肝郁气滞证：本证特征为少腹一侧或两侧胀痛，腰痛有沉重感，心悸，食欲差，白带量多，白粘或黄，小便黄，大便燥结，舌尖红，苔薄白，脉象弦滑或弦数。治疗宜疏肝理气，化浊消瘀，兼固冲任。方选银甲合剂合逍遥散加减。随症可选下列药物加减：疏肝理气可选沙参 12g，石斛 9g，生杭芍 12g，天麻 9g，枸杞 9g，广木香 6g，槟榔 6g，厚朴 6g。其余加减同湿热蕴结证、寒湿凝滞证。另可服银甲丸，每日早、中、晚各服 3 丸，用逍遥散煎汤代水吞送丸药。

（二）王氏治疗不孕症证治四法

王渭川认为青年夫妇结婚四年以上而不怀孕，即为不孕症。病因有男女两个方面。属于男子的有：房事过度、梦遗消渴、肺痨梅毒、天阉、精虫缺乏等。属女子的有子宫发育不全，输卵管不通，阴道闭锁等先天原因，也有肾气不足，冲任空虚，导致月经紊乱，甚至无月经等后天原因，临床表现为肾虚、血亏、痰湿阻滞、肝郁气滞。王氏从妇女论治，分为“脾肾阳虚”、“肝肾阴虚”、“阴虚阳亢”、“气血两虚”四种证型论治。

1. 脾肾阳虚证：其特征为腰痛耳鸣，畏寒肢冷，平时食少便溏，胸闷乳胀，带下清稀。月经紊乱，经量少，色污有块。少腹两侧隐痛，婚后多年不孕二舌质淡，苔白而润，脉见沉细或沉迟。治则拟温肾运脾，调冲化湿．佐以祛瘀之法。方选河间地黄饮子合理中汤加减：随症选下列药物：温肾选熟附片24g（先煎两小时），肉苁蓉12g。固肾调冲健脾选用桑寄生15g，菟丝子15g，熟地12g，白术9g，鸡内金9g，杜仲9g，炮姜9g。祛瘀选地鳖虫9g，炒蒲黄9g。少腹痛兼见癥瘕，选用川楝子9g，山甲珠9g，艾叶9g，元胡9g，琥珀末6g（布包煎）、红藤24g，蒲公英24g。

2. 肝肾阴虚证：其特征为眩晕耳鸣，手足心热，或低热，头痛肢麻，面色萎黄，有时潮红。胸胁刺痛，消瘦，失眠，咽干口苦，大便秘结。月经量少或停经，经期腹痛，两侧尤甚，带下黄而腥臭，结婚多年不孕。舌质红，苔黄，脉弦细或弦数。治则滋养肝肾，活血调经，佐以清湿之法，方选一贯煎合血府逐瘀汤加减。随症选下列药物：滋养肝肾选用沙参9g，生地12g，当归身9g，枸杞9g，女贞子24g，旱莲草24g。活血调经，选用桃仁9g，土红花9g，鸡血藤18g，益母草24g，红泽兰12g。清湿消炎选红藤24g，蒲公英24g，夏枯草60g，琥珀末6g（布包煎）。胸胁痛加夏枯草15g，薤白12g，柴胡9g，肢麻肌肉掣动加蜈蚣2条，乌梢蛇9g。其余加减同脾肾阳虚证。

3. 阴虚阳亢证：其特征为眩晕耳鸣、手足心热、低热自汗。性情急躁易怒，头胀痛，往往彻夜不寐。形体羸瘦，胸闷胁痛，腰膝酸软，口苦咽干，偶发颧红。大便结，月经紊乱，量少。婚后久不受孕。舌质红，无苔。脉见弦数。选滋水清肝饮加味。随症加减下列药物：养阴生津选石斛 9g，白芍 9g，川贝母 9g。降低热选知母 9g，地骨皮 9g，银柴胡 9g。自汗加金樱子 24g。不寐加夜交藤 60g，钩藤 9g，刺蒺藜 18g。其余加减同“脾肾阳虚”、“肝肾阴虚”证。

4. 气血两虚证：其特征为畏寒肢冷，腹部不温，面色萎黄，体困乏力，食少眠差，短气懒言，腰痛，小便频数不禁，左少腹有包块，深按则痛。月经过频量多，期长不净，白带多，婚久不孕。舌质淡，苔薄腻。脉濡缓。治则补气血，滋肝肾，调经化瘀之法。选自拟方参芪菟鹿饮。方药：党参 24g，生黄芪 60g，桑寄生 15g，菟丝子 15g，鹿角胶 15g，白术 9g，上桂 9g，杭巴戟 12g，益母草 24g，桑螵蛸 9g，鸡内金 9g，生龟板 30g，地鳖虫 9g，炒蒲黄 9g，仙鹤草 60g，阿胶珠 9g，槟榔 6g，广木香 9g。

附：男子肾阳不足不育症。其特征为遗精易泄或阳痿不举，或强举不泄，或经医院检查精子不足症。舌脉均无显著变化。方药（1）：党参 24g，鸡血藤 18g，生黄芪 60g，桑寄生 15g，菟丝子 15g，杭巴戟 12g，锁阳 9g，阳起石 9g，黄狗鞭 24g，韭菜子 9g，杜仲 9g，覆盆子 24g，淫羊藿 24g，藿香 6g。方药（2）：加减鹿茸丸。鹿角胶 30g，鹿筋 60g，驴肾 60g，党参 60g，桑寄生 30g，菟丝子 30g，锁阳 60g，阳起石 60g，巴戟 30g，黄狗鞭 60g，韭菜子 24g，胎盘 30g，覆盆子 60g，淫羊藿 60g，杜仲 30g，补骨脂 30g，广木香 24g。服法：上药共研细末，炼蜜为丸，每日早、中、晚各服 9g，开水送下。

（三）王氏提出虚、实崩漏证治特点及治疗四要素

崩漏包括的疾病很多，如“功能性子宫出血”也属于崩漏病。崩和漏是两种症状，妇女非行经时，经血淋漓不断，为漏下；经血忽然暴注大下而不止，为崩中。崩中来势急迫，病情重危。漏下来势较轻，但必须要引起重视。崩与漏会相互转化，久漏气必虚，终久必成崩。崩漏总的症状是：妇女非月经

期，忽然阴道大量下血（崩）或长期淋漓不断（漏）。

1. 虚证崩漏

（1）气虚证：其特征为目微浮，怯寒自汗，气短声低，少腹坠胀，血色淡红，血质薄。精神疲乏，食欲差，大便溏。甚至有眩晕跌倒，怔忡不寐或嗜睡不醒等症状。舌质淡，苔薄而润。脉虚缓细弱。治则宜益气养荣之法。方选人参养荣汤加减。方药：党参24g，白术9g，陈皮9g，茯苓9g，熟地12g，远志9g，明天麻24g，仙鹤草60g，砂仁6g，生黄芪60g，炒升麻24g，肉桂9g，山萸肉12g，蔻仁6g，白芍9g。若胃寒加吴萸。若兼阳虚加熟附片。气虚甚加吉林参。若漏下过甚，气血俱虚甚者加鹿茸、血余炭、乌贼骨。王氏指出本方治疗气血虚弱之证。心主荣，多用五味子酸以敛之，但五味子碍脾，凡脾胃虚弱者用多则引起恶心呕吐，故代用山萸肉，佐以明天麻，治头痛、眩晕。仙鹤草养血止血，砂仁、蔻仁温肾纳气。余皆配伍之药，不须一一说明。

（2）血虚证：其特征为面色苍白，头昏目眩，心悸少寐，经血色淡，血质薄，病人口唇爪甲同时苍白。舌质淡红，苔薄或花剥无苔。脉象虚细。治疗补血益气。方选加减归脾汤。方药：党参24g，生黄芪60g，鹿角胶15g，熟枣仁15g，山萸肉12g，木香6g，白术9g，茯神9g，龙眼肉24g，仙鹤草60g。王氏指出本方从平补心脾，调血养荣入手，适用于心脾受损，惊悸怔忡，脾虚不能摄血而至崩漏不止之症。方中的党参、白术、黄芪，用以温补脾；山萸肉、茯神、枣仁、龙眼肉，甘温微酸，用以补心；鹿角胶温煦养血；仙鹤草调血止血；木香醒脾行气，有消除血中滞气的作用。气行畅，则气旺从而使血归经，则崩漏愈。

（3）阳虚证：本证特征为面色萎黄，少腹寒冷，畏寒喜热，背脊酸痛，经色色淡，质稀。心累气短，动则汗出，平素手足冷，饮食少，舌质淡，苔薄白。脉象沉迟。治疗拟温肾通阳之法。方选加减地黄饮子。方药：熟附片24g（先熬两小时），枸杞12g，党参24g，生黄芪60g，麦冬9g，明天麻24g，炒升麻24g，山萸肉12g，杭巴戟12g，鹿角胶15g，阿胶珠9g，焦艾叶9g，棕榈炭9g，炮姜炭9g，补骨脂12g。若崩中持续不止，加仙鹤草、乌贼骨。气虚下陷加鹿茸（嚼服）。自汗不止加龙骨、牡蛎、浮小麦。王氏指出本方以地黄饮子去熟地以免滋腻。熟附片返真元之火。山萸肉温肝固精，鹿角胶温煦荣血，通阳补肾。本方并配用补中益气汤，防止大量自汗。

（4）肝经郁火证：本证特征为月经先期，量多质稠，行经时有热感、崩中漏下持续不止。病人面红唇赤，头痛眩晕，口苦咽干，心烦易怒，失眠。但外观形体不衰。舌质红绛，苔薄黄或正常。脉弦大而数。治则宜舒郁清热安冲之法。方选丹栀逍遥散加减。方药：沙参9g，杭白芍9g，柴胡9g，细生地12g，生山栀9g，女贞子24g，旱莲草24g，砂仁6g，蔻仁6g，山萸肉12g，仙鹤草60g，白及9g，炒黄柏9g，元参9g。若胸闷泛恶，连续嗳气者，加制旋覆花。腰酸作胀、乳胀者，加鸡内金、杜仲、续断、薤白、夏枯草。若崩中不止，气血愈虚者，加泡参，鹿角胶、侧柏叶。若崩漏不止者，加龙胆草（泻肝中郁火）或用犀角（磨冲）。王氏指出本方用生地、白芍、仙鹤草凉血。凡凉血之品，用于肝经郁火症，便成为养血调血之良药。元参、黄柏泻相火，制妄动，使其安冲。女贞子养肝肾，旱莲草专清肝经郁火，沙参、白及配合其余之药，以达到止血安冲之目的。

（5）阴虚证：其特征为头晕耳鸣，内热火升，潮热或咽喉干痛。腰酸腿胀而软，筋骨疼痛，经血色殷红。甚至胁痛，肋间胀痛，脘腹搘撑，气滞不运，舌无津液，肝气横逆，肾阴虚损，呼吸短促。舌质绛，舌边有苔，舌中光剥。脉象浮数或弦。治疗宜滋肾柔肝。方选一贯煎。方药：沙参9g，麦冬9g，川楝子9g，生地12g，白蒺藜9g，女贞子24g，旱莲草24g，桑寄生15g，菟丝子15g，枸杞12g，白及9g，仙鹤草60g。若缺津液过甚，加糖参、天冬（炖服）。脾阳虚弱者，加高丽参或吉林参。口苦而燥者，加黄连。若气短心悸者，加山萸肉。若心气弱兼腹部隐痛，加鸡血藤膏。颧红潮热者，加地骨皮、五味子。胁痛较剧兼胃胀者，加蜜炙柴胡、九香虫、鸡内金（注意柴胡易升动浮阳，投一二剂即停用）。眩晕甚者，加天麻、钩藤。潮热者，加玉竹、鳖甲、龟板、知母。崩漏持续不断，时有污血块者，加三七粉（吞服）、蒲黄炭、血竭。王氏指出原方从固本丸集一膏脱化而来，并吸收了薛一瓢滋荣养液膏的主要药物。用于肝肾阴虚，津液枯竭诸证，为养阴方中较好的方剂。

2. 实证崩漏

（1）肝郁气滞证：其特征为月经紊乱，痛经，经来淋漓漏下，并有块状物。精神抑郁，胸痞胁痛，少腹作胀，睡眠不酣，多梦。舌质淡红或光红，苔淡黄。脉象弦涩或弦数。治宜调气解郁，佐以育阴之法。方选滋水清肝饮加减。方药：当归9g，生地12g，泽泻9g，茯苓9g，山萸肉12g，白芍9g，柴胡9g，怀山药9g，山栀9g，仙鹤草60g，白及9g. 丹皮9g，大枣8枚。若胃脘痛者，加川楝子、九香虫、台乌。若头眩晕者，加天麻、潼蒺藜。若腰痛者，加杜仲、续断、羌活。若崩下不止者，加蒲黄炭、茜根炭。若病情转化为阴虚偏盛，心脾又显阳虚者，可改用薛一瓢心脾双解丸，改为汤剂。心脾双解丸：西洋参（可易泡参）、白术、茯神、生地、丹参、枣仁、远志、甘草。可随症选用五味子、麦冬、元参、柏子仁、黄连、香附、川贝、桔梗、桂圆肉等药，并可适当佐入活血化瘀之品。王氏指出本方由六味地黄丸加归、芍、柴胡而成。归、芍、柴胡，能行血中之气，兼疏肝络之滞。茯苓、泽泻、丹皮、山栀，清泄肝络郁热。原方味滋腻，但加味后已具流畅之机，能固气解郁，且有育阴的作用。

（2）血瘀证：其特征为少腹胀痛，拒按，多先崩后漏，经血淋漓不止，血色紫黑成块，崩多则疼痛减。病人面色萎黄不泽，肌肤甲错。舌质紫红，有紫赤斑点。脉见弦涩或沉涩。治则宜逐瘀行血，佐以止血。方选加减血府逐瘀汤。方药：桃仁9g，土红花9g，细生地12g，当归9g，生蒲黄9g，血竭6g，炒五灵脂12g，茺蔚子9g，桑寄生15g，菟丝子15g，仙鹤草

60g，赤芍6g。若漏下淋漓不断，虽排而未尽，腹痛拒按者，宜重用攻坚化瘀药，上方去桑寄生、菟丝子，加三棱、莪术、水蛭。若腹痛减轻，血内无块状物，而漏下持续不止者，为实去内虚之证，宜加党参、生黄芪、乌贼骨、升麻，以补中益气塞流。王氏指出本方用四物汤补血活血。加入失笑散行血消瘀，三七化瘀生新，茺蔚子、桑寄生、菟丝子调肝肾，固冲任，仙鹤草止血润血，合诸药化瘀塞流。

（3）痰湿证：其特征为形体丰盛，面色㿠白，胸闷腹胀，头昏重而嗜睡，时时呕吐恶心，漏下色淡质稠。平时行经量多，带多黏稠不臭，痰不易唾出，心悸气紧。舌质淡，苔白腻，或黄腻而厚。脉象濡滑或沉滑。治则宜渗湿化瘀之法。方选一、加减六君子汤，方药：法夏9g，陈皮9g，茅术9g，茯苓9g，山楂9g，神曲9g，砂仁6g，蔻仁6g，桔梗9g，厚朴6g，怀山药9g，薤白12g，白芷9g，藿香6g。若崩漏不止者，加鹿角胶、仙鹤草、乌贼骨、蒲黄炭。若黄带而臭者，加椿根皮、红藤、蒲公英。若白带者加芙蓉花、红藤、蒲公英。王氏指出本方具有渗湿化痰，促进脾胃运化功能，健脾化湿之作用。二、加减蠲饮六神汤，方药：橘红9g，石菖蒲9g，胆星9g，半夏9g，茯神12g，制旋覆花9g，砂仁6g，桑寄生15g，白芷9g，菟丝子15g，仙鹤草60g。若热痰壅盛，津液不输，呼吸不利，神志燥扰者，加竹沥15g（分三次冲服）。若痰喘气急者，加山萸肉、鸡血藤膏、海浮石、麻绒。若咽干，舌质红绛者，加川贝母。若崩漏不止者，加茜草、生龙齿、乌贼骨、蒲黄炭。王氏指出本方适用于热痰崩漏。能清湿化痰降逆。

（4）湿热蕴结证：其特征为面色萎黄，午后潮热，头重昏闷，心烦脘痞，少腹剧痛引及腰痛或腿痛，白带频频不绝。大便溏薄或燥结，小便短赤涩痛。崩漏血色紫红，带粘腻。舌苔薄黄或黄腻。脉见弦数或弦滑。治则拟清热化湿之法。选方加减银甲合剂。方药：银花9g，连翘9g，红藤24g，蒲公英24g，椿根皮9g，艾叶9g，砂仁6g，仙鹤草60g，生蒲黄9g，炒升麻24g。若白带多，与崩漏混杂而下者，多属于湿偏重，加苍术、炒黄柏、棕榈炭。若血色鲜红，暴崩不止，口苦咽干，血出自觉有热感，多属于热偏重，加白茅根、生地炭、石斛。若小便频，尿量少，有坠重感或刺痛感者，加琥珀末。王氏指出本方适用于湿热蕴结下焦导致的崩漏。并适用于盆腔炎、子宫颈炎、子宫内膜炎、肾盂肾炎、膀胱炎等。

王渭川老中医还特别指出崩漏的治疗，要遵循急则治其标，缓则治其本的原则。在暴崩的情况下，要防止气随血脱，治法以固脱回阳为主，应急取独参汤合童便救急，或重用党参、黄芪、仙鹤草、棕皮炭、贯众炭、广三七等，以固气防脱塞流。对病缓者，应辨证论治，重以澄源，佐以塞流。从肝、脾、肾审察论治，肝阳不足宜养之，肝气甚盛宜疏之，肾阳不足宜温，脾阴不足宜滋润而柔之。崩漏每随妇女的年龄、产前产后等情况而各有差异，因而治法也各不相同，即中医学“因人制宜”的体现。崩漏的治则，必须注意以下四个方面，称之为治疗崩漏四要素。

①青年血崩：其病因为七情所扰，肝郁气滞，导致崩中。治疗宜柔肝解郁，凉血安神。②老年血崩：系老年妇女月经未断或已断，忽然暴发崩中。其病因多为肾气渐衰，冲任失固。因老年妇女中气虚弱，脾失其统，肝失其藏，损及肾气及冲任。治则宜固气滋肾，调气和冲。③胎前崩漏：其病因为肝肾郁热，血失常度而致崩。治则宜澄源塞流。所谓澄源即针对病因，紧急止血安胎，塞流即止血。④产后崩漏：其病因为产后调养失宜，或劳动太过或房事不慎。治则宜调气固血，速塞其流，防止气随血脱出。

（四）王氏摸索并总结出妇科八首经验方

王渭川在长达60余年临床实践中摸索并总结出治疗妇科经、带、胎、产、乳、杂各类疾病的八首经验方，这八首经验方仍是他学术思想特点和临床经验特色的集中反映。是他精华荟萃的具体体现。

1. 一号调经合剂（益黄八珍散改水剂）：其主治为气血两虚挟瘀。适应证：月经先期、月经后期、月经先后无定期、漏下色污有块，痛经。方药：党参24g，白术9g，茯苓12g，当归9g，生地12g，赤芍9g，川芎6g，益母草30g，地鳖虫9g，炒蒲黄9g，鸡血藤18g。水煎，温服。

2. 二号调经合剂（益鹤四君子汤）：主治为肝脾气虚，冲任失固，形成剧崩。适应证：崩下量多色红，子宫下垂，膀胱壁膨出。方药：党参60g，焦白术9g，炒升麻24g，仙鹤草60g，生黄芪60g，阿胶珠9g，夜交藤60g，桑寄生15g，菟丝子15g，血余炭9g，茯苓9g。水煎，温服。

3. 三号调经合剂（桑䗪四物汤）：主治为气血凝结，冲任瘀阻。适应证：原发性无月经，气血凝滞经闭，肝郁气滞经闭，肾气不足经闭。方药：全当归9g，丹参9g，赤芍9g，细生地9g，川芎6g，䗪虫9g，炒蒲黄9g，桑寄生15g，菟丝子15g，炒川楝9g，艾叶9g，鸡内金9g，三七粉3g（冲服）。水煎，温服。

4. 一号调经丸方：主治为虚证。适应证为月经紊乱。方药：党参15g，白术12g，香附12g，当归9g，桑寄生15g，巴戟6g，菟丝子15g，台乌6g，川芎6g，益母草24g，艾叶9g，小茴香3g，河车粉12g。上药共为细末，炼蜜为丸，此为一周量。

5. 二号调经丸方：主治实证。适应证为月经紊乱。方药：丹参9g，白芍9g，白术15g，茯苓12g，当归9g，姜黄9g，桃仁9g，香附12g，红泽兰15g，益母草12g，柴胡6g。上药共研细末，炼蜜为丸。此为一周量。

6. 银甲丸：主治湿热蕴结下焦。适应证：黄白带、赤白带（子宫内膜炎、子宫颈炎及一切下焦炎症）。方药：银花15g，连翘15g，升麻15g，红藤24g，蒲公英24g，生鳖甲24g，紫花地丁30g，生蒲黄12g，椿根皮12g，大青叶12g，西茵陈12g，琥珀末12g，桔梗12g。上药共研细末，炼蜜成63丸，此为一周量，也可改成煎剂。

7. 加味四君子合剂：主治气虚脾弱。适应证为虚带，带下色白质薄。无腥臭味。方药：党参24g，苍术6g，茯苓9g，白果仁9g，椿根皮9g，桔梗9g，红藤24g，蒲公英24g，藿香6g。

8. 保胎方：主治胎动呕逆。适应证为妊娠恶阻。方药：党参15g，云苓9g，焦白术9g，桑寄生15g，菟丝子15g，杜仲6g，续断9g，竹茹6g，藿香6g。若腹胀加厚朴6g，胃气上逆加旋覆花9g，吐酸剧，用灶心土60g泡开水搅匀，待澄清后用此水熬药。

四、王渭川典型医案选

（一）美尼尔氏综合征

李某，女，38岁，成都中医学院干部。初诊：1963年12月11日。症状：经四川省某医院检查诊断为美尼尔氏综合征、风湿痛。症见眩晕、两颧红赤、咽干耳鸣、心烦肢麻、心悸气紧、胸胁痛、关节痛、腰痛、失眠多梦、大便干燥、小便短黄。月经按期，但淋漓不断。舌绛苔少，少津。脉象细数。此乃肝肾阴虚之证，治则宜滋水柔肝，疏风通络之法。方选一贯煎合天麻钩藤饮加减。方药：川楝子9g，沙参9g，石斛12g，明天麻18g，钩藤9g，刺蒺藜18g，夜交藤60g，朱茯神12g，枸杞12g，细生地9g，鸡血藤18g，砂仁6g，蔻仁6g，山萸肉12g，桑寄生15g，菟丝子15g。1周6剂，连服2周。

二诊（12月25日）：症见头晕、心悸、胸痛显著减轻，潮热已退，惟腰骶骨痛影响睡眠，有时半身痛，大便稍干。月经情况如前。舌质红，苔薄白。脉见细数。治疗守前法继进。方药：上方加蜈蚣2条、乌梢蛇9g，千年健24g，火麻仁9g，三七1.5g（冲服）。1周6剂，连服3周。

三诊（1964年1月16日）：诸症悉解，基本痊愈。舌质淡红，苔薄白，脉见平缓。治疗继巩固疗效。照上方再连服4周后，病情痊愈，上班工作。

【按语】王渭川先生认为美尼尔氏综合征，起病突然，常反复发作，发作时间持续几分钟、几小时或几天。其临床表现为自感周围景物围绕自己转动，被迫平卧，不敢睁眼，恶心、呕吐、耳鸣及听力减退。检查时可见眼球震颤等症状。本病属中医“眩晕”之范畴。发病常与肝风、痰湿、虚弱、实火、中风等因素有关。王氏将本病分为：脾肾阳虚、肝肾阴虚、肝胆实火三个证型。本案例为肝肾阴虚型，拟滋肾养肝、活络潜阳之法，选一贯煎合天麻钩藤饮加减。连续三诊而获效，可见王氏辨证准确，用药精当，中医功底深厚扎实。

（二）红斑狼疮（盘状型）

吕某，女，52岁，北京话剧团演员。初诊（1974年1月8日）：症见两颧部有明显对称性红斑，畏阳光。阳光照射一会儿即发病。经首都某医院确诊为“盘状型红斑狼疮”。腰痛耳鸣，脚跟痛，心悸气紧，浮肿，精神疲乏，无力登楼。同时脱发、自汗、食欲差、腹胀、形寒、喜热饮、失眠。舌质淡，苔薄白。脉象濡弱。治疗宜温补脾肾，清解病毒，活血化瘀之法。选河间地黄饮子合通窍活血汤加减。方药：党参60g，鸡血藤18g，生黄芪60g，桑寄生15g，菟丝子15g，蜈蚣9g，黑故纸12g，土红花9g，桃仁9g，紫草60g，炒北五味12g，山萸肉12g，槟榔6g。另八种草药同煎：蛇床一棵草60g，白花蛇舌草60g，半枝莲30g，无花果30g，石大年30g，隔山撬15g，苦荞头15g，瞿麦根15g。1周6剂，连服2周。

二诊（1974后1月22日）：服上药12剂后，病情好转，浮肿减轻，步行较前有力，耳鸣渐减，但腹微胀，关节痛。舌脉同前，治疗守前法继进。前方加鹿角胶15g，阿胶珠9g，厚朴9g，砂仁6g，蔻仁6g，鸡内金9g。去桃仁、土红花。另草药8种同上。1周6剂，连服2周。

三诊（1974年2月6日）：服上药、12剂后，病情显著好转，在阳光下走路，未引起皮肤痛感，其余各症亦有减轻，但仍浮肿，血沉高。患者准备返回北京单位。治疗守前法继进。

前方加炒五灵脂12g，草药八种同前。1周6剂，连服4周。疗效：患者回北京后，通信易方，但治则基本不变。服药至74年8月底，患者自动停药观察。

同年9月初到南京、上海、杭州等地旅行，年底回北京欢度元旦。1975年3月15日来信说：经首都某医院复查，证明其病已基本痊愈。为防止复发，处以膏方巩固疗效。膏方：潞党参120g，鸡血藤120g，生黄芪120g，熟枣仁90g，鱼鳔胶120g，槟榔60g，厚朴60g，茅术30g，糯米草120g，炒五灵脂60g，细生地120g，桑椹120g，女贞子90g，旱莲草90g，覆盆子120g，淫羊藿120g，紫草120g，苦荞头60g，半枝莲60g，无花果120g，蜈蚣20条、乌梢蛇90g，威灵仙30g，枸杞60g。上药熬4次取浓汁，加鸡内金、山楂、土鳖虫、炒蒲黄、琥珀末各24g，其研极细末，合蜂蜜2斤，缓缓搅匀收膏。每日早、午、晚各服一大汤匙，注意风寒感冒时停服。

【按语】王渭川先生认为红斑狼疮是一种胶原组织疾病。由于胶原组织、结缔组织广泛分布身体，因此可在疾病的不同时期产生各种脏器病变。临床表现为发烧、血沉增高、关节酸痛。皮肤的暴露部分多有病变，往往在面部两颊及鼻梁之间出现蝴蝶状红斑。发于四肢则呈对称性，皮肤出现红斑丘疹、水疮鳞屑和结疖，并有痒和烧灼感。本病的特殊症状是对日光过敏。病因为病毒感染。如从血液及骨髓涂片上找到红斑狼疮细胞，就可对本病作出确诊。本病分盘状型和系统型两大类。中医对红斑狼疮的认识并未见诸于文献典籍，主要根据外感内伤、阴阳表里和脏腑阴阳转化，“审证求因”，进行辨证施治。临床所见，盘状型以局部皮肤病变为依据。系统型，往往累及内脏，常伴有心、肝、脾、肺、肾诸脏器的症状，而以肾的病变为主：如耳鸣（肾开窍于耳）、腰痛（腰为肾之府）、头发稀疏或脱落（肾之华在发）。肾主生殖机能，故患本病的男子多阳痿遗精，女子多有月经紊乱或停经。肾阴虚而毒热内盛，必致心阳偏亢而化火，形成“热盛型”。如肾阳虚不能制水，必致脾阳亦虚，不能运化水湿，形成“脾肾阳虚型”。如肾阴虚引起肝阳上亢，形成“肝肾阴虚型”。而本案例盘状型系属脾肾阳虚证为主。

王氏治疗此类病拟除湿解毒、活血化瘀、佐以益气之法。选通窍活血汤合补中益气汤加减。王氏指出随症可选下列药物：其常用的为蜈蚣2条，乌梢蛇9g，紫草60g。清热除湿可选用红藤24g，蒲公英24g，大青叶9g，佩兰9g，地骨皮9g，肥知母9g，银柴胡9g，地肤子15g，白鲜皮15g，生地24~30g，板蓝根24g，玄参9g。活血化瘀可选用地鳖虫9g，生蒲黄9g，全蝎9g，琥珀末6g（布包煎），桃仁9g，土红花9g，黑故纸12g。补气选用党参24g，鸡血藤18g，生黄芪60g，桑寄生15g，菟丝子15g。若有兼症，可随症选加下列药物：心跳过速，加炒北五味12g，山萸肉12g。腰痛，查尿有脓球、红细胞或蛋白加仙鹤草60g，山楂9g，夏枯草60g，大小蓟各12g。四肢不利或瘫痪，指趾关节痛加麝香0.15g（冲服），呼吸短促，气紧加麻绒1.5g，川贝9g。肝区痛选加柴胡、金钱草、满天星24g，花斑竹24g，茵陈12g。胃病加台乌9g，九香虫9g。夜尿多加桑螵蛸9g，生龟板30g。腹水加熟附片24~60g（先煎两小时）、细生地12g。脉管炎加麝香0.5~0.3g（冲服）。另用八种草药同煎，蛇床一颗草（夜关门）60g，白花蛇舌草60g，半枝莲30g，石大年（黄毛耳草、石打穿）30g，无花果30g，苦荞头15g，隔山撬15g，瞿麦根15g。

（三）阿迪森病（黑瘅）

周某，女，33岁，干部。初诊（1962年4月21日）：症状为患者从1959年春季起，面部及腋窝皮肤颜色变深。1960年10月，面部皮肤呈黑褐色，头晕，疲乏无力。经四川省某医院诊断为“阿迪森病”，住院用甘草流浸膏、去氧皮质酮等治疗，效果不著，始来我院门诊。肺上部有陈旧性结核，右侧膈肌顶部粘连，罗一开一波氏水试验阳性。血糖80mg%、血钾21.6mg%、血钠330mg。自诉头晕、心悸、耳鸣、疲乏、食欲极差、腹胀畏冷、腰剧痛，经闭一年多，白带多，小便混浊如油。有肺结核及子宫内膜结核之病史，身体羸瘦，两颧及额部有黑色团块，环口黧黑，腰脐周围有黑线。舌苔黄腻，脉象弦涩。此系脾肾阳虚之证，治则宜补阳益阴，调补冲任，佐以化瘀。方选河间地黄饮子合膈下逐瘀汤加减。方药：党参24g，鸡血藤18g，生黄芪60g，桑寄生15g，菟丝子15g，黑故纸12g，地鳖虫9g，生蒲黄9g，水蛭6g，鹿角胶15g，鸡内金9g，砂仁6g，蔻仁6g，琥珀末6g（冲服或布包煎），1周6剂，连服2周。

二诊（5月6日）：耳鸣减轻，小便颜色转正常，精神、饮食好转，惟睡眠尚差，梦多，脚微肿。苔薄腻，脉见迟缓。治疗守前法继进。上方加夜交藤60g，糯米草60g。1周6剂，连服3周。疗效：病情继续好转，以后随症加减过下列药物：杜仲、山萸肉、巴戟、续断、当归、熟地、木香、明天麻、槟榔、肉苁蓉、益母草、胎盘。到10月20日，共服药120余剂，色素减退，诸症均愈，上班工作。

【按语】王渭川先生认为本病因先由英国医生阿迪森氏确诊而得名。病因为肾上腺皮质功能减退。临床表现为：病人萎黄的面容出现黑色素沉着，齿龈、口唇、乳头、手掌纹线等处最为明显。疲乏无力，精神萎靡，饮食减退，体重减轻，浮肿，血糖低，血压低，腰痛，阴毛腋毛脱落，第二性征受影响。检查可见17羟、17酮、嗜酸性细胞、血糖异常。临床上诊断本病时应与瑞尔斯黑变病、柯兴综合征相鉴别。中医古籍中记载“凡皮肤着色之病都称之为瘅”。张仲景《金匮要略》一书中有“黑瘅”及“女痨瘅”的记载，并用“硝矾石散”治疗。这些病和本病相似。中医认为本病病因在肾。“肾主黑、肾为水脏”，“肾热者色黑而齿槁”。如肾阳虚损而使肾间动气不足，使命门真火大衰，出现肾水过盛，脾阳为湿所困，运化功能失职，出现“脾肾阴虚型”。如肾阴不足，虚火上炎，水火不济，肾水枯竭，致使水不涵木，肝阳偏亢，出现“肝肾阴虚型”。本案例为脾肾阳虚型，王氏拟用河间地黄饮子合膈下逐瘀汤温补脾肾，佐以化瘀，连续治疗五周前后共服120余剂，使其顽疾终获痊愈，为后人提供了中医药治愈疑难重症的榜样。

（四）肥胖病（黑瘅）

冯某，女，26岁。初诊（1977年11月2日）：症见黑色素沉着，齿龈、掌纹、乳晕等处最为显著。肥胖，腹臀特别肥厚，体重70Kg，腹及大腿内侧现紫纹，疲倦乏力，背痛、浮肿。已生育，月经基本正常，带下黄臭，性欲减退。舌苔薄白，脉见濡缓。王氏认为此属气虚痰湿之证。治则宜益气化瘀，固肾活络化瘀之法。方选加减补中益气汤合通窍活血汤。方药：党参60g，鸡血藤18g，生黄芪30g，京半夏9g，山楂9g，黑故纸12g，地鳖虫9g，炒蒲黄9g，槟榔6g，桑寄生15g，菟丝子15g，炒葶苈9g，麝香0.3g，红藤24g，琥珀末6g（冲服或布包煎）。1周6剂，连服2周。

二诊（11月16日）：诸症已减，腹腿纹显少，体重减轻1.5Kg，舌脉同前。治疗守前法续进。上方加苏子9g，桔梗6g。1周6剂，连服2周。

三诊（12月1日）：诸症继减，体重又下降1.5Kg，舌脉同前。守前法继进。处方宜第二诊方加蜈蚣2条，乌梢蛇9g，细辛3g。1周6剂，连服2周。疗效：诸症俱愈。

【按语】本症由于气虚而导致痰湿瘀滞，即有脾湿生痰，又有湿热蕴结下焦。故虽补气化湿，关键却在固肾活络及调理督任与奇恒之腑。方中红藤、琥珀清下焦湿热，半夏、苏子、葶苈化痰，党参、黄芪、鸡血藤补气血，桑寄生、菟丝子、黑故纸固肾，生蒲黄，虫类药活络祛瘀除湿。麝香一味，芳香开窍，对通调督任以及奇恒之腑有重要作用。标本同治，共收湿去痰消之效。痰湿去，则肥胖、色素、紫纹自消。

韩百灵

一、生平简介

韩百灵（1909年生） 男，汉族，辽宁省台安县人，黑龙江中医药大学教授。世医出身，6岁起随父兄习诵四书五经，8岁拜名儒宋清儒门下攻诗习文，13岁时拜名医臧鸿儒为师，19岁时又投师名医王化三。三易其师，悉得真传，精研中医妇科。弱冠之年，考取中医师资格证书，跻身医林。是黑龙江省四大名医之一，国家重点学科带头人，享有中医妇科博士学位授予权。曾任哈尔滨市中医公会、市医联、黑龙江医协副主任委员、黑龙江省、哈尔滨市中医学会副理事长、中华全国中医学会理事等职。1978年出席全国科学大会。任黑龙江中医学会顾问组副组长、省政协委员、中华全国中医妇科学会委员。其学术思想以"肝肾学说"、"同因异病"、"异病同治"著称于世，创"育阴止崩汤"、"百灵调肝汤"。发表学术论文60余篇。著有《百灵妇科》等三部妇科专著。在《电脑模拟韩百灵教授诊治妇女不孕症及崩漏的研究》中。获省级科技成果奖。多次受到省政协、省政府和卫生部的表彰与嘉奖。

二、韩百灵学术思想特点

（一）韩氏倡导"学贵于精，而殆于惰"的良好学风

韩百灵老中医自谓"余少年课读五经而识文字，视《诗经》为最古之文学，知古有采诗之官，王者所以观风俗、知得失焉。《尚书》为中国最古之史料，古代帝王之规模事业，无不备义，然昔日国乱民伤，一味专治《尚书》不足医国救民，诚可叹然。"他年少之时弃儒就医，随父兄读《灵枢》、

《素问》、《难经》凡十载，明天地人纪，而有专泥医论之弊，又读有方之书，私淑张仲景《伤寒》、《金匮》明医学之主体，医理方剂之渊薮。继则博览诸家而论，而独重于妇科。凡《妇人大全良方》、《傅青主妇科》、《济阴纲目》、《经效产宝》、《女科经纶》、《医宗金鉴·妇科心法》等五十余种，尽其博览，而力求专精。

韩百灵年20岁悬壶问世，凡临床50年，鬓发斑白，回首来踪，学问无穷。他自己曾说过：举国上下五千年历史，文化遗产典籍浩瀚，诸籍皆览，恐不实际。高以下为基。必读之书，实不可不读，须知之事又不可不知。识文字谓之小学，不读小学焉知文字。刘歆《七略》把小学置于《六艺略》不可不知。然读书识字，是“以下为基”。积土木石玉，以成大厦。欲之成，必须放宽，而立于专，识之以胆。习医以为用者，无不皆然。是博学于文，而专精于医。但自一身以至天下国家，皆学之事，平生难尽，必专精于一艺而有补于斯民。读医书必先抓主体而后枝叶。应诵之书，必加强记忆而后成巧。《伤寒杂病论》以下，又当重点攻读熟诵，比之渭专精。但专精于细，必细审玩味各家之言，归纳其条理，而得其独到。欲得其独到，在于困幅无华，坚韧不拔之治学，作持久之劳。余习医每勤于笔，提要勾玄而摘抄，积成日久而自得其独善。二曰勤访名师，常不避严寒酷暑而长途访问医长者，结识良师，增长见闻，再验于书而试之临床，积其数年，自得其经而识其妙。三曰光阴如逝东流水，去而不返，如无为流失，实不可弥补，留得终生遗憾。欲得其妙，必有三背之功，即枕上背诵，途中背诵，厕里背诵，不使光阴虚度，才能略有所得。四曰广识医友，取其所长，补己不足，积之录得，验于临床。读古人之书，则勤而有所得，惰而有所失。凡欲一事之成，必勤求而无惰也。韩老先生还指出医学谓专门之学，有谓不负众望之医家，亦非诸种病症皆可临诊取效，普救斯民于不殆。实亦负众望，然可少负众望而已。于专门之学科而必有所专，但学科可谓其博，凡内、外、妇、儿、疮疡、正骨等学科各有专术。博通各科之学术，故谓之博，而后可专精于一科，而善其一病，即谓之专家。故学习者，始不可偏，必须放眼于宽，抓主体之学术。如《内经》、《伤寒》、《金匮》要通读之，不可寻章摘句，以玄其学。须全面领悟，心有灵犀，可避局隘、破碎。守一隅之说教，知杂症则不晓六经，知医理而不知脉法，知古言而不知今说，知一家而不知百家之论，通河间不晓丹溪，专泥东垣之论而不知从正之学，所谓学识破碎者也。守一世之说，宗一家之言，遵一派之论，难以贯通整体而窥其全豹，虽攻读数载而有所得者鲜。若专精基于博览，博览必识主体之学，临证有所宗而有所舍，而后必有独识而独得，必由博而返约。是学贵于专精，而放眼于宽，方不致一叶障目，两豆塞耳，泰山不见，雷霆不闻，是为聋瞽，必无所为。

韩氏还深有感触的体会到：学术积年，而临诊之际，必日有所得，有所得者，必信笔而录之；月有所积者，而纂其条理，是谓笔记，乃心得之类也。如直觉浮现，必立地而书之，否则流失，更难复得，惜之奈何？是有所积而有所现，有所累积而成条理。每临诊之际，凡《仪病式》中言，必遵其式而为之法，详为记述，是以成案，附之以方，是为医之方案，犹刑名家之例案也。观医之为道，自《灵枢》、《素问》，迄仲景以下，唐宋元明诸家，著述甚多，理法可谓之灿然，其临床经验各有其异：同一病人，随人而异治，同一病人，随时而异治，从案例而索之矣。历代之论述，后人总结而为律。如刑名家执律以绳人罪，轻重出入，必有案例为凭。后人立医案，萃而聚之，精而释之。吾常如此数十年，充医事得失之林，辑成《百灵医案》。以氏名而标其书，非谓百灵而无一失矣。前谓医书不可胜记，一病古来必立一门，余师事之，一门自立数法，法有尽而病无尽，病无尽而法无穷，一病之变亦无穷矣。故临证之际，有所得必有所记，有所记必有所思。有所思必有所悟，数十年之积，不间断之，必有超悟。而积之有胆，言之中肯，必青于蓝而胜于蓝。否则光阴流逝，日虽有所得而无所记，月虽有累而无所忆，诊务繁忙而无案例，过则更不复知。

整理学术，凭主观想象，必有所偏。甚至贻误后学而害人子弟，欲成美而实积罪。斯时方知启后之难也。古语谓：专泥药性，决不识病；假若识病，未必得法；识病得法，工中之甲。理法方药，不可有偏，是谓有学有术。若只识医理，罔知方药，或识方药，不通医理，是谓有学无术。学术即得，又躬引实践，是有的放矢。余之治医，先学而后术。治学之际，先文而后哲，及诗词歌赋，以文为戏，常吟诗于野，放歌于朝，填辞于夕，学术于午。即攻读医书，亦首读《灵枢》、《素问》及王冰、张马之注，逐句便读，次得修园，容川书及其《精义》。又致力于《伤寒》、《金匮》，使理法明而方药得。余之学医笔记，常记临床心得而为夹注。学医只知无方之书，不知理法，只有学而无术；虽知方药，不知其理，不足成为良医，只有遍读理、法、方、药之书，笔记、研讨，躬行实践，验之患者，有得有失，是谓有学有术矣。

（二）韩氏女科极为重视“肝肾学说”

韩百灵认为妇科疾病主要在于肝、肾、脾、气、血五字，其变化不外于虚、实、寒、热、痰、瘀、郁、积聚，而关键在审因辨证论治，四诊合参，切不可拘泥偏执，遗人夭殃。通过几十年的理论与实践之精心研磨，终于形成了韩氏女科独特的学术风格，在八十年代初期提出了“肝肾学说”的理论架构。“肝肾学说”是根据妇女特有的生理病理特点而提出来的。人体脏腑、经络、气血、情志之间的生理活动，是互相联系、互相制约、互相滋生、互相依存的。妇女的经、带、胎、产、乳的生理活动，皆根于此。相反，脏腑、经络、阴阳、气血、情志等生理活动的失调，都会影响妇女的经、带、胎、产、乳，而发生妇科疾病。韩氏特别强调，肝肾在妇女生理病理中具有特殊的地位和作用。

韩氏认为肾为天癸之源，肾气充盛，天癸始能泌至，注于冲任，促进冲任二脉通盛及男女生殖之精的成熟，男精乃能溢泻，女精乃能降至，阴阳和，两精相搏，生命由是开始，故言肾主生殖。正如《内经》所云："肾者主蛰，封藏之本，精之处也。"又肾为冲任之本，肾脉与冲脉合而盛大，为太冲脉，在经络交通上，冲任皆有会穴与肾经直接交会，冲任二脉在女性生理中所具有特殊作用皆受其肾来主导。肾精化气生血，肾主津液，肾主系胞。若先天不足，或早婚多产，或房事不节，或久病失养，或惊恐伤志，或邪气损伤，则必引起肾的生理功能失调，致使肾的阴阳失衡，生精化气生血功能则不足，天癸的产生和泌至失调，冲任失荣失固，系胞无力，种子成孕育胎之机化异常，蒸腾开阖失司，从而发生与其病变有关的妇科病证。

韩氏认为肝藏血，主疏泄，体阴而用阳。肝所藏之血除营养全身外，并注入血海，故有"肝司血海"、"女子以肝为先天"之说。肝在月经的化生和期、量的调节方面起着重要作用，而肝的藏血与疏泄功能调整着血海的蓄溢有常，使月经如期潮止。肝的经脉绕前阴，抵少腹，挟胃贯膈布胁肋，经乳头，上巅顶，所以肝与前阴、少腹、乳部、胃有密切的生理联系。如果情志失调，忿怒抑郁，肝失条达，疏泄失常，或郁结太过，或郁结化火，则藏血失职，血海失司，若阴血有伤，肝血失养，则肝阳易亢，亦是发生妇科病证的常见病变。

韩氏着重指出肝肾同源，肾主藏精，肝主藏血，精血同源，相互滋生。若肾精亏损，可导致肝血不足；反之肝血亏虚，也可引起肾精亏耗。而精充血旺，血海充盈。肝主疏泄，肾主闭藏，一开一阖，血海蓄溢正常。由于天癸同源，所以肝肾阴阳之间的关系密切。肝肾之阴，息息相通，相互制约，协调平衡，故在病理上必相互影响。如肾阴不足可引起肝阴不足，阴不制阳而导致肝阳上亢，称之为"水不涵木"；如肝阴不足，也可导致肾阴的亏损，而致相火上炎。反之，肝火太盛也可下劫肾阴，形成肾阴不足的病理变化。在妇科疾病中，经、带、胎、产、乳、杂诸多病证，皆可因肝肾失调而引起，由此可见肝肾学说在中医妇科学中占有着重要的位置。韩氏认为肝肾阴虚为病，是妇科常见病、多发病的主要原因，每每临证，对凡由肝肾阴虚所引起的妇科诸多病证，均以滋补肝肾为主，提出：养肾之阴，敛肝之阳，壮水之主，以制阳光的治疗大法。韩氏积数十年的临床经验，创制了“百灵育阴汤”方中诸药皆入肝肾二经，与其“肝肾学说”相得益彰，丝丝入扣，以该方之加减，统筹治疗由肝肾阴虚而引起的经、带、胎、产、乳、杂诸疾，均可收到显著的疗效。

（三）韩氏女科突出“同因异病、异病同治”的学术思想

韩百灵老中医在长期中医妇科临床和教学中逐步形成并提出了“同因异病、异病同治”的学术思想，从其自身而言，启蒙于仲景《金匮要略》，而受学于名医王化三老先生。应该说“同因异病、异病同治”正是中医学辨证观“同病异治”、“异病同治”的体现，这充分说明中医学把疾病的发生和发展，治疗和转归看成是运动的，相互联系的，不是静止的，更不是孤立的。这恰恰是中医学辨证施治的精彩独到之处。

所谓“同因异病”，是指相同的病因、相同的机理，却表现出各不相同的疾病。而“异病同治”，正是不同的疾病，虽然各具特殊性，但其由于病因病理相同，其处于同一性质的病变阶段，其间也有共同性，因而采取相同的治疗方法。“同因异病”是指其因；而“异病同治”是指其果。二者是辨证对立而又是相互依存的。同中有别，注意个性；异中求同，寻其共性，更显示出祖国医药学辨证施治的优越性。

韩氏认为中医证候虽千变万化，但总有其规律可循，如妇女在生理上，因经孕产乳数伤于血，在病理上也就容易产生气血两虚。在七情方面，女子性多忧思，情志不遂，气机不畅，气病及血，易致气滞血瘀。脾为后天，气血生化之源，肾为先天，内寄真火，气血不足，命火虚衰，每生脾肾阳虚。肝藏血，肾藏精，精血亏耗，多有肝肾阴虚。以上四者，皆可表现为妇女生命活动中的各个阶段，而产生经、带、胎、产、乳、杂等各种不同的疾病。韩氏继“肝肾学说”之后，又提出了

“肝肾阴虚”、“脾肾阳虚”、“气虚血虚”、“气滞血瘀”病因病理学观点，从而形成了上述“同因异病”、“异病同治”的概念，并密切的指导着临床实践，形成了韩氏女科独有的特色。

韩氏认为肝肾阴虚为病，是妇科常见病、多发病。系指女子青春期先天发育尚未完实，肾气不充，肝失濡养；或早婚、多产、房事不节，阴精暗耗，肾失收藏；或因素体阴血不足，复感热邪，耗伤阴血；或因大病久病，损伤阴液而致阴血两虚，阳气偏盛，阴阳互不平衡，生理功能失常而造成的妇科病证。临床常见有：月经先期、月经过多、月经后期、月经过少、月经先后无定期、闭经、崩漏、胎动不安、滑胎、子痫、子晕、胎痿不长、产后痉病、产后身痛、不孕症、阴痒等病。而其临床表现常有：头晕、视物昏花、眼角干涩、耳鸣、健忘、心烦易怒、腰膝酸软、足跟痛、手足心热、潮热盗汗、口干不欲饮、小便短赤、大便秘结、舌红而干、少苔或无苔、脉弦细或弦细数。韩氏创制“百灵育阴汤”滋补肝肾，而随证病有所出入加减。

韩氏认为脾肾阳虚，发病之因多系女子先天禀赋不足，命火虚衰；或早婚多产，恣欲无度，耗伤肾气，元阳不足，不能温煦脾土，脾虚不运，湿浊内停，反侮肾阳；中阳不振，而导致脾肾失调，从而发生妇科经、带、胎、产、乳、杂诸疾。临床常见病有：崩漏、月经后期、闭经、痛经、经行泄泻、经断前后诸症、带下病、滑胎、妊娠肿胀、妊娠小便不通、胎痿不长、产后小便失禁、不孕症等。其主要临床表现为：头晕耳鸣，精神萎靡，腰痛如折，畏寒肢冷，眼睑浮肿，食欲不振，小便清长，夜尿频数，大便溏薄，面色㿠白，唇舌淡润，苔滑白，脉沉缓或沉迟无力。韩氏根据脾肾阳虚之理，提出了补阳益气，益火之源之法。自拟补阳益气汤随其证病增减出入而治之。

韩氏认为气是人体生命活动的原动力，血是维持人体生命活动的物质基础，二者互相滋生，互相依存，共同维持人体生理功能活动。韩氏指出一旦因寒热失宜，情志影响，饮食失节，劳逸过度，不慎房事，皆可损伤气血。但也有先损于血而后及于气。亦有因先损于气而后及于血致气血两虚者。特别强调气血与妇女的密切性，缘因妇女经、孕、产、乳皆以血为用，且易伤血、耗血，使机体常处于血分不足，而气有余之状态。《灵枢·五音五味篇》云："妇人之生，有余于气，不足于血，以其数脱血也。"因而临床上容易产生气血不足之病症。临床常见病有：月经过多、月经后期、月经过少、崩漏、经闭、痛经、绝经前后诸症、胎动不安、妊娠眩晕、产后腹痛、产后恶露不绝、产后发热、产后身痛、产后血晕、产后缺乳、妇人不孕、脏躁等。主要脉证有：头晕目眩，眼角干涩，心悸少寐，倦怠乏力，气短懒言，动则汗出，皮肤不润，手麻木、面色萎黄及浅淡虚浮，指甲不荣，唇舌淡红，苔薄白，脉虚细无力。治疗当以益气补血，韩氏自拟经验方益气养血汤治之，并随其病证而加减出入。

韩氏认为气滞血瘀为病，在妇女疾患中占有着重要的地位。气为血之帅，血为气之母，气行则血行，气滞则血瘀。正如《寿世保元》所说："气有一息之不运，则血有一息之不行。"二者相互累及，互为因果。若肝郁气滞，血行不畅，亦可影响胞宫、冲任而发生经、带、胎、产、乳、杂诸病。临床常见病有：崩漏、月经后期、月经愆期、痛经、经闭、妊娠腹痛、妊娠浮肿、产后恶露不下、产后恶露不绝、产后血晕、产后胁痛、产后身痛、产后发热、产后小便不通、产后乳汁不行、癥瘕、不孕。主要脉症有：头晕、头痛、呃逆、胸胁胀满、或疼痛、善太息、心烦易怒、肌肤甲错、面色青紫、两颧深红，唇舌紫暗或有瘀斑，舌苔微黄而腻，呼吸气促，大便燥结，小便短赤，脉弦滑有力或弦涩。韩氏拟调肝理气、活血化瘀之法，其中气病及血者，以调气为主，活血为辅；若血病及气者，其中以活血为主，调气为辅，运用自拟调气活血汤治之。

三、韩百灵临床经验特色

（一）创制百灵育阴汤治疗肝肾阴虚诸证

韩氏百灵育阴汤为：熟地20g，山萸肉15g，川断20g，海螵蛸20g，龟板20g，阿胶15g。方中以熟地、山萸肉滋阴补血，山药健脾补虚，滋阴固肾，治诸虚百损，疗五劳七伤。海螵、牡蛎、龟板为介类有情之品，合白芍共奏补肾益精，潜纳虚阳，养血敛阴之效。川断、寄生、杜仲补肝肾，调血脉。阿胶滋阴补血，全方配伍严谨，组方精良，可共奏调补肝肾，滋阴养血之功效。

韩氏从数十年临床经验出发，对月经先期，量少，质稠，色鲜红，腹无胀痛者，宜百灵育阴汤加地骨皮15g，丹皮15g，以养阴清热治之。对月经过多，色鲜红，无块，小腹空坠者，宜百灵育阴汤加旱莲草20g，炒地榆50g，以凉血止血固冲之。对月经后期、量少、色红、小腹隐痛、不拒按者，宜百灵育阴汤，减川断、寄生，加当归20g，何首乌15g，怀牛膝15g，以补血调经，引血下行。对月经过少，点滴而下，色红，腹无胀痛者，宜百灵育阴汤加当归15g，以补血调冲任。对经闭，经水由少至闭止不行者，宜百灵育阴汤加当归20g，川芎15g，怀牛膝15g，以养血调经，引血下行。对于崩漏，经水淋漓不断，色鲜红，质黏稠者，宜百灵育阴汤，加炒地榆50g，旱莲草20g以凉血止血。

对于带下病，带下赤白，尿道灼热者，宜百灵育阴汤加黄柏15g，栀子15g，椿皮20g以滋阴清热，凉血止带。

对于妊娠病，胎动不安，孕后腰腹坠痛，阴道少量流血者，宜百灵育阴汤加菟丝子20g，炒地榆50g，棕炭20g以补肾止血安胎。对于滑胎，孕后屡孕屡堕者，宜百灵育阴汤久服，达到滋补肝肾，调理冲任以固胎元之目的。对于子痫，孕后七八月，突然昏倒，不省人事，抽搐者，宜百灵育阴汤，加羚羊角5g，石决明20g，钩藤15g，以平肝潜阳，息风止痉。

对于子痞，妊娠末期，声音嘶哑，甚至难以发声，咽干者，宜百灵育阴汤，加沙参15g，麦冬15g以滋阴润燥。对于胎痿不长，妊娠五六月，胎儿发育迟缓，甚则萎缩不长者，宜百灵育阴汤，加当归20g，白术15g以养血健脾，培补气血生化之源。

对于产后病，产后痉病，产后发痉，牙关紧闭，头项强直，四肢抽搐，面色苍白者，宜百灵育阴汤加鳖甲20g，龟板20g，石菖蒲15g，钩藤15g，天麻15g以滋阴养血，柔肝息风。产后遍身痛，产褥期肢体麻木，关节酸楚疼痛者，在主方基础上加秦艽15g，木瓜20g，五加皮15g，当归15g，怀牛膝15g，以养血柔肝，通络止痛。

对于妇科杂病，不孕症，婚后3年以上未孕者，宜用百灵育阴汤，调经以助孕。对于阴痒，阴部灼热搔痒，带下色黄而挟有血液者，宜百灵育阴汤，加黄柏15g，栀子15g，白鲜皮15g，以滋阴补肾，凉血润燥。

(二) 创制补阳益气汤治疗脾肾阳虚诸证

韩老先生创制补阳益气汤治疗脾肾阳虚诸证，其药物组成为：熟地20g，山药15g，白术15g，巴戟天20g，菟丝子20g，川断20g，寄生20g，附子10g，肉桂10g，黄芪20g。方中以白术、山药健脾益气，培补后天。《本草经》云："山药益肾气健胃并补先后二天。"《药性赋》记载："菟丝子治疗男子女人虚冷，填精益髓，去腰痛膝冷。"川断、寄生补肝肾，强筋骨。附子温肾助阳。肉桂温中补阳，散寒止痛。再以熟地养阴补血，黄芪补气升阳，一阴一阳，合之诸药，使之达到阴中求阳，阳中求阴之功效。张景岳曰："善补阴者，必阴中求阳，则阳得阴助，而生化无穷。"诸药配伍，补阳益气，健脾益肾。韩氏指出临证之中，必须谨守病机，随证加减治疗由脾肾阳虚而引起的各种妇科病证，无不得心应手。

对于月经病、经漏，或突然大下、色淡质稀者，宜用补阳益气汤，加炒杜仲20g，地榆炭50g，以补脾益肾，固冲止血。对于月经后期，量少色淡者，宜用补阳益气汤，加当归20g，怀牛膝15g，以益肾健脾养血调经。而对于闭经不行，腹无胀痛者，宜用主方，并加补骨脂20g，鹿角胶15g，香附20g，以血肉有情之品，使其阳生阴长而经水自调。对于痛经，小腹疼痛，喜温喜按，得热痛减，血色浅淡，血质稀薄者，宜在主方基础上加艾叶20g，吴茱萸15g以温通血脉，散寒止痛。对于经行泄泻，腹痛肠鸣，喜温喜按者，宜在主方基础上加党参15g，茯苓20g，苡米仁20g，以温阳扶脾，渗湿止泻。对于经断前后诸证，宜用补阳益气汤，补益脾肾。对于带下病，带下量多，色白，气味腥臭者，宜用主方并加茯苓20g，芡实20g，龙骨20g，牡蛎20g，以温肾健脾，固涩止带。对于妊娠病，胎动不安，滑胎，宜服主方，若流血尚未损及胎儿者加炒地榆50g，牡蛎20g，以固冲安胎止血。对于妊娠肿胀，宜用主方并加茯苓20g，大腹皮15g，陈皮15g，补骨脂15g以温肾助阳，健脾行水。对于妊娠小便不通，小便不利，甚则点滴不出，小腹胀痛，宜用主方加桂枝15g，以温阳化气行水。对于胎瘘不长者，宜用主方并加鹿角胶15g，枸杞子15g，以益精血，补肾气。对于产后病，产后小便失禁或小便频数者，宜在主方基础上加覆盆子15g，益智仁20g，桑螵蛸20g，以益肾固摄止尿。对于妇人不孕，脾肾两虚，气血不足或命火虚衰，脾失健运，痰湿内生，脂膜阻络不能摄精成孕者，宜久服主方，以补益脾肾，填精助孕。

（三）创制益气养血汤治疗气虚血虚之证

韩百灵创制益气养血汤治疗气血不足之证。其药物组成为：人参10g，黄芪20g，熟地20g，白芍20g，当归15g，白术15g，茯苓15g，远志15g，五味子15g，甘草10g。方中用人参大补元气。《本经》记载："人参主补五脏，安精神，定魂魄，止惊悸。"黄芪补气升阳，益气固表。白术、茯苓、甘草益气健脾和中。熟地、白芍、当归养血补血，《本草纲目》记载："熟地……生精血，补五脏内伤不足，通血脉，利耳目，黑须发，男子五劳七伤，女子伤中胞漏，经候不调，胎产百病。”《珍珠囊》中云：“熟地补气血，滋肾水，益真阴。”五味子、远志、益气生津、补肾宁心、宁神益智。全方共奏益气养血敛阴之效。

对于月经病，月经过多，崩漏，色淡，质稀，甚至突然大下不止，小腹微痛不拒按者，宜用主方，加阿胶 15g（烊化），海螵蛸 20g，炒地榆 50g 以养血固冲止血。

对于月经后期，月经过少，色淡质稀，小腹空痛喜按者，宜用主方并加枸杞子 20g，女贞子 15g，黄精 15g 以补血填精。

对于经闭日久者，宜用主方加龟板 20g，怀牛膝 20g 填精血，通血脉。

对于痛经，经期腹痛，绵绵不断，喜按，或经量少，色淡者，宜用主方加桂枝 15g，重用白芍以补气温中，缓急止痛。

对于妊娠病，妊娠腹痛，胎动不安而出现胎元不固，腰痛，阴道流血者，宜用主方加川断 20g，寄生 20g，重用白芍以养血安胎，缓急止痛。若流血者加陈阿胶 15g（冲服），炒杜仲 20g，炒地榆 50g，以补气养血，安胎止血。

对于产后病，产后血晕，四肢厥逆，昏不识人者，宜用主方加鹿角胶 20g，煅龙牡各 20g，以助真阳，升提固脱，并加荆芥穗 15g 清头明目，泽兰 15g 辛散芳香以利醒神。

对于产后腹痛，宜主方加阿胶 15g，枸杞子 20g 以养血益阴。

对于产后恶露淋漓不止，血色浅谈，血质清稀，小腹空坠，绵绵作痛者，宜主方加升麻 10g（蜜炙）以升阳举陷，加阿胶 15g 补血止血。

对于产后发热、汗出者，宜用主方去人参、白术，加生地 15g，丹皮 15g，地骨皮 20g 以清热凉血滋阴。

对于产后身痛，宜用主方加狗脊 20g，怀牛膝 15g，川断 20g，寄生 20g 以补肾养血，强筋健骨，加秦艽 15g 通络止痛。

对于产后缺乳，甚至全无，而乳大且软者，宜用主方加王不留行 15g，白通草 10g，桔梗 15g 以疏通经络，载药上行，气血充足，经络畅通，则乳汁自生。

对于妇女不孕，经行量少或经行后期，色淡质稀者，宜用主方加龟板20g，枸杞子20g以滋阴生血，填精助孕。

对于脏躁、哭笑无常、频频呵欠者，宜用主方去人参、黄芪，加浮小麦15g，大枣5枚以养心补脾安神定志。

韩氏指出以上18种妇科疾病，皆由气血两虚所致，临证时以其益气养血汤治之，灵活加减，屡收疗效。

（四）创制调气活血汤治疗气滞血瘀证

韩百灵创制调气活血汤用于治疗气滞血瘀证。其药物组成为：当归15g，白芍15g，丹皮15g，川楝子15g，枳实15g，甘草10g。柴胡10g，川牛膝15g，生地15g，青皮15g。方中以当归、生地、白芍养血补血，平抑肝阳。丹皮、牛膝活血散瘀，川楝子行气止痛，枳实行气散结消痞。《别录》记载："枳实除胸胁痰痞……消胀满……逆气，胁风痛，安胃气。"青皮疏肝破气。《珍珠囊》云："青皮破坚癖，散滞气……治左胁肝经积气。"《本草纲目》中说："青皮治胸膈气逆，胁痛，小腹疝气。消乳肿，疏肝胆，泻肺气。"甘草调和诸药。全方配伍共奏调肝理气，活血散瘀之效。

对于月经病，气滞血瘀崩漏，或月经涩滞难下，量少，色紫黯，或突然大下血块，小腹坠胀疼痛者，宜调气活血汤加川芎15g，红花15g以行血逐瘀。若小腹刺痛者加元胡以行瘀止痛。若小腹胀痛者加乌药以行气除胀。若血瘀难下，大便秘者，加少量大黄以行瘀血，涤肠垢。若突然大下血块，血色由深变浅者，加炒地榆50g，蒲黄炭20g以塞其流，此乃标本兼顾之法。若气滞血瘀致月经后期，血色深红，量涩少者，以调气活血汤加川芎行血调经。气滞血瘀致月经愆期，血量涩少，色紫暗，乳房胀痛者，用调气活血汤加王不留，通草以通络疏肝。若气滞血瘀致发痛经，少腹刺痛拒按，血量涩少，色紫暗者，宜用调气活血汤加川芎、桃仁以行瘀止痛。

对于气滞血瘀经闭，月经延至数月不通，乳房及少腹胀痛者，宜用调气活血汤加乌药、川芎以行气活血通经。

对于妊娠病，气滞血瘀致妊娠腹痛者，用调气活血汤。减川牛膝以调肝理气而不伤胎。气滞血瘀妊娠浮肿，孕后三、四月之间体胀，下肢及两足浮肿，皮色苍厚不变者，宜调气活血汤加天仙藤、紫苏以疏通气机而肿自除。韩氏还特别指出应用理气活血法治疗妊娠病，必须辨证准确，做到胆欲大而欲细，智欲圆而行欲方。《内经》云："有故无殒亦无殒也。"有病则病受其药，但应衰其大半而止之，不可太过。

对于产后病，气滞血瘀而致产后恶露不下，或下点滴，色紫暗，少腹硬痛拒按者，宜用调气活血汤加生蒲黄、赤芍、川芎以行恶露。若气滞血瘀致产后恶露不绝，迁延日久，或量多如崩，色暗有块，小腹痛而拒按者，宜用调气活血汤中加生蒲黄、川芎以逐瘀血，止恶露。对于气滞血瘀致产后血晕，产后恶露涩少，或点滴而下，色紫暗，少腹硬痛拒按，甚至瘀血上攻而心烦乱如狂，卒然昏倒不省人事者，宜调气活血汤加赤芍、干漆、生蒲黄、川芎以行血逐瘀，宁心醒神。若气滞血瘀致产后胁痛，不得转侧，恶露涩少，色紫暗者，宜用调气活血汤加郁金、元胡以舒肝解郁。若气滞血瘀致产后遍身疼痛，其痛时游走不定，时而固定不移，脉络色青，关节尤痛甚，昼轻夜重者，宜用调气活血汤加桂枝、木瓜、大艽、川芎以活血通络。若气滞血瘀致产后发热，恶露涩少，色紫暗，小腹硬痛拒按者，宜用调气活血汤加丹皮、红花以通络除热。若气滞血瘀致产后小便不通，或点滴难出，小腹胀急难忍者，宜用调气活血汤加滑石、车前子以通利水道。若气滞血瘀致产后乳汁不通，乳房胀痛者，宜用调气活血汤加王不留、通草、皂刺以通乳络。

对于气滞血瘀而致癥瘕，腹内积块，推之不移，揉之不散者，宜用调气活血汤加三棱、莪术、鳖甲以行气活血，软坚散结。对于气滞血瘀致不孕症，素性抑郁或急躁多怒，肝失条达，脉道不通，月经先后不定，婚后三年以上不孕者，宜用调气活血汤加王不留、通草、皂刺以调肝理气通络。

韩氏认为以上由于气滞血瘀而致 17 种妇科疾病，皆属同因异病之范畴，临床中只要辨证准确，选用调气活血汤灵活加减，其疗效会非常突出。

（五）创制温肾健脾止带汤治疗脾肾阳虚之白带证

韩百灵认为带下之为病，主要是内因情志所动；或劳逸过度；或房事不节；或贪食生冷，外因淫邪伤及胞脉，损伤冲任督带，尤以冲任失固，带脉失约为主。病机核心是肝、脾、肾所伤，如命火不足，脾失温煦，水津不化，湿浊内蓄，损伤冲任，带脉失约，或性躁多怒，肝失条达，克制脾气，脾气不运，湿浊内聚，下注冲任，损伤带脉而导致带下病。

脾主运化，为后天气血生化之源。若饮食失节，或劳逸过度，损伤脾气，运化失常，水谷精微不能化生血液，反聚而为湿浊，流注下焦，损伤任带之脉，任脉不固，带脉失约而致带下。《沈氏女科辑要》曰："若状如米泔，或臭水不粘者，乃脾家之物，气虚下陷使然。"《医学心悟》又云："脾气状旺，则饮食之精华，生气血而不生带；脾气虚弱，则五味之实秀，生带而不生血。"由此可见，在正常情况下，脾是气血生化之源，异常之时，则是内湿产生的主要所在。

肾为先天之本，元气之根，主藏精气。若先天不足，或房事不节，早婚多产，以致肾阴阳两虚，其肾阴不足，相火灼伤胞脉，可致赤带；肾气虚弱，下焦寒冷，既不能温煦升腾津液以敷布，又不能闭藏以固本，以致形成水精不化，肾精滑脱而为带下；肾阳虚衰，不能温煦脾土，脾阳不足，运化无权，水湿内停，流注下焦，伤及任、带两脉，而为带下。如《妇人规·带浊遗淋类》曰："盖带其微，而淋其甚者也，总由命门不固。"

肝藏血，主疏泄，性喜条达。若性躁多怒，肝失条达，脾气受制，湿浊内盛，郁而化热，湿热下注，损伤任带，则为带下病。《傅青主女科》把带下病因概括为"脾气之虚，肝气之郁，湿气之侵，热气之逼"。此外，经产之时，胞脉空虚，卫生不洁或房事不节，湿浊之毒乘虚侵入胞宫，损伤任带，亦可导致带下病。综上所述，产生带下病的主要机理是“湿”邪为患，带脉失约，任脉不固，所涉及脏腑为肝脾肾三脏。

韩氏认为带下病，有白带、黄带、赤带、青带、黑带五色之分，其中最为多见是白带、黄带。而白带系由脾肾阳虚所致。其主要脉证为：带下色白，如涕如唾，绵绵不断，或带下清稀，量多，气味腥臭，身体倦怠，四肢不温，饮食减少，面浮肢肿，头晕健忘，腰膝酸软，大便溏薄，小便清长，面色㿠白，或面如污垢，舌质淡润，脉沉缓或沉迟无力。治疗拟温肾健脾，渗湿止带之法，自拟温肾健脾止带汤治之。其药物组成为：菟丝子20g，山药15g，白术15g，茯苓20g，苡米仁20g，芡实20g，龙骨20g，牡蛎20g，甘草10g。方中以菟丝子补肝肾，固任脉；山药、白术健脾束带；茯苓、苡米仁利水渗湿，健脾止带；芡实健脾固肾，涩精止带。《本草纲目》记载：“芡实治小便不禁，遗精白浊带下。”《本草求真》中云：“功与山药相似，然山药之补，本有过于芡实；而芡实之涩，更有胜于山药。”二药一补一涩，共同发挥补脾肾，固涩止带之作用；龙骨、牡蛎收敛固涩止带；甘草健脾和中，调和诸药，全方配伍共奏健脾益肾渗湿止带之效。若肾阳虚偏重者加鹿角胶20g以温命门，补真火；尿频者加桑螵蛸20g以增加固涩之力。

韩氏认为黄带亦属临床多见，系为肝经湿热所致。主要脉证为：带下色黄，绵绵不断，黏稠臭秽，或流黄水，或夹有少量血液，阴内灼热，或阴部痛痒，心烦不宁，口苦咽干，渴喜冷饮，小便短赤，大便干燥，面红唇赤而焦，舌红苔黄，脉弦滑而数。治则舒肝清热，利湿止带之法。拟龙胆泻肝汤治之。若带下兼有血液者，加椿皮15g，小蓟15g；若便溏阴肿者加茵陈20g，赤苓15g以增加清热利湿凉血止带之效。韩老指出分局部涂药和外用熏洗二法，适用于外阴或阴内溃疡者，包括现代医学的外阴炎、阴道炎、宫颈炎等疾病引起的病症。局部涂药法：枯矾10g，儿茶10g，雄黄10g，龙骨15g，冰片5g，黄柏10g，共为细面，敷于患处，可起到杀菌止痒，祛腐生肌之效果。外用熏洗法：鹤虱25g，百部25g，雄黄10g，枯矾15g。日1剂，水煎20分钟后滤过，熏洗患处。

（六）创制百灵调肝汤治疗肝郁不孕症

不孕症不外肾气不足，及久病耗伤阴血，不节房事，阴精暗耗，或脾肾阳虚，命门火衰，不能温养脾土，脾湿浊痰阻塞胞脉；或肝郁气滞，疏泄失常，脉络不畅，气血失调等。韩氏历经50余年临床验证，认为不孕症中以肝郁不孕居多。从妇女生理病理特点来看，不孕症多发于妇女的生殖旺季——中年时期，此期易受情志影响而致气血不和，肝气偏旺。肝主疏泄，性喜条达而恶抑郁，若情志不畅，则肝郁气滞，疏泄失职，脉络受阻，月经不调，自难受孕。韩老抓住不孕症多发于中年时期，以肝郁为主的特点，治以调肝理气，调经通络法。参之它脏病变，辨别标本先后缓急，在方药上灵活加减而获效者居多。

《傅青主女科》载治疗肝郁型不孕症用解郁种玉汤，并强调“解肝气之郁，宣脾气之困，而心肾之气亦因之俱舒，所以腰脐利而任带通达”。韩氏遵古训而不拘泥，大法相同而遣药各异。自拟“百灵调肝汤”一方：当归15g，白芍25g，怀牛膝20g，王不留20g，白通草15g，瓜蒌15g，枳壳15g，川楝子15g，青皮10g，皂刺5g，甘草5g，注重于疏通气机，调经通络，除陈生新，疏通散结以为顺。方中白芍、当归调肝、养血、和血，遣用牛膝、通草、不留、皂刺等下行血海，疏通胞脉之品，牛膝活血通经，引药下行，用不留、通草、皂刺等下乳通经之品，上通于乳而除乳胀，下行血海以通络行血。韩氏认为此方有催经、助孕之功。再有善能通利关窍，解毒排脓之皂刺遣入方中使“腰脐利而任带通达”。并用川楝、青皮、枳壳等疏肝理气，以解其郁；又有瓜蒌利气散结以宽胸。实为疏肝、理气、通络之剂，共奏解郁、调经、助孕之功。韩氏指出临床中可根据不同的兼症进行加减：若兼肾虚腰痛者，酌加川断、杜仲、寄生、熟地、山萸肉等以补肾调肝。若肝郁化热者，加丹皮、生地、知母等清热凉血之品。若气滞兼瘀血者，酌加桃仁、红花等活血化瘀之品。若兼肝肾不和者，可与丹栀逍遥散灵活配用。

韩氏还特别指出在治疗不孕症除用药以外，更重要的是精神治疗。因为此类患者因久不受孕及来自家庭、社会习惯势力的种种因素，精神负担沉重，抑郁不舒，常为求子心切的急迫心理和其愿不遂的悲观失望心理交织在一起，往往更加重不孕症。因此，在临床治疗时，必须循循善诱，增强治疗信心，充分调动病人与家属的积极性，更好的配合治疗。

（七）韩老善用逍遥散加减治疗22种妇科病症

韩百灵认为逍遥散、丹栀逍遥散本属一体，其药性不寒不热，不散不敛，为调肝理脾健胃良剂，它不仅善治妇科肝脾失和的多种疾病，亦治男科肝郁气滞，脾失健运之症。临床只要辨证清楚，灵活运用，加减得当，无不应手取效。韩氏指出，月经赶前、月经过多、崩漏等病，多因性躁多怒，肝郁化火，热灼胞脉，迫血妄行而致。以该方减煨姜，加丹皮、栀子、黄芩、生地、以清热凉血。如月经不按周期，淋漓不断，或突然大下者，加炒地榆、侧柏炭以凉血止崩漏。经期吐血、衄血，因肝火犯肺，热伤肺络而致，以本方减煨姜，加茅根、小蓟、大黄以清热降逆止血。乳汁自出（乳泣），因肝热冲气上逆，致使阳明胃热而乳汁自出，或流血液。以本方减去煨姜，加生石膏、大黄以清热降逆凉血。韩氏指出，月经涩少、月经错后、痛经、经闭等病，因多思忿怒，情志不舒，疏泄失司，血循不畅而致。以本方加桃仁、琥珀、川牛膝、红花以通经活血。妇科癥瘕因郁怒不解，肝失条达，脉络受阻所致。以此方加三棱、莪术、琥珀、大黄以消癥而通行气血。肝郁不孕多平素性躁多怒，肝失调达，疏泄失职，脉道不畅，冲任受阻所致。以本方减煨姜，加王不留行、通草、川楝、皂刺以疏泄肝郁而调理冲任。

韩氏指出，妊娠子痫因妊娠阴血不足，肝阳不亢，扰犯神明所致，以本方减煨姜，加羚羊、石决明、牡蛎、钩藤以镇静、息风、潜阳。妊娠子肿，因肝失条达，疏泄失司，脾失运化所致。以本方加天仙藤、枳壳、香附、大毛以理气行水。妊娠呕吐因肝气上逆，胃失和降所致。以此方减煨姜、甘草，加黄芩、竹茹、芦根、麦冬、大黄以清热降逆止呕。妊娠子烦因养血养胎，肝热上扰，升降失常所致，以此方减煨姜，加黄芩、竹茹、知母、麦冬以清热除烦。

韩氏指出，产后胁痛因肝失条达，疏泄失职而致。以此方加郁金、玄胡以调肝理气而除胁痛。产后瘈疭因肝郁脉络不畅，营卫失和，筋脉失荣而致。以此方加木瓜、牛膝、牡蛎以舒肝濡筋。产后小便不通，因积思忿怒，肝失条达，疏泄失司，膀胱不化所致。以此方加滑石、车前、竹叶以利尿行水。产后乳汁不通，因郁怒不解，脉络不畅而致，以此方加王不留行、通草、甲珠、漏芦以调肝理气通络化乳。

韩氏还指出，肝积多因积虑过度，肝气郁结，疏泄失司，气血痰食聚积成块而致。以此方加三棱、莪术、川楝、鳖甲以消积而通行气血。眩晕多因暴怒肝失条达，肝气上扰所致。以此方减煨姜，加石决明、木贼、菊花、大黄以清热降逆潜阳。胸腹胀满多由久郁气滞，肝气乘脾，脾失运化所致。以此方加枳实、焦榔、乌药、木香以调气行水。以上总计22种病都以逍遥散加减治疗，临床收效很好。

四、韩百灵典型医案选

（一）肝郁不孕

板木，40岁，日本教授。1976年初诊，婚后10余年不孕，形体消瘦，精神抑郁，性情急躁，无故易怒，胸胁胀满，手足心热，胃纳不佳，厌食油腻，小便短赤，大便常秘，经期乳胀，经来涩，紫暗有块，小腹坠胀，经后自减。舌红，苔微黄，脉涩弦。证属肝郁气滞，脉络不畅，冲任不资，胞脉受阻，不能摄精成孕。治以调肝理气通络法，方用当归、赤芍、川牛膝、王不留行、川楝子、通草、瓜蒌、丹参、香附各15g，川芎10g，皂角刺、生甘草各5g，隔日1剂。

服3剂后，舌脉如前，食欲不振，身体倦怠，此因肝气乘脾，脾失健运之故，前方加白术、山药各15g。3剂后，经期胸闷、乳房及小腹胀痛减轻，食欲好转，但腰酸痛，原方去皂角刺、瓜蒌，加川断、桑寄生各14g，嘱其久服。

1977年春回国，翌年春，板木教授的丈夫大石博士来信说："归国后不久，夫人即怀孕，生一女婴。"为纪念中国，借用松花江的"花"字，取名为"大石花"。并向中国医生表示感谢。

【按语】此案乃肝郁不孕症，患者性情急躁，无故多怒，胸胁胀满，经期乳房胀痛，血量涩少，色紫暗有块，小腹坠胀，此为足厥阴肝经郁滞，脉络不畅，疏泄失常，胞络受阻而致。韩老拟疏肝理气通络之法，妙用百灵调肝汤加味，旨在解肝气之郁，宣脾气之困，致心肾之气俱舒，腰脐利，任带通达而受孕。故药不在多而在精，审证求因贵在准。所以治疗费时不多即获显效。此乃韩氏女科"辨证准确，立法精当，医贵变通，方药灵活"原则的体现。

（二）滑胎

陆某，28岁，工人。婚后不到2年，流产4次，每当受孕3个月左右，即无故流产，经医屡治不显，到处求医问药，有的以为血虚气弱，胎失所养而坠者，投以补血益气之方药；有的以为脾虚中气下陷，胎失所载而坠者，投以益气升陷固冲之方药。汤、丸药百余剂，但病情不减，曾又继续发生流产两次。面色晦暗无泽，唇舌淡润，精神疲倦，言语低微，呼吸气怯，头晕健忘，月经清稀，白带多而腥臭，尿频，夜间尤甚，腰酸腿软，肢冷便溏，四肢不温，脉象沉缓而弱，证属肾阳不足，命火虚衰，孕后肾气愈虚，冲任不固，胎无所依而坠者，非气血两虚和中气下陷之故，应以益肾扶阳固冲任之方药。投以熟地、山药、五味子、菟丝子、巴戟天、破故纸、杜仲、赤石脂、川断、桑寄生。该妇持方而去，俟半月后又前来就诊，问其病情均较前好转，诊其脉象弦缓有力，乃脾气益生，肾气渐复，又以原方加人参、白术、鹿胶，以健脾益肾并举。

2月后又前来就诊说：服药过程中月经已闭止五十余日，常感头眩，呃逆，倦怠，诊其脉象滑缓，尺脉动甚，知其胎孕无疑，嘱其照前方每周服一二剂，告戒房事，可保万全。于1974年4月娩一男婴，于1976年又生一子。

【按语】此乃屡孕屡堕，应期而堕之滑胎者，韩老断为非脾胃虚弱，或中气下陷所致。指出系素体阳虚，命火不足，多为房事不节，阴精暗耗，阴阳两伤，冲任空虚，胎无所固而成。治疗当以益肾扶阳固冲任之法，药后两月而见显效。

（三）产后发热

李某，30岁，产后恶露涩少，五六日内点滴难下，小腹硬痛，按之有鸡卵大包块，高热达40℃以上，曾注射各种抗生素和内服消炎化瘀药，但体温不降，小腹硬痛加剧，手不可近，包块逐渐增大，又服活血行瘀中药数剂，亦无效果，故转院来此就医。望其面色深红、唇舌紫黯，舌苔黄燥，听其言语有力，呼吸促迫，问其现症：心神不宁，口苦饮冷，食入即吐，大便不通，小便如茶，身有寒热，阴道不断流出污浊败血，恶臭难闻，按其腹部硬痛有块如儿头大，发热依然40℃左右，诊其脉象弦滑而数。患者分娩正值炎热季节，产后寒温失宜，外感风寒，或因产时忽视卫生，感染邪毒而致恶血当下不下，日久形成胞内痈肿，疼痛如刺，昼轻夜重。投以清热解毒活血化瘀之药。金银花、连翘、蒲公英、紫花地丁、生石膏、大黄、丹皮、桃仁、三棱、莪术、甲珠、黄柏、乳香、没药。两剂。服药后腹痛加剧，阴道流出大量脓血，臭秽难闻，大便泻下燥粪数枚，尿色混赤，体温降至37℃以下，腹内包块已减大半，小腹柔软手可近之。口干不甚渴，饮食稍进，诊其脉象滑数无力，知其病势减轻，胞内余脓败血未尽，仍以前方，减生石膏，加姜黄以行恶血，又服两剂。药后又下黑紫血块，小腹亦无胀无痛，二便已通，饮食增进，精神如常。喜多眠而感疲倦，六脉弦细而缓，此乃热毒耗损阴血之证，又拟以补血益气之方药。当归、生地、白芍、人参、牛膝、麦冬、龟板、萸肉，又继服4剂，调治1周出院。

【按语】此乃产后发热案，分娩正值炎热盛夏，寒温失宜，外感风寒，加之护理不慎，感染邪毒，乘虚侵入胞中，蔓延全身，正邪交争，故病情急重，高热不退。邪毒入胞，与瘀血相结，小腹疼痛拒按，腹部硬块如儿头大。韩氏胆识超人，辨证细微，选方用药精当，拟清热解毒，活血化瘀之法，仅三诊沉疴得医，效如桴鼓。

（四）妊娠恶阻

许某，女，28岁，某中学教员，1975年秋初诊。该患者妊娠二个月左右开始恶心呕吐，逐渐发展到食入即吐，不食亦吐酸苦，呕吐黄绿或挟有血液，虽经中西医多方治疗，然病势不减。中医多以为是脾虚胃弱，中阳不振，痰水潴留所致，投以健脾和胃，祛痰降逆之方药。亦有诊为肝气郁滞，升降失常，冲气上逆而为呕吐，投以调肝理气降逆之品，治疗数日，呕吐反而加剧。该患者痛苦难忍，欲求人工流产，其婆母不允，经人介绍前来求诊。余望其神情郁闷，形体消瘦，面红，舌赤，苔黄燥，闻其语声高亮，又时时叹息，问其病情，经闭二月余，半月前开始呕吐酸苦，心烦易怒，胸胁胀满，喜冷饮和酸咸果食，经治疗无效。又服偏方藕汁，白梨汁等，服后暂安，但不过半日，仍然呕吐。十余日米粥不下，大便秘结，小便短赤，切其脉弦滑有力。根据四诊分析，该患者属性躁多火，肝经血燥且失条达，肝气益急，气火越上而致呕吐，非脾虚痰滞之呕吐。施以调肝清热通秘降逆之方：黄连9g，麦冬9g，竹茹9g，芦根9g，黄芩9g，陈皮9g，枳实9g，大黄2.1g。嘱其水煎服2剂。

3日后复诊，服药后呕吐稍止，大便已通，小便红赤，日进半碗米粥，脉弦滑稍缓。其病势渐退，仍以上方加白芍9g，生地9g以敛阴生血，嘱其再服3剂。

1周后又复诊，现其精神如常，问其现状，诸症消失，饮食如常，察其脉象弦滑和缓，知其胃气亦复，勿须服药。告戒房事，可保万全。于1976年安然分娩一男婴。

【按语】此妊娠恶阻一案，前医治之病情反复加重，而韩氏接诊，探求病史，四诊合参，辨证准确，用药极精，仅三诊而获愈，呕止食进，诸症悉平。其关键在于辨证是施治的大方向，而施治则是辨证的必然结果。毫厘之差，谬之千里。

裘笑梅

一、生平简介

裘笑梅（1911 年生）　女，汉族，浙江省杭州市人，浙江中医学院附属医院主任中医师。行医 60 载，积有丰富的临床经验，于妇科更负盛名。她刻苦钻研《内经》、《伤寒论》、《金匮要略》等经典著作及金元诸家学说；在妇科方面，对陈自明、傅青主、陆九芝等诸家理论体会尤为深刻。裘老不但博采众长，不拘于一家一派之说，而且能在前贤的基础上有所发展。裘老曾任省人大三至六届代表，农工民主党浙江省委常委，中华中医学会浙江妇科分会顾问。1983 年评为浙江省名老中医。裘老创制的《妇乐冲剂》在全国各地医院广为运用，享有盛誉。对不孕症的治疗独有经验，其治疗闭经、崩漏电脑双系统通过鉴定。著有《裘笑梅妇科临床经验选》，并参加编写了《叶熙春医案》及撰写论文 40 余篇。

二、裘笑梅学术思想特点

（一）强调脾胃在妇女生理病理中的重要地位和作用

裘笑梅老中医认为脾与胃位于中焦，互为表里。脾胃为仓廪之官，在体为肉，开窍于口。脾主运化，输布水谷精微，胃主受纳，腐熟水谷，升清降浊，为生化之源，五脏六腑，四肢百骸，皆赖以营养，具有益气、统血、主肌肉等生理功能，故古人称脾胃为“后天之本”。金元时期著名医学家李东垣，对脾胃更为重视，提出“内伤脾胃，百病由生”之理论，创制了以“补中益气汤”为代表的补脾胃、升阳气之方剂，对后世影响很大。妇科疾病的病因、病理和诊断尤与脾胃密切相关，故调理脾胃在妇科临床上有它重要意义。

1. 脾胃与妇女生理病理的关系：妇女的生理特点，主要表现在经、孕、产、育等方面。这些生理活动。是依靠脏腑、经络、气血的共同作用来实现的。而脏腑之中，脾胃的功能尤为重要。因为气血是月经、养胎、哺乳之物质基础，而脾胃为气血生化之源。脾胃健旺，精血充沛，血海充盈，经候如期，胎孕正常，产后乳汁亦多；反之，则化源不充，气血失常，导致多种妇产科病的产生，其主要表现，有以下三个方面。

（1）运化失健：裘老认为脾之运化功能，包括运化水谷精微和参与体内的水液代谢。食物经过消化之后，其中精微物质由脾来吸收、转输，以营养全身。《内经》说："中焦受气取汁，变化而赤，是谓血。"指出血液是由中焦脾胃的水谷精微化生而成。盖妇女以血为本，其经、孕、产、育皆以血为用。若脾胃虚弱，运化失控，不能生血，则营血亏乏，可致月经过少，甚则闭经，或孕后胎失所养而滑胎、小产，或产后乳汁稀少。此外，脾胃失运，则水湿停滞而成带下、子肿，或痰湿阻滞胞宫以致不孕。

（2）统血无权：裘老认为脾主统血，是指脾脏具有统摄血液，使其循行常道，不致溢出脉外的作用。而脾脏之所以能统摄血液者，因与其经脉之循行有关。《灵枢·经脉》篇说："脾足太阴之脉……其支者，复从胃别上膈，注心中。"又说："脾之大络，名曰大包……此脉络之血者，皆取之脾之大络脉也。"由于心主血，足太阴经有支脉与心相通，且脾之大络又能包罗诸络之血，故脾脏与血液循环息息相关；另一方面，脾为气之源，气为血帅，血随气行，故脾之功能正常，元气充足，则气能摄血，使血液循脉道而行。诚如何梦瑶所说："脾统血，血随气流行之义也。"因此，脾胃气弱，统摄无权，致成各种失血证候，如月经过多、崩漏、胎漏等症。

（3）升降失常：裘老认为升降是脏腑功能之活动，脏腑之间必须有一升一降之活动，才能产生机能，维持生命活动。脾胃居中，为气机升降之枢纽。脾主升则健，胃宜降则和。所谓"脾升"，是指脾将饮食之精微上归于心肺，布化运行全身；所谓“胃降”，是指胃将经过初步消化之饮食下移于肠中，并使代谢之废料由肠道排出体外。故脾升胃降，彼此协调，互相依赖，保持活动平衡，始能完成饮食之消化、吸收和排泄功能。若脾胃升降失常，就会出现病变，如脾气不升而反下陷，可致月经过多，甚则崩漏；或升举无力，而见子宫下垂；或胎元不固，出现滑胎、小产等症；或脾不摄津，引起白带淋漓；胃气不降而反上逆，导致经行恶心，妊娠恶阻等。

2. 辨胃气在妇科病诊断中的意义：中医药学是很重视胃气的强弱与存亡在疾病诊断和预后判断上的重要意义的，早就指出“上损过胃，下损过脾皆不治”，“四时百病胃气为本”，“有胃气则生，无胃气则死”。妇科疾病诊断，自不例外。先从望诊来说，望神察色，为主要内容。古人认为神和色是脏腑精华呈现于外之象征，由于脾胃是五脏六腑精气之源泉，因此，神和色能反映胃气之强弱，对疾病之诊断占有着重要的地位。《内经》有“色夭不泽，谓之难已”，“得神者昌，失神者亡”之说。再说舌和苔，其所以有诊断价值，因其生理与脾胃有关系。章虚谷说：“舌本通心脾之血……脾胃为中土，邪入则生苔，如地上生草也。若光滑如镜，则胃无生发之气，如不毛之地，其之枯矣；胃有生气，而邪入之，其苔则长厚。”因此通过对舌苔的观察，可以推测胃气之消长，从而为疾病诊断提供依据。在闻诊上，亦须辨胃气之有无。如病人出现呼吸浅短，语气低怯，欲言不能真言，或呃逆之声微弱，断续不继，均系胃气衰弱或竭绝之象，病属难治或不治。在问诊上，问饮食至关重要，能推邪之深浅和胃气之盛衰。诸病饮食不断者，病情虽重，尚可挽救。《内经》说：“浆粥入胃，泄注止，虚者活。”相反，病虽轻而必致延剧。辨胃气的消长，在切诊上更被历代医家所重视。特别是脉诊方面，古人认为脉禀胃气而生，五脏之精气不能自至于手太阴，必借胃气之力才能达到。因此，当胃气充足之时，五脏就能在气口反映出雍容和缓之正常脉象，先贤乃运用此原理，把脉象分成平脉（有胃气）、病脉（少胃气）、死脉（无胃气）三种，作为衡量正常、病态、死亡，或者是难治之标志。以上仅是择其要而言之，它是各科疾病诊断之共性，妇科病诊断亦不例外。

3. 调理脾胃法则在妇科临床上的应用：裘老指出调理脾胃法则含义较广，其方法较多，诸如健脾益气、运脾化湿、调中理气、和胃降逆、滋养胃阴、温补中阳等等，在妇科临床的应用极为广泛。

（1）月经过多证：系因脾虚气弱，统血无权而见经来量多如崩，临床治疗以健脾益气为主，方用补中益气汤增减，使脾土健旺，元气充足，则统血有权，月经自调。

（2）月经先期：有因血热、有因气虚，然脾虚失运，统摄无权，冲任不固者居多。临床治疗除健脾益气外，常酌加活血和血之品，方用理中汤加味，方证合拍，疗效显著。

（3）闭经：大都为脾虚湿滞，湿阻胞宫，冲任不利，则经闭不行。治宜健脾利湿为主，佐以活血调经，脾健湿化，胞脉通利，则经水自行。

（4）白带：多由脾虚湿滞而成，临床多用傅青主完带汤，健脾祛湿为主，俾脾运得复，水湿无以留滞，不止带而带自止矣。

（5）先兆流产：大多系气血虚弱，脾肾不健，使胎失所养，或胎元不固所致。临床治疗当以健脾益气，补肾安胎之法。

此外，裘老还指出，药物是治病的武器，但药物入口，必须依赖脾胃的消化、吸收，才能发挥其治疗作用。倘若脾胃不健，运化不良，纵有良药，亦不能达到预期的效果。临床上有些危重病人，每因胃气消亡，致药物不能受纳，即使勉强入腹，亦停积不消，不能发挥药效。由此可见，注意保护和维护胃气，是中医妇科临床治疗上的重要一环，常常决定治疗之成败，必须高度重视。裘老从多年临床经验出发深有体会地指出，在应用滋阴养血方药时，要适当佐以理气或助消化的药物，如陈皮、枳壳、山楂、神曲、谷芽、麦芽、鸡内金、佛手柑之类，刚柔相济，动静结合，使之补而不滞，滋而不腻，故无碍胃之弊，以利于消化吸收。在应用清热解毒药物时，亦要防止寒凉太过，克伐胃气。如蛇舌草、土茯苓、半枝莲等清热药物性味平和，既能清热，又不伤脾胃，临床令人乐于采用。对于慢性病的治疗，更需重视脾胃，因为久病多虚，通过调理脾胃，调动了机体内在的动性，常可改善体质，增强机体的抵抗能力，同时又为其他治疗方法的应用创造有利条件，促使疾病向好的方向转化。同样，对疾病的恢复期，调理脾胃亦是重要的治疗方法，常常收到事半功倍之效。最后尚须指出，由于人体是一个统一的整体，脏腑之间是相互关联的，脾胃受病常可累及他脏，而他脏为病亦可影响脾胃，因此调理脾胃常与其他治疗方法结合应用，如舒肝健脾的逍遥散，用于脾虚肝郁的痛经、月经不调、不孕症、乳汁缺乏等症；补养心脾的归脾汤，用于心脾两亏、气血不足，或血不归经的闭经，月经过多等病；补脾益肾的固本止崩汤，用于脾病及肾的崩漏之症等等。总之，贵在审证求因，辨证论治，未可偏执一端也。

（二）强调肝在妇女生理病理上的重要地位和作用

裘氏认为，肝为五脏之一，是贮藏血液的主要器官，有调节血量的功能。肝主疏泄，主身之筋膜，开窍于目，其华在爪。肝喜条达，是指肝气贵于舒畅通达而不宜郁结，肝郁则病变横生；肝为风木之脏，内寄相火，其性至刚，极易变动。肝的生理功能失常，不仅引起肝的本脏病变，如肝气、肝火、肝阳、肝风等，而且还可扰心、犯肺、乘脾及肾，引起其他脏腑的病变。临床所见杂病中，肝病十居六七，所以有人称“肝为五脏六腑之贼”，寓意是很深的。肝与妇女的生理、病理关系极为密切。由于肝藏血，全身各部化生的血液，除营养周身外，皆藏于肝，其余部分下注冲脉（血海）；从其经络循行来看，冲脉起于会阴，挟脐上行，而足厥阴经脉亦环阴器，行抵少腹，故与冲脉相连，肝血充足则血海满盈，月经能以时下。又因肝主疏泄，性喜条达，肝气舒畅，血脉流通，则经血按期来潮。若肝的上述生理功能失常，在妇女可引起经、孕、产、育方面的多种病变。正因为肝与女子的生理病理关系密切，故有“肝为女子先天”之称。裘老从其妇科临床实践出发，论述个人体验。

1. 舒肝法（疏肝法）：其适应证为肝郁气滞，木失条达，症见胁肋或脘腹胀痛，胸闷善太息，烦躁易怒，月经不调，痛经或经前乳房作胀，或乳房结核，不孕，或孕后胎动不安，甚则滑胎，小产或喉中如物梗塞（俗称梅核气），或卒然胸闷气塞，昏厥不省人事，两手拘紧，须臾复醒。若肝郁日久，气滞血瘀，则见经行不畅，经水色黑，夹有血块，甚则闭经，或产后恶露不下等。舌边带紫，脉弦迟而涩。常用药物有柴胡、制香附、橘核、橘络、青皮、枳壳、绿萼梅、八月札、延胡索、乌药、大麦芽等。常用方剂有逍遥散、柴胡疏肝散、加味乌药散、蒺麦散。裘氏特别提出此法施治注意点，《内经》说：“肝欲散，急食辛以散之”、“木郁达之”。逍遥散和柴胡疏肝散，即根据《内经》之旨，从仲景四逆散演化而来，肝郁证一般多采用之，惟逍遥散宜于脾虚肝郁之证。加味乌药散为治疗痛经的常用方。蒺麦散是裘老经验方，对经前乳胀，或乳房有块尤有良效。若肝郁化火，宜仿丹栀逍遥散；肝郁血瘀，当于疏肝理气中，兼以活血化瘀之品。

2. 泻肝法：其适应证为肝经实热，肝火旺盛，或肝阳上亢而见胁肋胀痛，头晕头痛，面目红赤，心烦易怒，口苦而干，尿黄便秘，妇女多见月经先期，量多色鲜红，崩漏，妊娠恶阻，胎动不安，流产，赤带，阴肿，阴痒等。舌边红，苔黄，脉弦有力。常用药物为桑叶、菊花、黄芩、龙胆草、栀子、夏枯草、石决明、白蒺藜、决明子、羚羊角等。代表方剂为羚羊钩藤汤、龙胆泻肝汤、清肝止淋汤之类。裘老指出该法施治注意点为，泻肝法是以苦寒清热泻火的药物为主，使肝热得清，肝火得泄，使肝阳得平。但由于肝热有轻重之异，病势亦有偏上偏下之不同，故泻肝之法有凉肝、清肝、泄肝、抑肝、平肝之殊，临床应因证治宜。例如：凉肝宜桑、芍，清肝宜栀、芩，泻肝宜龙胆、大黄，抑肝宜柴胡、青皮，平肝则取决明、天麻。以上均属泻肝之药，但同中有异，临证须注意选择应用。

3. 镇肝法：其适应证为肝阳上亢，肝风升拢而致头晕目眩，面红目赤，心悸寐劣，肢体麻木震颤，甚则手足抽搐，不省人事，口干咽燥，在妇女可见子痫，产后发痉等。舌红少苔，脉弦细数。常用药物为石决明、珍珠母、鳖甲、龟板、牡蛎、紫贝壳、龙齿、灵磁石等。代表方剂为镇肝息风汤、牡蛎龙齿汤。裘老指出该法施治注意点为：盖肝为风木之脏，必赖营阴滋养，肝木始不横逆，肝阳得潜，而无阳亢风动之变。妇女阴血易耗，故肝阳易亢，风木易动。而镇肝药物多属介类潜阳，重镇降逆之品，宜于治标，临床应配滋阴养血，或清热凉肝等药，以冀标本兼顾。镇肝息风汤即是其例。牡蛎龙齿汤是裘老本人的经验方，用于防治子痫，效果令人满意。

4. 养肝法：其适应证为肝血不足，木失涵养而见面色苍白，眩晕，目干，视物不清，肢体麻木，爪甲不荣，皮肤干燥粗糙，在妇女则见月经过少，闭经，胎不易长或滑胎，小产，产后发痉，乳汁缺少等。舌淡红苔薄，脉濡细或弦细。常用药物：生地、白芍、当归、丹参、何首乌、鸡血藤、枸杞子、阿胶、柏子仁、川芎等。常用方剂为四物汤、调肝汤、定经汤之类，裘老指出施治注意点为四物汤治疗血虚证的基本方，肝血不足者恒多用之；调肝汤多用于肝血不足，冲脉亏损而引起的痛经、月经过少、闭经等症；定经汤则多用于肝肾亏损而致的月经错乱无定。

5. 滋肝法：其适应证为肝阴不足，木失涵养，症见头晕目眩，视物不清，形瘦胁痛，失眠多梦，五心烦热，口干咽燥，大便偏干，妇女则见月经先期量少，闭经，崩漏，妊娠恶阻，滑胎，子痫，脏躁等证。舌质红绛少苔，脉弦细带数。常用药物有：生地、天冬、麦冬、枸杞子、女贞子、何首乌、阿胶、牛膝、山萸肉等。常用方剂：一贯煎、杞菊地黄丸、两地汤、生地龙牡汤。裘老指出施治注意点为：肝血虚与肝阴虚在本质上是一致的，只是程度上有轻重不同而已，两者往往是互为因果。阴虚不能制阳，常可导致肝阳偏亢，水亏不能涵木，亦可引起内风升扰。所以，滋肝法常与潜阳息风药同用。一贯煎多用于阴虚胁痛，月经涩少等证；杞菊地黄汤宜于阴虚风扰的眩晕之证，两地汤则用于阴虚火旺而致的月经先期、量少，甚则闭经等证；生地龙牡汤是裘老本人的经验方，宜于阴虚血崩等证。

6. 温肝法：其适应证为肝阳不足，阴寒凝滞，症见少腹冷痛，得温痛减。若厥阴寒气上逆，可见巅顶头痛，呕吐涎沫，常伴畏寒怯冷，肢末不温；在女子则经行少腹拘急冷痛，经水涩少色黯，闭经，或寒气结成癥块等证。舌质白滑，脉沉弦迟。常用药物：肉桂、川椒、小茴香、台乌药、吴茱萸、巴戟天、胡芦巴、苁蓉等。常用方剂为：暖肝煎、金匮吴茱萸汤、温经汤之类。裘老指出施治注意点为：阳虚阴盛，寒滞肝经，当以温阳散寒为治。暖肝煎是温补肝阳之通用方，一般用于寒疝疼痛等证，亦可用于妇女寒气结成癥瘕积块，停积少腹。吴茱萸汤多用于肝胃虚寒，浊阴上逆巅顶痛，呕吐涎沫等证。温经汤则用于血虚肝寒的月经不调诸证，尤适合于虚寒性的痛经，月经愆期，经行涩少，闭经等。以上是肝病治疗的常用六个法则。此外，尚有暖肝、搜肝、破肝等法，不再分述，值得指出的是上述各法是密切相关的，如养肝与滋肝，滋肝与镇肝，舒肝与泻肝，温肝与舒肝等，常常相互配合使用，不可截然分开。

（三）强调肾在妇女生理病理中的重要地位和作用

裘笑梅老中医认为肾在五脏中占有着重要的地位，称之为“先天之本”。它的主要功能是藏精、主水、生骨、生髓通脑，又主纳气，开窍于耳和二阴，与人体的生殖、生长、发育、衰老以及水液代谢的调节等有着密切关系。由于冲任两脉隶属于肝肾，而冲为血海，任主胞胎，关系到妇女的经、孕、产、育，所以肾在妇女的生理、病理上有其特殊的意义，妇科病的治疗也往往从肾论治。

1. 肾藏精，主发育生殖：肾藏精，为冲任之本，主发育生殖。肾藏精的含义有二，一是藏五脏六腑之精气，这种精气来源于饮食之精华部分，即水谷精微。水谷精微分布于五脏六腑，其有余部分，下藏于肾，即《内经》所谓“肾者……受五脏六腑之精而藏之”是也，它是维持人体生命活动的基本物质；二是通过肾和天癸的作用所产生的精，它是人体生育繁殖的基本物质，即男女媾合的精气，故称生殖之精，这部分精的生成、储藏和排泄由肾主管。《内经》说：“女子七岁，肾气盛，齿更发长；二七天癸至，任脉通，太冲脉盛，月事以时下，故有子；三七肾气平均，故真牙生而长极；……六七三阳脉衰于上，面皆焦，发始白；七七任脉虚，太冲脉衰少，天癸竭，地道不通，故形坏而无子也。”指出肾脏精气的盛衰，对人体的生长、发育、衰老和生殖能力起着决定性的作用。古人又认为“精生血”、“精血同源”，故肾精对血的生成有着重要的影响。妇女以血为本，经、孕、产、育皆以血为用。所以，肾精的充足与否，与妇女的生理、病理关系极为密切。根据上述理论，裘老从肾论治以下妇科疾病。

(1) 月经过少、闭经或初潮月经推迟：此类病证，常因先天肾气不足，或年幼多病，天癸不充；或多产房劳，肾阴亏损，血海空虚所致。正如《医学正传》说：“月水全赖肾水施化，肾水既乏，则经血日以干枯。”其临床主证表现为：月经初潮延迟，或经量少，甚则经闭不行，伴眩晕腰酸，足膝无力。若肾阳虚者，兼见畏寒肢冷，或大便溏薄，舌质淡白，脉沉细迟；若肾阴虚者，并见口干燥，五心烦热，身形羸瘦，舌质红绛少苔，脉细数无力。其治法与选方，补肾益精为主．肾阳虚者宜扶阳补虚，宜用裘老经验方桂仙汤、右归饮；而肾阴虚者宜滋阴补虚，宜用桂芍地黄汤、大补阴汤。

(2) 不孕症：中医学对受孕的机理，认为主要是肾气旺盛，真阴充沛，任脉通，太冲脉盛，月事以时下，两神相搏，才能成孕。诚如傅青主所说：“夫妇人受妊，本乎肾气之旺也，肾旺以摄精，然肾一受精而成孕。”或肾气虚衰，精血不充，冲任失养，胞宫空虚，则不能摄精受孕。其主要表现为：婚久不孕，经水量少，面色黯黄，眼眶黯黑，腰膝酸软，精神疲惫，尤房事后为甚，性欲淡漠，小便清长，夜尿频多。舌淡苔薄，脉沉细，尺部较弱。治法与选方：温肾养血，调补冲任。肾虚精血亏少者，宜用五子衍宗丸、养精种玉汤或毓麟珠散；肾阳不足，胞宫虚寒者，则用艾附暖宫丸、桂仙汤。

（3）胎痿不长：本证固然以脾胃虚弱，气血两亏，不足以营养胎儿生长者居多，但亦有因先天不足，肾精亏损，精不化血，不能荫胎而致者。其主证为：妊后胎儿生长缓慢，腹部增大与妊娠月份不相符合，面色不华，腰酸，神疲乏力，畏寒怯冷。舌淡润，脉细弱。治法与选方：培补脾肾，调养气血。方用圣愈汤合寿胎丸。

（4）先兆流产或习惯性流产：胞系于肾，孕妇若禀赋怯弱，肾气素虚，或因房事不慎，耗伤肾阴，无力系胎，均可引起胞胎不固而流产。其主证为：妊娠期中，腰酸胀，少腹下坠作痛或阴道流血，胎动不安，甚则流血增多，其胎易堕。肾气虚者舌淡，脉沉弱；肾阴亏者，舌红绛，脉细滑而数。治法与选方：肾气虚者，宜补气益肾，方用参芪胶艾汤加菟丝子、桑寄生、怀山药之类。肾阴亏者，宜滋肾清热，方用保阴煎加黄柏、地榆、苎麻根、桑寄生、紫珠草等。

（5）月经过多或崩漏：病发于肾者，多因素体怯弱，或房事过度，肾阴耗损，或久病下元虚衰，冲任不固，阴血不能内守而妄行所致。其主证为：肾阳不足者，经来量多色淡，甚则崩漏，久而不止，伴面色皖白，少腹冷痛，腰酸，四肢不温，舌淡白，脉沉细迟；肾阴虚者，月经淋漓不净，色紫红或紫黯，伴潮热，颧红，五心烦热，口干咽燥，腰酸痛。舌红少苔，脉弦细带数。治法与选方：肾阳不足者，治以温阳益肾，方用右归丸加减；肾阴虚者，主滋阴清热，方用固经汤、参麦地黄汤化裁。

2. 肾主封藏：《内经》说：“肾者，主蛰，封藏之本，精之处也。”盖肾为贮精之处，肾精贵于封藏而不宜走泄，若肾气不足，或阴虚相火过旺，均可引起肾失封藏之职，而致真阴不固。裘老根据上述之理论，在临床对以下妇科病从肾论治。

(1) 白淫：此证多因肾虚不固，或相火偏亢，真阴下泄所致。若肾气不足者，以温肾固摄为主，方用右归丸；肾阴亏，相火偏亢者，宜知柏地黄丸。

(2) 带下：盖素体肾气不足，下元亏损，或由于劳累过度，多产等，以致肾虚封藏失职，带脉失约而致。其主证为：肾阳虚者，带下色白，清稀无味，量多而淋漓不断，历久不止，伴面色不华，四肢不温，少腹冷痛，腰酸有下坠感，舌淡白，脉沉迟；肾阴亏者，带下渐稠色黄，伴阴痒或干灼，五心烦热，头晕目眩，腰酸，足底疼痛。舌红少苔，脉细数。治法与选方：肾阳虚者，宜温肾培元，固涩止带，方用内补丸加巴戟天、桑螵蛸、鹿茸等；肾阴亏者，宜滋阴清热，固涩止带，方用大补阴丸、六味地黄丸加芡实、牡蛎、龙骨等。

3. 肾主水：肾主水液，主要是指肾脏有主持和调节水液代谢的作用。肾脏这种功能必须依靠肾阳的气化作用来实现。如果肾中阳气不足，气化功能失常，就会导致水液代谢的调节障碍，水液潴留体内，出现水肿、小便不利等症状。《内经》所谓“肾者胃之关，关门不利，故聚水而从其类”即是斯意也。裘老根据上述理论，指导下述妇科病的从肾论治。

(1) 子肿：平素肾虚，孕后阴聚于下，肾阳难于敷布，不能引气化水，以致水留体内流溢肌肤而为肿。所以《沈氏女科辑要笺正》说：“妊身发肿，良由真阴凝聚以养胎元，肾家阳气不能敷布，则水道泛溢莫制。”其主症为：妊娠数月，面目肢体浮肿，四肢不温，心悸短气，腰酸无力，或少腹下坠，胎动不安。舌淡，苔白润，脉沉迟。治法与选方：温肾行水，以真武汤、肾气丸为主，但方中附子辛温有毒，有碍胎气，若非阳虚者，不宜轻用。

(2) 妊娠小便不通（转胞）：肾与膀胱相表里，肾气不足，不能温化膀胱之阳，以致膀胱气化不利，水道不通，小便不得下行而成本病。其主证为：妊娠小便短数，继而不通，小腹胀满而痛，不得安卧，面晦，腰足酸软，畏寒怯冷，四肢不温。脉沉迟或沉滑无力，舌淡，苔白润。治法与选方：温肾行水，以肾气丸为主。肾气丸中肉桂、附子、牡丹皮，均为碍胎之药，用时宜审慎。

对于肾与妇科病的关系，以上仅举例说明，当然不能以偏概全，临证中应举一反三，联系病情，认真体察，心领神会。

（四）裘老倡导"熟读精思，博学强记，旁搜囊括，虚心求教"的良好学风

裘老从师之时，老师一再告诫"学医要矢志不移，志不强者智不达，读书要精勤不倦，熟读深思义自明"。笑梅先生从师五年中，日间侍医抄方，夜晚读书做功课，除完成老师规定的读书篇目外，还要完成老师规定的每日若干思考题，迫于家庭贫困和生活重担，每天下午还要去小学兼任语文课教师，常常晚上在一盏昏暗的煤油灯下通宵达旦地工作或读书学习，虽说生活艰苦，但却为后来步入医林打下了坚实的基础，裘老曾十分感慨地说：那时我不但读了许多医学典籍，还学到了一些临床经验，更重要的是这段艰苦生活的磨炼培养了我一种习医求学问的能力。读医典，裘老认为应从《内经》、《难经》、《伤寒》、《金匮》等入手，然后循序渐进，博览各家著述。习妇科，基础与内科同，然妇人之病多于男子，固有其行经孕育哺乳等特殊生理情况，且性情多郁，所以在一定的范围内，产生了一些特殊的疾病，因此在病理上和诊断治疗上与一般内科病有殊。此所谓"医术之难，医妇人尤难"。中医学中妇科学说，其源甚古，繁茂丰厚。裘老认为必须下苦功夫熟读以下主要典籍：《金匮》妇人病三篇，是专论妇科病的。其中"妇人妊娠病脉证并治"，讨论了妊娠出血、妊娠腹痛和妊娠水肿等证；"妇人产后病脉证并治"，提出了痉、郁冒、大便难三症和对产后腹痛、发热、呕逆、下痢等证订立了治法；"妇人杂病脉证并治"，研究了热入血室、脏躁、闭经、痛经、漏下、转胞、阴疮、阴吹等证。此三篇所述的理论和方药，是后世治

疗和研究妇科临床疾病的准绳。巢氏《诸病源候论》述妇人杂病243论，研究诸病之源，九候之要，为第一部病理专科。孙思邈《千金要方》妇人方治六卷，以脏腑寒热虚实概诸般杂证，而为立方遣药的总则。陈自明《妇人大全良方》，对妇科病作了系统的总结，认为肝脾损伤是月经病的主要病机。薛立斋《薛氏医案》，重视先天后天，病立一案，案列一方，条分缕析，言简意赅，有独到的经验。《叶天士女科全书》自调经种子以及保产育婴，靡不一一辨答，虽变证万端而游刃有余,实为女科之宝筏。这些医学著述，有志于学妇科的，要熟读，关键处得一字一字地推敲。古人说“案头书要少，心头书要多”，这对学医者尤为重要。平时熟读，把案头之书累积潜藏于心头，临床应用便犹如囊中探物，伸手即得。《学记》说：“独学而无友，则孤陋寡闻。”学习中医，钻研经典著作，要依靠老师的教育指点，还需要有虚怀若谷的精神，乐于拜一切有知识的人为师，特别要向有学问的当代医生求教。昔孙思邈，凡有“一事长于己者，不远千里，伏膺取决”；傅青主“马医下畦，市井细民”，既是他的朋友，也是他的老师。古代医学大师们这种“无贵无贱，无长无少，道之所存，师之所存”的优良学风，认真记取，对于学业是大有裨益的。裘老早年在同益堂药店学习时，常常挤时间去店堂里观看撮药，学习体察各家名医用药之轻重，君臣佐使的配伍，尤其注意对危重病人的抢救方。有点滴体会，随即记入本内，名曰《勤记免忘录》。同时，还向药工请教药材的生熟之分，炮制之别，对不常用的药，宜细辨其气味，对于药性过猛之品，用量应慎之又慎，万不可掉以轻心。裘老还有幸曾与浙江著名老中医叶熙春一起临床，叶老精湛而独到的医术，使其受到许多的启迪，如治疗虚寒痛经，按常规投以温经汤，此方大多能奏效，但也有无效者。叶老不拘泥于成方，果断而大胆地投以桂枝汤复加肉桂。这是叶老的创见，意在着力于助阳补益，以逐寒活血，为寒者热之法。叶老选药组方，匠心独运，用药之专，用量之重，犹如异军突起，独树一帜，给后人莫大的教益。诚如南齐名医褚澄所言：“用药如用兵，用医如用将。世无难治之病，有不善治之医；药无难代之品，有不善代之人。”裘老深切地体会到，一个善治之医，必有胆识，善谋略，敢于独抒己见。裘老曾治一妇人怀孕七月，持续高热，其院做了引产术，但热度仍不退，后嘱参加会诊，见病妇汗流如注，有阴阳离决之患，命已岌岌可危，此时，裘老认为虚实相挟，必先扶其正，然后祛其邪，正不扶，邪不去。拟急用独参汤救治，处方：别直参 6g，服 3 剂。高烧病妇用参，似乎不适，始有人反对，有人疑惑。后决定先试服 1 剂。服后果然汗止，热度亦消退，继服 2 剂，再投以清热之剂，终于转危为安。

继承与发展中医药学，要师古而不泥古，不囿于一偏之见，不执着于一家之言，在博采于百家之长，融汇剖析的基础上，善于化裁，敢于自己闯出一条路子来。南宋名医陈自明，对妇女患脏躁悲伤，投以大枣汤，“对证施药，一投而愈”。今人之更年期综合征和青春期紧张症，即属脏躁疾患范畴，裘老从《内经》理论上寻根求源，弄清楚了病理病源，又综合分析临床病案，认为大多数为阴虚肝旺证，拟以平肝安神潜阳滋阴之法，创制“二齿安神汤”（青龙齿、紫贝齿、灵磁石、茯神），旨在养心神、开心窍、镇惊而守其神，临床与甘麦大枣汤合用，疗效显著。

三、裘笑梅临床经验特色

（一）裘氏妇科治血六法

裘笑梅老中医认为血症的范围较广，凡是血液不循常道而溢于脉外的出血性疾患均应属之。就妇科而言，血症一般包括月经过多、崩漏、经行吐衄、经前便血以及恶露不绝等。此外，由瘀血引起的某些病证，如痛经、闭经、产后血晕等，从广义上来说，亦当包括在内，但习惯上并不列入血证的范围，并从其多年临床经验出发将妇科血证六种治法及方药论述于后。

1. 妇科血证六种治法

（1）补气摄血法：裘老认为五脏之中，脾统血。唐容川说：“其气（指脾气）上输心肺，下达肝肾，外灌溉四旁，充溢肌肉，所谓居中央畅四方者如是；血即随之运行不息，所谓脾统血亦是如是。”若脾胃虚弱，气不摄血，流溢脉外，就会变生各种出血病症。其辨证要点为：出血量多，或历久不止，色淡红质稀，面色萎黄，少气懒言，精神萎顿，食欲不振，头晕目眩，大便偏溏。舌质淡红苔薄白，脉细弱或大而无力。若失血过多，气随血脱者，证见面色㿠白，冷汗自出，神识昏沉，四肢不温或厥冷；脉浮大无根，或细弱如丝。常用方药：心脾两亏，统血无权，血不归经者，宜归脾汤；中气下陷，气不摄血者，宜补中益气汤；对气虚崩漏者，裘老自拟经验方参芪胶艾汤［炒党参15g，清炙黄芪24g，阿胶12g（另烊）、艾叶炭1.2g］效果良好。若气随血脱，出现虚脱险象者，急宜益气固脱，方用独参汤，或参附汤。止血药物可选用艾叶炭、蒲黄炭、侧柏炭、陈棕炭、紫珠草、仙鹤草等。

（2）清热凉血法：严用和说：“夫血之妄行也，未有不因热之所发。盖血得热则淖溢……”，张景岳说：“血本阴精不宜动也，而动则为病……盖动者多由于火，火盛则迫血妄行。”至于产生血热之机理，有因心火亢盛，血无所主；有因肝经火炽，藏血失职；更有脏阴不足，虚火内动，损伤冲任，而致经血妄行。所以，同是血热，临床上又当分实热、虚热两种类型，而施以不同的治疗方法。其证要点为：实热者，出血量多而势急，色鲜红或紫红夹块，面赤气粗，口渴心烦，怕热喜冷，尿黄赤，大便秘结，舌红苔黄，或点滴不止，色鲜红或淡红，颧赤，午后潮热，眩晕心悸，五心烦热，口干咽燥，或夜有盗汗，腰酸痛，大便偏干，舌红裂少苔，脉细数无力或弦细带数。常用方药为：实热者，宜清热泻火，清心火用自拟经验方三黄忍冬汤（黄连4.5g，黄芩9g，黄柏9g，忍冬藤15g，贯众12g）。清肝火用龙胆泻肝汤；虚热者，宜滋阴凉血，方用固经汤、参麦地黄汤之类。止血药物可选用鲜生地、牡丹皮、冬桑叶、白茅根、大小蓟、地榆炭、炙椿皮、茜草炭、贯众炭、银花炭、陈棕炭、大黄炭、牛角腮等。

(3) 养血止血法：裘老认为血证患者，由于血去过多，常导致营血不足。因此，应用养血方药，不仅有助于改善全身状况，而且不少养血药物有止血作用。当然，对于血去营伤的病人，养血固属必要，但更重要的，在于消除出血的原因。其辨证要点为：出血久而不止，色淡红，伴面色㿠白，头晕乏力，心悸寐劣，肢体麻木，皮肤干燥，舌淡红，脉虚细。常用方药为：归脾汤、胶艾四物汤、人参养荣汤之类，在药物，可选用地黄炭、龙眼肉、阿胶、仙鹤草等。

(4) 调气止血法：气与血同源而异流，各具阴阳之性，互为其根。血之升降运行，皆从乎气，故血证每由气机失调而引起。如唐容川说："气结则血凝，气虚则血脱，气迫则血走。"所以在治疗上，往往采取降其逆气，平其肝气，补其脾气等法，使气血调和，血自归经。其辨证要点为：气逆者，出血多见于上，如经行吐衄，伴面赤气急，头晕头痛，舌质多红，苔薄黄，脉弦；肝气郁结者，气有余便是火，而致藏血失职，冲任不固，出现经血妄行，伴精神郁闭，烦躁易怒，胸胁胀痛，时欲叹气，舌红苔黄，脉弦涩。常用方药为：气逆而致经行吐衄者，宜用顺经汤、归经汤等；肝郁者，用逍遥散或丹栀逍遥散、开郁止崩汤之类。止血药可选用藕节炭、白茅根等。

(5) 祛瘀止血法：《内经》说："血实者宜决之。"唐容川说："瘀血不行，则新血断无生理。"血证可由瘀血阻滞经脉而致，尤其是出血之后，每多留瘀。瘀血不去，新血难安，血必复出。因此，消瘀一法，亦是血证治疗的重要措施之一。其辨证要点为：出血量或多或少，色紫黑有块，少腹胀痛，按之更甚，或少腹有瘕块；舌质紫暗有瘀斑，脉沉结或细涩。常用方药为：桃红四物汤、失笑散、震灵丹、少腹逐瘀汤之类。止血药可选用蒲黄、参三七、益母草、花蕊石、牡丹皮、赤芍等。

(6) 温经止血法：出血之证固然以血热者居多，然亦有因血寒而起者。盖气为阳，血属阴，阴阳相互维系，若外寒伤阳，或阳气素虚，致阳不固阴，血不循经而致血证。此类患者，宜用温经止血法。其辨证要点为：血色清稀或紫黯，夹有血块；少腹冷痛，得温稍减；口淡不渴，畏寒怯冷，四肢不暖；舌质淡苔白滑，脉迟。常用方药为：温经汤、理中汤之类。止血药可选用艾叶炭、炮姜炭等。

2. 妇科血症治疗中的六个关键问题

(1) 辨证求因，审因论治：中医治病的特点为“辨证求因，审因论治”。所以，对于妇科血症的治疗，不可见血专事止血，当详究其出血之因，对症施治。若非血热而误投寒凉，使血寒而凝，每致留瘀使病情反复或起变化，必须注意。

(2) 掌握阶段，因证施治：裘老指出掌握病变的不同阶段，分别施以不同的治疗方法，对于血证的治疗是十分重要的。唐容川提出一止血，二消瘀，三宁血，四补虚等四个步骤。裘老从多年临床实践中体会到，当其出血之时，往往因来势较急，若不速止其血，势必导致亡血、虚脱等恶果。根据“急则治其标”的原则，应着重止血，此即“止血”为第一步；血止之后，容易留瘀，瘀血不去，新血难安，所以续用消除瘀血，俾瘀血得去，则血易归经，此即“消瘀”为第二步；血既止，瘀既消，但数日后复出血者，是病因未除，脉络不宁，血不安其经故也，当审因论治，热者寒之，寒者温之，实者泻之之类，使血得安则愈，此即“宁血”为第三步；失血之后，营血必虚，虽病因得除，若不复其本源，恐疗效不能巩固，故需调补以善其后，此即“补血”为第四步。裘老在治疗崩漏时，根据病变的不同阶段，掌握塞流、澄源、复旧三个步骤，即效法于唐容川之意。

(3) 注意消瘀，防止瘀滞：消瘀法在妇科血症治疗上亦占有重要的地位。一则血症可直接由瘀血引起，二则出血容易留瘀，若不及时地祛除瘀血，血常间歇而复出，病情缠绵难愈。所以临床对因瘀血而引起出血者，应以消瘀为主，或止血消瘀并用，相辅相成，求其“经脉以通，血气以从”，达到血行而止血的目的，此亦“通因通用”之意。血止之后，为了防止留瘀，常在其他的治法中配合消瘀之品，以杜复辙。前贤所谓“善止血者且无凝瘀之弊”。裘老在治疗崩漏时，很注意诊察患者腹部有无胀痛，血色之紫淡，有无夹块等情，再参以舌脉，察其有无积瘀，作为使用消瘀药物的重要依据，慎防瘀滞为患。

（4）气血兼顾，调气止血：气为血帅，血随气行，气调则血循常道，气乱则妄行无度。因此，治疗妇科血证，调气亦是不可忽视的重要环节。如气逆而致经行吐衄等，当以降气为主，气降则血亦下行而无上溢之害；若气陷而致月经过多、崩漏、经前便血者，宜补气为主，气充则摄血有权，血液自无下溢之变；若气滞而致血瘀者，当疏通气机，气畅则血液流通，瘀血自消。

（5）补养肝肾，调理冲任：补养肝肾也是治疗妇科血症的重要措施之一。盖冲任隶属于肝肾，诸如月经过多，崩漏等病证，多因肝肾亏损，冲任失调所致。所以，补养肝肾即是调理冲任，冲任得固，经血自不妄行。

（6）调理脾胃，巩固疗效：治疗妇科血症，调理脾胃是重要的一环。这是因为脾胃居中，为气机升降之枢纽。脾气主升，胃气主降，若脾胃功能失健，升降失其常度，则血液就会上溢下溢，而出现经行吐衄，月经过多，崩漏等疾。所以治疗血症，应用调理脾胃之法，使气机升降复其常度，气顺则血安，自无错行之变。又脾胃为气血生化之源，血止之后，或恢复期，更需调理脾胃以资化源。如是营血易复，有助于巩固疗效和防止复发。

（二）裘氏妇科治疗产后病四点经验

由于分娩时造成的产创及出血，使产妇元气受损，抵抗力减低，因此外易感受六淫之邪，内易伤于七情饮食。又因产后瘀血内阻，为患种种，诸如产后发热，产后出血、恶露不下、恶露不止及乳汁缺乏等，最为常见。对于产后病的治疗，根据前贤的论述，结合多年临床实践，裘老从以下四个方面进行论述。

1. 产后宜补：裘老认为产后亡血伤津，血脉空虚，元气耗损，无疑是产后病的基本矛盾，自然宜于补养，这是论其常；但观其变，邪实者亦不少，特别是虚中夹实，更属多见，所以不可一概妄投补养，须细审症情，辨证而治。裘老在运用补法时，撷采前贤各家之长，尤服膺于傅青主之说，如治疗产后血晕（气血虚而引起）常用加味当归补血汤（黄芪、当归、鹿茸、生姜、红枣），甚或用独参汤，是取“阳生阴长”、“益气生血”之义；又如治疗产后大出血休克，引起垂体缺血、坏死，致卵巢功能减退，子宫萎缩，继发闭经，伴有毛发脱落，性欲降低，形体消瘦，全身乏力，西医称“席汉综合征”，中医辨证属气血虚极，肾气亏损。裘老宗叶天士、吴鞠通诸家之说，从补养肝肾以调奇经八脉为主，用养血补肾助阳饮治疗［当归 12g，丹参 15g，白芍 9g，熟地 30g，菟丝子 9g，苁蓉 9g，巴戟天 9g，淫羊藿 12g，鹿角胶 6g（烊冲），阿胶 12g（烊冲），紫河车粉 3g（分吞），仙茅 9g］，有较好的效果。产后补养的方法也是多种多样的，除了益气养血，补养肝肾，调补奇经等主要法则外，还有调理脾胃、养心、益肺、滋阴润燥等诸法，临床应对证而施。

2. 产后宜祛瘀：产后病的另一个病理特点是瘀血内阻，究其原因，或因外寒侵入，或因产创，使血道滞涩，恶血留内，或因产妇用力过度，胎儿娩出后已无力送胞，胎盘组织不能及时排出，滞留于宫内，成为瘀阻。瘀血为患，证候多端，或产后恶露不下，或出血不止，或产后血晕，或少腹痛，或产后发热，瘀积日久，变为癥瘕，或身热骨蒸，食少羸瘦，五心烦热，月水不行，演成干血痨，为害匪浅。所以历代医家诊治产后病，十分重视审察瘀血之有无，慎防瘀积为患。裘老治疗产后瘀血引起的病证，大多宗傅青主生化汤随证加减。如产后寒凝血滞，少腹冷痛，常于本方加肉桂、吴茱萸；若产后宫缩无力，每加益母草；若产后继发感染，瘀热相搏，而见发热，恶露臭秽者，则于本方去炮姜，加忍冬藤、黄芩、柴胡、败酱草、蛇舌草、红藤之类。鉴于产后多瘀，因此在应用补养方药时，须注意补而勿留瘀。

3. 产后兼夹他病：新产由于气血受损，抗病力弱，外易感受六淫之邪，内易伤于七情饮食，是以多兼他病。产后感邪、受气、停食，总以扶正固本为主，而祛邪治标辅之，切不可专行汗、吐、下诸法，使虚者重虚，祸不旋踵。裘老有鉴于此，在治疗产后夹感诸疾时，如治疗产后发热，在辨证求因，审因论治的前提下，随时注意照顾和扶持正气，祛邪务使不伤正气。特别当邪退后，更要着重养血益气等培补方法，尤当注意调补脾胃，以资气血生化之源。当然，对于产后夹感诸疾，并不是一概都以扶正为主，如果“邪盛”为矛盾的主要方面，应根据标本缓急的原则，采取急则治其标，亦即祛邪为主的治疗方法，否则，邪气不去，养虎为患，正气焉能恢复，疾病难以向愈。

4. 产后用药：前贤对产后用药十分谨慎，一般主张平和之剂，反对峻剂克伐，这也是针对产后的体质特点而治。裘老认为应灵活对待，不可刻板。如产后见实证，攻下克伐之药未尝不可应用，仲景治产后病，就有用下瘀血汤、大承气汤者。傅青主治“妇人死血食积痰三等症”之三消丸，方中既有黄连、山栀寒凉之品，又有三棱、莪术攻破之剂。裘老治疗产后恶露不下之重症，间有采用桃核承气汤峻剂攻逐之；治疗产后感受邪毒发热，常用红藤、败酱草、黄芩、忍冬藤等寒凉之品，以清热解毒。由此可见，产后用药应本着“勿拘于产后，也勿忘于产后”的原则，虚者补之，实者泻之，寒者温之，热者清之，但具体用药又须考虑产后的体质特点，注意开郁勿专耗散，消食必兼扶脾，热多不宜过用寒凉，寒多不宜过于香燥。既要知其常，又要明其变，这样才可收到令人满意的治疗效果。

（三）裘氏妇科分型论治先兆流产和习惯性流产

裘笑梅老中医认为先兆流产和习惯性流产是妇女妊娠期常见的疾病之一，严重影响着孕妇的身体健康。引起先兆流产和习惯性流产的原因很多，但归纳起来，主要有：

1. 脏腑功能失常：妇人以血为主，受孕之后，胞胎更赖营血的充养，然血源于脾胃，纯属于心，藏受于肝，而肾精又是生化血液之本。所以脏腑功能活动正常，气血充盈，百脉流畅，是保证胎儿发育成长的根本。若脏腑功能失常，致气血失调，就会影响胞胎。如脾胃虚弱，不能运化水谷之精微而生血，则胎失所养；禀赋虚弱，先天不足，肾气虚怯或因房事不节，耗伤肾气，无力系胎；情志不遂，肝气郁结，胎气受阻，壅遏不安。凡此均可引起胎动不安、妊娠腹痛、胎漏或堕胎等。

2. 气血失调：气血失调是妇产科疾病中重要的发病因素。盖“气为血之帅，血为气之母”，二者相互依存，相互资生，故血旺气得所养，气生血有所依。当妇女受孕后，血聚以养胎，致使机体相对地处于气有余而血不足的状态。若血虚者，则胎失所养；气虚者，则胎元不固；气郁者，则胎气受阻，均可引起胎动不安、胎漏、滑胎等症。

3. 冲任虚损：冲为血海，任主胞胎。女子受孕后，胞胎有赖冲任二脉的固摄充养。若冲任虚损，胞胎不固，势必引起胎动不安，滑胎，胎漏等症。诚如《医宗金鉴》说：“若冲任两经虚损，则胎不成实。”至于引起冲任受损的原因，或因邪毒感染，或因房事不节，或因气血不和，以及脏腑功能失调累及冲任。此外，跌仆闪挫损伤胎气，亦会导致胎漏、堕胎等病。

裘老在长期临床观察中，认为气虚肾亏型、阴虚内热型最为多见。①气虚肾亏型。主证为：妊娠期中，腰部酸胀，两腿软弱，小便频数，甚则失禁，少腹下坠，或有阴道流血，胎动不安，甚则流血增多，其胎欲堕，面色苍白，头晕耳鸣，言语无力；舌淡，苔白滑，脉沉弱。此乃气虚不能固摄，无力载胎，肾虚冲任不固，胎失所系而成。治则拟补气益肾之法。常用方药：自拟经验方，参芪胶艾汤加味（党参、黄芪、阿胶、艾叶、菟丝子、桑寄生、怀山药、黄芩、冬桑叶）。

②阴虚内热型。其主证为：妊娠期中，阴道出血量多，色红质稠，胎动下坠，心烦口渴，面时潮红，或有低热，尿少而黄，舌质绛红，苔薄黄，脉细滑而数。本型常见于滑胎（习惯性流产）。此乃阴虚生内热，热扰冲任，血海受损，不能制约，血热妄行，故胎漏下血，或胎动下坠。治疗拟养阴清热之法。选方保阴煎加减（生地炭、怀山药、白芍、黄芩、黄柏、甘草、牡蛎、地榆、紫珠草），自拟经验方加味三青饮（冬桑叶30g，青竹茹12g，丝瓜络炭6g，熟地30g，山药15g，杜仲15g，菟丝子9g，当归身6g，白芍15g）。

裘老认为先兆流产和习惯性流产的治法，当以去病为主。去其病，亦既顾其本。《内经》"治病必求其本"，即属此意。盖胎气不安，其因不一，有属虚，属实，或寒，或热之异。因此临床必须遵循"辨证求因，审因论治"的原则，针对不同病因，采取相应的治疗措施。如倘未引起堕胎者，力求保胎；若胎已死腹中，又应促其从速流产，免致意外；如已堕胎者，则按产后处理。

裘老认为造成先兆流产和习惯性流产的原因较多，其中临床上以气虚肾亏最为常见。盖妇女以血为本，而气为血帅，血随气行，气旺则血足，气和则血调。又肾藏精，主髓，血为精髓所化，所以肾精充盈，则营血旺盛，月经、胎孕即可正常。另一方面，胞宫与肾的关系极为密切。《素问·奇病论》曰"胞络者系于肾"，尤其是妇女受孕之后，胎儿的发育成长，必须依靠肾精的充养，而胞胎亦有赖于肾气的固摄。若肾精亏虚，胎失所养或肾气不足，无力系胎，就会引起胎漏下血，胎动不安，甚则堕胎等病。因此，补肾益气固胎是治疗先兆流产和习惯性流产的重要方法。参芪胶艾汤是裘老治疗气虚肾亏型的经验方，临床屡获卓效。方中黄芪倍量于党参，大补元气；

阿胶、芍药养血滋阴；加少量的艾叶炭，以助阳止血，固摄胎元；桑寄生、山药、菟丝子等，旨在固肾安胎。

裘老认为续断是治疗妊娠胎漏的常用药物之一。虽有补肝肾强筋骨的作用，更有活血祛瘀之效。因此，裘老指出妊娠三个月以内者，当勿用或慎用。

裘老对于阴虚内热型的治疗，宜效法傅青主“清海丸”，于滋阴清热药中，重用冬桑叶之剂量，效果显著。加味三青饮即循此法而制定。

裘老还指出孕妇若舌现红绛（排除染苔），多为阴虚内热之象，易胎漏下血，甚则流产。这是因火盛内扰，冲任不固，乃使胎动不安。如出现腹痛，阴道出血等先兆流产的症状时，虽投养阴凉血清热之剂，亦常难免流产。

此外，裘老还指出妊娠三个月内出现腹痛，往往是先兆流产的征象，但三个月以上出现腹痛，且既往无流产史，大多系胎气不和所致。当用理气安胎之剂。两者病情有轻重缓急之不同，故临床须鉴别诊治。

（四）裘氏妇科治疗闭经证治五法

裘笑梅老中医认为闭经是妇科临床常见疾病，根据多年临床实践，将本病分为气血虚亏、气滞血瘀、冲任不足、阴虚内热和风寒凝结等五个主要类型，给予分别论证。

1. 气血虚亏证：多因脾虚失运，化源不足所致；或因久患慢性病，气血耗损而成；或因堕胎，多产等失血过多，营阴内亏而起。其主证为：面色萎黄，神疲乏力，眩晕心悸，纳少便溏，四肢不温，以往经行后期，量少色淡，渐至闭止，脉象细软，舌质淡红。治法与方药：治宜健脾益胃，补养气血。方用归脾汤或八珍汤加减。

2. 气滞血瘀证：多因情志不遂，思虑过度，致肝气郁结，气滞血瘀而成。其主证为：情绪急躁，头晕胁痛，胸闷少食，口苦干，嗳气吞酸，乳房作胀，脉象弦细或弦涩，舌苔薄黄。治法与方药：当以疏肝理气，活血祛瘀，方用逍遥散合乌药散加减。

3. 冲任不足证：先天肾气不足，幼年多病，或房事过度，或多产伤肾，致冲任二脉亏损，血海空虚，月事不以时下。其主证为：面色苍白或灰黯，形寒怯冷，腰脊酸楚，眩晕耳鸣，舌质淡白，脉象沉细或细弱。治法与选方：治宜温补肾阳，调养冲任。方用左归丸合自拟经验方桂仙汤化裁［淫羊藿15g，仙茅9g，肉桂末1.5g（吞），苁蓉9g，巴戟天9g，紫石英15g］。

4. 阴虚内热证：常见于多产妇女，或热病之后，或久患宿疾，以致营阴内耗，虚阳偏亢。其主证为：身形瘦削，午后潮热，口干咽燥，眩晕腰酸，心悸寐差，舌红绛，苔剥，脉象细数或细弦。治法与选方：治宜滋阴清热，养血调经。方用知柏地黄丸、大补阴丸或秦艽鳖甲汤加减。

5. 风寒凝结证：经期受寒，或过食生冷之物，寒气客于胞门，结于冲任，阻其经络，致经水不行。其主证为：神色萎顿，少腹胀痛，腰痛酸张，白带绵下，恶风头痛，苔薄白，脉沉迟或紧。治法与选方：治宜温经散寒。方用温经汤加减。

裘老指出：①注意调理脾胃。闭经的成因不一，治法各异，临床以气血虚亏证最为常见，辨证推因，大多由脾胃虚弱，化源不足引起。盖脾胃乃后天之本，气血生化之源，若脾胃有伤，内则脏腑失养，外则肌肤失充。在女子，则冲任失调，血海空虚，闭经等证，由是作矣。故对闭经的治疗，调理脾胃，实为重要的法则，不仅对气血虚亏证多从补益脾胃立法，而且对其他各证，亦往往随症加入健脾和胃之药。如对阴虚内热证的治疗，常于滋补药中佐入陈皮、山楂、神曲、鸡内金之类，使之补而不滞，滋阴而不碍胃。尤其是在善后阶段，大多以六君、归脾等方调理，得以巩固疗效。②《内经》云："二阳之病发心脾，有不得隐曲，女子不月。"这为后世提供了重要的理论依据。裘老认为情志不遂，导致脏腑功能紊乱，是引起闭经的重要原因之一。因此，调整肝脏的功能，使肝气调达，也是治疗闭经的重要一环。裘老常用逍遥散、乌药散等方，或于其他方药中，随症加入柴胡、橘络、八月札、白蒺藜、大麦芽、川楝子、延胡索、香附之类以舒肝解郁，每获良效。③酌情活血祛瘀。活血祛瘀是治疗闭经的常用方法之一。本法一般适用于气滞血瘀之实证，但对其他各证，亦可根据病情的演变，酌情应用。如对气血虚亏和冲任不足证的患者，可在补养药中，适当加入活血祛瘀药物，所谓“寓攻于补”，疗效可能会更佳。或者先行补养，俟正气回复，一般情况改善后，再用桃仁、红花、泽兰，甚则三棱、莪术之类活血破瘀药，以催促月经下行，常能应手取效，此即“先补后攻”之法。总之，贵在临证掌握时机，灵活变通耳。④欲孕必先调经。闭经与不孕有着密切关系，对月经不调而引起不孕的治疗，当以调经为主，经调方可受孕。⑤裘老认为现代医学所谓“子宫内膜结核”引起的闭经，大多属于阴虚内热、气血耗损之证，治法初以秦艽鳖甲汤之类，以滋阴清热；俟骨蒸潮热退后，继用归脾汤促其生化之源，使血海充盈，再进补肾壮阳，俾肾气伸发，冲任受养。如是则阴阳得平，气血恢复，则经血自下矣，否则，滋阴之品用之太过，会使脾胃受伤，肾阳被遏，于是化源更形不足，其病益甚。总之，本病的治疗，应用滋阴清热的方法仅是权宜之计，而温补脾胃，乃是治本之法，必须明确之。

四、裘笑梅典型医案选

（一）膜样痛经

朱某，32岁，已婚，1979年6月20日初诊。患者痛经十余年，近两年来痛势加剧难忍，伴胸闷烦渴，呕吐，自汗如珠。痛时床上乱滚，撕衣拉被，甚则四肢厥冷不省人事，约半小时苏醒，屡须急诊，虽用大量止痛药，疼痛不减，卧床数天，直至见肉样组织排除后，腹痛减轻。经色黯量少，月经周期正常，末次月经1979年5月25日，妇科检查诊断为“膜样痛经”。脉沉涩，舌质偏绛带紫，面色苍白无神，肌肤憔悴。由于每月痛势难忍，情绪消沉。证系气血瘀滞，脉络受阻。治宜行气活血，软坚消结。使用自拟经验方活血祛瘀化癥汤加减：京三棱9g，苏木9g，五灵脂6g，生蒲黄9g，当归9g，川芎4g，赤芍9g，花蕊石12g，乳香4g，没药4g，延胡索9g，木香9g，小茴香3g，炙鳖甲13g，台乌药9g，红花9g，山楂10g，王不留行9g。服上方3个月（自6~9月），月经按期已转3次，量较前增多，腹痛大有减轻，但经色仍黯红，面色如前，食欲不佳。脉沉细，舌质尚润带紫。改用疏肝健脾，养血软坚：当归9g，丹参15g，肉桂末1.2g（吞），白术9g，山楂9g，茯苓9g，柴胡9g，薄荷4g，炙鳖甲15g，蒲公英12g，木香9g，香附9g，乳香4g，没药4g。服上方20余剂，末次月经1979年10月20~25日净，经色经量均正常，未现肉样组织，经行无腹痛，既无恶泛自汗，又无胸闷烦渴或畏寒厥逆，精神愉快，略有腰酸。脉细缓，苔薄白，质红润。前方去鳖甲、蒲公英、乳香、没药、肉桂，加菟丝子10g，续断9g，狗脊10g，补骨脂9g。嘱服10剂，隔日1剂。于1979年12月1日复诊，月经逾期，自觉头晕畏寒，纳减择食，呕吐泛酸，神倦嗜卧。脉沉缓，苔薄白，尿妊娠试验“阳性”。治用健脾和胃安胎，后足月分娩。

【按语】本案例西医诊断为“膜样痛经”与中医妇科学中的气滞血瘀型痛经有类似的临床表现。瘀血久留积成块物，每在行经时攻痛难忍，膜样内膜系有形之物，属癥瘕之类，加之情绪忧虑，肝气郁结更深，故以裘老自拟经验方活血祛瘀化癥汤为主，药用归、芍、芎、红花养血活血，合失笑散、三棱之破瘀生新，苏木、王不留行之通导脉络，木香、小茴、乌药疏肝理气，乳香、没药、延胡索行气止痛，山楂、鳖甲之软坚散结；尤以花蕊石一味入厥阴血分，行中有止，妙在一药二用，药后癥散痛除，十年顽疾，收效理想。继以养血健脾，疏肝补肾，使气血调和，冲任脉盛，奇经得复，安然受孕。

（二）崩漏

王某，39岁，1977年3月27日初诊。婚后足月生产一胎，曾于1966年和1969年人工流产各一次。自第二次人工流产后注射避孕药针，经期不准，渐至月经淋漓不已，病情缠绵至今未愈。经妇科检查：宫颈尚光滑；宫体大小正常，后倾，活动有压痛；附件阴性。诊断为月经不调，子宫内膜炎（+），曾经多方治疗无明显效果。经淋九载，经律不规，末次月经1977年2月24日。伴腰酸，头晕，大便溏薄，胸腹胀痛，脉弦细，舌质带紫。此系肝郁脾虚，气滞血瘀。拟疏肝健脾，祛瘀生新。处方：焦冬术9g，炒蒲黄9g，益母草9g，炒当归9g，柴胡4.5g，白蒺藜9g，山楂炭12g，大麦芽12g，槐米炭30g，川芎2.4g，薄荷梗4.5g。5剂。二诊（1977年3月28日），服药后，1977年3月24日月经来潮量多，大便转正，腰酸减轻。脉细，舌红润。治宜固涩之剂，以防经淋。处方：煅牡蛎、孩儿参、煅牛角腮各30g，续断炭、狗脊炭、赤石脂，补骨脂各9g，陈山萸肉12g，白及末4.5g，煅龙骨15g。5剂。三诊（1977年4月4日）：服上方后，纳差，带多，面色苍黄，脉细，苔薄。再拟健脾固涩。处方：焦冬术、补骨脂、煨诃子、赤石脂、狗脊炭、续断炭各9g，炒谷芽12g，槐米炭、煅龙牡各30g，白及末4.5g。5剂。此后月经前均以疏肝健脾、祛瘀生新为治，经期或经后则以健脾固涩为法，相继治疗三月余，月经恢复正常。

【按语】本案例月经淋漓不已，属中医妇科“血漏”之证。患者因两次人工流产，冲任受损，气血亏耗，是引发本病的主要原因。临床表现经漏而伴腰酸、头晕、便溏、胸腹胀痛、脉弦细、舌带紫。盖脾司运化，主统血。经行淋漓不已，为脾虚统血无权所致。图治之法，关键在于掌握运用止血和祛瘀两法的不同机宜。若当止而不止，或不当止而止，均属误治，势必会加重病情。鉴于患者脾虚肝郁，瘀血内滞，经前当健脾疏肝，配合活血祛瘀，方以逍遥散调和肝脾，合蒲黄、益母草、川芎、山楂之类以祛瘀生新，复加大麦芽、白蒺藜以增强疏肝解郁之效；经期或经后宜培补元气，兼用固涩以防经淋，故重用孩儿参益气健脾，配合续断、山萸肉、狗脊、补骨脂之类补肾而调冲任，更用大剂固涩止血以防经淋。这种根据标本缓急而采取相应的治疗方法，充分体现了裘老临床辨证施治的原则性和灵活性。辨证细微，用药得当，九年沉疴，得以治愈。

（三）羊水过多症

杨某，31岁，1979年5月10日初诊。早孕二月，恶心呕吐较剧，头晕，胸闷，纳差，腰酸若折。既往怀孕曾两次羊水过多，第一胎7个月夭，第二胎5个半月亡。脉细缓，苔薄白。脾肾两虚，胎气不和，慎防水气不化而成胎水之症。治宜补益脾肾，理气安胎，佐以和胃止呕。处方：孩儿参15g，绿萼梅4.5g，炒白芍9g，怀山药12g，扁豆9g，熟地15g，茯苓9g，炒白术9g，橘红4.5g，陈山萸肉9g，淡竹茹9g，炙鸡内金9g，红枣12g。5剂。二诊（1977年5月29日）：腰酸减轻，呕恶未止，厌食，脉细滑，苔薄白。拟健脾和胃，理气安胎之法。处方：炒党参9g，炒白术9g，橘红4.5g，茯苓9g，泽泻9g，绿萼梅4.5g，炒白芍9g，炙鸡内金9g，黄芩9g，苏梗9g。7剂。三诊（1979年6月27日）：早孕三月余。脉细滑，苔薄。慎防胎元肿满，再拟健脾和胃利水，理气安胎。处方：茯苓9g，地骨皮9g，绿萼梅4.5g，炒白芍9g，炒白术9g，陈皮4.5g，苏梗6g，桑白皮9g，黄芩9g，孩儿参15g。5剂。四诊（1979年7月2日）：胎动不宁，两脉弦滑，舌质偏红，证用三豆饮加味：炒扁豆12g，绿豆12g，黑豆12g，白术9g，桑寄生9g，茯苓15g，北沙参9g，炒白术9g，怀山药12g，炙甘草3g。7剂。五诊（1979年9月17日）：已孕六月余，自觉胎动，脉细滑，苔薄白。再拟健脾安胎。处方：白术9g，孩儿参15g，陈皮4.5g，茯苓12g，炒白芍15g，苏梗4.5g，炒扁豆12g，怀山药12g，炙甘草3g，红枣15g，7剂。后足月顺产。

【按语】羊水过多症为产科常见合并症，对母体和胎儿都有不良影响。本病类似中医妇科学中的“胎水肿胀”。究其病因病机，大多因脾肾虚弱，水气不化聚于胞中所致。裘老从几十年的临床经验出发，治疗此病采取健脾补肾，利水消肿之法。常用全生白术散、扁鹊三豆散、三因鲤鱼汤为主，轻者用五皮饮或鲤鱼煎萝卜汤代茶饮亦佳。本案例曾有二次羊水过多而致胎儿夭亡。就诊时系第三胎，早孕二月余，恶阻较甚，虽无明显羊水过多症状出现，但参合既往病史，不可不防，故前后五诊，均以健脾和胃行水，理气安胎为主，经治后未踏复辙。

（四）产后恶露不绝

邬某，36岁，1978年5月29日人工流产后，阴道出血淋漓不止，于7月15日行诊刮术。刮出物病理检查为“血块及少许内膜组织”。因出血仍不止，于8月7日出院。8月9日开始阴道又反复不规则出血，量或多或少。诉16日从阴道排出2cm×1.5cm×4cm内膜组织，病理检查为“退变的绒毛组织”。以西医治疗出血仍不止，故于11月1日转我院中医妇科。人工流产后阴道不规则出血五月余，腰酸如折，经行量少，脉弦细，苔薄白干燥，质偏绛带紫。西医诊断为“人流后绒毛残留”。证属瘀血内积胞宫。治法祛瘀生新为主，佐以清热解毒。处方：炒五灵脂4.5g，黄芩9g，炒川芎4.5g，益母草15g，炒黑蒲黄12g，大黄4.5g，赤芍9g，香附炭9g，忍冬藤15g，炒当归6g，贯众9g，续断炭9g，狗脊炭9g，牡丹皮9g。5剂。二诊（1978年11月4日）：药后经量增多，现已净，腰酸减轻。脉细，苔薄白。治用清热补肾。处方：贯众炭12g，黄柏炭4.5g，狗脊9g，黄芩炭9g，蒲黄炭9g，炙椿皮9g，忍冬藤15g，续断炭9g，参三七末2.4g（吞），石榴皮12g。3剂。三诊（1978年11月8日）：迭投祛瘀生新、清热补肾之剂，阴道出血未作，近带下黏稠，左侧少腹不适，腰脊酸楚。治用清热补肾。处方：蛇舌草9g，忍冬藤12g，狗脊炭15g，檵木根30g，蜀红藤15g，桑寄生9g，半枝莲15g，石榴皮12g。5剂。四诊（1978年11月27日）：昨日经转，量较多，腰酸肢楚，头晕心悸。治用养阴补肾。处方：续断炭15g，桑寄生9g，香附炭4.5g，狗脊炭15g，当归炭4.5g，煅龙牡各30g，炒党参9g，川芎2.4g，天冬9g，麦冬9g，炒绿萼梅4.5g，炒白芍9g。3剂。五诊（1978年11月29日）：人工流产后阴道不规则出血五月余，服中药而净，现少腹尚感隐痛，舌红，苔薄白，治用清养，以资巩固。处方：生熟地各24g，忍冬藤12g，煨狗脊9g，青皮4.5g。5剂。

【按语】妇人分娩后，胞宫内残留的余血和浊液，称之为“恶露”。鉴于产后（或人工流产后）多瘀多虚的病理特点，所以本病的治疗，应着重补虚和祛瘀。补虚以益气固肾为主，因产后营血亏耗，元气大伤，气虚则摄血无力，导致恶露淋漓不止，补气可以摄血，且气能化血。此“阳生阴长”之义也；又冲任隶属于肝肾，产后冲任又损，肾气难免虚耗，肾气不固，是以恶露久延，补肾可以调养冲任，冲任得固，则恶露自止。裘老治疗此病之经验：补气常用党参、黄芪之类，若气虚下陷者，可佐升麻。补肾多用狗脊、续断、桑寄生、菟丝子、补骨脂、杜仲、怀山药之类。祛瘀当视瘀积之轻重，选用益母草、当归、川芎、赤芍、牡丹皮、山楂、失笑散、大黄、桃仁，并适当配合制香附、木香等气分药，取气行则血行之义。特别是对胎盘残留者，活血祛瘀尤为急务。裘老还特别指出，根据中西医辨证与辨病相结合的原则，产后抵抗力低下，容易继发感染，形成子宫内膜炎，而致恶露持续不止，所以应用清热解毒药物，亦很必要，不可拘泥于“产后宜温”之说，而不敢用寒凉之品。裘老常用半枝莲、忍冬藤、红藤、黄芩、败酱草、蛇舌草六类和红酱饮（蜀红藤30g，败酱草30g，蛇舌草15g，贯众12g，蒲黄炭12g，牡丹皮9g，栀子9g，双花炭9g，谷芽12g），都有较好的疗效。其次，收敛止血亦不可忽视，多与活血化瘀法配合应用，通中有守，相辅相成。常用止血药有：檵木根、贯众炭、地榆炭、荆芥炭、苎麻根炭、白及末、参三七之类；收敛止血常取炙椿皮、石榴皮（便秘者慎用），或入龙、牡、赤石脂以固涩（乳汁少者牡蛎亦慎用）。至于本病的恢复期，裘老常用生地龙牡汤（大生地30g，煅龙骨15g，煅牡蛎30g，墨旱莲12g，冬桑叶30g，蒲黄炭9g），随证加减以善后收功。

刘 云 鹏

一、生平简介

刘云鹏（1910 年生） 男，汉族，湖北省长阳县人，湖北省沙市市中医医院主任医师。18 岁秉其父学医，1951 年被湖北省卫生厅聘为省中医委员会委员，1956 年，创建沙市市中医医院，首任院长，1958 年创办沙市中医学校，1959 年任沙市卫生局副局长，历任省人民代表、省政协委员，现任全国中医学会湖北分会理事、省中医妇科分会理事会顾问、沙市中医院名誉院长。对中医妇科造诣较深，治疗妇科病，刘老强调以疏肝为先，归纳总结出“常用调肝十一之法”，还擅治内科杂病，喜用调理肝胃之法。而临床用药则以清泻见长。所著《妇科治验》一书，23 万字，1982 年经湖北省人民出版社出版，撰写的 10 余篇学术论文，分别在全国性杂志上发表和全国性学术会议上交流。

二、刘云鹏学术思想特点

（一）刘氏提出妇科常用调肝十一法

刘云鹏老中医认为妇科临床见证，总以肝病居多，其所以如此，是因为肝藏血而冲为血海，主疏泄而性喜条达。肝脏功能正常，则气顺血和，经孕产乳无恙。若肝脏功能失常，则气血失调，变症百出。因此，妇科疾病多责之于肝。《灵枢·五音五味》篇曰：“妇人之生，有余于气，不足于血，以其数脱血也。”妇女经、孕、产、乳期间，易使机体处于血常不足，气偏有余的状态，尤其在经产之时，血液易于耗失，更易形成这种特殊状况。冲为血海，十二经之血皆注于冲脉，而冲脉又隶属于肝。肝主藏血，有调节血量的作用。妇女以血为本，若血虚肝脏功能失常，则变生妇科诸疾。故妇科疾病治肝很为重要，肝主疏泄，性喜条达，有疏通发泄的功能。肝脏功能正常，则气血流畅，机转协调。若肝失疏泄，气血失调，亦常衍成妇科疾患。妇女经受数千年封建压迫，情志抑郁，多愁善感，特别是中年患者，所处人事环境复杂，情志怫逆为多，故临床气滞最为多见。因此，治疗妇科疾病，当以疏肝为先。赵氏《医贯》亦有以逍遥散治木郁而诸郁皆愈的说法，刘老先生用调肝法治疗妇科疾病常收良效，现将常用调肝十一法分述如下。

1. 疏肝开郁法：刘老认为，妇女肝气郁结在临床上所表现的经前症状，常见的有两种类型，一是以胸乳胀痛为主，或兼腰腹胀痛者；一是以腰腹胀痛为主者。属胸乳胀痛者，用自拟调经一号方加减；若属腰酸胀痛者，用自拟调经二号方加减。所拟二方，均以疏肝开郁行气为主，少佐活血药味，以助血液之流通。所谓调经一号方为：柴胡9g，当归9g，白芍9g，甘草3g，郁金9g，香附9g，牛膝9g，乌药9g，益母草15g，川楝子15g，川芎9g，瓜蒌15g。所谓调经二号方为：乌药9g，木香9g，香附12g，槟榔12g，甘草3g，川芎9g，当归9g，牛膝9g，蒲黄9g，五灵脂9g，益母草15g。

2. 疏肝散结法：刘老认为妇女肝气郁结所致的乳房肿块，其临床表现为乳房胀痛，乳房内一侧或两侧有一至多个大小不等的肿块。其形如梅李、鸡卵，或呈结节状、质硬，界限清楚，不与周围组织粘连，推之可移，其消长与喜怒等情志变化有关。《素问·至真要大论》曰："结者散之。"治疗宜疏肝开郁，化痰散结。方用自拟疏肝散结汤加减。方药：柴胡9g，当归9g，白芍9g，甘草3g，青皮9g，陈皮9g，海藻15g，瓜蒌15g，山甲珠9g，昆布15g，金银花15g，连翘15g，郁金9g，香附12g。

3. 疏肝扶脾法：刘老认为妇女肝郁脾虚，临床常表现为胸乳腰腹胀痛、食少、便溏，头晕肢软，或月经后期，或经闭，或不孕等。治宜开其郁而补其虚，方选逍遥散加减。

4. 清肝和胃法：刘老认为肝火犯胃常见于妊娠恶阻症，临床以胸闷，呕吐酸苦水，脉弦滑，舌质红，舌苔黄为其主要特征。治宜清肝和胃，常用左金丸合温胆汤加味。

5. 疏肝清火法：刘老认为肝郁化火，迫血妄行，常致月经先期量多，常伴有经前胸乳胀痛，脉弦数，舌质红，舌苔黄等症。火邪伤阴则兼口干，五心烦热，治法宜疏肝清火凉血，兼有阴伤者，则应佐以养阴之味，清经汤是代表方剂。

6. 养血舒肝法：刘老认为妇女肝血不足，又兼情志所伤，临床常表现为月经后期，经来量少色淡，或婚久不孕。脉多较弱，舌质淡红，舌苔薄。其治宜养血舒肝，方用益母胜金丹加减。

7. 调补肝肾法：刘老认为妇女肝肾亏损，冲任不固，可见月经过多，崩漏等症。临床常伴有腰痛、头昏、耳鸣、心慌、失眠。精不足者，补之以味。常用调补肝肾方，以补肾精，养肝血，固冲任。

8. 养血清肝解毒法：刘老认为妇女素体血虚，又加郁怒伤肝，肝经湿热内炽，下乘脾土，临床常见赤白带交替而下，气味极腥臭，妇科检查多为晚期子宫颈癌或子宫体癌。此种疾病以老年妇女为多，治宜“清肝火而扶脾气”，再加解毒药味。方用清肝止淋汤加减，此病目前虽无特效，若按本法治疗，可冀缓解症状，延长生命。

9. 泻肝利湿法：刘老认为妇女带下疾病有因肝郁化火，湿热内郁，肝火与湿热互结而发生者，临床以带下色黄，质稠粘，有气味，口苦咽干，或胁下痛、发热，或外阴瘙痒为其主要特征。治法宜泻肝火而清利湿热。方用龙胆泻肝汤，取其一派清凉之品，泻利肝经湿热。

10. 疏肝活血法：刘老认为妇女以血用事，血赖气以运行，气行通畅则无病，气滞则血瘀。若肝气郁结，气机受阻，则血行不流利，日久瘀阻经络，不通则痛。临床常表现为少腹一侧或两侧疼痛剧按，或腰腹胀痛，或经期疼痛加重，或经行后期，脉沉弦，舌质红暗或见瘀斑，治宜疏肝活血。用四逆散合失笑散加减。开郁散结，活血化瘀，以开之发之。

11. 温肝通络法：平素肝经血虚，又感寒邪，常发为月经后期，痛经。其临床表现以手足厥寒，小腹寒痛，或周身疼痛，脉沉细，舌质淡，舌苔薄白为其主要特征，肝有寒邪，即宜温肝，治宜温肝通络之法。方选当归四逆汤加减。若寒凝血瘀之证，郁久化热，此时寒邪未去，热象又现，其症阴阳错杂，寒热混淆，临床在一派寒凝血瘀证中，又兼口干喜饮，大便秘结，或带下黄绿色等热证。可见温肝通络法佐以清热之味，如黄连、黄柏等，此乃辛温苦寒之复法。

刘云鹏老中医在长期临床实践中深刻地体会到妇科疾病，由肝病所致者，临床上最为多见，特别是月经疾患，往往由肝郁所引起，故欲求调经，必当行气，而欲求行气，则必须以疏肝为先。因此，疏肝开郁是常用之法，尤其是治疗中年妇女疾患，以调肝为诸法之首。

临床上凡肝气郁结而致病者，应当疏肝开郁为治。肝气得疏，气机条达，其病自愈。例如，经前诸症，临床表现为经前胸乳胀痛和腰腹胀痛两类，虽为两类，但其病理机转一致，只是病变部位不同。凡表现在胸乳胀痛者，用调经一号方为治；凡表现在腰腹胀痛者则用调经二号方加减。两方均以疏肝开郁为主，活血调经为辅，气顺血和则经行顺畅。

刘老先生在临床中总结出妇科肝病实者居多，虚者为少。属实者多因气郁致病；属虚者往往由血虚所引起。临床辩证，审其为寒为热，常用调肝十一法，均可收到较好的治疗效果。

（二）刘氏提出妇科常用治脾九法

刘云鹏老中医认为中医学中脾有化生水谷精微，温煦肌肤，滋养脏腑，是人体赖以生存的后天之本。脾与胃相表里，胃为五脏六腑之海，而脾为胃行其津液。两者相互协调，共同完成其生理功能。因此，通常言脾，多概括有胃在内。

脾主运化，在正常的生理状况下，脾的运化功能包括运化水谷精微和运化水湿两个方面。饮食进入胃中，经过胃气的腐熟消磨，再由脾脏运化输布，使水谷精微上送于心肺，散布滋养周身，并在肺的协同作用下，将多余的水分分散于皮毛，下输于膀胱，排除体外，正如《素问·经脉别论》篇说："饮食入胃，游溢精气，上输于脾。脾气散精，上归于肺，通调水道，下输膀胱。水精四布，五经并行。"脾的运化功能正常，则营养的吸收和水液代谢就能正常地循环往复。若脾胃虚弱，不能受纳或纳而不化，或不能运化水湿，则脾虚诸疾在各个方面表现出来。脾主统血，使血液循常道而行，不致溢于脉外。脾气健旺，才能统摄血液，维持血液的正常运行。若脾虚失其统摄之权，血液就会由脉络外溢，出现各种出血疾患。老年妇女疾患，因为脾虚者居多，故有老年治脾的说法。《素问·上古天真论》篇说："五七，阳明脉衰，面始焦，发始堕。六七，三阳脉衰于上，面皆焦，发始白。"是说明中年以后，脏腑功能逐渐减弱，后天之脾亦随之而虚，脾虚则运化和统摄失权，常常变生脾虚诸疾，是以老年妇科疾患，多从脾论治，这是指治疗妇科疾病的一般规律。亦有中青年患者，或因先天不足，或因后天失调，或因罹病日久而导致脾虚衍成妇科病者，临床上也不鲜见。因此，脾胃虚弱者应有舌脉症状为据，不可凭年龄用事，只有辨证施治，药随病转，方为万全之计。现将刘老临床常用治脾九法分述如下。

1. 补脾止带法：刘老认为脾虚所致带下疾病，临床以带下色白或淡黄，无臭味，如涕如唾，面色白皖，食少便溏，肢软乏力，脉软缓或沉弱，舌质淡，舌苔薄白为其特点，其治宜补脾除湿止带。完带汤是其典型代表方剂。

2. 燥湿和胃，升清降浊法：刘老认为带下疾患由于痰湿内阻，脾胃失调，清阳不升，浊阴不降所致者，临床常见带下色白或黄，胸闷阻，恶心欲呕，纳差，小腹或小便坠胀。脉软滑，舌质淡红，舌苔白腻。此类患者，可用二术二陈汤加减，以升清降浊，燥湿止带。

3. 健脾和胃法：刘老认为脾胃虚弱所致的妊娠呕吐症，临床表现在妊娠以后，恶心呕吐，甚至终日呕吐不止，不进饮食，常伴脘腹胀闷，倦怠乏力。脉虚，舌质淡。其治宜健脾和胃，降逆止呕为法。方用六君子汤加减。

4. 健脾利水法：刘老认为脾虚所致的水肿疾患，因脾虚不能运化水湿，水湿停聚，浸渍于四肢肌肉，故见面目、四肢浮肿。因湿性重浊，故每以下肢肿为甚，常见于经前、经期或妊娠期间，临床多伴小便不利，纳食差，肢软无力，脉沉或软滑，舌质淡红，舌苔薄。治宜健脾行气，利水消肿为法。五皮饮是代表方剂。

5. 益气养血法：刘老认为脾虚气血失其生化之源，常导致月经后期，月经过少，甚至月经停闭，临床多伴有心慌气短，肢软乏力，脉虚舌淡等症。治法宜补脾益气养血。常用八珍汤加减。若症兼虚寒者，则用十全大补汤加减，可冀收效。

6. 健脾养心法：刘老认为脾虚血少，心失血养而见心悸、失眠者，是心脾两虚的征象。此类患者，由于脾虚血少，临床即可表现为月经过多或崩漏下血不止。治宜健脾养心，益气补血为法。归脾汤是代表方剂。

7. 益气升阳法：刘老认为脾气虚弱，中气下陷的患者，孕后多见胎动胎坠，如血随气陷，则常见月经先期，月经过多，以及崩漏等症，如平素气虚，无力抬举子宫，亦可见子宫脱垂之症。以上诸症，临床均以小腹或下阴坠胀为其主要特征。脉常虚大无力，舌质淡，舌苔薄白，舌边有齿印，治宜益气升阳为法。脾气健，清阳升，下陷之症自愈。方用补中益气汤加减。

8. 健脾坚阴法：刘老认为阴道下血属脾虚阴伤者，临床常见口干，喜冷饮，纳差，脉数，舌质红而干，其治宜健脾坚阴，止血固冲为法。脾健阴复，冲任得固，则阴道下血自止。加减黄土汤是代表方剂。

9. 补气固脱法：刘老认为气虚统摄失权，血随气脱，冲任不固，常发大崩下血不止。临床常见两目昏暗或眩晕，脉虚大无力，舌质淡。治宜大补脾气，摄血固脱为法。常用固本止崩汤加减。

刘云鹏老中医在长期临床实践中深刻地体会到妇女以血为本，以气为用，气血是经、孕、产、乳的物质基础，全赖后天之脾的化生。若脾脏功能失常，或运化无力，或统摄失权，则变生妇科诸疾。因此，治疗妇科疾病，治脾也是重要的一环。因脾脏疾患，临床多为虚象，很少实证，故应以扶脾补虚为要。补脾以益气为主，用党参、黄芪、白术、甘草等益气要药，因此，治脾皆以参、芪、术、草为君，待气旺脾健，其病自可痊愈。脾虚固然以益气为法，但因临床症状表现形式各有不同，其治即需在益气的基础上有所侧重。或加除湿止带之味，或兼和胃降逆之品，或以升清降浊为治，或以益气升阳为法，或偏于利水消肿，或侧重益气固脱，或气血并调，或养血宁心，兼阴伤者需养阴，兼有火者应泻火。总之，应灵活机变，随症遣方用药。

（三）刘氏提出妇科常用补肾五法

刘云鹏老中医认为《素问·六节藏象论》篇曰："肾者主蛰，封藏之本，精之处也。"明确地指出了肾脏的主要生理功能是藏精，精是人体生命的基本物质，其含义有两个方面。一是指先天之精，如《灵枢·经脉》篇谓："人始生，先成精。"此精禀受于父母，是人体赖以生存的根本。一是指后天之精，此精来源于其他脏腑。《素问·上古天真论》篇又说："肾者主水，受五脏六腑之精而藏之。"先天之精主要依赖后天之脾的不断滋养。由此可见，肾精是先天之精与后天之精的有机结合。

肾为先天之本，是机体活动的原动力。肾脏的盛衰，关系到人体各脏的生理活动及病理变化。如《素问·上古天真论》篇谓："女子七岁，肾气盛，齿更发长。二七而天癸至，任脉通，太冲脉盛，月事以时下，故有子。……七七，任脉虚，太冲脉衰少，天癸竭，地道不通，故形坏而无子也。"由此可见，肾精足，肾气盛，则经、孕、产、乳正常，若先天之肾不足，肾精虚，肾气弱，则常衍成或崩或闭，或堕胎或不育等妇科疾病。

治疗妇科疾病，一般是青春时期主重在肾，中年时期主重在肝，老年时期主重在脾，这是妇科疾病在生理病理方面三个不同阶段发病的一般规律。有其常，必有其变。常是一般规律，变是特殊情况，故临床即需注意常规治疗，更需观察其病理变化，要机动灵活，才能效若桴鼓。现将妇科常用补肾五法分述如下。

1. 养血补肾法：刘老认为妇女肾虚血少所致的闭经证，临床或见从未行经，或行经后又经闭不行，或行经后经量逐渐减少至于闭经，以腰痛、头昏耳鸣、下肢酸软、脉沉弱、舌质淡红、舌苔薄为其特征，治宜养血补肾为法，方用四二五合方以补肾养血，使其肾气充，肾精足，脾经水有源，月经自潮。

2. 调补肝肾法：刘老认为崩漏疾患，发于少女者多为肝肾阴虚，冲任不固所致。临床以阴道下量多、腰痛、口干、头昏、心慌、脉急数、舌质红少津、舌苔薄黄为其特征。治宜大补肝肾之阴以涵上亢之阳，使阴平阳秘，冲任得固，则血崩自止。方用调补肝肾方加减。

3. 健脾补肾法：刘老认为习惯性流产，大都因先天之肾气不足，后天之生化失职所致，先后二天既亏则无力系胞养胎，故每易堕胎。临床以腰痛、腹坠、纳差、肢软、舌质淡红为其主要特征，治宜补脾滋肾为法。方用安奠二天汤加减，以补肾益精，健脾益气。使二天得补，脾肾健旺，胎自不坠。

4. 温肾暖脾法：刘老认为脾肾阳虚，胞宫冰寒的不孕患者，临床以小腹及四肢冰冷，畏寒喜暖，腰膝酸痛，白带多，大便溏薄，小便清长，为其主要特征。其治宜温肾暖脾为法，温胞饮是代表方剂。

5，温肾通络法：刘老认为妇女不孕或子宫偏小，多属肾阳偏虚，肾气虚寒所致。以任主胞胎，胞脉系于肾，肾阳足则能温煦胞宫，而孕育正常，肾阳虚则胞宫寒冷，任脉不通，难于受孕。刘老所在医院妇科得一民间流传验方，功能温肾通络，理气种子，临床颇有效验。方由沉香、白蔻仁、川乌片、北细辛、粉甘草各3g组成，在月经净后当天服1剂，3个月1

个疗程，为了方便病人服用，后将此方药味共为细末，一剂药量分做成三粒蜜丸约30g，于月经净后当天分3次服完，或配合其他调经种子方药应用，现已成常规。

刘云鹏老中医在长期临床实践中体会到治疗肾脏疾病，总是采取补法。因肾为先天之本，肾阴肾阳是维持机体及其他脏腑之阴阳的本源。各脏腑之阴，皆赖肾阴以滋养，各脏腑之阳，皆靠肾阳以温煦。肾脏功能的盛衰，关系到其他脏腑的盛衰，故治法以补为主。所谓补法有补阴补阳的区别，肾阳虚则温化无力，而出现一派虚寒现象，阳不足者温之以气，常用药如附片、肉桂等以温肾助阳。肾阴虚则水不制火，而出现肾阳偏盛的现象，阴不足者，补之以味，常用药如熟地、龟板等以滋肾养阴。或补阴或补阳，目的在于使其阴阳平衡，即是阴平阳秘的道理。

由于肾阴肾阳共处于肾脏之中，彼此互相依存，互相制约，共同完成肾脏的生理功能。如果阴虚日久，则常累及肾阳；阳虚日久，则常累及肾阴，是以肾病日久失治，往往有阴阳俱虚的复杂现象，此时又宜阴阳双补。故补肾法既要以明确肾阴虚、肾阳虚之不同，又必须考虑其阴阳的相互关系。

刘老先生提出肾为先天之本，与其他脏腑关系密切，肾脏罹病，往往累及其他各脏。因此，治疗肾脏疾病，应考虑其所涉及的脏腑。一般说来，肾病崩漏、闭经，多属阴虚，发病往往涉及于肝；而不孕和习惯性流产，则多属阳虚，发病则往往涉及于脾。故欲补肾阳，则必须脾肾同治；欲养肾阴，则应肝肾并治。若阴阳俱虚者，又应阴阳双补，于阳中求阴，或阴中求阳，这是治肾的基本法则。

三、刘云鹏临床经验特色

（一）刘氏提出崩漏证治十法

刘云鹏老中医认为崩漏为病，其病理变化与年龄关系最为密切，大抵青春期与更年期以崩为主，其病多虚；中壮年则有崩有漏，其病多实。青春期任通冲盛，月事应以时下，若见崩漏，多为肾气未充，肾精不足，冲任功能失调所致。治宜补肾益精。肾虚血虚者用养血固冲法，肝肾阴虚者则用调补肝肾法，肾阳不足者，则宜温肾填精，左归之属是首选方药。肾阳虚则不能温煦脾阳，脾阳亦虚，若血崩过多，易致气随血脱，此时徒涩血固冲，难见速效，必须配伍益气摄血大剂，如参、芪、术、姜等药，方可转危为安。更年期正值七七之年，“面焦发白”，肾气虚衰，经血日亏，自宜补肾，然在脏腑功能衰退之时，不能只是补肾，尤需借助于脾之运化，输送精微，以资精血生化之源。刘老临证体会，老年以脾虚气弱为多，故治宜健脾益气，辅以补肾益精之味。育龄时期正值“筋坚，身体盛壮”之年，由于人事环境复杂，情志易于怫逆，气郁化火，肝阳偏亢，肝胃热盛，火热迫血妄行，属热属实者多，宜用清热凉血法以直折肝胃之火。若热邪伤阴者，则兼养阴液。若老年气血俱虚而瘀血又为患者，则又宜在补血药中，投入活血化瘀之品，以扶正祛邪。至于瘀血阻络，血不循经而崩漏者，无论老、中、青年，均以活血祛瘀为法，如属气血失调，冲任不固者，则用理气活血固冲法治其漏下。综上所述，崩漏之治，青春时期，着重在肾，此为一般规律，但有常则有变，若年少而脾虚者，则宜治脾与肾，年老而肾虚突出者，则又重在补肾而兼扶脾。慎勿胶柱鼓瑟。

刘老提出崩漏之治，不外塞流、澄源、复旧三大法则，这是前人在治疗过程中总结出来的规律。所谓塞流就是固涩止崩，杜塞其放流，是目的。澄源就是澄清病源，即治病求本之意，是方法，是辨证要点。复旧乃恢复故旧，调整其脏腑功能，以建立正常的月经周期，是善后措施。三者是有机联系的。不能截然分开，塞流应与澄源并举，若不审其病因而盲目止涩，往往塞而不止，纵幸止于一时，亦难免再发。反之，若仅仅澄其源，而不佐塞流，则又缓不济急，且澄源是为了更易塞流，也正是为了复旧。复旧大法当以调理脾胃为主。若肾虚者，自宜侧重补肾，务求恢复脏腑功能，巩固疗效。刘老临床五十余年，总结出治疗崩漏十法，证之临床，疗效确切。

脾虚

1. 益气摄血法：刘老认为辨证要点是阴道下血量多，色淡或鲜红，小腹坠，脉虚大无力，舌淡胖，有齿痕，此属脾虚气陷，血失统摄。用补中益气汤（《脾胃论》）加地黄、地黄炭、阿胶、棕榈炭等以益气升阳，摄血止血。补中益气汤是以补气为主，崩漏病在下焦血分，故必须加入养血补肾方药。

2. 益气固脱法：刘老认为其辨证要点是阴道下血如注，两目昏暗，或晕眩欲仆，脉细弱或虚大急数，舌质淡，苔白，此属气血两虚，势将气随血脱，用固本止崩汤（《傅青主女科》），补气补血，引血归经。本方由熟地30g，炒白术30g，黄芪15g，当归6g，姜炭6g，党参15g共六味组成。当归辛温香窜，活血之力胜于补血，确宜慎用，尤其是个别患者忌服当归，服之往往大出血。患者常事先向医者主诉过敏感情况，应注意之。原方熟地、白术各一两（习用30g），大补脾肾，并黄芪、人参以益气固脱。黄芪配当归寓有当归补血汤之意，姜炭引血归经，又有收敛之性。当归在大量补气补血药中，起了有益的流通作用。每将原方当归剂量（五钱）减为今之6g，有疗效，无副作用。固本止崩汤双补脾肾，然偏重于补脾益气，意在急补其气以摄血固脱，并具生血之功。增入补肾益精及止涩药，如枸杞、阿胶、牡蛎等以补肾固冲，止血之效更佳。又暴崩之际，元气大虚，可用红参9～15g急煎服之。

3. 益气养血法：刘老提出其辨证要点是阴道下血或多或少，心悸失眠，脉虚细或大而无力，舌淡红，苔薄。此属心脾两虚，脾不统血，用归脾汤（《济生方》）益气摄血，健脾养心。随证可选加熟地、地黄炭、阿胶、棕榈炭、炭姜等补血止血，此方对惊恐引起的血崩加煅龙骨、煅牡蛎甚效。

4. 健脾坚阴法：刘老提出辨证要点：阴道下血量多，口干不欲饮，脉虚数或沉软，舌红，苔黄。此属脾虚阴伤，冲任不固。用自拟健脾固冲汤，健脾坚阴止血。方药：黄芪9g，白芍12g，白术9g，甘草3g，地黄9g，地黄炭9g，阿胶12g，姜炭6g，赤石脂30～60g。本方健脾坚阴，固涩冲任，健脾而不温燥，养阴而不碍脾。脾肾两虚者，以脾肾阳虚为多见，多见于老年血崩。崩漏常有脾虚而肾阴伤者，适用本方。

肝肾不足

5. 养血固冲法：刘老指出其辨证要点为阴道下血或多或少，少腹和腰隐痛，脉虚细或软弱，舌淡红，苔少，此属血虚兼寒，冲任不固。用胶艾汤（《金匮要略》）加杜仲、续断、山萸肉、菟丝子等，养血补肾，固冲止血。原方重在治妊娠胞阻下血，若崩漏或月经过多，属于冲任虚损，血虚兼寒者，用此方入补肾药，侧重固涩冲任。

6. 调补肝肾法：刘老指出其辨证要点为阴道下血量多，色鲜红，腰痛，头昏，耳鸣，五心烦热，脉沉细虚数，舌红少苔。此属肝肾阴虚，冲任不固，用调补肝肾方（经验方），滋补肝肾，养阴固冲。方药：熟地30g，地黄炭12g，枸杞30g，白芍15g，山萸肉15g，山药15g，阿胶12g，旱莲草15g。本方多用于青春期少女。

肝郁脾虚

7. 疏肝扶脾法：刘老指出其辨证要点为阴道下血或多或少，色红，或黯，胸乳胀，或腰痛，脉弦数，或弦弱，舌淡红，苔灰或黄。此属肝郁脾虚，用逍遥散加减。方药：柴胡9g，当归9g，白芍9g，白术9g，茯苓9g，甘草3g，郁金9g，香附12g，茜草9g，血余炭9g。肝郁化火，加炒栀子9g，丹皮9g。

血热

8. 清热凉血法：刘老指出其辨证要点为：①阴道出血量多，色红有血块，脉弦滑数或洪数，舌质深红，舌苔黄厚，此属实热，用芩连四物汤（《医宗金鉴》）加味，热甚津伤可选加黄柏、知母、元参、麦冬等清热凉血滋燥。大黄直入血分，泻热通腑，用以下肠胃燥结，除郁热，为实热血崩常用药。热邪迫血妄行，血量多，阴道和宫腔往往积血成块，此属离经之血，不是经络之瘀。瘀血亦下血块，但小腹必痛拒按，血下痛减为特征。②阴道下血量多，色红质稠，口干欲饮，脉弦数或细数，舌红少津，此属血热伤阴，用清经汤（《傅青主女科》）清热凉血滋阴。如兼肝郁胁痛，可于方中去青蒿加柴胡，以疏肝开郁散热，如兼湿热，可加滑石、泽泻等利湿清热，湿去热减，血海自宁。

血瘀

9. 活血祛瘀法：刘老指出其辨证要点为：①阴道下血或多或少，腹痛拒按，血下痛减，脉沉弦，舌黯或有瘀点，此属瘀血阻络，血不循经，用生化汤加味。方药：川芎 9g，当归 24g，桃仁 9g，甘草 6g，姜炭 6g，益母草 15g。共 6 味，可随证选加：台乌药、牛膝、蒲黄、五灵脂、红花、香附等以行气祛瘀止痛，引血归经。生化汤加益母草为活血祛瘀通剂。无论在经期产后，崩漏等症，凡属瘀血疼痛，血不循经者均可用之。②阴道下血或多或少，色淡黯，腹痛，脉沉弦软或大而无力，舌质淡黯或有瘀点及齿痕，此属久崩气血两虚，兼夹瘀血阻络，方用加减当归补血汤（《傅青主女科》）。方药：当归 30g，黄芪 30g，三七末 9g，桑叶 14 片共四味，可选加茜草、蒲黄、地黄炭、贯众炭等以益气养血，活血止血。

气血不调

10. 理气活血固冲法：刘老指出其辨证要点为阴道下血量少，淋漓不断，腰腹略胀略痛，脉沉弦，舌略黯，苔薄黄。此属气血失调，冲任不固，用黑蒲黄散（《妇科医要》）。方药：蒲黄炭 9g，当归 9g，川芎 9g，熟地 9g，地黄炭 9g，白芍 9g，香附 12g，丹皮 9g，阿胶（烊化）12g，荆芥炭 9g，棕榈炭 9g，地榆炭 15g，血余炭 9g。本方治漏下，不必加减。小腹痛与不痛需切诊，患者言小腹不痛，往往按之痛，仍宜此方。无论产后，或宫腔手术后，崩漏甚至一二月不止，先用生化汤加味，去其瘀积，再进本方调气血，固冲任甚效。又久漏患者，须查有无宫颈瘜肉，在立法处方时须注意配合各类止血药，以增强效力。常用止血药如下：补血止血药为旱莲草、地黄炭、阿胶、龟板等。凉血止血药为栀子炭、贯众炭、柏叶炭、地榆炭等。温经止血药为艾叶炭、姜炭等。活血止血药有三七、蒲黄炭、茜草炭、大黄炭等。敛涩止血药有仙鹤草、棕榈炭、乌贼骨、赤石脂、煅牡蛎、煅龙骨等。

刘云鹏老中医指出所举十法十二方，前六法六方以补虚为主，后四法六方以泻实主。症状表现每多错杂，虚中有实，实中虑虚，故在治疗时，注意虚中求实，实中顾虚，先立法，后选方，再随症加减用药，力求符合病情发展的规律，起到治病的作用。由于崩漏日久，气血耗伤，脏腑受损故虚证多而实证少。实者泻之，或直折热势，或活血祛瘀，有阴阳气血之不同，脏腑经络之各异，病情复杂，难于速效，先应成竹在胸，然后步调不乱。

（二）刘氏提出治疗痛经采用经前行气、经期活血

刘云鹏老中医认为女子以经调为无病，经不调则百病杂生。因此，调经在妇科疾患中占有重要的地位。刘老颇有创见地指出“中年妇女，气常有余，血常不足”，经行之前，肝血充盈血海，气机易于不利，而出现肝郁气滞的证候，临床常见乳、胸、腹、腰胀痛，故治以行气为主；其他年龄的妇女行经之时，“无论有无他症，一见疼痛，即以祛瘀为先”。临床治疗分经前、经后及年龄之别，取得显效。

1. 经前以行气为主：经前之治，以行气为主，多用于中年妇女，正如《灵枢·五音五味》篇云：“妇女之生，有余于气，不足以血，以其数脱血也。”气能行血，而血亦载气，故行气之中，须佐养血活血之品，使血行更畅，具体应用分为两型：①以胸乳胀痛为主者，宜选经验方调经一号方加减，药用：柴胡9g，当归9g，白芍9g，甘草3g，香附12g，郁金9g，川芎9g，益母草15g。若肝郁化火者，加炒栀子、丹皮以清郁火；腹胀食少者，合平胃散以和胃除满；脾虚纳差，或便溏者，加白术、茯苓，或合四君子汤以健脾益气。②以小腹及腰胀痛为主者，用经验方调经2号方加减，药用：乌药9g，香附12g，木香9g，槟榔12g，甘草3g，当归9g，川芎9g，牛膝

9g，益母草15g。若血瘀腹痛者，选加元胡、蒲黄、五灵脂以活血祛瘀止痛；若小腹冷痛者，加高良姜以散寒止痛；若兼气虚者，加党参益气以助药力；若胸乳腰腹俱见胀痛，则宜综合辨证施治。

2. 经期以活血为主：刘老指出经期之治，以活血为主者，可用于任何年龄的行经妇女，其症见月经过多、过少，经期延长，痛经，甚至崩漏，不孕等症。刘氏经验只要见有腹痛拒按，经血有块，舌暗者，即以活血化瘀为法，方选生化汤为代表方，若加香附则功效更著。即使无腹痛，只要经血色暗，或者有块，无论量之多少，均可用之，可收调经及助孕之效。若血瘀甚者，刘氏常选加红花、赤芍、益母草以活血祛瘀；若腹痛剧者加蒲黄、五灵脂、玄胡以祛瘀止痛；小腹胀者，加香附、枳壳；胀甚加木香、槟榔的行气消胀；腰痛者，经量少加牛膝，量多加续断，胀痛加乌药以活血、理气、止痛；有热者少用或不用姜炭，选加丹皮、炒栀子、黄芩以凉血清热；有寒者，选加桂枝、艾叶以温经散寒等。

（三）刘氏自拟经验方安奠二天汤治疗滑胎

自然流产连续发生三次以上者，称之为滑胎。刘老认为肾主藏精，为先天之本；脾主生化气血，为后天之源。精足则胎元固，脾气旺则胎有所载。脾肾功能正常，胎孕自然正常。若脾虚肾亏，胞胎失去精、气、血之载养，则易屡孕屡堕。

冲为血海，任主胞胎。冲任之气固则能养胎载胎；冲任脉虚无力载胎常导致坠胎小产。冲任二脉的盛衰，关键在于脾肾功能的强弱，所以说胎元受系于脾肾。若脾肾功能失常，则有坠胎小（早）产之虞。临床所见习惯性流产（早产），均由脾肾双亏所致，治当脾肾双补。每遇此类患者，刘老均取“安奠二天汤”为主方，方药以人参、白术、扁豆、山药、炙甘草补脾，熟地、山萸肉、杜仲、枸杞补肾，重用人参、白术、熟地，意在大补气血，使脾气旺，肾精足，则胎元自固。

刘老指出由于脾肾双亏是导致习惯性流产的主要病因。所以临床上常表现为少腹坠胀，小腹隐痛或腰痛等症状。因此，刘老常于主方之中随症加味。若小腹隐痛加白芍24～30g，以养血和营止痛；若小腹胀痛加枳实、白芍，以调气活血止痛；若小腹坠加升麻、柴胡，以升阳举陷；少腹坠甚，可径投补中益气汤，以升举下陷之阳，益气安胎；若腹痛阴道下血者，先服胶艾汤以养血止血，固冲安胎；若阴道下血，腹不痛者则于主方中加阿胶、地黄炭即可；若口干舌红，脉数，属脾虚阴伤者，用加减黄土汤补脾坚阴，涩血固冲；若腰痛者，可选加续断、桑寄生、补骨脂、菟丝子，以补肾治腰痛；若口干便结脉数属热者，加黄芩以清热安胎；若形寒肢冷属寒者，加肉桂、附片、艾叶、姜炭之属，以温胞散寒

（四）刘氏自拟经验方柴枳败酱汤治疗盆腔炎

刘云鹏老中医一生着意研究妇科疾病，多有建树。其治疗盆腔炎自制清热凉血，行瘀镇痛“柴枳败酱汤”，治疗瘀热内结，小腹疼痛，黄白带下等症颇有效验。刘氏柴枳败酱汤由柴胡9g，枳实9g，赤白芍各15g，甘草6g，丹参15g，牛膝9g，三棱12g，莪术12g，红藤15g，败酱草30g，香附12g，大黄9g组成。方中柴胡枢转气机，透达郁热；枳实配柴胡升清降邪，调理气机；赤白芍敛阴和血；甘草和中，与芍药同用，缓解舒挛；三棱、莪术破血行气消积；红藤、败酱草清热解毒消瘀，引诸药直达病所，众药合用，具有清热凉血，行气逐瘀，消积止痛之功。

刘老在临床实践中，若患者系急性发热，当配伍五味消毒饮或选加大、小承气汤等；若系癥瘕久不化者，配加土鳖虫9g，鳖甲15g；黄白带下有气味者，可选加黄柏9g，蒲公英30g，苡米30g；经行腹痛拒按者，加蒲黄9g，五灵脂12g；经期延长者可加蒲黄炭9g，茜草9g，炒贯众15～30g；气虚者加党参15g，白术9g。

四、刘云鹏典型医案选

（一）盆腔炎

李某，女，39岁，已婚，沙市市棉纺厂干部。初诊：1979年3月3日。患者于1978年12月8日，因陈旧性宫外孕在本市某医院手术，术中发现盆腔内组织粘连，术后阴道出血淋漓不尽，持续26天，至1979年元月2日方止。但小腹疼痛，呈阵发性加剧，痛剧时伴尿频，腰痛，白带多色白，平时盗汗，门诊以“盆腔炎”收入院。妇科检查：外阴为已婚经产型。阴道通畅光滑，子宫颈光滑，横裂。子宫后位，活动受限。右侧附件阴性，左侧附件增厚，压痛（++）。住院医生用四逆散加活血化瘀药，共服9剂，效果不佳，患者诉昨晚腹痛剧，继而月经来潮，伴腰痛如折，小腹坠痛，左肩如冷水浇浸疼痛。脉沉细，72次/分。舌质紫暗，有瘀点，舌苔灰色。证属寒凝肝脉，瘀血疼痛之证。治宜温肝散寒，祛瘀镇痛。方选当归四逆汤合生化汤加减。方药：酒当归24g，川芎9g，桃仁9g，姜炭6g，炙甘草6g，桂枝6g，细辛3g，木通6g，炒白芍18g，大枣9g，蒲黄9g，五灵脂9g，川牛膝9g。共3剂。

二诊：1979年3月6日。患者服药后，月经量明显减少，色淡红略暗，仍感腰痛，有时心慌。脉沉弱，76次/分。舌质暗，舌苔薄。守上方加丹参15g，以助其养血之力。再服3剂。

三诊：1979年3月10日。患者月经已净两天，现阴道有黄绿水液流出，伴口干，时感右下腹挛急疼痛，脉沉弦软，82次/分。舌质暗，舌苔灰色。刘老认为此乃寒凝血瘀，日久化热，寒热错杂之厥阴肝病，治当温经祛瘀止痛，佐以清热。方选当归四逆汤加减。方药：酒当归15g，桂枝6g，炒白芍18g，细辛3g，炙甘草6g，木通9g，吴茱萸9g，酒黄连6g，生姜9g，大枣9g，酒黄柏9g，败酱草15g。共4剂。

四诊：1977年3月14日。患者服药后仍感右下腹疼痛，口干喜饮，脉沉弦软。舌质紫暗，舌灰白。方药：①守上方去黄柏。共3剂。②红藤30g，败酱草15g，金银花30g，丹参15g，紫花地丁15g，元胡9g，三棱9g，莪术9g，蒲公英15g。共3剂。每日1剂。浓煎100ml，保留灌肠。

五诊：1979年3月17日。患者仍感腰腹疼，阵发性胃脘部隐痛，纳食少，脉沉弦软，72次/分。舌质暗，瘀斑渐退，舌体胖，舌苔灰白色。治疗继续温经化瘀，少佐清热止痛之品。方药：当归15g，桂枝6g，白芍18g，细辛3g，甘草6g，木香9g，吴茱萸9g，黄连6g，生姜9g，大枣9g，败酱草15g，乳没各6g。共3剂。

六诊：1979年3月20日。患者腹痛略有好转，白带减少。脉沉弦软，68次/分。舌质淡暗，有齿印。守上方去黄连。共4剂。

七诊：1979年3月24日。患者右下腹仍感坠痛，大便后尤甚，白带减少，左肩似凉水浇浸一样的十年宿疾，现已好转，脉沉弦细，72次/分。舌质淡暗，有齿印。守3月17日方，桂枝加9g。共4剂。

八诊：1979年3月28日。患者白带较前明显减少，腹部疼痛减轻。妇科检查：外阴经产型。宫颈光滑，脓性白带量中等。宫体偏右水平位，正常大小，附件正常。脉舌同上。继守上方加减。停止灌肠。

九诊：1979年4月10日。患者经以上治疗后，症状基本消失，月经于4月1日来潮，三天即净，经来较畅。脉沉弦软，72次/分。舌质淡略暗，边有齿印。守上方5剂，带药出院。

【按语】刘老指出肝脏功能失常所致的妇科疾病，多由肝气郁结而引起，病多属实。若因肝血不足而致病者，则多属于虚。本案例为肝经虚寒，初诊用当归四逆汤合生化汤加味，主治血虚血瘀，寒入经络，三诊时由于血瘀日久化热，证见口干喜饮，阴道有黄绿水液流出，此时虽兼热象，然辛温通络，仍为治疗原则，证见寒热错杂，药即寒温并进，故于当归四逆汤中加黄连、黄柏、败酱草等以清热，为虚实并调之法。六诊时白带减少，热象渐去，故去黄连。以后数诊均以当归四逆汤为主方，辛温通瘀大法不变。

（二）崩漏

陈某，女，23 岁，未婚，住沙市崇文街。初诊：1977 年 9 月 17 日。患者既往有崩漏史，曾两次在本院妇科住院治疗，血止出院，本次月经于 9 月 3 日来潮，至今未尽，现出血量特多，色红，常神疲乏力，腰膝酸痛，纳食差，大便稀，每日 1 次，小便正常。脉软弱，80 次/分，舌质略淡略暗，舌苔黄色。证属气虚血脱，冲任损伤。治宜益气固脱，固涩冲任。选方固本止崩汤加减。方药：党参 15g，黄芪 30g，白术 30g，姜炭 6g，甘草 3g，地黄炭 9g，熟地 12g，阿胶（兑）9g，枸杞 30g，炒杜仲 9g，续断 12g，牡蛎 30g，棕炭 9g，赤石脂 30g。共 2 剂。

二诊：1979 年 9 月 19 日。患者服上方后，阴道出血明显减少，经色较淡，有时深红，仍觉全身软，腰膝酸软，四肢乏力，活动后心慌。脉弦软，80 次/分。舌质淡红，舌苔薄白。继守上方 2 剂。

三诊：1979 年 9 月 21 日。患者服上方后，阴道出血基本停止，大便已正常，心慌较前减轻，仍感四肢乏力，腰酸痛，脉弦缓软，68 次份。舌质淡红，舌苔薄，舌边有齿印。此证属冲任渐固，脾肾阳虚未复。治宜继守前法增强疗效。仍守上方，共 3 剂。

四诊：1979 年 9 月 24 日。患者服上诸方后，于两天前阴道出血完全停止，纳食、二便、睡眠尚可，现觉尾闾骨处酸痛，四肢乏力，稍畏冷。脉沉软缓，66 次/分。舌质淡红，舌苔薄，舌边有齿印。此证属脾肾阳气未复。治宜温补脾肾两阳，益精气，固冲任。继守前方化裁。方药：黄芪 15g，党参 15g，茯苓 9g，白术 15g，甘草 3g，姜炭 6g，补骨脂 9g，杜仲 15g，枸杞 30g，熟地 12g，五味子 9g，鹿角胶 9g，阿胶（兑）

9g，共4剂。随访：患者服上方后，各症续减，再服上方8剂，腰及尾闾骨疼痛愈，心慌，气短等症亦逐渐消失。

【按语】本例患者因大崩不止，曾在本院住院治疗两次，现又下血日久，神疲乏力，纳少便溏，脉虚舌淡，显示脾虚摄血无权，其腰酸痛，崩漏屡作，是肾虚，冲任不能固涩之故。治宜急投益气固脱，补涩冲任之剂，以防衍成危急证候。方用固本止崩汤加减，方中党参、黄芪、白术、甘草健脾益气，摄血固脱，熟地养阴补血，地黄炭、阿胶补血止血，姜炭止血引血归经，棕炭收涩止血固冲，枸杞、杜仲、续断补肾治腰痛，杜仲炒用补肾之力更强，续断入血分又具有止血作用，重用牡蛎、赤石脂大力固涩冲任，全方补气补血固涩冲任，前后三诊共服药7剂，使气生血长，冲任渐固。阴道出血停止，得以转危为安。四诊时觉尾闾骨处酸痛，四肢乏力，稍觉畏冷，脉沉软缓，证系气血渐生，脾肾阳气未复，故于前法之中加入温补脾肾两阳之味，佐以益精养血之品，服药10余剂。诸症逐渐消失，崩漏治愈。此种大崩危急之候，临床总是标本俱急，故应标本兼顾，根据其病情而有所侧重，但决不可顾此失彼。待崩漏止后，亦不可立即停药，需继续守服原方以巩固疗效。

（三）先兆流产

关某，女，25岁，已婚，沙市市机床电器厂工人。初诊：1981年2月10日。患者平素月经正常，末次月经1980年10月2日来潮，4天干净，至今4月月经未潮，妇科检查为早孕。5天前阴道开始出血，量较多，色呈淡红，未见血块，腰腹疼痛有下坠感。现阴道出血未止，腰腹痛，小腹及外阴部有下坠感，伴恶心欲呕，脉弦滑，68次/分，舌质红略暗，舌苔灰，舌边有齿印。证属血虚冲任不固，清阳下陷，胎动不安。治宜养血固冲，举陷安胎。方选胶艾四物汤加味。方药：当归6g，川芎6g，地黄炭9g，白芍18g，甘草6g，阿胶（兑）12g，艾叶炭9g，续断9g，桑寄生15g，菟丝子9g，升麻6g，柴胡6g，棕炭9g：服1剂。

二诊：1981 年 2 月 11 日。患者服药后阴道出血较前减少，腰腹疼痛减轻，腹坠亦减。脉弦滑，舌质红略暗，舌苔灰，舌边有齿印。治疗继续养血固冲，举陷安胎。方选胶艾四物汤加味，即守前方共 3 剂。

三诊：1981 年 2 月 14 日。患者服药后阴道出血已止 2 天，腰腹有时略感疼痛，小腹及外阴部已不感下坠，只略有腹胀。脉弦滑。舌质暗红，舌苔薄。证属冲任渐固，清阳得升。治宜继续养血，固冲安胎，佐以和胃。方选胶艾四物汤加味。方药：当归 6g，川芎 6g，地黄炭 9g，白芍 18g，甘草 6g，阿胶（兑）9g，艾叶炭 9g，续断 9g，桑寄生 15g，菟丝子 9g，陈皮 9g。共 2 剂。

四诊：1981 年 2 月 16 日。患者现感腰及小腹胀痛。纳食尚可，大便稀溏。脉弦滑，舌质淡红，舌苔薄，舌边有齿痕。现已孕 4 月余，宫底脐下二指，可触及。申请超声波探查，了解胎儿存活情况。超声波耻上探查：耻骨联合上可见一胎心反射，并可见胎动反射。揭示：妊娠子宫（胎儿存活）。治疗宜健脾补肾安胎，巩固疗效。方选安奠二天汤加味。方药：党参 30g，白术 30g，甘草 3g，熟地 30g，山药 15g，山茱萸 15g，炒扁豆 9g，杜仲 15g，枸杞子 9g，续断 9g，桑寄生 15g，白芍 30g，枳壳 9g，陈皮 9g。带药 5 剂出院。

【按语】妊娠以后胞胎需气血以载养。气血足则冲任固，胎元得养，孕育正常。若气虚血少，胞胎失养，则胎动不安而下血。本例患者孕四月，阴道下血，是血虚气陷，胎元不固所致。血虚胞脉失养则腰痛；气虚清阳下陷则小腹坠胀，胎元不固，载养无能，则胎动不安而下血，治宜养血益气，升阳安胎为法。选用胶艾汤加味。方中胶、艾、四物、棕炭养血止血固冲，甘草补脾益气，升麻、柴胡升举下陷之清阳，续断、桑寄生、菟丝子补肾以安胎。全方以养血为主，辅以益气升阳。仅服药 1 剂，腰腹痛坠即减轻，阴道出血减少。按上法再进三剂，阴道出血停止，小腹亦不感下坠，但仍感腰略痛，小腹有时作胀。三诊时乃于上方中去升、柴，继续养血固冲安胎，少佐陈皮以行气和胃。四诊时超声波探查胎儿存活，但感腰及小腹略痛，大便稀溏，此乃脾胃虚弱之征象。改用安奠二天汤双补脾肾，以善其后。

（四）不孕症

石某，女，30岁，已婚，沙市市棉纺织印染厂工人。初诊：1978年7月14日。患者结婚5年，4年前曾因早孕伴发急性肾盂肾炎而导致流产一胎，以后一直未孕。从此月经后期而潮，每37天至48天行经1次。经前半月乳胸胀痛拒按，经来腰腹胀痛。量少色暗。末次月经1978年6月20日来潮。现值经前乳胸胀痛，小腹及腰亦胀，胸中如物阻塞，纳食差，白带较多。脉沉弦软，72次/分。舌质淡红、舌苔薄黄。证属肝郁气滞，月经失调。治宜疏肝解郁，理气调经。方选逍遥散加减。方药：柴胡9g，当归9g，白芍9g，白术9g，茯苓9g，甘草3g，郁金9g，香附12g，川芎9g，牛膝9g，乌药9g，益母草12g。共4剂。

二诊：1978年7月18日。患者服药后，胸乳胀痛消失，但小腹仍胀，腰亦痛，月经于7月18日来潮，经来量不多，色暗红，脉沉弦滑，74次/分。舌质正，舌苔薄黄。证属肝气渐舒，瘀血未去。治宜继续活血祛瘀，佐以理气。方选生化汤加味。方药：川芎9g，当归24g，桃仁9g，姜炭6g，甘草3g，益母草12g，制香附12g，川牛膝9g。共3剂。妇科内用药3粒。

三诊：1978年7月25日。患者服完上方，月经于7月21日干净，经期小腹及腰部疼痛减轻。白带有时仍多。脉沉弦，72次/分，舌质正，舌苔薄黄。证属瘀血渐去，肝郁尚需疏解。治宜继续疏肝开郁。方选逍遥散加味。方药：柴胡9g，当归9g，白芍9g，炒白术9g，茯苓9g，甘草3g，郁金9g，制香附12g，川芎9g，益母草12g，茺蔚子9g。共3剂。妇科内用药3粒。

四诊：1978年10月26日。患者服药后，月经于8月17

日来潮，经行顺利，小腹部及腰不痛，现月经两月未来，在本市某医院做青蛙试验阳性，诊断为早孕。现感小腹坠痛，腰痛。脉软滑，74 次/分。舌质淡红，舌苔薄黄。证属脾肾虚弱，胎元不固。治当双补脾肾，固涩冲任以载胎。方选安奠二天汤加味。方药：党参 30g，白术 30g，扁豆 9g，山药 15g，甘草 3g，熟地 30g，杜仲 12g，枸杞 12g，升麻 9g，柴胡 9g，白芍 15g. 续断 9g，桑寄生 15g，共 5 剂。随访：患者经以上，治疗后，胎孕正常，足月顺产。

【按语】刘老指出心情舒畅，肝气条达，气顺血和，是孕育的条件之一。若平素情志郁闷，导致肝气不舒，气血失调，则难以孕育。本例患者自流产后，一直心情抑郁，以致肝失条达，气行不畅，临床表现以胸乳胀痛，叹息为主。气滞则血行不畅。瘀血留阻经脉，不通而痛，故经来小腹及腰疼痛。初诊时正值经前，自感乳胸胀痛拒按，小腹及腰亦胀，白带多，纳食差。证属肝气郁结无疑，经前以行气为治，故用逍遥散，舒肝理脾，行气活血调经。方中柴胡、当归、白芍舒肝开郁，郁金、香附理气治乳胸胀痛，乌药、牛膝行气活血治腰胀痛，川芎、益母草活血调经，白术、茯苓、甘草扶脾，全方调气活血之中，又有扶脾之味，是治疗经前诸症的常用方剂。二诊时正值经期，又当以活血为主，佐以行气，用生化汤祛瘀生新，加香附行气消胀，牛膝活血镇痛。以使气血调和。三诊时诸症均减，仍以舒肝开郁为法，继续调理气血，并佐以妇科内用药，以温通胞脉。四诊时气顺血调，胞脉通畅，遂有子。但因平素肝气横逆，日久克伐脾土，导致脾虚，后天不足，又常影响先天，以致脾肾俱虚。证见腰痛，小腹坠痛。此时治法，又当以补虚固胎元为主。用安奠二天汤加减。使冲任脉盛，胎元固，则胎孕正常。

沈仲理

一、生平简介

沈仲理（1912年生）　男，汉族，浙江省慈溪县人，岳阳医院教授，主任医师。1931年毕业于上海中医专门学校。历任上海中医药大学各家学说教研组、医史教研组副主任、妇科教研组主任、岳阳医院妇科主任、上海中医药大学专家委员会、学术委员会委员等职务。擅治子宫肌瘤及其他妇科疑难杂症。对中医中药治疗心脏疾病亦有一定的研究。主编《妇产科学》、《中医妇科临床手册》，协编《中医妇科学》、《中国医学百科全书·中医妇科》等10余部著作及20余篇学术论文。“中医中药治疗子宫肌瘤223例临床分析”在1987年首届中医药国际学术会议论文集收载。

二、沈仲理学术思想特点

（一）专论妇科痛症的理论与实践

沈仲理老中医认为妇科痛证，是指妇科经、带、胎、产中的各种疼痛症状而言。妇科痛症的诊断，主要是分辨痛因、部位和性质，还要分析患者平素的饮食、起居、体型之肥瘦，体质之强弱，发病的季节和疼痛的时间等。即在运用中医学四诊八纲，经络辨证、气血辨证的基础上，配合妇科及实验室等检查，认真地、全面地探索痛证的主要依据和病变所在。

痛证有冷痛、灼热痛、隐痛、胀痛、刺痛、阵痛、抽痛（掣痛）、坠痛、吊痛（牵引痛）、剧痛（绞痛）、疞痛（绵绵作痛）以及小腹痛、少腹痛、时痛时止等轻重缓急不同性质的疼痛。如冷痛即为寒痛，多属于寒，也有阳虚冷痛；灼热痛多属于实热或湿热，也有因伤阴血躁的虚热痛；隐痛和绵绵作痛多属于虚寒；胀痛、阵痛多属气滞积聚；刺痛、吊痛和时痛时止多属血虚气郁；抽痛、剧痛多属血瘀气滞；坠痛多属气虚；小腹痛多属子宫部分病，少腹痛多属子宫、附件及盆腔部分病。临床上也有两三种的痛证同时出现。

妇女痛证的发病机理，与各科的痛证大致相同。所不同者，“妇人以血为主”、“以肝为先天”。肝藏血，喜条达，主疏泄气机。肝气郁结易滞，不通则痛；或因血瘀阻络，瘀阻胞宫、胞脉而作痛。痛证的病因，一般分寒热两大类。寒则收引拘急，热则红肿壅滞，都可引起疼痛或胀痛，但以寒痛比较多见。而寒痛中的寒凝气滞或气滞血瘀为多见。妇科痛证的治疗，妇科在以血为主和以肝为先天的理论指导下，重在养血柔肝，疏泄肝气，通利血脉的法则为主。现将妇科经、带、胎、产、杂病中的痛证及其辨证施治的特点分述如下：

1. 月经病的痛证：月经病的痛证，以经行腹痛最为常见，月经期来潮和行经前后出现下腹部疼痛为其主证，严重者可见腹部剧痛而致昏厥等症。沈先生在长期临床实践中观察到，本病以虚中夹实最为多见，如寒湿搏于冲任而作痛，或血虚气滞化热而作痛。沈老认为寒因痛证的特征是小腹冷痛，或两侧少腹抽痛，以及少腹坠痛、酸痛、绞痛，舌质淡，脉迟缓，或弦细。热因痛证的特征是小腹胀痛，腹内觉热，舌质红，脉弦或弦数。治疗方法，如因感受寒湿者，治以温经散寒法，采用温经散寒汤，药用当归、川芎、赤芍、白术、紫石英、胡芦巴、五灵脂、金铃子、延胡索、制香附、小茴香、艾叶等 12 味。按：紫石英性味甘温，人心肝经以温暖子宫。《神农本草经》指出：“治女子风寒在子宫。”《本草纲目》说：“紫石英主治肝血不足，及女子血海虚寒不孕者宜之。”胡芦巴性味苦大温，入肾补命门之火，有温肾阳，逐寒湿的功能，故与紫石英同用则直达子宫，而起到散寒镇痛的作用。并可根据其受寒的轻重，疼痛的缓急，兼症的主次加减应用。如受寒重者，加吴茱萸、桂枝之类；血瘀重者，加桃仁、红花之类，若属热因痛经，多因肝郁气滞，郁而化火化热，以致火郁血热，阻于冲任二脉而作痛。实证者，多见经前或经期少腹胀痛，伴有乳房胀痛，或乳头痛，苔薄，脉沉弦。治以和血疏肝，理气止痛法。采用逍遥散合金铃子散加败酱草。虚证者，多见经行腹痛绵绵，或经后腹痛不止，舌质暗红，脉弦细带数。治以养血疏肝，清热止痛法。采用红酱金灵四物汤。药用四物汤，加红藤、败酱草、金铃子、五灵脂、乳香、没药等11味。上述两方之止痛特点在于败酱草。李时珍曾说："败酱草治血气心腹痛……古方妇人科皆用之，乃易得之物，而后人不知用，盖未遇识者耳。"再配以红藤之清热消肿，五灵脂之散瘀止痛，用于治疗热因痛经，有其明显的疗效。

经行头痛，又称经临头痛。有经前经后头痛之别。其痛在头额或两太阳处，轻微的胀痛，或头顶痛，甚则头额角剧烈疼痛，连及脑后。本病实证多属肝阳偏亢，化风上扰巅顶所致。《难经·四十七难》曰："人头者，诸阳之会也。"惟风可到，必其肝阳气盛，则头脑为之疼痛。肝为藏血之脏，肝体阴而用阳。由于肝血以供养经血，若肝阴见衰，则肝用（阳）必有所偏盛，于是化为风阳而上升，而致经行头痛。虚证多属阴阳两虚，水不涵木所致，其痛在脑后，脑后为督脉所过，证属肝肾两亏，督脉经虚，督脉属肾，肾生髓，上行入脑，正如《素问·骨空论》云："督脉者，起于少腹……上额交巅，上入络脑，还出别下项。"又见《素问·奇病论》云："髓者以脑为主，脑逆故令头痛。"故经行头痛，以经前头痛者，多属肝经风阳上亢；经后痛者，多属肝肾虚损，水不涵木。治疗方法，经行头痛属肝阳上亢，伴血压偏高者，舌质红，苔薄黄，脉弦紧。应治以平肝潜阳，或清泻肝火法。采用天麻钩藤饮。药用天麻、钩藤、石决明、牛膝、桑寄生、杜仲、山栀、黄芩、益母草、茯神、夜交藤。肝火偏亢者，采用龙胆泻肝汤加苦丁茶，甚则加羚羊角粉，或重用水牛角，山羊角亦佳。如属肝肾两亏，头痛连及脑后者，治以滋肾柔肝，息风止痛。方用杞菊地黄丸（改用汤剂）合石楠、白芷、苦丁茶汤。药用生熟地、山萸肉、山药、丹皮、泽泻、茯苓、石楠叶、白芷、苦丁茶。此乃为沈老临床经验方，用石楠叶之苦辛入肝肾二经，有祛风止痛之功，专治头风头痛，配以苦丁茶之甘苦性凉，有散风热、清头目的作用，两药合用，从而起到调理阴阳，平肝止痛之效。有于经前或经来时头痛者，病因为瘀血内阻，引起冲任二脉失调，血流不畅，经络壅滞，上至清窍不清。多见偏头痛，痛如锥刺，经畅行则头痛减轻以致消失，舌边瘀斑，脉弦紧。治以活血化瘀，疏肝止痛。方用桃红四物汤加生白芷、蔓荆子。

经期乳房胀痛，乳头痛证。一般在经前，两侧乳房胀痛，甚则结块。兼有乳头痛，或乳头作痒，经后消失，周而复始，从经络的循行，乳房属胃，乳头属肝。如因血脉不和，或肝血不足，则肝气不得疏泄，下达冲任，而反上逆，故于经期前乳房胀痛或乳头痛。治以和胃通络，疏肝理气，则其痛自除，可用逍遥散为主方加减。如见乳房肿胀甚者，加全瓜蒌、蒲公英、薜荔果、路路通之品；乳头痛，或刺痛不能近衣者，加丹皮、王不留行、地龙；乳头作痒者，加服龙胆泻肝丸有效。其中薜荔果即木馒头，本品酸平，有温阳补精、活血消肿和通乳的作用，故有直通乳房，消散胀痛的特效。

经行腰痛，症见经临环腰痛，经后消失，也有经停后带多，而继见腰痛。病因为肝肾不足。腰为肾之府，肝气不得下达，带脉拘急。带脉系于腰脐之间，环腰一周，宜弛缓不宜拘急，急则引起腰痛，俯仰不便。治以补肾和肝，缓带脉之急。方用傅氏宽带汤。药用白术、巴戟、补骨脂、人参、麦冬、生地、杜仲、熟地、苁蓉、白芍、当归、五味子、莲子等。利腰脐之间气，重在补益肾阴肾阳，健脾缓肝，则带脉通利而腰痛亦平，为本方用药之特点。

其他如经行身痛，治以养血活血，散寒通络法。补之以景岳舒筋汤，疏之以蠲痹汤。经行口舌碎痛，名曰经行口疳，有属心火、胃火之不同。心火旺者，治以养阴清心法，方用清心莲子饮加马勃；胃火炽者，治以滋阴清胃，方用玉女煎加大青叶。均可外用野蔷薇花、野菊花适量泡汤漱口，外抹锡类散或珠黄散。经行足跟痛者，多因肾亏骨弱，方用景岳大补元煎为主方。如属肾阴亏者，加龟板、牛膝。肾阳亏者，加金狗脊、鹿角霜。经行肛门坠痛者，为肠中热结肿胀，方用东垣润肠汤加红藤、七叶一枝花，以解肠中热结。经行吊阴痛者，以经产妇和更年期的妇女为多见，为冲任之脉衰，肝脉络阴器，肝血不足，气失疏泄所致，方用金铃子散加鸡血藤、制首乌、小茴香、蛇床子，以养肝血，疏肝气，络脉濡润，其痛自止。若为输卵管结扎后所引起的，自觉阴内吊感者，重在温养肾精，方用河间地黄饮子加鹿角霜（胶）、紫石英、菟丝子、韭菜子、川椒之品，或加用淡菜、海参、鲍鱼等血肉有情之品，以滋肾补精，通补奇经，故《温病条辨》保胎论中有通补奇经丸一方甚佳。

2. 带下病的痛症：沈仲理老中医认为症见带下增多，带色黄白相杂，或赤白带，或脓样带。伴有小腹隐痛或坠痛，腰骶酸痛，即今称之为急、慢性宫颈炎。经妇科检查确诊以后，进行中药治疗。对慢性宫颈炎者，治以清热化湿，凉血止带。采用完带汤加马鞭草、土茯苓、白芷炭。沈老常配用马鞭草以活血化瘀，利湿止带，必要时配合外用药，以加快治愈。急性宫颈炎，在临床上比较少见，大都于产后或宫颈损伤后感染所致。沈老认为本病系属湿热或湿火蕴聚，损伤带脉、任脉。急性发作时，治以清热解毒，化湿止带。采用马鞭蒲丁汤，药用马鞭草、蒲公英、紫花地丁、大青叶、黄柏、知母、白薇、乌贼骨。

急慢性盆腔炎，多见白带增多，下腹部疼痛，或剧痛拒按，以及月经失调。急性发作者，症见发热为主，带下色黄，或有臭味，或呈脓带。治以清热解毒，化瘀止痛。方用银翘红藤解毒汤。药用：金银花、连翘、山栀以清热解毒；红藤、丹皮、赤芍、桃仁、苡仁以清营化瘀；败酱草、延胡索、金铃子之止痛。慢性盆腔炎多由急性者迁延而成。本病常在经期前后，症见少腹一侧或两侧隐痛或胀痛，白带增多，兼癥瘕之疾。治以活血化瘀，理气止痛，瘀化则带止。方用王清任少腹逐瘀汤，或膈下逐瘀汤。伴癥瘕者，方用《金匮》桂枝茯苓丸，以上均为临床常用而有效之方剂。

3. 妊娠病的痛证：沈仲理老中医指出妊娠痛证，主要为妊娠腹痛。由于肾气不足，脾虚气滞。所谓腹乃脾之分野，脾肾阳虚，或温运失常，以致虚气内阻，胎气不安，故见妊娠腹痛。轻者一阵隐痛，重者腹中疞痛。舌质淡白，脉沉细，或细弦。治以补脾安胎，顺气止痛。方用《金匮》当归芍药散。沈老常用东垣乌药汤。药用当归、甘草、乌药、木香、香附加生白术、桑寄生。本方用乌药为君，入脾肾以顺气止痛，再加白术、寄生以安胎元。妊娠腹痛，如因内热而引起者，采用景岳泰山磐石散；因气郁者，加青皮以疏肝气。以上均为治疗妊娠腹痛之良方。

4. 产后病的痛证：沈氏认为产后痛证，又称“儿枕痛”，分娩后，由于子宫收缩而引起的下腹疼痛；或产时失血较多，胞宫失养所致。症见腹痛隐隐，其痛喜按，按之痛缓，治以养血止痛法。方用《千金》内补当归建中汤以温阳润燥。若见瘀血者，加失笑散。或因恶露不下，少腹疼痛拒按者，用生化汤祛瘀止痛。产后身痛，是指产后气血不足，或因感受风寒引起，症见周身肢节疼痛，屈伸不利，手足发冷，苔薄，脉濡细。治以益气养血，舒筋通络法。方用《良方》趁痛散加鸡血藤、秦艽以濡润筋脉之气。

此外，如妇科手术后肠胀气而腹部胀痛者，可用扶正理气汤，药用党参、白术、云苓、炙甘草、枳壳、青木香、厚朴、大黄，以养正祛邪。肠梗阻或严重肠胀气者，方用粘连松解汤，药用大黄、枳壳、厚朴、芒硝、桃仁、莱菔子（炒）、木香、赤芍。以上两方服后，均有缓解疼痛之疗效。

三、沈仲理临床经验特色

（一）沈氏治疗崩漏证治五法

沈仲理老中医认为崩漏的主症是阴道出血，辨证自应根据出血的量、色、质的变化，辨其虚、实、寒、热。从临床证候来说，崩漏以虚证为多，实证为少，或虚实并见者有之，又以因热者多，因寒者少。若根据患者不同年龄阶段来分析，如青春期患者多属先天肾亏，治宜滋肾清热，补益冲任；育龄期患者多见肝郁血热，治宜养肝疏肝，清热固冲；更年期患者多属脾虚气弱，兼因肝肾亏损，治宜益气健脾，升清固涩。由于崩漏发病缓急不同，出血新久各异，因此崩漏论治，应本着“急则治其标，缓则治其本”的原则。同时掌握塞流、澄源、复旧三法，随证运用。

1. 血热证：沈老认为血热证之崩漏，有虚热、实热之分。虚热：经血非时忽然而下，量多崩中，继而量少淋漓，血色鲜红而质稠，心烦易怒，时有轻度潮热，溲黄便结，舌质红绛或光红，脉弦细或细数。宜养阴止血，清热固摄。方选自拟经验方养阴止血汤，方药：生地、白芍、黄芩、元参、石斛、地骨皮、煅牡蛎、花蕊石、侧柏叶、棕榈炭、藕节炭、加参三七粉。实热：阴道突然大量下血，或淋漓日久不净，色鲜红，口渴烦热，或有发热，小便黄赤，大便干结，舌质紫红，苔薄或黄腻，脉弦数。宜清热固经，凉血止血。方选自拟经验方清热止血汤。方药：鲜生地、当归炭、白芍、丹皮、槐花、旱莲草、仙鹤草、炒蒲黄、熟军炭、加水牛角。

2. 血瘀证：沈老认为阴道出血淋漓不断，或突然出血量多，夹有血块，小腹胀痛，或见疼痛拒按，瘀块排出则疼痛减轻，或伴有癥瘕，或闭经数月，转而大出血，血色紫黑有块，舌质紫，苔薄白，脉细涩。宜化瘀止血，理气止痛。血瘀气滞者方用四物汤合失笑散（《和剂局方》）：当归、生地、川芎、赤芍、炒蒲黄、五灵脂。血瘀血热者方用逐瘀止血汤（《傅青主女科》）：当归、生地、赤芍、丹皮、桃仁、龟板、枳壳、大黄、加服参三七粉。

3. 肝郁证：沈老认为该证阴道出血量多，血色鲜红或黯红，乳房胀或痛，少腹胀痛，或面浮色晦，苔薄腻，脉弦紧。宜疏肝理气，凉血止血。方选平肝开郁止血汤（《傅青主女科》）：当归、生地、丹皮、柴胡、白芍、白术、荆芥炭、甘草、参三七、加贯众炭。

4. 脾虚证：沈老认为该证暴崩下血，或淋漓不净，血色淡而质薄，面色皖白，或面浮足肿，四肢不温，气短神疲，纳食不香，大便溏薄，苔薄白或腻，舌质胖或有齿印。脉细弱无力。宜益气健脾，养血止血。方选固本止崩汤（《傅青主女科》）：党参、黄芪、白术、熟地、当归炭、黑姜、加升麻、怀山药。暴崩者急以补气回阳为主。方用独参汤（人参、朝鲜参、红参或吉林参皆可）或用参附汤（《世医得效方》）加龙骨、牡蛎。

5. 肾虚证：沈老认为肾虚证的崩漏又分肾阴虚、肾阳虚、肾阴阳俱虚之证。肾阴虚：阴道出血量少，或淋漓不断，或血量多，血色鲜红，质黏稠，头晕耳鸣，手足心烦热，失眠盗汗，腰酸膝软，舌质红，脉细数无力。宜滋肾和肝，固摄冲任。方选左归丸《景岳全书》合二至丸（《医方集解》）：熟地、山药、枸杞子、山萸肉、菟丝子、鹿角胶、龟板胶、牛膝、女贞子、旱莲草。肾阳虚：经来延期，出血量少或多，或漏下不止，血色红，精神萎靡不振，头晕不眩，畏寒肢冷，腰膝酸软，面色晦黯，尿频而清长，大便溏薄，舌质淡，苔薄白，脉沉细或细弱，尺脉尤其。宜温阳补肾，固摄止血。方选右归丸（《景岳全书》）合赤石脂禹余粮汤（《伤寒论》）：熟地炭、当归炭、山药、山茱萸、枸杞子、杜仲、菟丝子、鹿角胶、附子、肉桂、赤石脂、禹余粮。出血量多，经血黯红，夹有血块而腹痛者，加震灵丹化服。肾阴肾阳两虚证：沈老指出该证经血量多如注，或时多时少，漏下不止，形寒潮热，伴有自汗盗汗，心烦不安，精神疲乏，头晕耳鸣，腰痛如折，足跟痛，带下清冷，大便不实，小溲频数，苔薄舌淡白，脉细弦或沉细。宜调补肾阴肾阳，固摄冲任，兼理肝脾。方选胶艾四物汤（《金匮要略》）加味：当归、熟地、白芍、川芎、炙甘草、炒艾叶加炙龟板、炙鳖甲、煅牡蛎、煅龙骨、川断、鹿茸、鹿衔草、牛角腮。

（二）沈氏采用活血化瘀，清热软坚法治疗子宫肌瘤

沈仲理老中医认为子宫肌瘤属于中医“癥瘕”的范畴，在症状上又与“崩漏”相似，其病因多与瘀血内停有关，治疗多以活血化瘀为主。沈老总结50余年临床经验，深求其机理，认为“女子属阴，以血为本，若阴血劫夺，每致变证，瘀血内结，久必化热，消灼真阴”。因此，在活血化瘀的基础上，配合清热软坚治疗此病，疗效颇佳。

1. 病因病机：沈氏曾对子宫肌瘤患者作过一些病因调查，据120人次初步随机抽样，发现有70人在肌瘤发生前2～5年内有流产史，32人有盆腔手术后继发月经过多史，而未婚者病人均有冲任失调而致月经过多，常用止血剂治疗。病人常因半年后恶露留滞，手术后积血或排经不畅等因素，致使衃血依附宫内外，日久凝结成积血、瘀血、蓄血。由于瘀血内存，外感六淫之邪及七情内伤等诱因，引起脏腑功能失调，气血不和，以致气滞血瘀，新血与旧血凝结成块，结于胞宫，日益长大而成子宫肌瘤。可见瘀血内停是子宫肌瘤形成的主要原因之一，沈氏根据本病的症状表现，认为该病的形成少则数月，多至经年，瘀血内结，久必化热化火，冲任受灼，迫血妄行，年复一年，每致肝脾统藏失职，阴血亏耗，或肝肾封藏不固，相火偏亢，故常显示“阴常不足，阳常有余”之象。因此，气滞血瘀，阴虚内热则是本病基本病机。

2. 临床表现：子宫肌瘤的主要临床表现为小腹肿块、崩漏、腹痛、带下。此外，尚伴有口干舌燥，大便秘结，经前口唇溃疡，烦躁不安，舌黯红边有瘀点，脉细涩等症。

3. 治疗大法：子宫肌瘤在症状上与崩漏相似，但治疗上沈氏不拘“塞流、澄源、复旧”三法，而主张“活血化瘀，清热软坚”配合使用，以“化瘀不动血，止血不留瘀”为其原则，根据瘀血的轻重程度进行治疗。

（1）适应证：活血化瘀，清热软坚法对子宫增大6周～2月孕大小，伴有月经过多尚无手术指征的患者，或子宫肌瘤较

大伴月经过多，继发贫血而患者又值更年期，不愿手术及患者有多种慢性病不能施行手术者，或已经手术剔除，肌瘤又复发者均适用。

（2）功效：经临床观察，此治疗方法，不仅能减少出血量，并能调整周期，改善体质。特别是更年期患者，常兼冲任失调，月经超前者居多，甚则一月两行，而导致继发性贫血者，经调治后，周期明显延迟，经量减少，经期缩短，全身症状减轻。并对小型子宫肌瘤有消散作用。

（3）具体用药：沈氏采用活血化瘀，清热软坚法，常用石见穿、三棱、水红花子、蛇莓、半枝莲、海藻、生贯众、夏枯草、鬼箭羽、天葵子，使血无积滞之虞。对血崩甚而腹痛者，沈氏免用三棱、莪术、石见穿等动血之品，而以活血化瘀、清热止血法，常用鹿含草、五灵脂、花蕊石、炒蒲黄等；对月经崩冲者，常用活血化瘀、凉血止血法，选用生地、水牛角、赤芍、丹皮、紫草之属：对经漏不止或带下色黄，绵绵不断者，以活血化瘀、清热固涩法，常用马鞭草、马齿苋、炒槐花、景天三七、羊蹄根、玉米须、白薇、赤石脂等。由于癥瘕的存在，造成脏腑、气血的失调，冲任两亏，沈氏认为这是瘀血日久，阻碍“生机”而致虚弱，治疗要正本清源，在活血化瘀的基础上，配合健脾补中，滋养肝肾，药选党参、白术、山药、茯苓、鸡内金、制黄精、白芍、桑寄生、生山楂、狗脊等扶正祛邪。

（三）沈氏擅用消痰软坚，清热化瘀法治疗卵巢囊肿

沈仲理教授近年来致力于妇科肿瘤的研究，擅用消痰软坚、清热化痰法治疗卵巢囊肿，取得了满意的疗效。

1. 主方：沈老根据中医学理论，认为本病的成因，多系妇女在经期或产后忽视调摄，六淫之邪内侵，或因七情所伤，脏腑功能失调，致使湿浊、痰饮、瘀血阻滞胞脉、蓄之既久，则搏结成块，形如鸡卵。正如《巢氏病源·八瘕候》所说：“若经血未尽而合阴阳，即令妇人血脉挛急，小腹重急支满

……结牢恶血不除，月水不对，或月前月后，或生积聚，如怀胎状。”基于以上认识，沈老临床应用消痰软坚，清热化瘀之品组成消散囊肿的方剂。其基本方：大生地15g，赤白芍各6g，刘寄奴10g，半枝莲20g，红藤20g，败酱草20g，鸡内金9g，全当归10g，黄药子10g，泽漆12g，夏枯草15g，海藻20g，生甘草6g。加减法：气虚者加黄芪、党参、太子参、白术；阴虚内热者加南北沙参、龟板、制黄精、麦冬、白薇、玉竹、穞豆衣、女贞子、旱莲草；肝火偏亢者加黄芩、川楝子、丹皮；腹胀便溏者加煨木香、怀山药、秦皮；伴有牙龈出血者加山茶花、侧柏叶；夜寐不安者加柏子仁、茶树根；腰膂酸楚者加功劳叶、金狗脊；经量偏多者加花蕊石、沙氏鹿茸草、禹余粉、炒槐花；瘀块多者加血竭；经量少，伴有两侧少腹剧痛者加三棱、莪术、马鞭草；合并子宫肌瘤者加生贯众、水红花子、马齿苋、鬼箭羽、生蒲黄，并同时服用沈氏自拟“消瘤片”；伴有输卵管积水者加炒黑丑、半边莲、乌蔹莓；有肝病史者去黄药子。

2. 分期：卵巢囊肿的临床表现多见少腹胀痛，触之有块，带下增多，色黄气秽，经量多或量少等症，部分囊肿可以引起蒂扭转或恶变。沈老积数十年妇科临床经验，认为一旦确诊本病，应及时治疗，分为非经期和经期两个阶段。非经期治疗，以大剂量消痰软坚、清热化瘀之品攻伐瘀滞癥积，即所谓“坚者削之”之意。方用黄药子、刘寄奴、红藤、赤芍、半枝莲、夏枯草、海藻、泽漆、鸡内金等。其中黄药子、刘寄奴几乎每方必用。沈老认为黄药子化痰散结，消肿解毒，为治瘿瘤、瘰疬、癌肿之要药，实为卵巢囊肿必用之佳品；刘寄奴一药，《大明本草》记载“通妇人经脉，癥结”，善于破血消散。更助以红藤清热解毒散结，泽漆化痰攻破，夏枯草、鸡内金有软坚之力，赤芍祛瘀活血，半枝莲善抗癌肿，海藻软坚消痰，全方配伍具有控制卵巢囊肿发展，进而消散囊肿之功效。同时，针对患者伴有兼证随时处理，以改善患者的体质，调整阴阳气血平衡，为进一步消散囊肿创造有利条件。经期治疗，沈老根据患者体质之强弱，经量之多少，是否兼有合并症，经期以调理冲任为主。体质弱者，扶正固本，经量多者益气固摄或清热固经，量少者补气养血，合并子宫肌瘤、子宫增大者佐以消瘤缩宫之剂。在调理冲任的同时，不忘消散化癥，标本兼治。随证加入刘寄奴、半枝莲、黄药子、花蕊石等品软坚化瘀，逐步达到治疗目的。

3. 丸方：沈老经过多年对卵巢囊肿的探索和研究，摸索出本病的一些规律。认识到卵巢囊肿如仅使用汤剂攻伐，一时难以奏效，且长期服用汤剂亦很难为患者所接受。故仿仲景鳖甲煎丸、抵当丸、大黄䗪虫丸和吴瑭回生丹之意，自制“卵巢囊肿丸”配合汤剂使用。临床证明对消散卵巢囊肿有良好的疗效。卵巢囊肿方由下列药物组成：西党参45g，全当归45g，川芎30g，桃仁45g，石见穿150g，刘寄奴150g，黄药子75g，荆三棱75g，炒黑丑45g，海藻100g，蛇床子30g，粉丹皮30g，半枝莲100g，天葵子75g，败酱草75g，上药共研细末，水泛为丸，绿豆大小，每次服6g，日服2次，1个月为1疗程。患者一般服1料或2料，即可见到明显疗效，甚至达到完全消散的效果，沈老临床用药特色有以下三点：①不用虫类药物：因本病与“痰瘀互结”有关，故勿须再佐入虫类药物破瘀，以免引起经量过多，攻邪过度而伤正。诚如武之望《济阴纲目》云：“盖痞气之中未尝无饮，而血症、食症之内未尝无痰。则痰、食、血又未有不先因气病而后形病也。故消积之中，尝兼行气、消痰、消瘀之药为是。”沈老根据“痰瘀同病”理论，在基本方中，着重应用黄药子、泽漆、夏枯草、海藻等化痰散结之品和活血化瘀之刘寄奴、赤药、红藤、半枝莲、败酱草相互配伍，疗效颇为满意。沈老尤为钦佩张景岳“壮盛之人无积，虚人则有积”一语。因此，常在消痰软坚化瘀之剂中随症加入黄芪、党参、太子参、南北沙参、熟地、炙龟板等品，乃“养正而积自除”之意也。②相反药物的配伍。沈老除在子宫肌瘤患者的治疗中普遍的应用海藻，甘草配伍，以增强消散肌瘤之力外。在卵巢囊肿的治疗中也经常藻、草并用，正如《得配本草》所说："反者并用，其功益烈。"这种利用相反药物配伍的方法，是仲景甘遂半夏汤（甘遂、半夏同用）、赤丸（乌头、半夏同用）利用两者相反之性以增强药效之滥觞。近年大量医学文献证明，海藻、甘草同用对一些病理性肿块，确能增强其消散软坚作用，其机理值得今后进一步研究。③抗肿瘤药物的应用。根据历代本草文献和现代中药证明研究成果，选用抗肿瘤药物作为治疗卵巢囊肿的主药，是沈老临床用药的又一特点。如黄药子，《本草纲目》记载"消瘿解毒"，现代用于甲状腺腺瘤、消化系统肿瘤和乳腺癌的治疗；泽漆据《大明本草》记载能"消痰退热"，现代用于瘰疬结核、淋巴肉瘤的治疗；海藻据《本经》记载"主瘿瘤结气"、"癥瘕坚气"具有良好的消炎软坚之功效，为治疗瘿瘤之要药，现代药理又证实能使卵巢增厚之包膜软解，有促使病态组织崩溃和溶解的作用；其他，如半枝莲功能清热解毒、夏枯草清肝散结，近年广泛应用于各种癌肿的治疗。这些药物相互配伍，大大增强了软坚散结之功效。

四、沈仲理典型医案选

（一）功能性子宫出血

陈某，43岁，已婚。初诊（1976年12月14日）：月经过多，来则如崩，已十余年，血色鲜红，夹有大血块，无腹痛，经前头面烘热，此次经期将临，舌胖，苔薄白，脉沉细，病久气血两亏，气虚血脱，冲任不固。治宜益气摄血，补肾平肝。方药：党参12g，黄芪12g，生白术9g，生贯众30g，花蕊石30g，益母草9g，升麻6g，槐花12g，生炙甘草各4.5g，侧柏叶30g，山药15g，川断12g，钩藤12g（后下）。7剂。另：震灵丹18g，每日9g（分两次吞服），连服2天。雉子筵浸膏2瓶，每日2次，每次3片。

二诊（12月21日）：月经15日来潮，经量较前为少，淋漓未净，头晕腰酸，周身烘热，夜寐不安，苔薄白，舌胖，脉细弦。气血两亏，冲任不固，阴虚则生内热，肝、脾、肾三经同病。再拟益气摄血，健脾柔肝。方药：党参12g，黄芪12g，生白术9g，白芍12g，炙甘草4.5g，贯众炭12g，升麻6g，侧柏叶30g，功劳叶12g，槐花12g，山药15g，川断12g，白蒺藜12g。7剂。

三诊（1977年1月11日）：月经将近来潮，腹部气坠，心烦不安，四肢酸软，苔薄，脉弦细。肝脾不足，冲任失调。治宜益气养血，健脾柔肝，固摄冲任，以防冲血之患。方药：党参15g，黄芪12g，升麻6g，白术芍各9g，生炙甘草各4.5g，花蕊石60g，贯众30g，苎麻根30g，侧柏叶30g，菟丝子9g，橘叶核各9g，震灵丹12g（分2次吞服）。7剂。

四诊（1月18日）：月经14日来潮，血崩之象较前好转，血块亦少，头胀不适，两腿皮肤灼热，心烦失眠，苔薄，脉沉细，弦象已平。气血两亏，气虚不能摄血，阴虚则生内热。再拟益气固摄，养血平肝。方药：党参15g，黄芪12g，升麻4.5g，山药15g，白术芍各9g，生炙甘草各4.5g，贯众炭15g，旱莲草30g，侧柏叶30g，槐花12g，地骨皮9g，功劳叶12g，钩藤12g（后下）。7剂。

五诊（1月25日）：月经21日净，血崩之象已明显减轻。面目虚浮，下肢皮肤灼热未退。气虚脾病则面浮，血虚肝亢则肤热。苔薄，脉沉细。再拟益气养血，健脾柔肝，以治其本。方药：党参12g，黄芪9g，白术、白芍各9g，升麻4.5g，炙甘草4.5g，陈皮3g，旱莲草15g，功劳叶12g，地骨皮9g，炙龟板12g，淮牛膝12g，生麦芽12g。7剂。

【按语】本案为功能性子宫出血，属中医妇科“血崩”范围。因经久崩漏冲任损伤，不能固摄经血所致。证候分析系为肝、脾、肾三经同病，患者病久气血两亏，当以脾土为本，故沈老治疗重在益气健脾，以固其本，而在行经之时则以益气摄血，化瘀止血，加重生贯众、花蕊、震灵丹等药，以治其标，经十多次诊治，经量如崩之象得以控制，其病逐渐获愈。

（二）卵巢囊肿

倪某，女，36岁，1985年3月2日初诊。患者婚后6年未孕，发现腹部肿块1周来我院就诊。初潮18岁，经行超前，量多，每次行经57天净，经期略感腰酸乏力，大便溏薄，左侧少腹酸胀，近日妇检发现左腹肿块，经某医院B超，于子宫左侧可见1个5cm×4cm×4cm液性暗区，提示：左侧卵巢囊肿。苔薄，脉细弦。证属肝脾同病，气滞血瘀胞脉。治以养血调经，消散肿块。药用：全当归10g，赤白芍各9g，川芎6g，生地12g，制香附9g，煨木香6g，泽漆9g，刘寄奴12g，黄药子10g，龟板（炙）12g，夏枯草12g，鸡内金9g，土牛膝12g，茶树根15g。嘱服14剂。另：卵巢囊肿丸1料。3月23日复诊：月经于3月14日来潮，经量甚多，尚未净止，少腹左侧酸胀，牵及腰部左侧酸软，心悸不安，夜寐梦扰，精神疲乏，牙龈浮肿，苔薄，脉弦细。证属左侧卵巢囊肿。再拟补益气阴，滋肾固冲，消散肿块。药用：太子参15g，南北沙参各9g，天麦冬各6g，杭白芍12g，生炙甘草各5g，花蕊石30g，茶树根12g，川石斛12g，淮小麦15g，黄芩6g，炒槐花15g。嘱服7剂。经净以后，沈老仍以3月2日方加减出入，至5月23日B超复查：子宫中位，3.2cm×4.1cm×3.7cm，宫膜线清晰，于子宫左侧可见1个3.2cm×3.2cm×2cm液性暗区，提示：子宫偏小，左侧盆腔液性为卵巢囊肿。5月28日再诊：经期已至，经量有减，证属左侧卵巢囊肿，治疗2月余已见缩小。口干燥，苔薄，脉细小，再拟补益气阴，消散肿块。药用：太子参12g，麦冬12g，五味子9g，刘寄奴12g，泽漆10g，夏枯草12g，海藻20g，旱莲草15g，黄精15g，柏子仁9g，石菖蒲9g，炙甘草9g。嘱服14剂，另服卵巢囊肿丸2料后，于同年9月赴原医院B超复查，子宫左侧未见明显液性暗区，提示该患者已临床治愈。

【按语】卵巢囊肿，为妇科常见疾病，也是难治疾病之一，沈老承武之望《济阴纲目》“血症、食症之因未尝无痰”

的学术思想，根据“痰瘀同病”的理论，创立了消痰软坚，清热化瘀的治法，为治疗卵巢囊肿开一法门。细观沈老遣方用药特色有三：一是以其基本方贯穿治疗之始终；二是把中医内科治疗瘰疬瘿瘤学说与现代医学抗癌研究成果融为一炉，运用于中医妇科实践；三为尊崇仲景制方特点，敢于将海藻、甘草等相反药物用于一方之中，以收“反者并用，其功益烈”之效，向其历史陈规和传统疗法挑战，这种科学探索求新的精神值得学习。因而沈老掌握其规律，运用自如，疗效卓著。

（三）子宫肌瘤

施某，27岁，已婚。初诊1975年3月21日。1974年妇科普查，发现子宫颈上唇肌瘤。月经周期落后，约下旬来潮，经量不多，每次经前腹痛，经行后一天腹痛即止，头晕腰酸，苔薄腻，脉弦细。此系气滞血瘀，冲任不利。治宜养血活血，理气消瘀法。方药：泽兰叶12g，川芎9g，赤白芍各9g，大生地12g，制香附9g，路路通9g，小茴香6g，石打穿15g，半枝莲30g，茺蔚子9g，橘叶核各9g。7剂。

二诊（4月8日）：据述生育过一胎已三岁，其后发现子宫颈上唇肌瘤，开始约1.2cm大小，近经妇检已发展为2cm。经前一周即见腹痛，于3月30日来潮，腹部剧痛，经量不多，苔黄腻中剥，脉弦细带数，冲任不利，气滞血阻，结为癥块。治宜养血活血，软坚消瘤法。方药：生地12g，赤白芍各9g，丹皮9g，炙鳖甲12g，三棱12g，海藻9g，石打穿15g，半枝莲30g，制香附9g，茺蔚子9g，生山楂9g，橘叶核各9g。10剂。

三诊（5月6日）：本次月经4月30日来潮，第一天腹痛甚剧，血块落下，而腹痛即止，经来六天干净，舌质淡红，脉弦细。素体阴虚肝旺之质，由于经量不多，可用攻补兼施法，再拟养血活血，理气消瘤法。方药：大生地15g，赤白芍各9g，川芎6g，石打穿30g，半枝莲30g，炙鳖甲12g，白蒺藜9g，山楂肉9g，青陈皮各3g。7剂。

四诊（6月3日）：月经5月31日来潮，头两天觉左腹角疼痛，经水将净，口内干燥，苔薄腻微黄，舌质淡红，脉沉小。病久气阴两亏，夹有瘀阻。治以养血生津，化瘀消瘤法。方药：大生地12g，白芍9g，川芎6g，天花粉12g，炙鳖甲12g，石打穿30g，半枝莲30g，生山楂肉12g，川断9g，狗脊12g。10剂。

五诊（7月15日）：月经推迟至本月5日来潮，经量尚正常，舌淡白，脉沉小。12日妇科检查子宫上唇肌瘤已消除。防其瘀阻化而未尽，继进养血调经，温宫化瘀，以免后患。方药：大生地15g，赤白芍各9g，生白术6g，紫石英30g，半枝莲30g，石打穿15g，三棱9g，路路通9g，炙鳖甲12g，山楂肉12g，橘叶9g。7剂。

【按语】本案为子宫颈上昏肌瘤发现较早，肌瘤约2cm大小，发展也缓慢，故经量尚未见增多的现象。凡遇子宫肌瘤症，沈老常用半枝莲、石打穿（或用石见穿亦可）二味以化瘀消瘤，并配合四物汤或逍遥散，辅以软坚之品，如海藻、三棱、炙鳖甲等药，在临床应用中有一定的效果。用上述药后，肌瘤得以缩小至消散。本案例经过五诊治疗后，子宫颈上唇肌瘤得以消除，恢复健康。

（四）阴痒

许某，43岁，已婚。初诊（1973年11月12日）：外阴瘙痒症11年，外阴黏膜粗糙，延及阴道作痒。阴虚肝旺，肝脉络阴器，肝风化火化燥，皮肤失于滋养，治宜养血凉血，清肝止痒。方药：大生地30g，粉丹皮9g，马鞭草30g，地肤子12g，黄柏9g，元参12g，龙胆草9g，川楝子9g，鹿衔草30g，炙鳖甲15g，苏木9g，石韦12g。7剂。外用药：密陀僧6g，龙骨4.5g，煅石膏4.5g，炮山甲3g，飞滑石7.5g，制南星4.5g，肥皂荚4.5g（去子筋）。上药共研细末，凡士林调匀，搽于外阴痒处。

二诊（12月9日）：外阴瘙痒，服药后较前减轻，脉沉小。阴虚肝旺，湿火下注。再拟养血清肝，化湿止痒。方药：大生地30g，粉丹皮9g，马鞭草30g，地肤子12g，蛇床子9g，黄柏9g，龙胆草9g，玄参12g，鹿衔草30g，知母9g，苏木9g，石韦12g，炙鳖甲15g。7剂。

【按语】本案为严重外阴瘙痒症，曾疑为外阴白斑，经由妇科详细检查，确诊为外阴瘙痒症。虽见外阴皮肤有粗糙和黏膜灰白色的印象，但非白斑症。经内服、外治兼顾，特别是外治方的辅助治疗，使外阴瘙痒和皮肤灰白色迅速改善，并通过治后随访，外阴瘙痒基本消除，十多年的顽疾已获治愈。

何子淮

一、生平简介

何子淮（1920～1997年） 男，汉族，浙江省杭州市人。生前为杭州市中医院主任医师。何氏家学有素，其先祖何九香（1831年～1895年）从业于山阴钱氏女科，悬壶杭城，誉满钱塘。先父何稚香先生（1870年～1949年）继承衣钵，而载誉沪杭。何子淮幼承家训，尽得真传，1934年考入浙江中医专科学校，1937年转入上海新中国医学院。1955年参加广兴中医院。曾任杭州市政协委员，中华全国中医学会妇科分会常委，1983年被评为浙江省名老中医。何子淮具有丰富的临床经验和较深的学术造诣。在其临床、科研、教学实践中，更是勤学不倦、博采多闻，不因循守旧，勇于创新，逐渐形成独具风格的何氏女科。何子淮在学术上素宗张仲景辨证论治体系，治女科更得力于陈良甫、张景岳、傅青主诸学说，重视整体观念，突出脏腑经络辨证，并以调理奇经作为治疗妇科病的重要手段，在理论上强调妇人以血为本，以肝为先天，治血病注重调气机，治杂病重视肝、脾、肾。用药多灵活变化，师古法而不泥古方。临床上对月经病，崩漏及妊娠病诸症有其独到的见解和治法，临床疗效十分显著。撰有《何子淮女科经验集》、《各家女科述评》及20多篇论文。

二、何子淮学术思想特点

（一）何氏女科强调肝在女性生理病理中的重要地位和作用

何子淮认为肝在五行六气中属木，主风，十二经络为足厥阴之脉，其主要生理功能为主疏泄和藏血。而肝的疏泄藏血功能对于人体情志的条达、气血和平起到重要的调节作用，故肝的生理病理对脏腑气血的影响表现将十分重要。鉴于妇女以血为本，以肝为先天和足厥阴之脉入毛际络阴器的生理特征，肝的病理变化对妇科疾病的影响也就更为突出。叶天士认为妇科病的治疗，奇经八脉固属重要，其最重要的是为调肝，因为女子以肝为先天，阴性凝结，易于怫郁，郁则气滞血亦滞。何老指出调肝之法在妇科临床上有着极为特殊的地位和意义。中医认为肝体阴而用阳，是指肝的阴血为体而具有调节一身气血为用的特性。肝藏一身之血，阴血充足则肝体得养，具备正常的体阴之性；肝主疏泄，调节情志，条达气血，主一身气机的疏畅而协调五脏之气，能够发挥正常的阳用。肝病的特点，主要反映在肝体的不足和肝用之失司两个方面。肝体不足可导致肝阳亢奋和肝风内动；肝气不用，影响到其他脏腑经络正常功能的发挥，内在不调又导致外邪入袭而出现多种病理反映，常见的有肝失疏泄的肝郁气滞，兼湿留的气滞挟湿，兼食积的气郁食滞，兼寒袭的寒凝肝经，兼火毒的肝经湿热。由于肝之阴阳失调，又可致气血逆乱之肝厥证等。以上这些病症均与肝的病理有着密切的联系，而且在妇科临床上涉及经、带、胎、产、杂各种疾病，成为妇科疾病的重要病理病机之一，首先阐述肝体失司，有肝经本病及其他如六气演化兼症的各种类型。次列肝体不足，气血逆乱等证治。

1. 肝气郁结：这是肝用失职最为常见的病证，也是引起其他各项兼症的基本因素。肝为将军之官，性喜条达而恶抑郁，任何引起人的精神情志过分变动的七情刺激，导致肝的疏泄功能的失常，都可成为肝经气郁的原因。女性患者多郁善感，故由肝气郁结引起的病证更为多见，如月经不调、经前乳胀、乳房结块、不孕、产后乳汁不下以及脏躁等。何氏主张在药物治疗的同时应首先劝诱开导进行心理疗法，另外采用芳香浓郁之品，以疏肝理气解郁，可收到良好的治疗效果。其基本方为：八月札、乌拉草、香附、郁金、合欢皮、橘叶、乌药、路路通、川芎、柴胡、玫瑰花、绿梅花。何氏还指出对于本症的治疗，特别需要注意的是对素体虚弱患者的处理，不能一如常法。素来形体亏虚之人，有气阴不足、元气先虚者、有阴血暗耗，精亏之体者，芳香浓郁之品多辛散香燥，即伤阴血又散元气，本虚体弱之人应慎用。何子淮在临床上特别注意扶正解郁的应用，例如对素体阴虚而兼肝郁患者，采用养阴解郁法；而对气阴不足之肝郁者，施用益气健脾解郁剂治之；然对肾气不足之肝郁者，又拟用益肾解郁之方，从而避免了理气解郁之品另具辛香升散之流弊，故在临床上增强了疗效。

2. 肝郁挟湿：肝气郁结，疏泄功能障碍，首当其冲受其影响的是脾胃之气不运，脾受克乘，中州失运，除营养物质的消化吸收发生异常外，水湿代谢也失其常态。由于湿浊中阻或痰脂下注，表现在妇科病中，常见带下绵绵、经来量少、经闭、不孕、子肿子满等。何氏主张治宜宣郁行滞，健脾化湿为主。其基本方为：香附、大腹皮、枳壳、砂仁、苍白术、生山楂、赤小豆、茯苓皮、生姜皮、姜半夏、扁豆花、泽泻、石菖蒲、郁金。何氏还指出此等病证，所见之症状多以湿滞痰阻为主，不仅以健脾化湿为治，还应加入2～3味理气行滞之品，其疗效更为显著。

3. 气郁食滞：上证多为肝郁乘脾，水湿难运。而此证则多为肝木犯胃，食积不化。多数都见于体质虚弱之人，如产后、病后情怀不遂，或饮食不慎而致脘腹痞满胀闷、嗳腐吞酸、纳少泛恶等。如妇人流产后的肝胃不和，食少腹胀可作此证论治。何氏主张治宜开郁和胃，佐以消食。其基本方为：仙半夏、北秫米、橘皮、橘络、郁金、绿梅花、玫瑰花、茯苓、鸡内金、平地木、太子参、石斛、山楂炭、石菖蒲。

4. 肝经湿火：何氏认为七情过激，肝气怫逆，木郁热炽，五志化火，特别是性情多郁、急躁易怒者，更易导致肝火上炎。肝经火炎，血逆气乱，妇人则多有经行早期、量多、色紫，或经行吐衄，并伴有头晕头痛、目赤耳鸣、烦躁不寐等。若郁火内结，兼有湿毒外袭，内火外毒相搏，流注下焦，妇人则多有月经不调、带下黄赤、少腹灼痛等诸如急慢性盆腔炎症等病变。何氏主张治宜逆者平之，热者清之。其基本方为龙胆泻肝汤可酌情采用，另如黄柏、黄连、制大黄、赤芍、败酱草、乌药、制没药等也可随证加入。

5. 寒凝肝经：何氏认为肝病多热证，但若肝气不足，肝用失司，寒湿之邪也可凝滞肝经，如男子寒疝腹痛，女子寒凝痛经、少腹气冲、如有条索膨起。妇人不孕也常因下焦肝肾寒湿留滞为患。引起该证的原因往往是由于劳倦乏力、形气不足，或经行、产育不慎，风寒从下而入，窜凝厥阴少腹。何氏主张治宜暖肝温经散寒之法。其基本方为：小茴香、淡吴萸、肉桂、艾叶、荔枝核、橘核、乌药等。何老告诫后人此证以温散为原则，处方用药力避阴寒滋腻之品，而且在症状缓解后也只宜养血温通，佐以活络为治。

6. 阴虚肝旺：何氏认为本证是肝体不足的临床表现。妇人有素体肝肾亏虚者，或经行、孕期、营血下脱或下注胞宫，聚养胎元，或更年水乏血枯，水不涵木，致肝体失养、肝阳亢奋，而见头昏目眩，心悸怔忡、失眠烦躁等症，或见经前头痛、脏躁、子烦及更年期综合征等。何氏主张治宜养阴潜阳，育阴与清肝并进。宗《内经》“肝苦急，急食甘以缓之”之意，其基本方为：枸杞子、炙甘草、生白芍、酸枣仁、生地、首乌、百合、麦冬、当归、白蒺藜、淮小麦、红枣。

7. 血虚风动：何氏认为本症也由肝体不足所致。肝藏血而主筋，阴血暴竭，肝失所养，筋少血濡而不用，常见项强龂齿、四肢抽搐、瘈疭等。妇人产后失血过多，或产后风袭则易成此症，此仲景所谓“新产血虚，汗出喜中风，故令病痉”是也。治疗宗“风淫于内，治以甘寒，佐以咸寒”和《临证指南医案》“缓肝之急以息风，滋肾之液以驱热”之法，宜滋阴养血，柔肝息风。其基本方为：生地、熟地、白芍、山萸肉、枸杞子、蒺藜、丹皮、阿胶、钩藤、甘菊花、生牡蛎、龟板、鳖甲。

8. 肝厥：何氏认为肝之阴阳失调，气血逆乱，临床可见有肝厥之证。肝厥，亦称气厥。盖肺司呼吸，主一身之外气；

肝主疏泄，司一身之内气。肝厥者多由于情志佛逆、怒则气上，使气血并走于上，阻塞清窍而致昏厥跌仆。《内经》有“薄厥”、“阳厥”的论述，与肝厥所属一候。如《素问·生气通天论》说：“阳气者，大怒则形气绝，而血苑于上，使人薄厥”《素问·病能》篇也说：“阳气者，因暴折而难决，故善怒也，病名阳厥。”临床常见患该症之人（妇人为多），往往性情多疑善虑，情绪烦躁不安，一遇忿怒、暴郁，则阴阳气乱，突发眩晕，跌仆倒地，不省人事，或伴四肢颤抖抽搐，似痫非痫之状，过后或也有能自行恢复神志者。《内经》对这类病人的治疗，“使之服生铁落为饮”，取“生铁落下气疾（下气开结）”的作用，使气血下行，循行原位则已。治疗宗《内经》之法，主以镇肝清舒、豁痰开郁之法。其基本方为：珍珠粉（或珍珠母代）、灵磁石、郁金、石菖蒲、合欢皮、生白芍、女贞子、天竺黄、淡竹沥、朱灯芯。

（二）何氏女科扶正解郁法在妇科临床中的应用

何子淮认为肝郁，是妇科疾病中常常出现的一种病理现象，特别是以素体虚弱、阴血不足、精神不振之人更为多见。尽管这些人并没有明显的七情内伤，但治疗时若能注意疏畅气机，扶助正气，解决因郁致虚，因虚增郁的矛盾，就能收到较好的治疗效果。何氏女科家传扶正解郁法又具体分为育阴解郁、扶脾解郁、益肾解郁三种，现分述如下：

1. 育阴解郁：肝脏体阴而用阳。肝郁已久，疏之不愈，或反更甚，肝体失去濡润柔和之性，与其营养不足有着密切的关系。而且体阴的亏损，一方面促进了肝郁的形成和发展，另外一方面又造成了郁而化火伤阴的病理循环，以芳香辛燥之疏肝解郁剂，只会是火上浇油，使病情加重。正如王孟英所说：“气为血帅……然理气不可徒以香燥也，盖郁怒为情志之火，频服香燥，则营阴愈耗矣。”故王旭高治肝气，如见此证，常以柔肝之法，以柔济刚。妇科病中有素体阴亏而肝木失其条达之性，肝气郁滞或久郁化火伤阴者，临床常见经行早期、量多、经前乳胀、胸宇烦闷、或五心烦热、夜寐少安、或大便干结、舌见红尖，脉象弦细，或带数象等，诸如经前期紧张征、更年期综合征等。何氏主张治宜养其肝阴之体，疏其肝木之用。其基本方为：生地、枸杞子、生白芍、地骨皮、朱麦冬、合欢皮、北沙参、玉竹、八月札、川楝子、绿梅花、淮小麦。

2. 扶脾解郁：何氏认为郁证之始，起自肝经，久郁之变，不伤营阴，即犯脾土，《金匮要略》早有“见肝之病，知肝传脾，当先实脾”之训。肝病及脾或乘胃，内科病证十分多见。局方逍遥丸即是培土疏木的典型代表方剂。妇科肝脾同病之证，《傅青主女科》也颇为重视，如书中对于该证做过明确的论治。傅氏说：“若大便下血过多，精神短少，人愈消瘦，必系肝气不舒，久郁伤脾，脾伤不能统血，又当分别治之”。作者对《内经》“二阳之病发心脾”一节条文的认识和实践，也从肝郁乘脾中得到启示，而以肝脾同治法取效。又有脾胃薄虚之人，略有七情不遂，或机体稍有刺激，则中土倍见损伤。如产后、流产后机体虚弱，偶有精神不快，或受惊遇恐，即见胃肠功能紊乱；或经前期紧张征（如经行大便泄泻），妇女肠胃神经官能症、皆以脾虚肝郁为多见。何老主张治宜益气扶脾、理气解郁之法。其基本方为：太子参、焦白术、朱麦冬、朱茯苓、八月札、平地木、扁豆花、荜澄茄、仙半夏、玫瑰花、橘皮、橘络。

3. 益肾解郁：何氏认为肝木肾水、母子相生，乙癸同源，肝的疏泄条达和调节血液的功能须依赖肾水的滋养，肾受五脏六腑之精（包括肝胆之精血）而藏之，则肾精充足。肝郁之证，久致肝阴亏损，穷则势必及肾，而肝肾不足，水不涵木，肝的正常功能无以得到发挥。往往成为肝郁形成和发展的重要条件和因素。妇女肝肾为冲任之本，肝肾之病变又对冲任影响最为密切，故肾虚肝气不调之证，每多见于经闭、不孕及月经前后诸证：何老主张治宜益肾解郁之法，益肾主要以填补肾精，滋养肝肾为主。其基本方为：熟地、石楠叶、仙灵脾、菟丝子、鹿角片、当归、白芍、路路通、小青皮、八月札、生麦芽。

（三）何氏女科在妇科临床中擅用芳香疏肝理气药

肝气郁结，是妇科疾病中的主要发病因素之一。按照《内经》“木郁达之”的原则，治疗多采用疏泄气郁、调理气机的药物方剂以遂其曲直之性，使其肝木得以条达，气机得以和畅，则诸症可以消除。

“行气”是对气分病的一种治疗方法。气滞者宜先行气，香附、郁金、合欢皮、青皮、八月札、佛手、降香等是妇科最为常用的芳香行气、理气解郁的药物。其中尤推香附辛香浓郁，独以解郁行气见长。朱丹溪的越鞠丸引为主药，李时珍为其能“利三焦，解六郁”，对经带胎产百病之气郁均有良效，故又称“气病之总司，女科之主帅”。气郁则血滞，郁金行气解郁兼有活血止痛之功。傅青主说，宣郁通经汤用郁金治疗经前腹痛，亦可用于肝胃气痛等证。合欢皮擅长解郁宁神，服之神志安宁，心悦愉快。气行则血行，青皮理气散结，疏肝下食化滞，有导行之功。八月札疏肝理气定痛，其性平和，入肝胃两经，调和气机有独特之功。枳壳味辛而平，李东垣、李时珍均认为“气下则痰喘止，气行则痞胀消，气通则痛刺止，气利则后重除”。人脾胃两经，对肝克脾土及脾湿痰滞有殊功。降香辛香流窜力强，妇人上胸郁滞日久，引及胸肋，能破沉痼凝滞，疏导理气止痛，并引气下降，其行气又健脾胃。另外绿梅花、香橼、川朴花、玫瑰花、砂仁行气兼消胀止痛，乌药、川楝子、豆蔻疏通肝经郁滞。解除乳房结块胀痛的有橘叶、橘核、娑婆子、路路通；兼能通经的有代代花、月季花等；荜拨、茴香、广木香、荔枝核、枸橘等虽为行气、理气、散气药物，但也各有专长。

何氏从家传经验出发，告诫后人用行气药物需要注意几个方面：①芳香药物多香燥易于伤阴，如遇肝体虚弱者宜酌加一二味柔润之品，如白芍、当归，且须适可而止，不应长期服用。②肝郁易于化热，如舌苔黄腻，脉弦数，郁未解而内热盛，宜解郁行气与清肝泄热之品同用，如越鞠丸中香附与栀子并用。③郁证舌质红而少苔，阴分已伤，宜先用滋阴养血药；如郁未解，可加少量行气药，如治郁热血枯经闭的一贯煎用其一味川楝子。④芳香行气药多属轻清之剂，剂量不可过重，如绿梅花、香橼、佛手、川朴花、砂仁、乌药各3～6g，代代花、荜拨、甘松各1.5～3g。⑤对孕妇，尤其是早孕或有流产病史者，芳香理气药如香附等宜避用或慎用，辛香走窜之行气药要注意选用精当。⑥芳香药中如玫瑰花、月季花均可用于解郁，但其用法则迥异。玫瑰花适用于月经过多或泄泻者，有止涩作用。而孕妇胸脘烦郁则可用少量配用月季花；与玫瑰花相反，月季花适用于闭经及大便燥结，多用可促使排泄。⑦煎熬汤药，如玫瑰花、代代花、砂仁之类最宜后下，其他亦不宜久煎。行气解郁芳香走窜的药物都偏于轻飘，煎久则气味皆散失而乏效。

（四）何氏女科调补奇经法在妇科临床中的应用

何氏认为女子在解剖上有胞宫，生理上有经、带、胎、产之别。脏腑气血病变累及奇经，则产生妇科诸疾。只有冲任之气流畅，精血充盈，八脉调和，方得经调体健，嗣育有机，故对妇科疾患的辨证用药上当究奇经。其中主要有冲任督带四脉，而冲任尤为重要。何子淮在数十年临床实践中总结出调治奇经八脉，广治妇科疾病的宝贵经验。何氏认为导致奇经病变有两个方面的原因：其一是脏腑失调，气血紊乱，津液代谢失常，延及奇经。其二是各种致病因素直接损伤奇经，如多次堕胎及产多乳众，损伤奇经。经期产后，调摄失宜，血室所开之时，最易为外邪所侵。个别素体虚羸或有其他妇科杂病之人，倘若人工流产胞络受损，则冲任督脉受其影响。总之，何氏将奇经病变为分虚实两端。虚者，脉络失养，治当补养；实者，脉络不通，治宜宣通。而要通则必须具备两个条件：①以盛为其基础，欲以通之，必先充之，亏则无以流通。②以其经脉通畅为前提，譬犹水涸无以成流，则渠塞亦难以畅通。因此治疗以通补为总则，八脉之中，通补结合，以补为本，以通为用。具体方法如下：

1. 健脾养血，调补奇经：何氏认为此法多用于气血不足，奇经失养之证。常见于妇科表现为：月经后期、闭经、痛经、不孕、乳汁稀少，伴见头晕眼花，面色苍白或萎黄，心悸少寐，神疲气短，纳少便溏，舌淡胖苔薄，脉细弱。多因饮食劳倦忧思损伤脾气，化源不足，或大病久病，产后失血，伤津，久患虫疾等所致。主方归脾汤、四物汤出入。健脾益气，养血滋原，归于血海，充养奇经，上为乳汁，下为月水。在运用时若痛经者加艾叶、吴萸、延胡索。不孕者加紫石英、蛇床子、仙茅。

2. 益精填液，填补奇经：何氏认为此法用于精亏血少，奇经匮乏之证。常见妇科表现为：初潮偏迟，月经稀少，闭经、痛经、不孕、胎漏，或经行早期、量少、色红、崩漏。伴有形体消瘦，面色憔悴，头晕耳鸣，腰酸腿软，足跟痛，或咽干便燥，五心烦热。舌红少苔，脉沉细或细数。多因先天肾气不足，下元亏损，或多产房劳，伤及肝肾，或久病及肾，以致精亏血少。方以归芍地黄丸、左归饮出入。并遵"善补阴者，必于阳中求阴，阴得阳助而生化无穷"，在大剂补阴之中加入几味助阳药，如仙灵脾、石楠叶、菟丝子等。若病变日久，八脉俱损者加紫河车、鹿角胶、龟板、乌贼骨等血肉之品。月经稀少，闭经者加养血活血之品，如鸡血藤、丹参之类。

3. 益气升提，固摄奇经：何氏认为此法用于带脉失约，冲任不固之证。常见妇科表现为：阴挺、崩漏、胎漏、胎动不安、带下等。伴见神疲乏力，面色欠华，头晕眼花，腰肩酸楚，尿频清长。舌淡苔薄，脉细弱。多由于先天肾气不足，或多产房劳，或大病久病，或饮食劳倦所伤，或内伤七情所致。方以补中益气汤、举元煎、右归饮出入。随证加减：若久崩淋漓不止者，加赤石脂、禹余粮、乌贼骨以固守奇经；胎漏者加阿胶、苎麻根、杜仲、桑寄生等固奇经安胎元。带下日久者加莲须、芡实、龙骨等束带固任。在此基础上，加入奇经之药，如金樱子、狗脊、阿胶、乌贼骨等其作用比单纯调治脏腑有效。

4. 温肾壮督，补养奇经：何氏认为此法多用于奇经虚寒，下元虚弱之症。常见妇科表现为：不孕、痛经、月经不调、崩漏。伴见面色晦暗，畏寒肢冷，背脊常有冷感，腰酸肢软，失眠，健忘，精神不振，小便清长。舌淡，脉沉细。由于先天不足，或大病久病，或流产、人流、产育过多所致。方用何氏女科祖传经验方振元饮、暖宫丸加减。常选用鹿角片、龟板、巴戟天、苁蓉、熟地、紫石英、巨胜子、当归、石楠叶、天冬、泽兰。若腰骶酸疼者加千年健、钻地风。

5. 理气活血，通达奇经：何氏认为此法用于气滞血瘀，奇经不畅之症。常见妇科表现为：痛经、月经后期、量少、崩漏、恶露不绝、闭经、癥瘕之偏实者。伴见精神抑郁，烦躁易怒，胸胁胀痛。舌质紫黯，脉沉涩或沉弦。多由于情志抑郁，或经期、产后外感寒邪、内伤生冷所致。叶天士云："奇经之结实者，古人用苦辛和芳香以通脉络。其虚者，必辛甘温补，佐以流行脉络，务在气血调和，病必痊愈。"气滞者以青囊丸，血瘀者以血竭化瘀汤加减，并配合随证施药。

6. 暖宫散寒，温通奇经：何氏认为此法用于寒湿搏于奇经，郁滞少腹之证。常见其妇科表现为：月经后期、量少、痛经、不孕。伴见形寒畏冷，恶心呕吐，大便溏烂、或少腹吊痛，由寒湿客于胞络冲任。寒湿之邪搏于冲任，血海为之凝滞，此非辛散不能宣通脉络之瘀阻，非温不解寒凝。故用辛温芳香之品以散寒温经暖宫，方用温经汤加减。

7. 化湿导滞，疏畅奇经：何氏认为此证用于津液输布失常，累及奇经。常见妇科表现为：月经稀少、闭经、不孕、带下。伴见形体肥胖，胸胁满闷，呕恶痰多，神疲倦懒，便溏，苔腻脉滑。多由过食肥甘，脾运失常或脾阳不振，运化无力，精不化血，变生痰浊，流注奇经，留于任脉，隔阻胞宫则为不孕。壅于任脉则带下绵绵。此乃本虚标实，故治疗以化痰利湿行气，畅行奇经，并间以健运脾胃，杜绝痰湿之流。方宜五皮饮、二陈汤以加减化痰浊，利水湿，通胞络。在经将行之际加温煦胞宫之艾叶、石楠叶、紫石英、狗脊；带下者加椿白皮、扁豆花、鸡冠花等。

8. 养血清肝，平降奇经：何老认为此法用于冲任之气逆乱之证。常见妇科表现为：经行吐衄及头痛、恶阻。伴见心烦易怒，夜寐少宁，胸满胁痛，嗳气叹息，口苦咽干，头胀而晕，尿黄便结，舌红苔黄，脉弦数等症。常由于暴怒伤肝或肝郁化火，或血不养肝，肝气上逆。恶阻者以何氏祖传定呕饮加减，常选用煅石决明、桑叶、炒白芍、焦白术、子芩、绿梅花、砂仁、苏梗、归身；腰酸者加杜仲、桑寄生。经行吐衄以傅青主清梅汤加减，常选用桑叶、元参炭、麦冬、生白芍、旱莲草、竹茹、地骨皮、子芩炭、炙白薇、知母、玉竹、牛膝；头痛者加藁本、密蒙花、谷精草。

三、何子淮临床经验特色

（一）何氏女科治疗月经病之调冲十法

大凡女子月经之病无不与脏腑经络，特别是与奇经冲任密切相关，故张仲景谓冲脉为月经之本也。月经病的范围比较广泛，包括月经的期、量、色、质的改变，以及有经行腹痛、经行乳胀、经行吐衄等杂症，传统的治疗方法是分经行先期、经行后期等病症进行辨证论治。以治病求本为其原则，针对导致月经病症的病因、病机，以调整脏腑奇经气血的功能为主治，何氏女科将月经病症概括为十种类型，分立十种治法，故曰调冲十法。

1. 疏理调冲法：适应证：经行尚正常，经前5～7天（严重者10天或半月），胸肋间胀满，乳胀作痛，乳头痒痛，或有结块，经后缓解（亦有经后硬块仍不消散者）。本证多见于现代医学的经前期紧张征、乳房小叶增生，个别患者服避孕药产生的不适反应等。其经验方为：八月札、乌辣草、青皮、川芎、生麦芽、娑罗子、合欢皮、郁金、路路通、香附、当归。

何老着意指出该方加减用药经验为：经前乳胀时间长加羊乳、老鹳草；口干，胸闷，酌加蒲公英、忍冬藤；乳胀块硬不消，可选用昆布、海藻、浙贝母、皂角刺、夏枯草、王不留、炙山甲；乳头作痛明显，酌加橘叶、佛手片等。

2. 理气调冲法：适应证：经前下腹胀痛，胀甚于痛，经来不畅。其经验方为：香附、台乌药、广木香、枳壳、川芎、大腹皮、白蔻花、虎杖、鸡血藤、丹参、川楝子、月季花、代代花、陈香橼。加减：下腹胀甚，经来量多，去川芎、虎杖，加藕节炭、益母炭。

3. 平肝调冲法：适应证：经前头痛，夜寐不安，口干，烦躁易怒，月经时多时少，经期超前。舌红，脉弦。多见于更年期综合征。其经验方为：生白芍、枸杞子、炒玉竹、决明子、白蒺藜、生地、首乌、桑叶、藁本。加减：木郁火炽，血热气逆，损伤阳络，引起倒经，应平肝降火，引血下行，去藁本、白蒺藜，酌加牛膝、丹皮、白茅根、夏枯草、槐米。

4. 凉血调冲法：适应证：月经超前，量多色鲜，质稠夹块，伴头昏口干，烦闷易怒，大便干结。质红，苔微黄腻燥，脉弦数或洪。多见于初潮期或多产后失调而致的月经过多或月经先期。其经验方为：桑叶、地骨皮、丹皮、生荷叶、槐米、元参、生地、紫草根、生白芍、旱莲草、竹茹、炒玉竹。

5. 温理调冲法：适应证：经前小腹骤痛，经行量少难下，色如黑豆汁，手足不温，痛剧冷汗自流；或泛呕便泄，面色㿠白，唇青紫。苔薄白，脉沉紧。本证多见于经期受寒，淋雨涉水而致的痛经。其经验方为：附子、肉桂、干姜、艾叶、淡吴萸、延胡索、香附、广木香、炒当归、炒川芎。加减：形体壮实，疼痛剧烈者，加用制川、草乌，广木香改用红木香；个别患者经行量多，色褐黑，艾叶改用艾炭，干姜改炮姜。为防止服药呕吐，可先在口内滴数滴生酱油然后服药。

6. 化湿调冲法：适应证：月经愆期，量少色不鲜，形体肥胖，胸闷肢倦懒言，晨起有痰，带多色黄。舌苔薄腻，脉象弦滑。本证多见于内分泌失调所致的月经稀少，闭经及无排卵型月经，患者多肥胖不孕。其经验方为：生山楂、薏米仁、姜半夏、茯苓、陈皮、平地木、泽泻、泽兰、苍术、大腹皮、生姜皮。加减：痰稠咯不畅，加用海浮石、天竺黄；带多酌加扁豆花、白槿皮、川萆薢、鸡冠花；水走皮间，肢体浮肿者，加椒目、官桂。

7. 益气调冲法：适应证：经行先后不定，经量或多或少，色淡，淋漓拖日难净，甚至断后3~5天复见少许，或量多如崩。面色不华，气短自汗，下腹作坠，胃纳不振。舌淡，脉细软。其经验方为：炒党参、炙黄芪、升麻炭、焦冬术、炒白芍、远志炭、松花炭、肉果炭、赤石脂、补骨脂。加减：量多如崩，可加用独参汤益气摄血。

8. 补养调冲法：适应证：禀赋不足，气血亏损，形体瘦弱，面色少华，少气懒言，头昏腰酸，倦怠无力，月经稀少，腹无痛胀。舌胖大，脉虚细，重按无力。多见于现代医学卵巢功能不足或暴崩，多产、产后出血过多引起的贫血，脑垂体后叶机能减退症。其经验方为：巴戟天、甜苁蓉、仙灵脾、菟丝子、紫河车、石楠叶、熟地、补骨脂、枸杞子、当归、白芍、黄精、炙甘草。

9. 化瘀调冲法：适应证：经来腹痛，量时少时多，淋漓不断，色紫黯夹块，块下痛缓，舌边紫黯，脉沉弦或弦涩。多见于崩漏、痛经之有瘀阻者，如膜样月经、子宫内膜异位症、功血等。其经验方为：血竭化癥汤加减。以痛经为主，用失笑散、制没药、当归、川芎、广木香、制香附、赤白芍、血竭、五灵脂、艾叶。以崩漏为主，用血竭、制大黄、大小蓟、血余炭、马齿苋、椎木花、藕节炭。

10. 清邪调冲法：适应证：经期感染、或畏寒身热、或心泛呕吐、腹泻、或腰酸腹胀、尿频急刺痛、月经或少或多。其经验方为根据临床证情，选用清邪方药。如感冒风寒，月经量少，宜温散疏解调冲，方为：桂枝、荆芥、羌活、川朴、川芎、苏叶、生姜、通草。感寒偏热者，月经量多，宜清热解毒调冲，多用：银花炭、桑叶、甘菊炭、淡芩炭、丹皮、连翘、竹茹、荷叶炭。伴有胃肠炎而吐泻者，宜和胃化滞调冲，方用：藿香、佩兰、保合丸、广木香、白芍、蔻仁、川朴、甘草。伴有尿路感染者，又宜清利调冲，方用：蒲公英、车前草、川柏、瞿麦、泽泻、泽兰、凤尾草、通天草、淡竹叶、白通草、甘草。

以上十种辨证分型，是何氏女科治疗月经病的基本方法和经验用药，是通过世代相传长期临床实践总结出来的规律和特点，是一份难得的宝贵财富，应用本法，关键在于辨证明确，透过各种不同的月经病症现象，从而抓住其疾病的共同本质，适当选方用药，方能收到良好的治疗效果。

（二）何氏女科治疗崩漏采用九步法分证论治

何老认为临证所见，崩中漏下可为同一病的不同阶段，病情或急或缓，临床表现或崩或漏，两者常互相转化，且又可互为因果，甚至造成病理上的恶性循环。本病的发生，是由于冲任损伤，不能固摄所致。《素问·阴阳别论》曰：“阴虚阳搏谓之崩。”阳盛之体，邪热灼伤冲任，损及肝肾，迫血妄行，为崩漏的病机之一；巢氏《诸病源候沦》有“劳伤冲任”之说，素体不足或劳思伤脾耗气，脾虚不摄，冲虚不固，血不循经为崩漏的病机之二；另有瘀血阻滞，新血不守，以致离经之血淋漓不断，又为崩漏的病机之三。总之，正如《济生方》指出的：“六气不伤，七情不郁，荣卫调平，则无壅决之虞；节宣失宜，必致壅闭，遂不循经流注，失其常度，故有妄行之患焉。”何氏在长期临床实践中，不断认识，不断深化，总结出血热、气虚、血瘀三者是崩漏的最基本的发病机理。何氏在临床上分为血热沸腾、中虚气陷、胞络瘀滞三个证型，而且根据经期、经后及平时又分为三个阶段分别用药，这种根据女性生理特点而进行的“因时制宜”，故称“何氏女科九步法”治疗崩漏。充分显示出何氏女科的临床特色。

何氏根据临床观察其大凡规律为：一般青春期的崩漏，多属于虚证（中虚气陷或肾气不充）；壮年体实妇女的崩漏以瘀证、热证居多；更年期妇女的崩漏又以虚证、热证居多。

病分三型的论治大法是清、补、攻。具体治法，可归纳为遏流、塞流和畅流。血热堤决，救治之法，只能是“热者清之”，抑其沸腾之势，方能遏止外溢之流；中虚气陷，气不摄血，血不循经，采用“虚者补之”之法；胞络瘀阻，取其“通因通用”之法，方为治本之术，决不能因淋漓不止，而畏惧攻逐，延贻病机。遏流、塞流、畅流，各因其用，不可混为一谈。何氏指出依法选方遣药是中医临床辨证施治的基本原则之一。对崩漏下血者，欲速止血是医患的共同意愿，但须注意，切勿盲目乱用止血药。血热堤决，治宜凉血止血法，抑沸遏流是其根本，而止血药是起辅助作用的。中虚气陷，益气塞流是其关键，在升阳益气的基础上，重用止血药是其主要手段。而胞络瘀阻，则又是以祛瘀畅流为其急务。虽攻逐之后，血下一时更多、更急，但瘀祛才能清净，从而新血得守。临床体验，治血不可专用止血，专事固涩，尤其是炭类药物的应用不可过早，以免离经之血不能畅下，瘀滞之血不能尽去，反生弊端，因此仅对中虚气陷之崩漏，在摄血塞流方剂之中，多用重用炭类止血药，以使漏下之血速止。上述论断不愧为何氏女科的真知灼见，具有极其重要的指导意义。

1. 血热堤决：主证：月经先期量多，或大下如注，色鲜质稠，兼有烦躁易怒，或面红、便结，舌红，苔薄微黄，脉来弦数而大。何老认为多由肝气不畅，气郁血结，郁久化火生热，或素体阳盛，喜食辛辣，性情急躁，冲动肝阳，或肾水失藏，阴亏火炎，激动血络，均致冲任伤损，血热妄行。何老主张治宜平时凉血清肝，养阴抑沸。其经验方为：生地、生白芍、槐米、地骨皮、丹皮、川连、黄芩。若经来崩下宜宁静血海，清流遏流。其经验方为：桑叶、炒白芍、荷叶、紫草根、旱莲草、生地炭、元参炭、仙鹤草。若经量减或净后还需养阴敛肝，固守堤防。其经验方为：生地、生白芍、玉竹、枸杞子、阿胶、合欢皮、麦门冬、炙甘草。

2. 中虚气陷：主证：外形憔悴，面色不华，食少便溏，或见浮肿，头眩目花、倦怠乏力，二阴重坠，经行量多，色淡，淋漓难尽。多因素体虚弱，或劳思伤脾，致中气虚衰，气陷血溢；另有禀赋不足，肾气不充之人，尤当注意佐顾。临床治疗平素多服健脾柔肝之剂，使机体统藏有职，其经验方为：党参、白术、茯苓、炙甘草、炒白芍、肉豆蔻炭、石莲肉、诃子炭。若经漏不止宜益气举陷，摄血塞流。临证每重用白术、白芍，并加黄芪、升麻炭、松花炭、禹余粮等。若下血量少可扶持中阳，引血归经。方选补中益气之属加远志。对禀赋虚弱，肾气不足者，则加用熟地、菟丝子、淫羊藿、覆盆子、补骨脂等益肾补气。

3. 胞络瘀滞：主证：下血时多时少，色紫夹块，块下痛缓，常有低热，舌边瘀紫，脉象弦涩或弦数。多属体虚受邪，寒郁热瘀，或流产（人流）后败瘀未净，或产后，经期行房，胞络冲任受损。临床治疗月经时多时少，淋漓不尽，宜活血化瘀，疏通气血。其经验方为：当归、赤白芍、大小蓟、艾炭、元胡、丹参、川芎。若下血甚多，夹块腹痛宜荡涤胞宫，散瘀畅流。其经验方为：血竭、制大黄、马齿苋、血余炭、檵木花、川芎。若经净后又当正本清源，养血调经。其经验方为：当归、炒白芍、艾炭、藕节、仙鹤草、制大黄。子宫内膜异位症引起的崩漏，按癥瘕论治，在多年的临床实践中，取得较为满意的疗效，拟方名“内异崩漏解郁生新方”，以冀清泄腑热，荡涤实邪，使胞宫平复，血流正常。其方为：生芪 20g，制军 10g，龙胆草 9g，丹皮 15g，半枝莲 10g，川连炭 5g，川柏炭 5g，荠菜花 12g，马齿苋 12g，蒲公英 15g，鱼腥草 20g，生甘草 6g，瓜蒌仁 2g，血见愁 15g，莲房炭 10g。有块加血余炭 10g，痛加红藤 20g。本方适用于子宫内膜异位症的出血阶段，使郁热得散，胞宫清净，内外通达，无瘀可积，血自归经。何氏曾用于治疗重型子宫内膜异位症血崩 20 余例，均免于手术之苦，疗效满意。

何氏还对崩漏后常见诸症的治疗有其独特的见解。

对于心悸，何氏认为系由失血过多，耗伤阴血，血不养心，以致心悸、怔忡、惊怯、恍惚、失眠梦扰等。另有面色不华，指甲苍白、肢倦无力、舌质淡白、脉细等，也是心血不足之状，治宜补养气血，宁心安神。

而对腰酸浮肿，何氏认为崩漏后，腰酸痛，头面浮肿，皆因出血过多，肾阴肾阳俱虚，而偏于肾阴虚者为多，治以滋补肾阴为主，酌加补肾阳之品，使肾之阴阳保持相对平衡。

对于眩晕，何氏认为崩漏后，耗伤气血，气虚清阳不展，血虚脑失所养，故有头晕目眩等症，治宜补养生化。

对于阴中痛，何氏认为崩漏后，阴中痛为胞络受损，治宜温煦胞宫。《竹林寺女科》载："经来吊阴痛不可忍，经来时有筋二条，从阴内吊至乳上，痛不可忍，身发热宜川楝汤。"为肝郁气滞之证，与崩漏后之阴中痛有原则区别。

对于自汗，何氏认为久崩久漏后，心阳虚不能卫外而自汗，肾阴虚不能内营则盗汗。尤其暴崩下血后，血从下脱，阴不敛阳，阳气外越，则大汗淋漓，动或饮膳之时汗自下。治宜补气固表，益气养心。

从以上常见诸证治则来看，血脱者益气是治疗原则。有形者为血，无形者为气，无形之气能摄有形之血。故气能统血，有形之血，不能自生，生于无形之气。所以救血脱而致诸症者，乃宜先益气，无形之气增长，始能统摄有形之血；气血和平，诸症臻康。

（三）何氏女科论治带四法

何子淮认为成年女子阴道中分泌少量无色透明黏液，"津津常润"，不为病态。带下过多，色黄，或夹赤，或质清稀如水，或黏稠腥秽恶臭，以及伴有阴部瘙痒，少腹胀痛，腰酸下坠等，则为病理现象。现代医学妇科的阴道炎、宫颈炎、子宫肌瘤、盆腔炎、子宫颈癌及阴道异物等疾病，均有轻重不同程度的带下。

中医学认为带下病机，主要与奇经的任带二脉有关。《素问·骨空论》说："任脉为病……女子带下瘕瘕。"陈良甫

《妇人大全》指出："人有带脉，横于腰间，如束带之状，病生于此，故名为带。"就其临床所见，带下病大致有脾虚湿滞、肾气虚弱、余热下迫和湿毒内炽等几种类型，大凡治疗可分别为鼓脾、固肾、清渗、荡涤四法，现分述如下：

1. 鼓脾摄带：适应证：面色萎黄，纳谷不香，大便溏烂、带下色黄、黏稠。舌淡质胖，苔薄腻，脉沉滑。其经验方为：苍白术、鸡内金、炒扁豆花、苡米仁、茯苓、芡实、莲须、缩砂仁、太子参、车前子、甘草。

2. 固肾束带：适应证：素体羸弱，面㿠不华，腰酸如折，带下量多，清稀如水，小便清长，夜尿频数。舌淡苔薄，脉沉迟无力。其经验方为：鹿角片、紫河车、熟地、黄芪、菟丝子、金樱子、覆盆子、杜仲、川断、萸肉、海螵蛸。

3. 清渗止带：适应证：热病愈后，带下质稠如淋膏，或有泡沫状，腥臭灼热。尿解量少，或有涩痛，下阴潮湿伴有瘙痒。舌边尖红，苔黄腻而燥，脉来弦滑而数。其经验方为：土茯苓、川柏、忍冬藤、白槿花、鸡冠花、臭椿皮、米仁、车前子、黑山栀、石斛、芦根、六一散。

4. 荡涤祛带：适应证：带浊浓稠，灼热臭秽为甚，下腹胀痛，时有带中夹红或为咖啡色，有时出现低热，口苦咽干。舌红苔黄，脉数。其经验方为：制军、川连、川柏、龙胆草、臭椿皮、丹皮、墓头回、白槿花、七叶一枝花、红藤、紫花地丁、黄花地丁、黄芩、白英、甘草。何氏还指出三、四两型皆属湿热为害，惟轻重有别。平时酒腻辣味皆应禁忌。若有阴部瘙痒，外用高锰酸钾溶液冲洗，或用洗方（蛇床子、地肤子、鹤虱、苦参、苦楝根皮、明矾）煎汤外洗或坐浴，以助汤药之效。何氏告诫医人，治带之剂，除固肾法外，其余诸法用药切忌过早采用固涩，以免闭门留寇，火上添油，必待水源清，秽浊净后，方可酌情使用，否则遗留后患。

（四）何氏女科三步疗法治疗寒湿凝滞型痛经

何氏根据自己多年的临床经验，认为痛经在临床上最多见到的是寒湿凝滞型痛经。此类患者大多症势急重，月经愆期，经行量少，经色呈豆沙褐暗伴有小血块，经前或经行时小腹剧痛，严重时还会出现大汗淋漓，四肢厥冷。同时，患者感到小腹发冷，呕吐频繁，大便稀溏，便意增加，舌苔白腻，脉弦紧。其病因病机为寒湿伤及下焦，客于胞宫。因此，何氏认为此型痛经辨证要点是“寒”、“痛”二字，治疗应选用温热之品，使得气血温和，血行通畅，达到当月痛止，下月期准，症状消失之目的。

具体治疗方法，何氏采用的是“三步疗法”，即经前防，经期治，经后固。

第一步所谓经前防，即以上月行经为标准，提前一周开始服用温理气血，鼓舞畅行的药物，此为第一方。其经验方为：炒当归、炒白芍、炒川芎、桂枝、香附、乌药、炒小茴、艾叶、胡芦巴、仙灵脾、生甘草。

第二步所谓经期治，即患者在行经期间临床症状表现较重、急，而寒象明显。因此，采用大辛大热，回阳救逆的药物使阳气四布，阴翳自散，血海得温，经水畅行，此为第二方，其经验方为：附子、干姜、淡吴萸、艾叶、肉桂、炒小茴、元胡、广木香、炒当归、川芎、制香附、细辛、生甘草。若形体壮实、疼痛剧烈者可加制川乌、制草乌、广木香改为红木香；个别患者经量多，色褐黑，艾叶可改用艾炭，干姜改用炮姜。在酷暑炎热之际，只要辨证准确，上述药物尽可使用，且疗效极佳，真不愧为何氏女科经验之谈。

第三步所谓经后固，即在月经干净后，腹痛消失，但小腹部仍有空虚感，常常伴有神疲、乏力、腰酸等症。此时，选用养血温胞，调和营卫的药物使得胞络充养，气血调达。此为第三方，其经验方为：炒当归、炒白芍、炒川芎、狗脊、川断、艾叶、熟地炭、陈皮、透骨草、炙甘草。

何氏通过上述“三步疗法”，治疗寒湿凝滞型痛经取得了极为令人满意的疗效。

四、何子淮典型医案选

（一）崩漏

姚某，女，37岁，1974年8月25日初诊。生育第二胎，又行人工流产术二次（末次于1972年12月），以后渐见经来量多，夹块，作痛。曾用中西医药治疗，可取一时效果，停药后仍复原样，行经拖延十余日，有时净后带来夹红。妇科检查：诊断为子宫内膜增生症（不规则成熟）。本次经行第二天，量多，小腹按之痛，血块大，色紫褐，舌边紫黯，脉来弦涩。此属瘀热蕴滞下元，治宜活血化瘀，荡涤胞络。方用自拟血竭祛瘀生新汤。处方：血竭4.5g，大黄炭9g，元胡9g，檵木花9g，血余炭9g，赤白芍各9g，失笑散9g，丹参15g，当归炭24g，藕节30g。

8月27日复诊：药后块下更多，腹痛时或减缓，仍以祛瘀生新渐进。处方：血竭9g，大黄炭9g，小蓟9g，地榆9g，当归炭15g，炒白芍15g，仙鹤草30g，藕节30g，炙甘草6g。

8月31日三诊：服药块下仍多，血量减少似有净状，按之腹不痛，精神也转佳。块下痛除，瘀阻已去，继以养血调冲。处方：炒当归15g，焦白术15g，补骨脂15g，炒白芍12g，狗脊12g，党参12g，炙黄芪9g，怀山药24g，川断24g，炙甘草6g。

9月19日四诊：月经已有来潮之感，慎防量多崩下，再以养血调冲观察。上方去党参、黄芪、白术、山药、补骨脂，加丹参、仙鹤草各15g，艾炭2.4g。

9月22日五诊：服药两天，经来量不甚多，未见块下，色鲜红，无腹痛，仍以益气养血调经巩固。处方：党参15g，炙黄芪15g，焦白术15g，旱莲草15g，炒白芍24g，侧柏叶24g，炒丹皮9g，炙甘草6g。

【按语】本案例依据经来量多夹块，少腹作痛，舌紫脉弦，何老辨证为瘀热下滞，胞络瘀阻型崩漏。采用荡涤胞络之剂，着意攻瘀通络，俾宫净道平，流畅新生。针对瘀滞，临证多用血竭、制大黄、丹参、赤芍、檵木花、失笑散等功专力猛之品。以血竭伍大黄，一攻一下，直捣病所，为众药之主帅。大黄取炭，又取其逐瘀下血，而攻中有守，不致一泻千里，不堪收拾。何氏胆识过人，则来源于丰富的临床经验和精细的辨证施治。初诊后块下痛未止，则示瘀行尚未尽，复诊依法继进，待瘀去痛除。三诊转为养血调冲，及时扶正。四诊、五诊均做巩固性治疗，为谋求长远疗效而已。

（二）经闭

金某，女，21岁，工人。初诊：患者先天不足，发育迟缓。17岁月经初潮，且每届衍期，甚至数月一行，量少色淡。经妇科检察，子宫幼小，女性第二性征发育欠佳。曾用西药做人工周期治疗数次，停药即闭，未能奏效。近四个月来月经未潮，形体消瘦，腰酸带多，纳食不香，脉来细软无力。此乃禀赋弱于先，将摄失于后，肾气不充，精血内匮，天癸难至。治宜补肾填精。处方：熟地炭、石楠叶、狗脊、白芍各12g，仙灵脾、菟丝子、丹参各15g，覆盆子、当归各9g，陈皮、炙甘草各5g。

复诊：上方服半月，精神稍振，腰酸减轻，胃纳转增。经水虽未来潮，但小腹时有胀感，此属意中佳兆。前方参理气活血之品，以敦促经下：熟地炭、仙灵脾、石楠叶、炒川断各12g，菟丝子30g，枸杞子、当归、丹参各12g，川芎、月季花、香附各9g，炙甘草6g。

三诊：屡进补肾调冲及活血行气之剂，经水来潮，色紫，呈一般，仍伴腹胀腰酸乏力，此下焦虚寒之象，再拟温肾调理：紫石英、熟地炭、石楠叶、仙灵脾、菟丝子、覆盆子各15g，狗脊、韭菜子、枸杞子各12g，辰麦冬9g，炙甘草6g。

经调理二月余，经水准时而下，色、量均可，精神振作。妇科复查，子宫亦趋正常大小，阴毛增多，乳房渐见发育，形体也见转丰。嘱其经前间断服药，可望巩固疗效。

【按语】《景岳全书》谓："命门为精血之海。"《内经》说："女子二七天癸至，任脉通，太冲脉盛，月事能以时下。"该病案系属肾气不足，天癸难至，故地道也难通调。历来补肾益精最常用左归、右归之类。何氏却使用仙灵脾、仙茅、菟丝子之属。盖先天禀赋不足，肾气虚弱，与现代医学所谓的肾上腺皮质发育不良，功能不足有密切关系。而上述药物均有促进肾上腺皮质功能的作用。另如紫河车、巴戟肉、巨胜子等强壮命门，祛下焦寒滞，俾使肾气得充，命门火旺，精满血胜而月事以时下。但在月事欲下未下之际，辅以理气活血之品，则能行气帅血，促使经血顺利而下。

（三）癥瘕

王某，女，41岁，工人。久患慢性盆腔炎，月经先期，经来量多，夹块腹痛，遇劳后即大出血不止。婚后不孕，未曾生育。曾因盆腔炎急性发作，腹痛昏厥。妇科检查有附件炎性包块而住入某医院，经用庆大霉素和中药抗菌消炎及调经治疗，腹痛缓解，但于子宫后穹窿部触及鸭蛋大小囊性肿块，质地中等，有压痛，出院后继续在门诊用中西药治疗。来本院门诊时，阴道指诊附件炎性包块仍如鸭蛋大小，有触痛，下腹疼痛明显，小便灼热感，大便不畅，肛门下坠，脉弦，苔薄黄腻。证属湿热蕴滞胞络，日久瘀血凝聚，积而成块。治宜清热软坚化积之法。处方：自拟血竭化癥汤合桂枝茯苓丸加减。血竭、桂枝各5g，制大黄6g，川芎、六一散各9g，茯苓皮、败酱草、生山楂各15g，椒目3g。

二诊：上方连服14剂，腹痛缓解，下身胀坠，疲劳尤感不适。血竭、生甘草各5g，茯苓皮12g，三棱、莪术、鸡内金、海浮石、浙贝母、川芎、大腹皮各9g，草蔻仁6g。

三诊：上方又服14剂，适值经转，下血量多，伴有血块，腹痛未现。再经化瘀生新，引血归经。制军炭、炙甘草各6g，炒白芍、川断、小蓟炭、焦白术各9g，炒党参、狗脊各12g，藕节30g。5剂。

四诊：经化瘀生新，经色、经量较为正常，仍感头晕乏力。再拟攻补兼施。炒党参、焦白术、川断、狗脊、穿山甲各12g，制军、炙鸡内金、赤白芍、槟榔各9g，炙甘草5g。

五诊：先后经化瘀攻积，扶正软坚等治疗，腹痛消失，精神好转，附件包块缩小至卵巢大小。方药中肯，原意追击。炒党参12g，制军、赤白芍、炙山甲、槟榔各9g，血竭3g，焦白术、广木香、桃仁、炙甘草各6g。

经持续服药三月余，妇科复查：子宫大小正常，宫体后倾，无触痛；双侧附件未触及肿块，无压痛。症状体征均已消失，病告痊愈。

【按语】本案例为婚后十年不孕，病由郁热久滞，气血不畅，胞络瘀结而致。气滞血瘀，癥瘕由是。方拟仲景桂枝茯苓丸合何氏女科祖传血竭化癥汤加减，逐瘀攻积，间或随证加入扶正生新之品，以防长期攻逐而伤正。采取攻补兼施，寓消于补之治，使大结大聚渐消缓去，而人体本元不伤，此乃癥瘕积聚证治中最为常用的基本方法。

（四）妊娠恶阻

周某，女，27岁，已婚。婚后一年，月经正常，本月过期18天，尿妊娠试验阳性，拣食厌食，呕恶纳呆，胸脘胀满，胁间隐痛，苔微黄，脉弦滑。证属肝胆失司，木火内扰，血不养肝，肝阳亢盛，横逆犯胃。治宜养血清肝。处方：当归9g，炒白芍、桑叶各12g，焦白术、子芩、桑寄生各9g，苏梗6g，绿梅花5g，玫瑰花、砂仁各3g。3剂。

复诊：服药后呕恶转剧，食即吐，伴有苦水，大便五、六天未解，昨起腹痛腰酸，有先兆流产之势。前方略嫌香燥，致气阴更耗，肝火横逆，腑气不下，呕恶转剧，且见精神不支；嗜睡，脉滑无力，急宜降逆清肝和胃，佐以润腑。处方：煅石决明24g，桑叶15g，炒白芍、归身、瓜蒌仁、枇杷各12g，姜竹茹、茯苓、子芩各9g，陈皮5g，砂仁2g。3剂。嘱服药前先蘸酱油数滴于舌上，再服药不使呕吐。

三诊：胃气和降则顺，纳馨便下，呕恶随平。小腹仍痛，防先兆流产，拟方养血清肝再进。当归身、桑寄生、苎麻根、炒白芍、桑叶各12g，竹茹9g，陈皮5g，苏梗、绿梅花各6g。5剂。

四诊：呕恶已除，胃纳转香，精神亦振，小腹痛有腰酸坠感，脉弦滑，宜养血益气安胎，调理善后。处方：归身、苎麻根、川断、炒白芍、狗脊、桑寄生各12g，子芩、焦白术各9g，绿梅花6g，陈皮5g。

【按语】定呕饮系何氏先祖传下来的女科经验方，方中以清降之煅石决明为主药，清肝潜阳，降逆重镇而不损下元；砂仁带壳和气、降逆，安胃兼顾。桑叶清养头目而凉肝；归身、白芍养阴血，滋肝体。孕妇冲任之血养胎，储血日减，阴不足阳越亢而横逆犯胃，以致呕吐心泛。《临证指南医案》谓："脾宜升则健，胃宜降则和。"法以降逆平肝，和胃止呕，待吐定胃纳转香，即宜清补以养胎元。该案例首诊辨证无大错而用药失其准绳，以致劳而无功。二诊急易辕辙，依法用药，以挽难堪，症情定后，回首顾及本元，一方养血清肝，谨防流产，一方益气安胎，以固胎元。

庞泮池

一、生平简介

庞泮池（1919年生）女，汉族，上海市人。上海中医药大学附属曙光医院妇科主任医师。1941年毕业于上海中国医学院，秉承父传，从事临床工作五十多年。历任上海市卫生局中医门诊部内科中医师、曙光医院妇科副主任，上海中医药大学妇科教研室主任、教授，专家委员会委员，中医学会理事等职务。庞泮池对妇科常见病、多发病，如恶性肿瘤、妇科急腹症（宫外孕、急性盆腔炎）、不孕症、月经病等，积累了丰富的临床经验。并结合现代医学有关知识，开展临床科学研究工作，摸索并总结出一套新的治疗规律。曾撰写“中医中药治疗60例子宫癌的研究”、“88例肝癌的辨证论治”、“中医药治疗宫颈癌”等20余篇论文，发表在各级中医杂志上。

二、庞泮池学术思想特点

（一）庞氏提出按月经的周期节律治疗妇科疾病的新思路

月经周期是女性生殖系统生理过程中的阴阳消长、气血变化、新陈代谢等节律变化的表现。一个周期可分为行经期、经后期、经间期、经前期四个阶段。各阶段中内生殖系统的变化，尤其是子宫的变化有所不同，理解和掌握其变化，有助于对月经病的恰当治疗和对于月经的调摄。庞氏在几十年的中医妇科临床工作中总结出按月经周期疗法治疗崩漏，按月经周期分段治疗子宫肌瘤的新思路，更切合女性生理病理特点，是辨证论治的新发展，是对中医妇产科学理论发展的一大贡献。

月经周期中的所谓行经期，此时胞脉充盛由满而溢，乃将蓄极已无用的废物排出，肾气、天癸、冲脉、任脉也因此而暂时减退外泄，此时机体防御能力相对降低，情绪可有波动，容易诱发一些疾病。庞氏治疗青春期功血，认为当属肾精不足，封藏失职，冲任不固而成。临床治疗重在少阴，调补肾元。但临床上常见经行之际，有血热之象，亦有气火偏盛者，常选用荆芩四物汤治疗。对其阴虚内热，经血妄行者，庞氏主张二地汤为主加减，以养阴清热、凉血止血。而对于更年期功血，在经行量多如注时，采取固本止崩之法，庞氏常以附子理中汤加温肾固涩之药以止崩。尤其是脉见沉细，舌苔淡白，阳虚者用之有显著疗效。

庞氏对子宫肌瘤的治疗更有特色，分成三个阶段，即经前治疗、经期治疗、经净治疗。而在经期治疗中正是从经期妇女生理变化特点出发而提出了1~2天时证属瘀血初下，气血亦受损，此时需扶正气，但宿瘀未除，不可骤用止涩之品，当防留瘀之弊，而采取生化之法。而经行3~4天时证属气血两虚，血不归经，冲任失固，此时当以补益气血，摄血固经之法。

月经周期中所谓的经后期，即经净之后，血海空虚。但去旧则生新，剥极则复。肾气、天癸、冲任又渐次滋长，胞脉也逐渐修复，宫内气血及组织物不断增长，准备着下一次的营运。正是从这一生理变化出发，庞氏在治疗青春期功血时，主张经净之后大补肝肾，充实奇经，则冲任自调。自拟经验方养血止崩煎治之，疗效十分突出。而对更年期功血，在经净之后，庞氏主张补益心脾，益以培肾，并加鼓舞胃气之品，从而使更年期患者食旺眠安，脾气旺盛，生化有源，从而减缓肾气之衰退，以达到固本止崩之疗效。庞氏对子宫肌瘤的治疗，在经净后，至下次月经来潮之前，主张以化瘀消癥软坚之法，针对子宫肌瘤而治其本，其经验方9味药中攻补兼施，以攻为主，方简意深。

月经周期中所谓经前期，此期在絪缊乐育期之后，在阴盛阳生的基础上，阴阳二气不断滋长，胞脉充盛。庞氏针对子宫肌瘤在经前期表现为少腹，乳房胀痛，心情抑郁、易于烦躁失眠，脉见弦细、苔薄白或质红等证，系属肝郁气滞，郁火上扰而成。临床多选逍遥丸疏肝理气以治之。

（二）庞氏在中医妇科临床实践中突出肝、脾、肾的重要地位和作用

中医学认为肾主藏精，精能化气，肾精所化之气，即为肾气。肾的精气盛衰，主宰着人体的生长发育和生殖功能，故肾的功能失调在妇产科疾病的发病中占有着重要的地位。肾的精气包含着肾阴与肾阳两个方面，肾阴是人体阴液的源泉，肾阳是人体阳气之根本。肾阴与肾阳是互相依存，互相制约的，从而维持相对的动态平衡。肾精是生命之本，不怕有余，只虑不足，临床上常有肾气不足、肾精亏损、肾阴虚亏、肾阳虚惫、肾阴阳俱虚等病理变化，从而导致经、带、胎、产、杂等一系列妇产科疾病的发生和发展。

中医学认为肝主疏泄，藏血，其性刚强，性喜条达而恶抑郁。如情志不舒，抑郁愤怒，肝失条达，疏泄失常，久而化火，则影响到肝的生理功能而致妇科病变。如肝血不足，易致肝阳上亢，甚则生风，也可导致妇产科病变。肝的疏泄功能，有助于脾胃的运化和气机的升降与流通，如肝失疏泄，木郁克土，肝郁脾虚也是妇产科疾病最为常见的机理之一。

中医学还认为脾为气血生化之源，主运化水谷精微供养全身，并统摄血液。脾的病理变化主要表现在对其水谷精微的运化功能减退；升清无力，对津液的输布与排泄失常；对血液的统摄失司等方面。如素体脾虚，或饮食不节，劳倦、思虑过度，损伤脾气，以致脾失健运或统摄无权，均可产生上述病理变化，而导致妇产科疾病。妇女经、孕、产、乳均以血为本，以血为用，与脾的生理功能有着密切的关系，故脾的功能失常在妇产科疾病的发病中占有重要地位。

从上述肝、脾、肾的生理病理变化来看，庞泮池在几十年中医妇科临床实践中突出肝、脾、肾，从而抓住了疾病的主要矛盾，抓住了治疗的关键环节。知其要点，一言而尽，不知其

要点，乃流散无穷。庞氏治疗青春期崩漏指出系属未婚少女正值生长发育时期，虽已月事来潮，但因先天肾气未充，冲任脉虚，常常引起出血与闭经交替出现的症局。庞氏认为青春期崩漏，当属肾精不足，封藏失职，冲任不固，临床治疗重在少阴，调补肾元。而在经净后，按其月经周期疗法进行治疗，缘因该病病本为肾虚，因其乙癸同源，故经净后大补肝肾，充实奇经，则冲任自调，而自创经验方养血止崩煎即突出肝、脾、肾三脏的治疗。庞氏对更年期崩漏的认识，缘因肾气渐衰，封藏失守。冲任不固而引起。同时庞氏又指出脾为后天。之本，若脾气旺盛，生化有源，从而可减缓肾气的衰退，从这一机理出发，庞氏常选用附子理中汤加温肾固涩药治之，待经净之后，又当补益心脾，益以补肾，并加鼓舞胃气之品，从而延缓了肾气的衰退。突出了脾肾，抓住了关键，使其难治之症获得了良好的治疗效果。

庞泮池治疗更年期综合征更有特色，认为本病病根在肾，重点为肾阴肾阳失调，脏腑之间不能平衡。庞氏主张治疗首当调理阴阳，平衡脏腑。对其肾阴不足，当滋养肾阴；对其水不涵木者，当清热平肝；对其肾阳不足，当温补肾阳，引火归元。对其肝气偏急者，当以甘阴缓肝之法。对阴阳俱虚者，采用阴阳双补之法。

庞泮池采用调肝补肾法治疗不孕症，疗效卓著独有特色。庞氏认为肾对女子天癸的成熟和冲任二脉的通盛起着至关重要的作用，治疗不孕症，肾是关键。同时，因妇女以血为本，与冲脉相连。若肝气郁结，冲任失调，经带胎产诸病均会发生，故有“女子以肝为先天”之说。庞氏在治疗时，很注重肝肾对女子的重要作用，由此而确立了疏肝理气、调补肝肾为治疗不孕症之大法。

（三）庞氏运用中医药理论辨证施治妇科肿瘤放化疗后各种反应

随着现代医学科学的发展，多数妇科肿瘤可以进行手术或放、化疗。放、化疗法对于抑制或杀灭癌细胞，提高妇科肿瘤的疗效，增加晚期妇科肿瘤的治愈机会是当前一种重要的治疗手段。但放、化疗也给病人造成了严重的毒副作用，耗伤人体正气，加之肿瘤自身的发展，渐至虚证，常常先成气虚之证，继之阳虚，阳虚日久，必累及于阴，终成阴阳两虚之证。庞氏运用中医中药基本理论，辨证施治，不但治愈了放、化疗反应，而且提高了机体的抵抗能力和免疫能力，增强正气，抵御外邪，从而提高了患者的生存质量，增强了病人战胜肿瘤的信心，延长了生存期，庞氏做了大量的研究工作，为我们提供了宝贵的治疗经验和重要的思维方法。

庞氏治疗宫颈癌放射疗法而引起的各种反应，一般常见的有直肠反应、膀胱反应，通过运用中医中药治疗，效果非常满意。

1. 直肠反应：首先是早期反应：上镭后引起早期直肠反应，通常在治疗期间，出现大便频繁，甚至一日三四十次，里急后重，便黏，或夹鲜血，有时如稀水，舌苔黄腻或白腻，舌常有红刺，脉细数。庞氏运用中医基本理论辨证系属热毒太盛，累及中焦，湿热阻滞。治疗当以清热解毒，健脾化湿。其经验方为：白头翁、秦皮、川柏、川连、赤白芍、炒白术、茯苓、当归、白花蛇舌草、半枝莲、车前子。而对于后期反应：放射治疗后，半年至一年以上，出现大便下血，色鲜红，有时夹黏冻，往往里急后重，如便意频繁，便下不爽，口渴，舌苔中剥质红，脉细数，有热象者，庞氏认为证属肠燥，系为阴血不足，湿热互阻，治以养血和营，清化湿热。其经验方为：白头翁、秦皮、川连、川柏、白芍、当归、炙甘草、阿胶。如果体力虚弱，大便不实，脉细，苔薄白者，庞氏认为脾虚湿热阻滞，治疗健脾养血，清化湿热。其经验方为：党参、白术、茯苓、炙草、木香、陈皮、黄连、黄芩、白芍、当归、生黄芪、升麻。如果因后期反应属脾虚者易产生直肠溃疡，甚则成瘘管，可加重生黄芪、升麻之量，以托毒解毒，益气升提。若气阴两伤者可用黄土汤加减。庞氏特别指出运用中医中药理论辨证施治直肠反应，往往收到便血减少或停止，可以直接避免直肠溃疡或瘘管的产生或发展。

2. 膀胱反应：也是放射疗法后较为多见的，往往表现为小便频数，尿急尿痛，小腹作胀，时有血尿，脉见细数，舌苔黄质红。庞氏认为放疗后热毒灼伤，湿热乘注下焦。治以滋阴清热解毒。其经验方为：知母、川柏、生地、丹皮、土茯苓、泽泻、银花、鹿含草、竹叶、碧玉散。若小便不畅者，可以清利湿热，加萹蓄草、木通、萆薢、猪苓、瞿麦等。

3. 白细胞降低：放疗后白细胞下降，有的甚至无法完成疗程，抵抗力减弱，易于感染，患者表现为头晕眼花，四肢无力，精神疲倦，纳食不香，口渴咽干。但因体质不同，有的表现为阴虚，有的表现为阳虚，而临床上以阴虚者最为多见。此外，还有烦躁失眠，大便干燥，小溲黄赤，脉细数，苔中剥，舌质红，苔腻但质干而糙等症。庞氏指出按医理应使用滋阴生津之药，但若纯用阴药，反而白细胞不易上升。古云“阳生则阴长”，所以在补阴的同时，需加温补肝肾的药物，缘由乙癸同源，肝藏血，肾主精之故。庞氏养阴补血之经验方为：生熟地、党参、黄芪、炙甘草、天麦冬、石斛、玄参、枸杞子、山药、山萸肉、何首乌、当归。庞氏温补肝肾之经验方为：紫河车、牛膝、苁蓉、鹿角胶、补骨脂、龙眼肉、肉桂、仙灵脾。若纳食不香者，可加白术、木香、茯苓、砂仁；若失眠不寐者，可加炒枣仁、远志、柏子仁、磁石；若心烦溲红者，可加黄柏、益元散。通过临床实践，庞氏指出枸杞子、桂圆、黄芪、仙灵脾、鹿角霜、紫河车等数味对升高白细胞效果较好。缘其补肾添精药寓有“肾主骨”、“骨生髓”且有促进造血功能之作用，自然符合“阳生阴长”之理。

三、庞泮池临床经验特色

（一）庞氏自创月经周期疗法治疗崩漏

庞泮池认为崩漏在临床上以青春期与更年期尤为多见。所谓青春期崩漏，系指未婚少女正值生长发育时期，虽已月经来潮，但因先天肾气未充，冲任脉虚，常常引起月经失常，或经行量少，或出血与闭经相互交替而行，常数月一行，行则大下如崩，或者崩漏相继，以致造成失血过多，而出现气虚血亏，头晕心慌，卧床不起之候。根据中医妇科传统治疗经验，青春期崩漏，当属肾精不足，封藏失职，冲任不固。临床治疗应重在少阴，调补肾元。但室女崩漏，临床常见经行之际，有血热之象，其中亦有气火偏盛者，临床常见脉象细数，舌质红舌苔薄黄，治疗方选荆芩四物汤加减。方中黄芩清气火，荆芥去风止血。也有阴虚内热，热迫冲任，经血妄行者，临床治疗方选二地汤为主加减，以生地、麦冬、白芍、地骨皮养阴清热，凉血止血。待经净之后，庞氏主张按其月经周期疗法进行治疗。缘因该病本为肾虚，又乙癸同源，故应大补肝肾，充实奇经，则冲任自调。积几十年临床经验，自拟经验方养血止崩煎治之，方中参、芪、归、地养血；川断、菟丝子、女贞子、旱莲草、紫石英、肉苁蓉补肝肾。若见偏肾阴虚者，加龟板、生地；若见偏肾阳虚者，加补骨脂、仙灵脾。庞氏还特别指出月经周期疗法符合妇女的生理规律和特点，故较一般一次性的辨证用药则疗效显著。这与传统的治疗崩漏使用塞流、澄源、复旧三大法则并不矛盾，而是辨证论治的发展。

所谓更年期崩漏，乃因肾气渐衰，封藏失守，冲任不固而引起。妇女至更年期肾气渐衰，本系正常的生理现象。脾为后天之本，若脾气旺盛，生化有源，可以减缓肾气的衰退。正是从这一基础出发，故对更年期崩漏，在其经行量多如注时，应固本止崩。因此常以附子理中汤加温肾固涩之药以止崩。附姜为温热之品，但附子可助党参回阳益气，炮姜又能温中健脾止血，气复阳回，崩冲自摄。临床若见脉沉细，舌苔淡白，阳虚者用之有显效。庞氏主张经净之后，当补益心脾，益以培肾，并加鼓舞胃气之品，如半夏、陈皮，使其食旺眠安，从而延缓肾气之衰退。故更年期崩漏，同样要采用月经周期疗法。

(二) 庞氏自创按月经周期分段治疗子宫肌瘤

庞泮池集多年临床经验，认为子宫肌瘤的病机为血瘀气滞痰阻成症。临床治疗当以通导、消癥、理气、化痰等治疗法则，但由于子宫肌瘤的患者多数有月经过多，甚则崩冲，血去气弱，体质虚衰，正气不足之标症，若一味攻伐，易犯虚实之戒，同时患者在经行以前也常有肝郁气滞，或肝郁化火等症，特别是绝经期妇女兼症繁多，故庞氏对子宫肌瘤的治疗按着月经周期中出现的不同证候分阶段进行辨证论治。

1. 经前治疗：患者常有少腹、乳房胀痛，心情抑郁，易于烦躁失眠，脉见弦细，苔薄白，或质红。证属肝气郁结，或郁火上扰，可用逍遥散疏肝理气，如口渴咽干舌红有郁火者，加丹皮、山栀、黄芩等清肝之品；下腹胀痛者，可加川楝子、玄胡索理气疏肝；有的患者经前头晕，或血压偏高，属肝阳偏亢者，可加白蒺藜、珍珠母、钩藤、女贞子等平肝潜阳之品。

2. 经期治疗：如经行第一至第二天，经量逐渐增多，有血块，小腹胀痛，块下痛缓，脉象由弦转细，苔厚而有瘀斑，证属瘀血初下，气血亦受损，此时需扶正气，但宿瘀未除，不可骤用止涩之品，当以生化之法，常用党参、黄芪、当归、川芎、白术、白芍、制香附、紫石英、失笑散等，如有热象者，可加生地、丹皮、黄芩等。如第三至第四天，腹痛已除，块下亦少，但经量增多，有的甚至崩冲，头晕腰酸，气短乏力，脉细小或细数，舌质淡。证属气血两虚，血不归经，冲任失固，应以补益气血，摄血固经。用党参、黄芪、白术、白芍、炮姜、阿胶、艾炭、当归、熟地、紫石英、花蕊石、牛角腮等。如肝肾阴虚，舌红有热象者，去炮姜加生地、侧柏叶、麦冬、旱莲草等凉血止血。

3. 经净期治疗：所谓经净期是指经净以后至下次月经来潮之前这段时间的治疗，应以化瘀消癥软坚之法，针对子宫肌瘤治其本。庞泮池的经验方为：白花蛇舌草30g，石见穿18g，铁刺参18g，夏枯草15g，生牡蛎15g，莪术9g，木馒头30g，党参9g，白术9g。若本质虚弱去莪术，加失笑散10g；肝肾阴亏的加枸杞子、菟丝子、女贞子、生熟地等。上方也可制成片剂或丸剂，以便服用。庞氏指出由于子宫肌瘤生长部位不同，症状各异，同时亦易于与子宫肌腺瘤、卵巢肿块相混淆，因此治疗前必须通过各种检查，如妇科、B超、腹腔镜等明确诊断。并在治疗过程中严密观察随访，如治疗三个月至半年，肌瘤反而增大，或出血有增无减，则还以手术治疗为宜，以免恶化或贻误病情。

（三）庞氏治疗妇科肿瘤化疗后病症之经验

随着现代医学发展，多数妇科肿瘤可以进行手术及放、化疗。而化疗耗伤人体正气，加之肿瘤日久，亦致虚证，故在治疗期间患者可出现气虚之证。气虚日久，阳亦渐衰；阳损日久，累及于阴，终致阴阳两虚，若能广泛正确地用中医药治疗，可提高患者生存质量，从而延长生存期。

庞氏认为气虚者临证多见白细胞下降，面色苍白，气促心慌，懒于行动，恶心呕吐，纳谷不香，胸闷，口渴不欲饮，大便溏薄，有时面浮肢肿，自汗，脉细小，苔薄或白腻，舌胖或有锯齿。庞氏主张治疗以益气和胃，补益脾肾之法。其经验方为：党参9g，黄芪12g，白术9g，白芍9g，茯苓9g，当归9g，生熟地各9g，补骨脂9g，木香9g，枸杞9g，鹿角霜9g，龙眼肉9g，陈皮9g。胃纳差者可加半夏、陈皮，煎水冲上药。其中党参、黄芪、白术、白芍、茯苓补中益气，健运脾胃，脾为后天之本，肾为先天之本，二者生理上相互资助，相互促进，病理又相互影响，互为因果，故用熟地、补骨脂、枸杞、鹿角霜补益肾精；当归、龙眼肉补血益气；陈皮、木香理气醒脾。诸药相配，共奏健脾益肾，补气和血之功。

庞氏认为阴虚者临证多见白细胞下降，头晕失眠、心烦口渴、渴欲冷饮，有时牙宣、鼻衄，小便色赤，大便不调，烘热盗汗，纳少，精神倦怠，脉细小数，苔薄或剥，舌质红或绛。庞氏主张治疗以养阴生津、清热安神之法。其经验方为：生地

9g，天麦冬各9g，天花粉15g，元参9g，五味子5g，当归9g，白芍9g，枸杞子9g，旱莲草15g，丹皮9g，阿胶9g，沙参9g，党参9g，地骨皮9g。其中天花粉、麦冬、元参、五味子、枸杞功能滋养阴液，生津润燥，清心安神，阴虚者血亦不足，故用当归、白芍、阿胶补血养血，旱莲草、丹皮清热凉血止血，地骨皮凉血退蒸；气血同源，阴阳互根，故加党参以补中益气，生津养血。诸药相配以收滋阴养血，生津润燥，清心除烦之功。

庞氏认为气阴两虚者，临证可见气虚、阴虚之候夹杂而现。庞氏主张治疗以气阴双补之法。其经验方为：党参9g，黄芪9g，白术9g，白芍9g，天麦冬各9g，天花粉15g，五味子5g，枸杞9g，丹皮9g，生地9g，鹿角霜9g，木香6g，佛手片6g。

庞氏还指出在化疗间歇期或停用化疗后，为防止肿瘤复发或转移，在扶正药物中加入清热解毒，软坚消瘤之品。庞氏常选用铁树叶30g，八月札30g，白花蛇舌草30g，夏枯草15g，蜂房9g，半枝莲30g，白术9g，陈皮6g。

对于放射性直肠炎的治疗，庞氏指出除益气养阴扶正外，还需根据患者体质随证加减：便血多者加槐角、侧柏叶、阿胶等止血之品；便溏阳虚者加炮姜、补骨脂、怀山药等以温中止泻，溲赤者加碧玉散、赤苓、猪苓以清热利湿；苔黄，大便有粘冻者加黄芩、苡米仁、白头翁、脏连丸等；纳差者加谷麦芽、砂仁以消食化滞；带下黄臭、大便臭秽者加土茯苓、蜀羊泉、白花蛇舌草等以清热解毒利湿。

（四）庞氏治疗更年期综合征重在调理阴阳

妇女在绝经前后一段时间，一般称为更年期。由于肾气渐衰，冲任亏损，精血不足，亦即阴阳失调，脏腑之间失去平衡，因而出现一系列更年期综合征，如月经失调、轰热自汗、头晕心悸、夜寐不安、烦躁易怒、咽燥口干、腰酸神疲，或血压高、或情绪波动、悲不自胜，或多疑善感、无端猜忌，或喉头痰凝、吐之不出等症状。

庞泮池认为本病病根在肾，重点为肾阴肾阳失调，脏腑之间失去平衡。故本病治疗当以调理阴阳，平衡脏腑。其治疗经验为：

1. 肾阴不足：常由阴血亏损，水不涵木，出现肝阳上亢，以及阴虚生内热，热迫冲任，故患者易见头晕头痛，血压偏高，经事提前，色鲜量多，或淋漓不净，脉象细数，苔少质红。庞氏认为此型病人治疗当以滋养肾阴、清热平肝，并常用知柏地黄汤加入平肝清心药，如白蒺藜、珍珠母、白芍、莲子心等；如肝火太旺，头痛眼痛，脉弦数者，可加龙胆草、炒山栀、生地等。待病情稳定后，用其自制经验方蒺藜钩藤汤治疗，其药物组成为：白蒺藤、珍珠母、生熟地、山萸肉、首乌、菟丝子、女贞子、旱莲草、丹皮、茯苓，钩藤等以平肝补肾，以善其后。

2. 肾阳不足：命门之火不能守持丹田，以致虚阳上越，而出现上盛下虚，脾肾两亏，阴阳失调之象。患者月经数月一行或提前，量多如注，平时腰酸带下，小便频数，下肢不温，面部轰热，心神不安，面浮肢肿，血压不稳定，脉细小，舌质胖，或有齿痕。庞氏常用二仙汤加益智仁、怀山药、紫石英、菟丝子、补骨脂等。若脉沉细，阳虚甚者加附块、肉桂温补肾阳，引火归元；若月经量多时，肉桂可改为炮姜、牛角以固经。

3. 有的患者，情绪波动：常无故悲伤哭泣，或多疑善感，主要因阴阳失调后，引起脏腑之间不平衡，肝气偏急。可用金匮甘麦大枣汤，以养心气，缓肝气。如另有肾阴虚或肾阳虚者，可用此方加上述二类型的方药中，效果颇佳。若咽中有痰阻，吐之不出，咽之不下的梅核气证，苔白腻者，可加金匮半夏厚朴汤；若苔薄者，可加绿萼梅、郁金、陈皮等理气化痰药。

4. 临床上亦常见肾阴肾阳俱不足者：如有一患者，轰热肢冷，面红如醉，口渴肤热，头晕头痛，面部虚浮、脉细、舌苔薄白质红胖。庞氏以仙灵脾、苁蓉、锁阳、菟丝子温肾，当归、生熟地养肾阴，知母、黄柏清相火，茯苓、泽泻利水，白蒺藜、珍珠母平肝，香附理肝气，服药21帖，而诸恙悉平。

5. 肝脾不和之象：庞氏指出也有一些更年期患者，常颜面及四肢肿胀，按之无凹陷，自觉肌肤不舒，但月经一过，即浮肿减退而舒畅。庞氏认为这主要是由于肝脾不和，气滞湿亦滞而造成的，治疗重点应疏肝理气，庞氏常选用逍遥丸治之。

对于更年期综合征患者，庞氏主张必须仔细进行有关检查，排除其他病变，以明确诊断，以免贻误病情。更年期综合征的患者，常因不了解病情，认为身患重症，恐惧忧虑不已，因此有明确诊断后，还应对病人多加劝慰和耐心的解释，以减除患者的思想顾虑，可收到事半功倍之效果，庞氏这种重视心理治疗的做法，堪称师德楷模，理当效法。

四、庞泮池典型医案选

（一）输卵管积水

谭某，女。初诊：1972年因左侧输卵管囊肿至妇产科医院手术切除，据谓系炎性肿块，此次1974年1月26日妇科检查发现右侧又出现囊肿约6cm大小，目前右下腹胀痛、右腰酸楚俯弯不利，脉弦细，苔薄质红，平时带下甚多而黏，湿热瘀血，结聚下焦，予以清热利湿，理气化瘀。处方：柴胡4.5g，当归丸20粒（分吞）、延胡索15g，丹皮9g，炒山栀9g，红藤30g，败酱草15g，小茴香6g，桑寄生9g，赤白芍各9g，桃仁9g，青陈皮各4.5g。5剂。

二诊：药后腹痛好转，妇产科医院复查右侧输卵管积水3厘米大小，脉弦细数，苔薄质红，仍宗原意。原方加苡米仁9g，震灵丹9g（分吞）、败酱草改为30g。7剂。

三诊：诸症续减，惟过劳后腰骶部牵引作痛，少腹隐痛，仍宗理气活血，化瘀益肾。处方：柴胡4.5g，赤白芍各9g，丹皮9g，炒山栀9g，当归丸20粒（吞）、红藤30g，败酱草

30g，延胡索15g，小茴香4.5g，苡米仁12g，桃仁12g，川断12g，桑寄生12g，震灵丹9g（吞）。7剂。

四诊：继续服药，诸症改善：10月份妇产科医院复查，输卵管积水已消除，经期尚准，经行腹痛亦减，牵吊亦除，惟常常口干，临经乳房胀痛。脉细数，苔薄白质红。再以肝郁气滞论治，予以理气解郁，养血调理收功。处方：柴胡4.5g，当归9g，白芍9g，郁金9g，川楝子9g，红藤30g，苡米仁12g，桃仁12g，小茴香9g，黄芩9g，枸杞子9g，制香附9g。

【按语】输卵管积水一症，临床颇为多见。庞氏认为系属湿热瘀血结聚下焦，治宜清热利湿，活血化瘀之法。以丹栀逍遥散加红藤、败酱草、苡米仁以清热利湿散结；加延胡索、青皮、莪术、茴香以理气破结止痛，随证出入变化，连续服药，竟使积水全消，症状缓解。

（二）子宫内膜炎

乌某，女，36岁，初诊（1977年7月12日），剖腹产产后38天，腹痛腹胀，恶露甚少，黄白带下黏稠而腥，经外院诊断为子宫内膜炎，曾服用四环素、红霉素，并注射麦角及催产素等治疗，疗效不显，脉细数，苔薄白腻，边尖红。产后气血两亏，邪气湿毒乘虚而入，阻滞下焦，气机失畅。治宜益气养血，以固其本，清热解毒，以祛其邪，化瘀生新，复其胞宫。处方：党参9g，当归9g，川芎9g，甘草3g，白术9g，银花9g，红藤15g，败酱草15g，苡米仁9g，桃仁9g，赤白芍各9g，生地12g，益母草30g。5剂。

二诊（1977年7月18日），带下减少，腹痛亦瘥，腰酸，脉左细数，右弦滑，苔薄腻，湿毒瘀热未清，流注带脉，仍以清解湿毒，化瘀生新。处方：银花9g，连翘15g，红藤30g，败酱草30g，苡米仁9g，桃仁9g，党参9g，赤芍9g，丹皮9g，当归9g，川芎9g，炮姜3g，益母草15g。5剂。

三诊（1977年7月25日），服药10剂，黄白粘物大减，腹痛显缓，腰仍酸，脉小滑带数，苔薄腻。湿毒瘀露，减而未净，仍宗前法。但病久肾气受损，增以益肾。处方：党参9g，当归9g，白术9g，白芍9g，陈皮6g，川芎9g，炮姜9g，黄芩9g，败酱草30g，苡米仁9g，桃仁9g，丹皮9g，川断9g，桑寄生9g。7剂。

四诊（1977年8月2日），恶露已净，少腹亦舒，但大便溏薄，日行三次，脉细，苔薄腻。治宗前法，以善其后。原方加怀山药9g。10剂。

【按语】患者产后逾月，湿毒内阻，瘀露未清，屡用抗生素等效果不显，庞氏认为乃属产后气血不足，胞宫收缩乏力，湿毒缠绵不去所致，故仿傅青主加参生化汤合银翘仁酱汤，攻补兼施而获显效。

三、卵巢囊肿

华某，女，24岁。初诊（1977年7月12日），1975年9月左侧卵巢黄体囊肿手术切除，今年春节因右下腹疼，在院外检查为右侧卵巢囊肿，并经超声波检查为4cm×8cm大小，实质性。目前经期不准，右下腹时痛，临经尤甚，低热尿频，脉细弦带数，苔薄质红。湿热瘀阻下焦之证。治以活血化瘀，清热化湿之法。处方：生地12g，丹皮9g，黄柏9g，延胡索15g，土茯苓30g，白花蛇舌草30g，铁刺苓30g，石打穿30g，失笑散（包）9g，苡米仁9g，桃仁9g，夏枯草15g，鹿衔草30g，生牡蛎30g（先煎），地骨皮12g。7剂。

二诊（1977年7月21日），右下腹疼痛已减，面色萎黄，周身乏力，头痛目眩，脉细，苔薄黄，质红，气血不足，瘀结下焦之症。治宜益气养血，化瘀消癥之法。处方：党参9g，当归9g，白术9g，白芍9g，枸杞子9g，夏枯草15g，生牡蛎30g（先煎），失笑散9g（包），石打穿30g，川芎9g，陈皮4.5g，蔓荆子9g。7剂。

三诊（1977年8月4日），下腹部疼痛轻微，外院妇科复查肿块消失，脉细小，苔薄。继以养血化瘀和营之法以善其后。处方：党参9g，当归9g，白术9g，白芍9g，枸杞子9g，夏枯草15g，生牡蛎30g（先煎），失笑散12g（包），旱莲草15g，石打穿12g，川芎9g，生地12g，女贞子9g。

【按语】卵巢囊肿属于癥瘕范畴，其体积较大者，一般均以手术切除为多。但中医学中的活血化瘀，软坚消癥，如夏枯草、牡蛎、石打穿、失笑散、桃仁、川芎等对消除癥瘕确有一定的治疗效果，临床治疗顾及正气之盛衰。本案例患者体力衰弱，气阴不足，故庞氏治以益气养血，扶正之法，使其正气不受损伤，而癥瘕得以消失。

（四）不孕症

诸某，女，28岁，初诊：结婚二年未生育，左少腹疼痛，经行加剧，经汛时或延迟，经前则两乳作胀，脉弦细，苔薄尖红。肝气不舒，气血瘀滞，予以调经和营。处方：柴胡4.5g，当归9g，赤芍9g，制香附9g，郁金9g，丹皮9g，红藤30g，败酱草30g，延胡索15g，菟丝子9g。5剂。

二诊：服药两剂后，左下腹胀痛益甚，腰酸坠滞，阴道即有少量出血，脉弦细，苔薄尖红，气血有行动之机，毋用见血止血，再予化瘀，益以调补冲任。处方：柴胡4.5g，当归9g，赤芍9g，制香附9g，丹皮9g，苡米仁12g，红藤30g，败酱草30g，小茴香9g，延胡索15g，菟丝子9g，苁蓉9g。7剂。

三诊：左下腹痛减，腰酸坠滞亦然，尿意仍频，上月经汛，1月9日开始行，苔脉已复，方守原意。处方：柴胡4.5g，郁金9g，川楝子9g，当归9g，赤白芍各9g，生熟地各9g，艾叶9g，红藤30g，败酱草30g，苡米仁9g，桃仁9g，黄柏9g。7剂。

四诊：经汛按时而至，左少腹疼痛显减，五天即净，量中等，药即见效，方守原意观察。处方：柴胡4.5g，当归9g，赤白芍各9g，郁金9g，川楝子9g，制香附12g，生熟地各9g，丹皮9g，小茴香9g，苡米仁12g，桃仁12g，红藤30g，败酱草15g。7剂。

五诊：经净后约十天，又感少腹酸胀，流红少许，现已干净，反觉精神稍振，形体反静，瘀血有化尽之势，气血有和畅之机，仍以疏肝理气、养血活血之法。处方：柴胡4.5g，当归9g，白芍9g，郁金9g，川楝子9g，苡米仁12g，桃仁12g，丹皮9g，小茴香6g，红藤30g，败酱草30g。7剂。

六诊：3月9日经行后，迄今（4月24日）未行，左小腹稍有隐痛，而呕吐清水，厌闻油味，头时晕眩，脉见小滑。似系早孕之象，当养血和胃益肾之法观察之。处方：黄芩9g，白术9g，白芍9g，党参9g，川断9g，菟丝子9g，桑寄生9g，狗脊9g，侧柏叶9g，仙鹤草15g，苎麻根15g。5剂。

【按语】患者素有盆腔炎史，结婚两年未孕，因经前乳胀，经汛时或延期，又少腹固定作痛，经行增剧，经后痛缓。庞氏认为系属肝郁血滞之证，拟理气解郁、活血化瘀之法，见血不止血，守方不易治疗两月，患者诸恙转轻，且已怀孕。此验案告诫后人，只要辨证细微，用药恰当，盆腔炎症是可以治愈的，同样收到病除孕生之良好效果。

何少山

一、生平简介

何少山（1923年生） 男，汉族，浙江省杭州市人，杭州市中医院主任中医师。1943年大同大学因病肄业，随其父何稚香临诊学习。1948年悬壶设诊，研习经典医籍，深得精粹，后以女科载誉钱塘。1955年由江南名医叶熙春荐举，出任华东首家中医院杭州广兴中医院院长。现任浙江省六届政协文教卫体委员会副主任，杭州市政协副秘书长，农工民主党浙江省委员会常委及杭州市委会副主委。何老先生对不孕、崩漏、盆腔炎的治疗有独到之处；对流产引起的继发不孕，强调运用温、通、疏、补四法治疗。著有“温阳止崩”、“妇科常见急症论治举要”等论文10余篇。

二、何少山学术思想特点

（一）何氏强调阴阳协调，善补阳者，必阴中求阳

中医学认为人体内外，必须经常保持其相对的阴阳协调的关系，才能维持正常的生理活动。应该说阴阳的相对协调是人体健康的表现，而疾病的发生和发展，正是阴阳失去相对协调的一种客观表现。中医学还认为气属于阳，血属于阴，两者之间的关系，犹如阴阳相随，相互依存，相互为用。气对于血，具有推动、温煦、化生、统摄的作用；血对于气，则具有濡养和运载的作用。《素问·阴阳别论》曰：“阴虚阳搏谓之崩”，《沈氏女科辑要笺正》又说：“阴气既虚，自主无权，而孤阳乘之搏击肆扰，所以失其常规，暴崩直注，且肝气善于疏泄，阴虚者水不涵木，肝阳不藏，疏泄太过，此崩中一证，所以是虚阳妄动也。”此乃阴损及阳，既在阴液亏损，累及阳气生化

不足或无所依附而耗散，从而出现血崩之证。何少山在长期临床实践中体会到，崩漏之作，系阳气衰微，冲任失摄而成。何氏指出青春期少女，若天癸不充，肾气不足，冲经不固，经泛无常，或逢考试，曲运神机，劳脑萦心，耗损心阳，或劳倦伤脾，脾阳不振，心肾阳虚，冲任失摄，胞中之血遂走为崩。而育龄期妇女有素体阳虚者，或因房劳太过，产育不节，损伤肾气，加之人事环境，操劳谋虑，肝气虚馁，冲任虚寒，封藏失司，失血内崩。而更年期老妇机体衰退，喜怒哀乐，七情内伤，天癸将绝，肾气亦虚，命门火衰，脾阳失煦，冲任虚寒，固摄无权，故易暴崩失血。对于平素月经泛多，或崩与漏交替更作，日久不愈，精气难复者，因血去阴伤，气阴两亏，又虚能生寒，戕残肾阳，冲任失煦，则摄纳无权，更易造成崩证，还有些患者在阴道出血期间，贪食冰水冷饮，冰伏阳气或过服寒药，损伤脾阳，致使阳气虚弱，冲经虚寒，不能制约经血而致血崩。何氏还指出虚寒血崩仅仅是崩中一种类型，那么其他如阴虚阳搏、肝阳亢扰、冲任气虚、瘀血阻经等类型的崩证，一旦发生了大出血，其病理机制不同程度的转归为阳虚型，或阴阳两虚型。正如《女科经纶》引李东垣“血崩日久化寒主升举论”中说“前虽属热，下焦久脱，已化为寒，久沉久降，寒湿大胜，当急救之”，就明确的提示了这种必然的转归。因为暴崩失血后，阴血骤虚，气随血耗，热跟血去，阳气阴血均现不足，而呈现一派虚寒征象。即使有热象，极多是真寒假热，乃是浮越之虚阳。临床治疗终当甘温培本，引火归元。由于血为气之母，血亏阳失所附，气血相离，不守本位，阳不统阴，更使血崩不止。何氏还指出更有甚者，崩中之血，阳气暴脱，卒仆厥逆，生机垂危，张景岳称此为血厥，急当回阳救逆，命就可保；若要“用寒凉以止血者，必致败必绝阳气，适足以速其死耳”。(《景岳全书》)

何少山正是根据阴阳互根的原理，按着张景岳提出的“善补阳者，必于阴中求阳，则阳得阴助而生化无穷；善补阴者，必于阳中求阴，则阴得阳升而泉源不竭”的原则精神，对于大出血后，阴损及阳，一派虚寒之象予以温阳止崩，主要是通过温肾壮阳，散寒祛瘀，增强天癸，肾气、冲任、胞宫的调节机能，使阳回气固，阴血不致奔脱，起到塞流止血作用。何氏总结出温煦冲阳，固摄任阴之五法：即温中益气摄血，温经祛瘀止血，甘温救阴摄血，温阳补火摄血，温敛固涩摄血。另附经验方药，为我们治疗崩漏之证拓宽了思路。何氏特别推崇清·傅山所创立的固本止崩汤可谓阴中求阳温阳止崩之典范。方中人参、黄芪、白术甘温益气，振奋脾阳，生血摄血；以味苦辛热的黑姜补火生阳，阳回则气固，以甘微涩的熟地纯静救阴；以甘温之当归行血补血，因为单补气则血不易生，单补血而不补火，则血又必凝滞，而不能随气速生。故药虽六味，却融益气、补火、救阴、化瘀于一方，共奏甘温助阳，固本止崩之功。由于症药贴切，历经不衰，故流传至今，广为应用。

（二）何氏论述流产对女性生殖机能的影响与危害

何少山在长时期的临床实践中观察到，妇女流产后常常出现恶露不断、腰腹疼痛、盆腔炎、附件炎等症，统称之为流产后诸症，无不与胞宫和其所络所属的经络脏腑有着密切的关系，其中以冲、任、督、带、肝、脾、肾关系更为密切。

1. 胞宫瘀滞：胞宫位于小腹正中，其功能在于行经和孕育胎儿，不同于五脏六腑，故称“奇恒之府”。流产后胞宫受损，是指流产后的清宫或人流所采用的刮宫术，虽然比较安全可靠，但手术损伤经络，或妊娠物的滞留，生殖道的感染、炎症，粗糙的创面发生轻重不一的粘连等，皆可导致瘀血留聚。此外，血室正开，寒邪可乘虚而入，与血搏结成病。更多的是因七情内伤，肝郁气滞。致使气血运行失度，恶血留恋胞中。不通则痛，症见腰腹疼痛，痛有定处。瘀血不去，新血不得归经，恶露持续难净等。正是由于胞脉胞络瘀浊内阻，从而使冲任气血运行不畅，影响胞宫的修复，也必然会阻碍精卵在生殖道的运行和摄纳，这也是流产后造成继发性不孕症的一个重要原因。

2. 肾督失荣：腰为肾之外腑，盆骶为督脉循行之处。流产后冲任受损，元气已伤，《素问·奇病论》云："胞络者，系于肾。"胞宫受损，必致肾虚，肾亏则督脉不振，瘀浊留滞经络，故痛有定处，尤以腰骶疼痛为主。

3. 影响胃经：冲脉隶于阳明，而经络之间又可互相影响，临床上屡见胞病累及阳明之症。胃主受纳，腐熟水谷，轻则仅见纳食呆滞；若素有肝胃气滞者，则见胃痛，胸闷嗳气，形瘦神疲，影响心脾，可见胸脘胀痛，心悸怔忡不眠等症。

4. 肝郁气滞：足厥阴肝经环阴器，会太阴，抵少腹，交会于任脉，妇人以血为本，血随气行，气滞血泣。流产后因胞宫瘀滞，护理不慎感染，以及精神因素、心理因素等影响，往往表现出悲观、忧郁、烦躁的复杂情绪，累及厥阴而出现肝郁气滞，肝气不舒，情怀不畅等症候，更加重了胞宫瘀滞和冲任虚损的程度。

5. 冲任失调：流产后胞络受损，冲任失于制约，血海横溢，经水来潮，轻者量多，甚则如涌如崩；或因胞络本已受损，肝热迫血妄行，血行失度，致月经过多，延日难净；如在胞络损伤而闭塞，心气不得下通，血海不得按时充盈，则见月事稀少或经闭。月经失调也是流产后造成继发性不孕的重要原因，治孕调经必为先。

三、何少山临床经验特色

（一）何氏擅治妇科血证，主张温阳止崩

血崩，乃属妇科危重急症，经量暴增、潮期无止为其主要特点。大凡治疗以火热论治者居多，而以温阳论治者少见。何少山根据其父何稚香老先生六十余载妇科临证之经验，擅治妇科血证，临床主张动态辨证，认为血崩非但有虚寒型，而且在大出血后，阴损及阳，呈现一派虚寒征象者更为普遍。因此，治疗宗"寒淫于内，治以甘热"，予以温经壮阳，固摄冲任之法，灵活加减，收效明显。

阳虚型崩症者表现为出血量多，动则大下，卧则势减，色淡质清稀，或如黑豆汁，或夹瘀血片，面色㿠白，面目虚浮，脐腹冷痛，喜暖喜按，形寒肢冷，腰腿酸软，纳呆便溏，昏愦时作，舌淡胖边有齿痕，苔薄白，脉沉细且迟。治当温经壮阳，固摄冲任。何氏还指出不同年龄阶段是辨证的重要依据。青春期患者重在温振心脾，固肾止血。育龄期患者重在温养肝肾，固冲止崩。同时，对崩漏日久，气血两亏者，宜阴阳两补，气血双疗。过服寒凉者宜温中祛寒，健脾养胃。风冷客乘胞中者，宜祛风散寒，温胞摄血。

1. 温中益气摄血：何氏认为血脱益气，乃为古人之法。《景岳全书》说："血脱等证，必先用甘药先补脾胃，以益生发之气，盖甘能生血，甘能养营，使脾胃气强，则阳升阴长，而血自归经矣。"中医学认为气有余便是火，气不足便是寒，补气能助阳，气足则阳旺。何氏常喜用高丽参、红参、党参、黄芪、白术、茯苓、怀山药、甘草、升麻、饴糖等，温中益气，补气摄血，振奋脾阳，生血补血。

2. 温阳补火摄血：何氏认为对于崩证阳气大虚，命门火衰者，当求其脏而培之固之。因此，对阳气欲脱者，当以回阳救逆，引火归元。何氏常用熟附片、炮姜炭、肉桂、吴茱萸、高良姜、鹿角胶、淫羊藿、巴戟天、补骨脂、菟丝子、甜苁蓉等壮阳固气，摄纳阴血。

3. 温经祛瘀止血：何氏认为崩中下血，必然"经脉中已动之血有不能复还故道者"，而瘀滞冲任。"凡有所瘀，莫不壅塞气道，阻滞气机"。且"旧血不走，则新血断然不生。新血日生，瘀血无处可留。"（《血证论》）总之，离经之血，必有瘀滞。血者喜温而恶寒，寒则涩而不畅，温则瘀血消而去之，治宜选择温性活血，化瘀止血药物是十分恰当的。常用的有炒当归、泽兰、失笑散、血竭、焦山楂、莲房、参三七、云南白芍、熟军炭等。

4. 甘温救阴摄血：何氏认为崩中失血既多，阴血无有不虚者。阴者阳之守，阴亏则阳无所附，阴精衰竭，阳随而亡。

特别是对于阴阳两虚者，更应温煦冲阳，静摄任阴，滋阴不离益阳，从而使固摄有权，血不外溢。何氏常用大熟地、制首乌、山萸肉、枸杞子、龙眼肉、大枣、鹿角胶、阿胶、龟板胶等，甘温添精，又不凝滞阳气。

5. 温敛固涩止血：何氏认为久崩滑脱之证，应佐以温敛之品，固涩血海。常用的药物有赤石脂、余禹粮、龙骨、牡蛎、海螵蛸、牛角腮、五味子、松花炭、肉果仁炭、石榴皮等固摄血海，增摄血之功。

何氏还指出在组合方剂时，应以温中益气和补火壮阳为主。因为失血伤心，阳气虚衰，更使冲经大开，摄纳无权，血崩不止，形成恶性循环。有形之血不能速生，无形之气所当急固。温阳化气则是截断恶性循环之关键，同时又针对症情，筛选温通祛瘀、甘温救阴及温敛固涩之品，参合运用，融诸法于一方，才能摄取力强，止崩效果显著。

何少山还着重指出对其温热药物的选择、配伍、剂量都应恰到好处。十分注意血家忌刚燥，当以柔药和之。故临床上多选用性温柔润之品填精养阳，在使用附子、肉桂、炮姜等辛热燥烈之药时，恐其伤阴，须佐以人参、熟地、甘草、萸肉、鹿角胶、菟丝子、甜苁蓉、枸杞子、怀山药等，补益血气，救阴兴阳，可用右归饮为例。对于崩后出现潮热见症者，忌用寒凉止血。薛立斋认为“若潮热，咳嗽，脉数，乃元气虚弱，假热之脉，尤当用人参温补。此等症候，无不由脾胃先损，故脉洪大，察其有胃气能受，补则可救。苟用寒凉止血之药，复伤脾胃，反不能摄血归元，是速其危也”（《济阴纲目》）。对于阴寒过盛或寒热夹杂之证，也可择些味甘平或性凉的药物，如熟军炭、藕节、侧柏炭、陈棕炭、血余炭、仙鹤草、墨草莲等温凉并用或作为引阳入阴的引经报使之药。何氏还指出有些药物炒炭后可助温阳止崩，如干姜、艾叶、荆芥炒炭后，可制约其辛散之弊。侧柏叶、生地、丹皮、贯众等炒炭后，可消除其寒凉之性，大黄炒炭又可缓解其泄热峻下之猛力。然而对于敛涩炭剂当慎用或少用。因其炭类药物涩血凝血，不利于消除瘀滞。何氏再次指出当经过温阳塞流，阳返气复，崩势减杀，出血停缓之时，则应当谨守病机，辨证论治，以澄其源复其旧，万不可一温到底。

（二）何氏治疗女子不孕症五大法则

1. 温肾填精法：何少山认为肾为先天之本，藏精系胞，乃人体生长发育，繁衍后代之根本所在。元阳不足，命火衰微，上下不能蒸腾脾阳，资气血生化之源，下不能温煦胞脉，行孕育新幼生命之职。真阴亏损，精血枯竭，血海空虚，胞脉失养，则无以摄受精气。有的发育不良之少女，婚后不孕，形衰色悴，性欲淡漠，月经应行不行，量少色淡，腰酸肢楚，下部冷感，眩晕耳鸣，虚烦潮热，舌脉俱形，阴阳两亏。多有卵巢功能失调，子宫发育不全等病。此乃先天禀赋不足，肾气实未真盛，天癸实未全充。治疗当以双理阴阳，知其阴阳亏损之所在而补之。予以温肾纳阳，益火之元；滋阴填精，壮水之主。使阳得阴助而生化无穷，阴得阳升而泉源不竭，补天癸，益冲任，发育胞宫，促其受孕。如金匮肾气丸、景岳毓麟珠、沈氏归肾丸、济阴苁蓉菟丝丸等均可化裁运用。如用鹿茸、紫河车、阿胶、龟板等血肉有精之品填补之；或用肉桂、巴戟、淫羊藿、菟丝子、人参、杜仲、锁阳等鼓舞之；或用地黄、首乌、山萸肉、枸杞子、当归、白芍、山药等充养之，其中温肾药多有肾督同补之功，具有促其生殖作用。

2. 补肾调肝法：何少山认为肝藏血，主疏泄，厥阴通过任脉与胞宫相联，且司血海，调胞脉之功。肝肾精血相生，乙癸同源，为冲任之本。若水不涵木，肝失柔养，则肝郁气滞。《医学正傅》云：“女属阴，得气多郁。”肝气横逆，血气乖争，胞宫不宁，无法受孕。不孕症中此类型较为多见。治疗应滋水荣木，养血疏肝之法。

3. 荡涤胞脉法：何少山认为人贵气血流通。沈封尧曰：“……陈良甫谓三十年全不产孕者，胞中必有积血。主以荡胞汤。”荡胞汤在《千金要方》，为妇人求子第一方，何氏临证验用，恰到好处，竟能祛寒湿、起沉疴，出奇制胜。

4. 养正除积法：何少山认为凡气弱血运无力，气滞血瘀，或病邪留滞，癥瘕积聚，留阻胞门者，必难受孕。临床常见女子经来腹痛，胀坠拒按，经色黯黑，月经延后，面色晦暗，肌肤甲错，声怯语微，行徐动蹇，形体虚羸，舌紫夹瘀，脉细涩，婚久不孕。宿有癥瘕，如子宫肌瘤等病。邪气久客，其气更虚，邪实正虚，治宜调补气血，以衰病势，养正除积，缓消癥瘕。通利导滞疏畅闭塞，清理胞宫以摄精气。何少山常予疏肝理气，养血活血，药用：当归、白芍、生地、茯苓、香附、荔枝核、小茴香、月季花、绿萼梅、艾叶、吴茱萸、鸡血藤等。待其气血渐旺，仿金匮大黄䗪虫丸之意，投黄芪建中汤合血竭化瘀汤。后者药用血竭、水蛭、生军、制乳没、当归、莪术、小茴香、荔枝核、山茶花、红藤、越鞠丸等。一旦气血流畅，坚软癥缩，则生育有望。此时进服补肾强精，促胞受孕之剂，尚可奏效。

5. 祛痰开郁法：何少山认为肥人多气虚，正如朱丹溪曰："肥盛妇人不能成胎者，此躯脂满溢，闭塞子宫，不能受精而施化也。"而不孕之妇多气郁，肝郁脾衰，气机升降不得顺，精微化生失其正，津液败而湿聚痰生，怫郁多而气滞血瘀，痰瘀互结，遏伤阳气，阻塞胞脉，易至不孕。往往其形态丰盛可观，但经汛逐月后期，甚或闭经，带下绵绵，量多黏稠，面色㿠白，胸腹胀满，纳呆泛恶，舌淡红，苔白腻，脉细滑。江南农村妇女久居湿地者较为多见。尤在泾说："气血贵充悦，地道喜温和，生气欲条达。"治疗应以醒脾升阳，祛痰启宫，疏肝行气，逐瘀通胞之法。拟苍附导痰汤（《叶天士女科》）加味，理气开郁加郁金、砂仁、石菖蒲。活血化瘀加当归、川芎、丹参、红花、泽兰。温肾壮阳加鹿角霜、官桂、巴戟天、淫羊藿、仙茅等。用药时应注意养血宜取流畅，行瘀宜取和化，顺气宜取疏达，法贵精专，以期确效。

（三）何氏治疗流产继发不孕症证治四法

何少山认为妇女曾有妊娠，经流产后又有两年未能受孕者，称之为流产继发不孕症。目前，人工流产数日增多，而并发后遗症更是有所上升，屡见不鲜。其中流产继发不孕症在临床上更为多见。在其临证中，通过以温通疏补为主，修复和重振胞宫的生理功能，促其摄精成孕，其临床疗效较为满意。

由于本病患者禀赋素质不一，病程各异，流产后的瘀滞，虚损的程度轻重不等，临床上可表现为不同的症状，如月经失调（包括不排卵或不正常排卵），闭经、痛经（包括内膜异位症和膜样痛经），输卵管不畅或梗阻，宫腔粘连，生殖道炎症及其他全身性疾病。这些病证与继发不孕的关系是基本固定的。致因及病理虽杂，但根据证候的特点，则可归纳为寒、瘀、郁、虚。临床当明确诊断，抓住本病这一矛盾的特殊性，分清主次，审证求因，举要治繁，分投温通疏补之法，或兼而施之，去其有余以通滞，补其不足以扶弱，力求肾精充盛，胞脉通畅，胞宫温厚，为排卵、受精、着床各环节清除障碍。

1. 瘀阻胞宫继发不孕症证治：何少山认为本类型好发于不全流产，或过期流产，或多次人工流产后。常有恶露不绝，并发盆腔感染，或输卵管不畅，或宫腔粘连，或内膜异位等症。就诊时多主诉经行小腹痛甚，经血不畅，平时带下腥秽，时久不能复孕。何老根据“宿血积于胞中，新血不能成孕”的理论，以活血化瘀，温经通络，以荡涤胞宫，祛瘀生新，促其摄精成孕。常用经验方血竭化癥汤为主化裁加减。其药物组成为：血竭、乳香、没药、五灵脂、桃仁、制大黄、皂角刺、炮山甲、水蛭、地鳖虫、鹿角片等。具体运用时，还应留意患者体质之壮实羸瘦，病邪之新起久暂，证候之虚实主次，以增损治之。务必做到祛邪不伤正，对于标实本虚者，应当扶正以祛邪。

2. 肾督虚损继发不孕症证治：何少山认为本类型多见于自然流产，或素体肾虚，原本难于生育，复经人工流产损伤肾督者，常查有子宫发育不良，卵巢功能低下等。就诊时虽呈现一派肾虚督亏，或肾阴阳不足的征象，其中以形寒畏冷，腰骶酸痛，月经不调为突出。本病虚实互见，法当寓通于补。在温振肾督，修复胞宫同时，佐以化瘀生新之品，畅盛冲任气血，两者相得益彰，疗效更著，何少山常以龟鹿二仙汤（经验方）为主化裁，使用药物有鹿角片、炙龟板、仙茅、仙灵脾、巴戟天、续断、紫石英、熟地、紫河车、当归、香附等。酌情增加活血化瘀之品，或加理气通络之品，或加温经散寒之品，振奋衰落之生殖机能，促其养精成孕。

3. 肝郁气滞继发不孕症证治：何少山认为本类型患者多在流产后情绪低落，郁郁寡欢，发现再度怀孕遇到困难时，又焦急不堪，扰乱内分泌、消化功能，加重流产本身所形成的瘀滞与虚损程度而艰于生育。临床表现肝经为度，突出症状有月经不调，经前乳胀，小腹胀痛，纳食不振等。由于先因病而致郁，复因郁而致病，所以心理加药物相结合的治疗，才能改善其症状，增强其再孕的信心。何老治当疏肝开瘀，理气化瘀。同时也看到“情志致虚”，酌情佐以养血，健脾、益肾，以扶助正气。方用养血疏肝汤（经验方）为主化裁。使用药物有：柴胡、郁金、香附、青皮、绿萼梅、小茴香、荔枝核、吴茱萸、当归、赤白芍、小胡麻等。经过疏通调和，使气机升降有度，冲任气血畅流，胞宫再度恢复生机。

4. 痰湿互结继发不孕证治：何少山认为本类型患者可因流产后营养过度，闲逸少动，形体肥胖，合并为内分泌紊乱，性腺功能低下，而未能再次怀孕。临床表现多为月经量少或闭经，腹壁增厚，性欲淡漠，腰酸畏冷等。由于流产损伤胞宫，肝脾肾三经受累，脾肾阳虚，气郁不畅，升清降浊不碍顺，使痰湿聚生，与留瘀互结，流阻胞脉致月事不通，抑制了生机。治疗当温经化痰燥湿，佐以理气和血化瘀之法。方用温经导痰汤（经验方）为主化裁。使用药物有：肉桂、鹿角片、仙灵脾、姜半夏、苍术、香附、胆南星、花椒、泽兰、山楂、泽泻、鸡内金、保合丸等。温经导痰的目的在于鼓舞脾肾阳气，祛脂减肥，调经种子。但应避免过用刚燥，以顾护阴血津液。

（四）何氏治疗流产后诸症五法

何少山以经络脏腑学说理论为指导，运用辨证施治法则，治疗流产后诸症，其疗效显著。

1. 胞宫瘀滞：何少山指出恶露持续旬余或月余不断，量时多时少，色黯黑或呈咖啡样，伴小腹疼痛，腰痛乏力，面颊部蝶形色素增浓，舌黯红或边有紫痕，苔黄，脉细涩，或弦小。治当活血化瘀，温经止痛。方用生化汤加味：当归、川芎、桃仁、炮姜、炙甘草。恶露不断者，酌加花蕊石、丹皮、莲房。腹痛者加制大黄、血竭、益母草、云南白药。腰痛者加鸡血藤、淮牛膝、参三七。挟热者加红藤、蒲公英、丹皮，去炮姜；挟寒者加肉桂。

2. 肾督失荣：何少山认为流产后常见腰或腰骶部，尾骶骨疼痛。俯挽困难，甚则稍动即痛势加剧，面色不华，舌质黯红，或有瘀斑，脉细涩或沉微。治当活血化瘀，补肾振督。方用归芪建中汤合龟鹿二仙汤。药用：炙黄芪、川桂枝、鹿角片、龟板、当归、川芎、熟地黄、甜苁蓉、巴戟天。尾骶骨疼痛，加钻地风、千年健。血滞加鸡血藤、桃仁、参三七、川芎、泽兰。郁热加七叶一枝花、地骨皮、丹皮。

3. 胃经受累：何少山认为流产后纳谷不香，食入脘腹胀痛，心悸怔忡，便干或溏，精神萎顿，舌苔薄白而腻，脉多细小。治当养血和胃，疏肝理气。药用：当归、茯苓、橘核、焦谷芽各9g，酒白芍、郁金、绿梅花各6g，陈皮4.5g，砂仁3g（冲）。脘痛者加煅瓦楞子、沉香曲、婆罗子或樟梨子；腹痛便溏者加大腹皮、广木香、炒扁豆花；便干者加全瓜蒌；腰酸者加川连、制狗脊、枸杞子。

4. 肝郁气滞：何少山认为经来前后少腹一侧或双侧及正中作痛，有时拘急吊痛，经行则痛加剧，经汛超前居多，并见月经延日不净，平素带下色黄挟赤，甚则可伴发热，与附件炎、盆腔炎症状相符。舌质黯红，苔薄黄，脉弦或弦细而涩。治当凉血清热，理气祛瘀。药用：败酱草、红藤、当归、炒赤芍、炒白芍、七叶一枝花、炒川楝子、制大黄、丹皮、蒲公英、炒橘核。肝肾阴亏而见腰酸痛伴潮热头昏者，酌加枸杞子、地骨皮、细生地、炙鳖甲、丹皮；脾肾阳虚并见浮肿、纳减、腹胀、便溏、畏寒者，去凉血清热药，加防己、黄芪、补骨脂、巴戟肉、车前子。若带下色赤者，加贯众炭、炒蒲黄、丹皮、茜草根炭；色白者，加白毛藤、白槿花、臭椿皮。腰痛者，加鸡血藤、怀牛膝、参三七；腹痛者，加血竭、乳香、没药。

5. 冲任失调：何少山认为若月经过多，经汛超前居多，来则如崩，色紫或鲜，并夹血块，动则血下，阴坠，腰酸，兼见胃纳减退，头晕乏力，足膝酸软，治当补中益气，固涩止血。经净后续补肝肾。药用：党参、黄芪、升麻炭、补骨脂、乌梅炭、丹皮、赤石脂、槐米炭、生地炭、龙骨、牡蛎。纳差者，加茯苓、陈皮、焦谷麦芽。腰酸者，加川断、制狗脊。何少山认为若热郁瘀积，则临床上表现为经量多，色紫结块，腹痛，痛则血下，下之舒适，伴咽干、口苦，胸胁小腹胀满。舌红或边有芒刺，脉弦或数。治当凉血清肝，化瘀止血。药用：煅花蕊石、红藤、参三七、七叶一枝花、丹皮、茜根炭、失笑散、血余炭、莲房、藕节、炒槐米。少山先生还认为若闭经，多先有经量稀少，继则经闭，有的形体渐肥，或伴有眠纳欠安等症，治当先予补益心脾，使生化有源，血有所主，而后补肾填精，胞脉得固，精血充盈，月事应时下，形体肥胖者，多见痰湿型，当以燥湿化痰，消导为主。

四、何少山典型医案选

（一）阳崩

陈某，女，40岁，1982年3月15日初诊。患者大产一胎，人流二次，平素行经量多。2月30日经水来潮，淋漓不净，迄今旬余，血量反增，昨始出血如注，卧不能动，动辄大下，色质清稀，厂医予以凉血止血药并加止血针未效，今晨由家属搀扶来院。诊查所见，按脉沉微小，舌淡苔白，脸色无华，面浮睑肿，心悸气短，腰酸倦怠，纳呆便溏，证系崩漏，“人年四十，阴气自半”。失血妄行，经久不愈，真阴日亏，阳气不化，复用寒凉，重伤脾阳，脉证合参，脾肾阳虚，冲任不摄，拟投温补之品急塞其流。处方：红参10g，熟附炭6g，炮姜炭5g，甘草5g，清芪炭20g，炒白术10g，鹿角胶12g，炒补骨脂10g，炒赤石脂10g，肉果仁炭6g，血余炭10g。1剂。

次诊由家属续方，诉药后崩势已减，精神稍振，亦能进食，原方不更，复进2剂而方安。

【按语】何氏所用“温阳”止崩之法，仅适宜于血崩之属寒证或日久不愈者，即阳虚型崩漏患者治当温经壮阳，固摄冲任。何氏在临床上反复强调不同年龄，轻重缓急，应灵活运用。然而对于血崩之热证实证者则不宜选用。

（二）难免流产继发不孕

曹某，女，34岁，1985年5月18日初诊。患者1977年结婚，次年足月分娩一婴，12天后死亡，1980年又孕，2个月后难免流产，嗣后5年未孕，经行先后无定期，末次月经1月26日，闭经4月，小腹时有隐痛。形体丰满，腹壁肥厚，脘闷叹息，右侧乳房有血性分泌物。妇检：宫颈轻糜，子宫内膜炎。基础体温是不规双相。证属痰瘀阻络，肝脾失调。先拟和中畅胃，活血调冲之法。处方：姜半夏、保合丸（包）、怀山药、瓜蒌皮、大腹皮、泽兰、小胡麻各10g，炙鸡内金、月季花各9g，川厚朴、炒枳壳各5g，砂仁3g。7剂，水煎，分2次服。

药后月经来潮，下血量少，乳房胀痛，前方酌加当归、芍药等养血之品。经净后肠鸣、便溏、纳呆，又予调理脾胃，加藿香梗、炒扁豆花、佩兰、石菖蒲。经水将至时加沙参、香附、益母草、泽兰等活血调冲之品。诸证消退后，又着重温肾振督，加用鹿角片、巴戟天、仙灵脾等。如是调治2月而孕，次年足月产一女婴。

【按语】本案为痰瘀互结而致继发性不孕。形体丰满，腹壁肥厚，难免流产，损伤胞宫，痰湿瘀结，经行无定，拟化湿涤痰，疏肝和胃，健脾化瘀，理气调冲之方药，在诸症治愈后，又使用温肾振督，暖宫摄精之品，调治二月而孕。辨证准确，施治有据，方药贴切，疗效显著。

（三）不孕症

王某，女，35岁。婚后6年未孕，在某医院用乙蔗酚配合中药治疗二年，又改用克罗米酚促排卵均效果不明显，在沪作气腹造影为卵巢多囊性变，诊断为子宫内膜增生过长。1980年患者来诉，自青春期即月经不调，经量渐减，经前乳胀，经间期淋红不断，漏下色如咖啡，平素情绪不畅，烦躁易怒，腰骶酸痛，纳呆少寐。余观其郁郁寡言，面黄且黯，颧部色素沉着呈蝴蝶斑，形瘦枯槁，手心灼热，舌质黯红，脉沉细弦。断其肾元疲惫，精血不足，肝失涵养，加之不孕历久，曲隐难诉，肝郁气滞，血瘀蕴热，炽烁营血，使冲任不能相资而未能种子。首投养血清肝固冲汤，疏补兼施。处方：当归、炒白芍、川断、菟丝子、生地炭各12g，丹皮、绿萼梅、炒扁豆花各6g，煅石头明、牡蛎各18g，炙甘草6g，鸡血藤18g。药后漏下遂止，继而在经汛期用活血调冲方。药用：当归、赤芍、香附、茯苓、小胡麻各9g，桃仁、红花、桂枝、陈皮、炙甘草各6g，鸡血藤18g。

经二月调治。肝郁疏解，瘀热得清，血海已宁，胞宫清净，疏畅新生，诸症减半。因其便溏纳差，气血怯弱，给以培土固本。进药：党参、当归、白芍、菟丝子、补骨脂、益智仁、香附、降香、炙艾叶、煅紫石英、松花炭之类，益气生血，温督暖宫。前后服药3个月而后怀孕。

【按语】本案例为肾元虚惫，精血亏损，肝木失荣，肝郁气滞，胞宫不宁，无力受孕。何氏治疗首拟滋水荣木，养血疏肝之法，方投养血清肝固冲汤，疏补兼施，疗效颇佳。继在经汛期服用活血调冲汤，木郁得舒，瘀热得清，血海已宁，胞宫得清，但脾土虚弱，三拟培土固本，增其后天水谷生化之源，以益气生血，温督暖宫，自摄精成孕。

（四）胎盘残留感染

陆某，女，42岁，人工流产后2月内，阴道流血，量多如崩四次。在第四次大出血时行刮宫术后，出血控制，诊断为：胎盘残留感染引起盆腔炎。二年来曾经多处治疗，就诊时诉，经前后腹正中痛，两侧腰骶痛，动则痛甚，带下赤白，绵绵不断。月经超前，一月二行，且延日不净（8～10天），面部色素沉着，全身浮肿，午后潮热，纳差，神疲，卧床不起。舌质黯红紫痕，苔白，脉弦细数。证系胞络损伤，肝郁化火，冲任失守。治拟凉血清肝，活血祛瘀。处方：七叶一枝花、蒲公英、细生地、豨莶草各12g，当归、赤芍、土茯苓、地骨皮、丹皮各9g，鸡血藤15g，参三七2.1g，红藤30g。

服10余剂后，诸证明显减轻，经过2个月余的治疗，经汛渐趋正常，量亦渐少，肿退，热除，体力恢复。以后仍服原方，一年后随访，经汛恢复正常。

【按语】本案例系为肝气郁结，久郁化热，即气滞瘀热型，病证较为错综复杂。久病伤阴，肝肾阴亏，低热不退，阴损及阳，症见纳差、神疲、周身浮肿，故何氏使用三七、赤芍、鸡血藤以消胞络之瘀滞，七叶一枝花、豨莶草、红藤、土茯苓以清理下焦湿热，当归、生地、白芍、地骨皮以滋阴养血。经2个月治疗诸症悉平，渐趋正常，一年后随访，经汛正常。

姚寓晨

一、生平简介

姚寓晨（1920年生） 男，汉族，江苏省南通市人。南通市中医院主任中医师，曾任南通市中医院妇科副主任，现任南通市政协委员，市中医学会常务理事兼秘书长。1942毕业于上海中国医学院，后又从师方公溥。在诊疗上，识病首重经带色质，辨病细察痰结瘀阻，疗疡突出论治心肺，防病强调怡情悦性，用药上，擅取花类药的轻疏升达，动物药的血肉有情，重镇药的摄敛温中，外治药的重纳熨敷。姚老先生在中医妇科理论与临床上都有新的创新研究。发表“吞咽后阵发性心动过速治验”、“建中化浊法治疗病态窦房结综合症”、“中医药治愈闭经泌乳综合症”等论文，《姚寓晨女科经验选辑》已出版。

二、姚寓晨学术思想特点

（一）姚氏女科提出妇科疾病从肺论治观点

姚寓晨积数十年妇科临床经验，在先贤论述的基础上提出妇科疾病从肺论治的学术观点，兹分述如下：

1. 经期无定，泻肺调益冲任：姚氏根据《金匮要略》：“妇人之病，固虚、积冷、结气，为诸经水断绝，至有历年……”及尤在泾：“此言妇人之病，其因约有三端……而其变症，则有在上、在中、在下之异，在上者肺胃受之”，提出肺阴不足，虚火灼肺，在上可致咳嗽、倒经，在下可出现崩血、漏下；而肺气郁滞，在上可以见到痞胀、痰喘，在下会出现经闭，滞产。姚氏喜用北沙参、麦冬、生地炭、桑白皮、炒黄芩、炒蒌皮、葎草、杏仁、生大黄、炙枇杷叶、菟丝子治疗。其中沙参、麦冬滋养肺阴，蒌皮、枇杷叶调气逆嗽，生地炭、炒黄芩清热凉血止衄，桑皮、杏仁宣泄肺气，葎草清泻虚热，大黄泻热通下，菟丝子养益奇经。

2. 血枯经闭，保肺金水相生：《景岳全书·女人规》云："枯之为义，无血而然，故或以羸弱，或以困倦，或因咳嗽，或以衣热……而经有久不至者，即无非血枯经闭之候。"据此，姚氏认为，肺虚劳怯而使经水枯闭者，应掌握"上损"这一病理特点，按"调经莫先于去病"的宗旨，以"金水相生"为治则，采取甘温保肺或甘凉清金之法。如此保肺以达益肾之目的，从而使得经水畅通。选用药物为：南北沙参、天麦冬、北五味、冬虫夏草、磁石、炒蒌皮、真阿胶、功劳叶、地骨皮、川百合、制黄精。其中南北沙参润肺生津，清金化痰。

3. 妊娠子淋，清肺下病上取：姚氏认为，妊娠子淋可由肺阴不足或肺气壅滞而导致。肺失宣通，肃降不利，或肺热灼伤阴津均可使水道失司而见小便淋漓。在治疗时，姚氏主张属肺阴虚者润燥生津，滋其化源；属肺气壅滞者清肃肺金，顺理气机。选用药物为：桑白皮、炒黄芩、焦山栀、麦门冬、云茯苓、苎麻根、车前子、苏梗、功劳叶、碧玉散。其中黄芩、山栀清金泄热，麦冬、茯苓润肺利水，苏梗、苎麻根理气止血安胎，桑白皮、车前子宣上通下，诸药合用，共奏清肺通淋安胎之功。

4. 产后蓐劳，补肺兼消瘀滞：产妇气血亏虚，若起居不慎，或风邪外侵，或七情忧思，常诱发蓐劳。姚氏根据《妇人良方大全》："产后蓐劳者，此由生育日浅，血气虚弱，饮食未平，不满百日，将养失所……风冷邪气感于肺，肺受微寒故咳嗽口干，遂觉头昏，百节疼痛"，治以扶正补虚为治疗大法。外感风邪者，益气固表，调和营卫；七情忧思者，养血和肝，调气清肺。同时嘱咐患者慎起居，节饮食，将养有序，劳作适时，蓐劳方可治愈。产后妇人多虚多瘀，姚老在治疗时，"不拘于产后，亦勿忘于产后"，用养益或养益兼予化瘀之法，虚实同治，标本兼顾。选用的药物：生黄芪、防风、焦白术、潞党参、大熟地、桑白皮、炙紫菀、钟乳石、白石英、全当归、桃仁泥。其中黄芪、防风、焦白术配伍党参、大熟地、桑白皮、炙紫菀补肺气和营卫；钟乳石、白石英温润化痰；全当归、桃仁泥祛瘀生新，扶正固本。

（二）姚氏女科治疗节育术后诸证主张以通为贵

姚寓晨认为节育术后诸证，主要指节育术后出现的副反应与并发症。临床常见的有放环后月经失调，腹痛，人流后继发盆腔感染，术后发热及术后神经官能症等。

姚氏认为节育术后诸证的发生皆与脉络瘀阻，气血运行不畅有关，故治疗应以通为贵。放环后月经失调及人流术后出血，临床根据病人体质之差异，出血的色、质、量及少腹疼痛的性质可分为寒瘀和瘀热两型。寒瘀者治以温通为法，常选艾叶、香附以温经通络；而瘀热者治以清通为法，常选丹皮、赤芍以凉血活血；瘀热甚者，加川军炭以活血清热；瘀热交结日久，灼伤营阴者，应先以大剂化瘀清营，通因通用，继以酸甘柔养，佐以清泄宁络之品。止血散瘀常选用煅花蕊石与琥珀相配，清营宁络常选炒黄芩与贯众炭相伍。人流术后出血过多，气随血散，阴随血耗，可致气阴两虚，伤及冲任，血运不畅之虚实夹杂证，治宜攻补兼施，以益气清营化瘀为法，常选太子参以益气养阴，黄芩炭以清营固冲，生山楂以活血化瘀。对于上环后月经不规则出血，宜慎用枳壳、蒲黄，以免此类药物过度缩宫后增加环对子宫内膜的刺激。人流后闭经一般多为虚实夹杂证，治宜攻补兼施，温而通之，常选紫丹参、紫石英、紫参暖宫温肾，化瘀通经；炙黄芪配鹿角片益气温阳，补中寓通，或加用昆布、海藻软坚散结，促进瘀行，不可一味攻伐，以防精气被耗，亦不可单纯填补，以防瘀血难去，新血不生。另外，姚氏自拟之双花汤（金银花、鸡冠花、全当归、泽兰）对预防人流术后感染出血有一定的效果，并对月经周期的恢复亦有较好的作用。人流、引产后腹痛多因气血失和，脉络被阻，不通则痛所致，可选用当归芍药散加生山楂以活血化瘀止血，下坠较甚者加炙升麻、柴胡以升举阳气。人流术后发热属瘀热者，初期多因外邪乘虚侵入人体所致。治宜祛邪散瘀。中后期多为阴虚，虚火内生所致，治宜扶正活血凉血，忌过分滋腻，以防营卫被遏，用药常选沙参配泽兰、生地配地骨皮。人流术后盆腔感染之病理以瘀血为关键，姚氏疗此常重用失笑散以化瘀行气，对瘀血较甚者，可用地鳖虫活血破瘀；偏寒者，加用阳和汤伍以软坚散结之品，偏热者加用白头翁配蜀羊泉或红藤与败酱草以清泄湿热。

胞络上属于心，下系于肾，心肾相交，水火既济，升降相宜，月事如常。故姚氏治疗节育术后诸证如月经失调、神经官能症等常以调节心肾阴阳升降为法。多选用人中白配生地黄以升补肾阴，咸降心火；北五味配牛膝甘温益气，交通心肾；紫石英配合欢皮，一重一轻，功能暖宫益肾，宁心安神；灵磁石配肉苁蓉，一刚一柔，功能降火定志，补肾益精，人流术后逆经者多伴心烦，少寐，腰酸等症，乃因心肾升降失调所致，治宜清降心火，滋阴填精，引火归元，常选黄连、肉桂、阿胶、代赭石、淡竹叶、生地、玄参等。结扎术后情志不舒，思虑郁结，郁久化热，耗伤营阴，扰乱神明者，治疗宜先以酸甘之品调心肾，继以轻通之剂和血脉，同时配合心理疏导，多能应效。绝育术后极少数有癔病发作者，治疗常选莲子心配大生地、北五味配巴戟肉、炙远志配紫石英、细辛配川桂枝等调节心肾之品，并应重视心理疏导。对人流术后低热属气阴两亏、心肾失济者，姚氏常用自拟之交通煎（柏子仁、青蒿、京元参、紫丹参、太子参、老紫草）疗之，以奏益气养阴，交济心肾之功。

另外，姚氏临床常结合辨证选用成药治疗节育术后诸证，取得较好疗效。如对于因湿热蕴阻所致之上环后阴道出血，人流术后出血淋漓不净者，可选用甘露消毒丹以化湿清热。其应用指征是：①苔黄腻，舌暗红，脉濡数；②出血质稠量少淋漓难净；③平素可有口黏腻，带黄白相兼，质稠有腥味。若出血较多者，可配合云南白药同时服用。对于因阳气虚弱，脉络失荣所致之人流后阴道内冷痛，腹痛隐隐，遇温则舒，神疲腰酸，苔薄、舌淡脉细者，可选用四神丸以温肾散寒。对于因瘀血热毒内蕴所致之人流术后盆腔急性感染或发热者，可选用当归龙荟丸以燥湿泻火清热解毒。其应用指征是：①术后腹部持续性胀痛，下血紫黑瘀块，带下秽浊不清，大便干结；②苔黄腻，舌红脉数者。如阴虚、脾弱之发热腹痛又当禁忌。

姚寓晨运用中医药基本理论论述并分析了节育术后诸证的病因、病机，提出了辨证施治的要点和治疗方药，发展和丰富了中医妇科学的理论与实践，使其传统的中医妇科学充满了时代的活力。

（三）姚氏女科治疗老年妇女疾病证治三法

姚寓晨在长期的临床实践中总结出治疗老年妇女疾病证治三法：

1. 固气清营法治疗老年妇女经水复行：对于老妇天癸已竭，经返再行之病，姚氏认为或因恶性疾病引起，此当尽早手术，或因年老肾之精气渐衰，加之长年积累劳动心火致气虚营热所致。临证可见出血深红，心烦神疲等症。治疗多先从固气清营立法，复以滋肾养肝之品收功。姚氏疗此常选三黄——黄芪、黄精、黄芩为固气清营之主药，并酌配焦白术贯众炭、山药等品。其中黄芪、黄精可补中气，益肾精，安五脏，配以黄芩，可清血分之热。焦白术配贯众炭，可利腰脐间血，清胞中之热。山药功能健脾益肾，诸药相配，补而不燥，滋而不腻，可奏固本澄源之功。

2. 壮督固摄法治疗老年妇女遗溺：老年妇女，因肾气渐亏，气化不利，开合失司致水失约束而常见小便频频之症。若日久下焦伤竭，督脉不固则可致小便失禁。姚氏指出此证之治不可一见频急，即行分利，一见遗溺，即用固涩，而应当宗叶天士温润开阳之法以壮督益肾，重镇固摄。选方用药应循叶氏所论：“五脏精气交亏，一味收涩虽非所宜，若与柔剂相配，刚柔相济，能相得益彰”。姚氏疗此常选鹿角片、潼蒺藜、炙黄芪、山萸肉、芡实、煅龙骨、煅牡蛎等。其中炙黄芪补益精气，鹿角片、潼蒺藜温润开阳，壮督缩尿。山萸肉、芡实功可填精补肾，固摄气化，煅龙骨、煅牡蛎相伍以重镇固摄。另可配用艾灸以强体抗衰，袪病延年。

3. 填精渗湿法治疗老年妇女阴痒：阴痒一证，有湿浊郁火和精枯血燥之别。青壮年患者以前者为主，老年妇女以后者居多。下焦乃肝肾所司，妇人年老体衰，肝肾精血亏损，血虚生风化燥，阴部肌肤失养，则发为阴痒。若因肝经血少，津液枯竭，气不荣运，壅郁生湿又可致虚实错杂之证。故对老妇阴痒的病机，姚氏指出注重虚损而不忘虚实夹杂。在辨证中需明察带下量之多寡，色之异常，细审局部有无灼热之感，并参合理化检查而立论。治疗重在填补阴精，参以燥湿止痒，用药当选山萸肉、何首乌、炙龟板、紫草、生熟苡仁等品。其中山萸肉配何首乌以补益精血；炙龟板滋阴填精，与甘寒之紫草相配，又可清润下焦。生熟薏仁同用，功能健脾渗湿。诸药相配，“柔”而无碍脾之虞，“燥”而无沉降之弊。另可配以外治药，以润肤止痒，使邪毒迳去。

三、姚寓晨临床经验特色

（一）姚氏自创益气清营固冲汤治疗妇科血证

姚寓晨在数十年的临床实践中，摸索创制益气清营固冲汤治疗妇科血证每获良效。姚老指出凡月经过多，经间期出血，崩漏、胎漏及人流或产后恶露不绝等属气阴两虚，营热扰冲者均可使用。若夹瘀血，湿热者亦可加减应用。其药物组成：炙黄芪、太子参、生地、黄芩、贯众炭、乌贼骨、重楼。其方义为：方中以炙黄芪、太子参益气摄血，生地、黄芩滋阴清热凉血，贯众炭、乌贼骨、重楼解毒清热止血。七药合用，共奏益气清营，固冲止血之效。

1. 月经过多：姚老认为妇人经水过多，《证治准绳》曰

“劳伤气血，冲任虚损”，“不问肥瘦，皆属热也”。姚氏综诸家之说，结合临床经验，指出纯虚或纯热者少，虚热兼夹者多，在治法上宜益气不忘清营，若兼瘀浊，则当降浊行瘀。

2. 崩漏：妇人崩漏，在病因学最早见于《素问·阴阳别论》曰：“阴虚阳搏谓之崩。”宋·陈自明在《妇人大全良方》中云：“妇人月水不断，淋漓腹痛，……或因经行而合阴阳，以致外邪客于胞中，滞于血海故也。”元·朱丹溪又云：“崩下由脏腑损伤，冲任二脉气血俱虚故也。”姚氏则指出本病之成因不外乎“虚、热、瘀”，治宜虚者补之，瘀者消之，热者清之，澄源塞流而复旧。

3. 胎漏：系指妊娠期间腰酸，腹痛，伴有少量阴道出血的病症，多因孕妇平素体虚，脾肾不足，气血虚亏，不能固养胎元；或肝肾不足，阴虚火旺，损伤胎元所致。姚氏治疗主张拟健脾益肾补益气血，佐入清热养血安胎元。常选益气清营固冲汤合寿胎丸加减，使脾肾强健，气血充足，热清胎安。

4. 产后恶露不绝：产后恶露不绝，姚氏按照清·吴谦所说：“因冲任损伤，血不收摄，或瘀行不尽，停留腹内随化随行”，责之虚、瘀两个方面，强调临证细心体察，针对病情，“不拘于产后，亦勿忘于产后”，辨治拟通补兼施，不犯“虚虚实实”之戒。

姚寓晨自创益气清营固冲汤一方而医四疾，关键在于月经过多、崩漏、胎漏、产后恶露不绝之病机颇具共同之处，即多属“虚、热、瘀”为患，虚者气阴亏虚；热者，营血有热；瘀者，瘀血阻滞，治宜虚者补之，瘀者消之，热者清之。异病而同治，正体现了祖国医药学辨证施治的原则性与灵活性的有机结合。

（二）姚氏治疗妊娠恶阻用药心得

妊娠后出现恶心呕吐，头晕厌食，或食人即吐者，称之为妊娠恶阻。姚氏认为其病机有四：①孕后经血不泻，冲脉之气较盛，脾胃不耐冲气，升降失司；②肝失条达，气机郁结，久而化火，横逆犯胃，胃失和降；③脾胃素虚，运化失健，聚湿成痰，湿痰上逆，中州受扰；④久吐不止，阴液亏耗，精气耗散，胃络损伤。其病位主要在胃，亦涉及肝脾及冲任两脉。临床上肝胃不和或夹痰上逆者，多出现于初期或中期，气阴俱虚者多出现于后期。

姚氏治疗妊娠恶阻以和胃降逆、顺气安胎为其总则，并指出：①治疗用药时要注意掌握瘀与热，瘀与虚的关系。治疗痰选用天浆壳、法半夏、广陈皮以化痰止呕；治热选用左金丸、炒黄芩、炒竹茹以清热安胎；治郁选用陈佛手、旋覆花、老苏梗以理气和胃；治虚如阴亏者选北沙参、乌梅肉、川石斛以滋阴生津；气弱者选潞党参、焦白术、制黄精以补中益气；寒甚者选淡干姜、荜茇、灶心土（45g包煎），以温中散寒；热盛脉实者选川黄连（4~6g），并可用熟军3g以导热下行。服药应以浓煎少量，多次分服为宜，若恶阻甚者，亦可先针刺中脘、足三里（双），15分钟以后再服中药。②注意掌握证候属性，根据辨证施治则分别投以酸甘敛阴或甘温健脾的方药，苔腻脉滑者，甘温与敛阴均不适用。③在治疗过程中如见“痰气阻塞中脘，阴阳怫郁”者，治宜降逆化痰，以顺阴阳，可选旋覆代赭石汤合橘皮竹茹汤加减。代赭石可用至30~45g，以收平降逆气之功。④或呕吐日久，伤及气阴，尿酮体阳性者，除平时选用西洋参浓煎分服外，宜中西医结合治疗。

（三）姚氏自创益肾化斑汤治疗妇女黄褐斑

黄褐斑是妇女面部出现的色素沉着，古称“面皯、皯黯”。姚寓晨集多年临床经验，对黄褐斑的诊治提出了自己独到的见解，用之临床，效验殊速。

黄褐斑一证，临床多见，究其成因，姚氏认为乃肾虚络瘀所致。肾虚则邪易入，邪入则络易瘀，虚瘀相搏，发而为斑。正如《诸病源候论》所述：“五脏六腑十二经血，皆上注于面，夫血之行俱荣表里，人或痰饮渍脏，或腠理受致气血不和，或涩或浊，不能荣于皮肤，故发生黑皯。”姚氏临证诊治黄褐斑，主张首分患者体质之阴阳，即所谓“二分”。偏于阴虚体质者多见形体较瘦，性格外向，畏热喜寒，舌质偏红，脉象浮数；而偏于阳虚体质者多见形体较胖，性格内向，畏寒喜热，舌质偏淡，脉象沉迟。然后再辨年龄、辨经产、辨病程、辨兼夹、辨部位，即所谓“五辨”。①辨年龄：若患者为青春期妇女，因其肾气初盛，天癸始至，常易夹风、夹痰、夹寒。若患者为生育期妇女，因其调理不当，七情过度，常集虚、瘀、郁为一体。若患者为更年期妇女，因其肾气渐衰，阴阳失调，常致相火，虚寒合而为病。姚氏注意女性发病年龄之不同，而分别责之肝、脾、肾三脏，从而给予不同的治疗，这恰恰是中医学整体观念中“因人制宜”辨证精神的充分体现和反映。②辨经产：经产为妇女之生理特点，临床所见患者除面呈褐斑外，常可伴见月经不调、痛经、闭经、不孕等症，因此需细究经产，灵活辨证施治。对于青春期、更年期患者，若无明显月经证候，则责之于肾虚。③辨病程：病程短者，以瘀为主，瘀化则斑易消；病程长者，以虚为主，施补而病乃愈。④辨兼夹：即患者之兼见证候，以明所现之黄褐斑与兼见症之先后标本。⑤辨部位：姚氏根据《素问·刺热篇》将面部黄褐斑所现部位与五脏划分为：左颊——肝，右颊——肺，额——心，颏——肾，鼻——脾。并认为黄褐斑若见于眼眶周围亦应属肾虚，若出现于上唇则属瘀阻胞宫。

另外，姚氏还将本病分为单纯性和合并性二类。单纯性黄褐斑是指患者除患黄褐斑外，另无它病。合并性黄褐斑是指患者除黄褐斑外，还合并有明显的经带胎产病证。

对于黄褐斑的治疗，姚氏多用自创益气化斑汤一方。其基本方：仙灵脾 15g，菟丝子 20g，地黄（血热生地，虚寒用熟地）15g，当归 12g，川芎 12g，芍药（养血用白芍，化瘀用赤芍）12g，桃仁 12g，红花 12g，僵蚕 10g，水煎服。方中君药仙灵脾温而不燥，功善补肾壮阳，菟丝子性平，即补肾阳又补肾阴且补而不腻。当归、地黄、川芎、芍药俱为臣药，功能补营血调冲任。佐以桃仁、红花入血分而通瘀行血，使药僵蚕而祛风搜络。诸药相配，共奏补肾祛瘀之功。

对于单纯性黄褐斑的治疗，姚氏惯用益肾化斑汤加味，因其无明显兼夹证，故临证常需结合患者之体质、部位全面分析。①若患者为阴虚体质，可酌选二至丸、知母、黄柏等。若患者为阳虚体质，可酌选肉桂、附片、巴戟、肉苁蓉、鹿角霜等。②若黄褐斑仅现额部，可酌加丹参、肉桂、川连；若黄褐斑仅见于左颊，可酌加柴胡、白蒺藜；若黄褐斑仅见于右颊，可酌加桑白皮、杏仁；若黄褐斑仅见于鼻部，可酌加苍白术、枳壳；若黄褐斑仅见于下颏部，可酌加补骨脂、炮山甲；若黄褐斑仅见于上唇，可酌加紫石英、地鳖虫。③更年期妇女肾气渐衰，脾胃虚弱，易致阴阳失调，治疗上常阴阳并调，可酌加知母、黄柏、附片、肉桂、二至丸、肉苁蓉、巴戟天，并佐以紫河车、龟板胶等血肉有情之品。④若夹风而黄褐斑时隐时现，皮肤瘙痒者，可酌加防风、白鲜皮；若夹火而黄褐斑色深者，可酌加生石膏，地骨皮；若夹寒而黄褐斑色淡者，可酌加肉桂、吴萸；若夹痰而黄褐斑、疙瘩叠见者，可酌加白芥子、白附子；若夹湿热而黄褐斑垢腻者，可酌加苍术、黄柏、生苡仁。

对于合并性黄褐斑的治疗，姚氏采用在辨证施治中结合益肾化斑之法，以收治病消斑之效。①对患黄褐斑而又见月经病者，姚氏认为治疗应循经后益肾补虚、经间调燮阴阳，经前养血调经、经期因势用方之法。在所有调经方中加用益肾化斑汤之主药，对月经量多，月经先期、崩漏等证在经前、经期应慎用桃仁、红花等活血祛瘀药，但在经后、经间可酌情选加。②对患黄褐斑而又见子宫肌瘤、卵巢囊肿者，姚氏按经后充养任督，经间化瘀软坚，经前养血摄血，经间消补兼施之法治疗。③对患黄褐斑而又见不孕症者，若经不调则调经，络不通则通络，待经调而络通者再进益肾化斑汤，并可酌加参、芪、紫河车等。④对患黄褐斑而又见带下证患者，姚氏指出不应拘于湿热，应随证灵活施治。⑤对胎前黄褐斑患者，姚氏惯用扁鹊三豆饮加减（绿豆、赤小豆、黑稽豆、银花、生甘草、陈皮、砂仁、桑寄生、炒黄芩）以安胎消斑，禁用桃仁、红花等祛瘀破滞动胎之品。⑥对产后黄褐斑患者，姚老使用大补气血中佐以化瘀消斑之法。⑦对黄褐斑由长期服用避孕药所致者，治疗上则当于益肾化斑汤中酌加鹿角霜、炙鳖甲、炮山甲、龟板、蛇床子、马鞭草等通补搜逐之品。

（四）姚氏治疗更年期综合征突出以调养冲任为本

姚氏认为更年期综合征的治疗，总以调养冲任为主，因冲任虚衰可以导致肾经虚亏（包括阴虚、阳虚、阴阳两虚），并可波及它脏，时见肝肾不足，脾肾亏乏等证型。针对这些病情，自拟益肾菟地汤：菟丝子 12g，生熟地各 12g，仙灵脾 12g，炒白芍 12g，炒知柏各 12g，巴戟天 12g，紫丹参 12g。方中菟丝子、仙灵脾、巴戟天温补肾阳，生熟地、肥知母、川黄柏滋肾益阴；白芍敛肝和营，紫丹参活血养心。共奏阴阳双补，和营养心之功。若肝肾阴虚偏于肝旺阳亢者，去仙灵脾、巴戟天，加女贞子 12g，旱莲草 15g，生牡蛎 30g，甘杞菊各 12g，嫩钩藤 15g（后下），紫草 30g，能滋阴潜阳，镇肝息风。如脾肾阳虚偏于气不行水者，去知母、黄柏，加黄芪 20g，党参 15g，白术 12g，茯苓 12g，肉桂 6g，泽泻 12g，益气运脾，温阳行水；如心阳偏盛，心阴日耗，心肾失于交奏，出现精神失常，悲伤欲哭不能自主者，去仙灵脾、巴戟天，加炙甘草 10g，淮小麦 30g，大枣 10g，熟枣仁 12g，麦冬 12g，龙齿 15g，菖蒲 6g，紫草 30g，能养心滋肾，镇惊润脏。总之，本方系培益肾气燮理阴阳的方剂，临床上可灵活掌握，加减应用。至于虚实夹杂的病例，多因肾气虚亏，痰瘀互结所引起的。每见烘热自汗，头痛目眩，心悸失眠，胸闷肢麻，情绪不安等症状，其治法，当以化痰瘀，行气血为主，其中以疏通气血尤为重要，选方用药必须注意痰瘀同治，兼调气血。姚氏自拟痰瘀雪消饮，其方药：生黄芪、莪术片、大川芎、炮山甲、全瓜蒌、淡海藻、生山楂、云茯苓、福泽泻等共 9 味，治疗多例，均获良效。临床应用时，在本方的基础上，可酌予加减：

苔黄腻而舌质紫时加姜半夏、竹茹、赤芍、丹皮；苔白腻而舌质紫时，加川朴、半夏、陈皮、丹参。姚氏曾治疗1例以顽固性失眠，头痛，甚至出现阵发性啼哭为主要症状的更年期综合征，察其苔脉尚属正常，先投益肾菟地汤加减，效不显，后按痰瘀互结论治，即在益肾菟地汤的原方中加用莪术、菖蒲、海藻、山楂等味，竟收奇效。

姚寓晨指出临证治疗本病，既要看到疾病中机体肾虚之“常”，又要看到痰瘀继发致病之“变”，抓住主要矛盾，大多可迎刃而解。为了巩固疗效，还需注意扶正，双补脾肾，以善其后。这对其病愈不再复发，实为不可缺少的重要环节。

（五）姚氏治疗慢性盆腔炎主张应分清寒热两纲，抓住脾肾两脏

姚寓晨认为盆腔炎是常见的妇科疾病，有急性与慢性两种。一般多发于已婚妇女。其发病原因，或在处理分娩、流产、刮宫时消毒不严，或在经期、产褥期不注意卫生，或经期不禁房事均可引起感染而发病。现仅就姚氏治疗慢性盆腔炎临床经验简述如下：慢性盆腔炎，其主要临床表现为腹痛，腰痛，白带增多，病情顽固而易复发。姚氏在临床上观察到除见“不通则痛”外，还常夹有“不荣则痛”的病理过程。一部分病人常出现遇劳则发，面色晦暗，畏寒怯冷，腹痛喜按，白带清稀，月经稀发，量少色暗，舌淡苔薄，脉沉细。妇检：附件可触及条索状物，局部压痛不明显，偶可伴有轻度低热。证属阳虚寒凝型，治用温阳消结法，药用：鹿角片10g，大熟地30g，白芥子6g，川桂枝10g，炮姜10g，生黄芪30g，麻黄5g，昆布、海藻各15g，皂角刺6g，水煎服。为提高疗效，常配外敷药：透骨草100g，京三棱12g，白芷10g，花椒10g，路路通15g。研成粗末，装入布袋内，水浸后隔水蒸30分钟，敷于下腹两侧，每次敷20分钟，15天为一疗程，可连用3个疗程。经期及皮肤过敏者勿用。对于临证见有烘热时作，口干腰酸，腹痛阵阵，带下黄赤，月经提前，经色红而有小块，舌

质暗红，脉弦数。妇检：盆腔充血明显，盆腔内一侧或两侧可摸到囊性肿块，子宫多粘连固定。证属湿热瘀阻型，治用活血行水法，药用：益母草30g，凌霄花10g，石见穿20g，紫丹参15g，琥珀末3g（吞）、生苡仁45～60g，茯苓12g，车前子12g（包）。临床实践提示：活血行水法对于促进局部血液循环和炎症吸收，避免和消除组织粘连，有着相辅相成的作用。

姚氏指出慢性盆腔炎在发病学上热毒湿邪虽为本病主要原因，但气滞血瘀，虚实夹杂亦系其基本病理过程。在辨证上，应分清寒热两纲，抓住脾肾两脏，偏寒者立温阳消结法参以益肾，益肾多选鹿角，巴戟天，重用大熟地；若偏热者应活血行水法参以健脾，健脾多选芡实、茯苓、重用苡仁。在预防上，既要注意已病，又要注意未病，慎饮食，节房事。对人流及引产后则服用自拟双花汤：鸡冠花15g，金银花15g，当归10g，泽兰10g。这对预防盆腔炎的发生具有其积极意义。

四、姚寓晨典型医案选

（一）闭经溢乳综合征

王某，妇，36岁。患者于一年半前进行人流手术后一直闭经，并伴有持续性乳汁分泌。平时情志抑郁，时而急躁易怒，头晕心烦，视物模糊如在雾中，胃脘嘈杂，腹部疼痛，自觉“胎动”，曾服杞菊地黄丸，逍遥丸及西药，疗效欠佳，经妇科检查化验，X线检查及各种辅助检查，诊为闭经溢乳综合征。舌暗红，苔黄腻，脉细弦。此为肝火内炽，心肾不济，真阴虚亏，胞脉失养。治疗时以泻心火，通心气治其标；滋肾水，益阴血而治其本。处方：左金丸9g（包煎）、大生地15g，细木通5g，竹叶心6g，紫丹参9g，琥珀末3g（研吞）、柏子仁9g，淡秋石9g，焦山栀9g。5剂，水煎服，每日1剂。

二诊：诸症减轻，仍经闭溢乳，重在滋养肾水以泻心火。处方：炙龟板（先煎）30g，生熟地各15g，山萸肉10g，陈阿胶（烊化）12g，怀牛膝20g，柏子仁10g（包煎）。卷柏10g，泽兰叶10g，交泰丸10g（包煎）。每周5剂，连服1个月。

三诊：溢乳已停，月经未行，应滋阴养血，交通心肾。处方：原方8倍量，并加猪脊髓150g和蜜为丸，每日2次，每次10g。

四诊：丸方服用2个月后，月经来潮，但量少，色紫红有块，腰酸腹痛，此为肾虚气滞而致，以补肾理气调冲任为法。处方：炙龟板30g（先煎）、山萸肉12g，菟丝子12g，生熟地各12g，全当归10g，赤白芍各10g，大川芎10g，紫丹参12g，制香附10g，桑寄生12g。7剂。

五诊：经闭溢乳均愈，惟有时腰酸口干。嘱服六味地黄丸缓调，巩固疗效。妇科及各种化验、检查均正常。1年后随访，月经正常，溢乳未再复发。

【按语】闭经溢乳综合征为现代医学病名，临床特征除闭经外，还有不随意的持续性乳汁分泌及内生殖器萎缩。本病常发生于妇女断奶以后，或由于服用某些药物所引起，属于中医"闭经"、"乳汁自出"的范围。对于该病的治疗，姚氏在辨证的基础上，紧紧抓住肾虚这一关键环节，同时又兼顾他脏，在剂型和用药上，姚氏主张先以汤剂开道，再用丸药缓调，使药物逐渐直达病所。选用的药物多为鹿角、胎盘、龟板、阿胶、猪脊髓等血肉有情之品，用此补肾养血，达到充益胞脉，调理冲任之目的。姚氏上述之治疗方药，在临床实践中屡获佳效。

（二）放环后月经过多

高某，女，47岁，1986年1月5日初诊。平时月经周期、经量均正常，1984年6月顺产一男婴。因1982年患过肝炎，故未用口服避孕药片。于1985年8月放置宫内不锈钢单环，后遂之月经量增多，由原来用纸2刀增至5刀半，伴见血块，色鲜红，同时出现腰酸口干，心烦胁痛，曾给予安络血等，出血量虽略少，但停用出月量又复增多，经多方检查，认为出血量增多系放环所致。乃来我院治疗，症如上述，察其舌质红，脉细弦。责之血热夹瘀，凝滞胞宫。拟予清宫凉血，化瘀和营。处方：炒黄芩20g，琥珀3g（分冲）、煅花蕊石25g（先煎）、血竭2g，桑寄生20g，生地15g，全当归12g，参三七末3g（分冲）。上述连服4剂，出血即止，心烦腰酸等症亦减，惟仍口干，胁痛阵作，再予育阴填精，参以凉血养营之法。处方：北沙参15g，麦冬12g，甘枸杞子10g，炒黄芩10g，乌梅肉10g，玉竹10g，天花粉12g，丹皮10g，川芎6g，熟地12g，甘草6g。每周服3剂，连服3个月，经量正常，现仍采用宫内节育器避孕，无任何不适。

【按语】姚氏在临证中抓住月经量过多系放环所致，舌脉相参，系属血热夹瘀，凝滞胞宫，冲任失摄而成。治疗拟清宫凉血，化瘀和营，调固冲任之法。药少方意深，连服四剂而血止，后用育阴填精之法而善其后。充分反映了姚氏治疗节育术后诸证辨证细微，用药精当，治病求本的学术思想和临床水平。

（三）月经过多

汪某，38岁，1989年1月10日初诊。主诉：月经量多5月，每潮色红夹块，量多如冲，历时十一二日方净，用纸6刀许，周期尚正常。妇科检查：子宫体正常大小；诊刮后病理报告：子宫内膜剥脱不全。时经将临，头昏腰楚，胸闷乳胀，小腹隐痛，倦怠乏力，口干舌红，苔薄白，脉细弦。责之气虚营热，肝郁夹瘀。拟予益气清营，舒肝化瘀。方药：炙黄芪30g，太子参15g，大生地15g，炒黄芩10g，贯众炭15g，乌贼骨15g，炒当归10g，制香附12g，煅花蕊石12g。药进5剂，经量骤减，块下亦少，经水7天净，用纸2刀许。宗法调治2月，经行转常。

（四）崩漏

王某，38岁，1989年5月19日初诊。主诉：经事或多或少迄今20余日未净，色红质稠气秽，面色少华，头昏乏力，胸闷气短，腰脊酸软，心烦口干，小便黄少，舌偏红，苔薄中剥，脉细数。证属气虚营热，肝肾亏损之候。拟予益气清营，滋养肝肾之法。处方：炙黄芪30g，太子参25g，大生地15g，炒黄芩12g，贯众炭15g，乌贼骨15g，重楼30g，熟女贞12g，墨旱莲30g，炒川断12g，煅牡蛎30g（先煎）。服药5剂，血止收功。随访3月，月经期、量均正常。

（五）胎漏

王某，28岁，1989年5月9日初诊。患者妊娠3月余，阴道出血10天，色红量少无块，头昏乏力，胸闷气短，腰脊酸楚，小腹坠痛隐隐，心烦口干，舌红苔薄，脉细滑数，责之脾肾虚亏，气阴不足，血热伤胎之证。拟予益气清营，滋肾安胎。处方：炙黄芪30g，太子参24g，生熟地各12g，炒黄芩12g，贯众炭15g，乌贼骨15g，苎麻根30g，熟女贞12g，墨旱莲30g，陈阿胶12g（烊冲）、菟丝子15g，杜仲15g，桑寄生15g。药进5剂，漏红即止，腰楚腹痛亦缓。继投5剂，奏得全功。

（六）产后恶露不绝

周某，24岁，1989年6月10日初诊。患者产后40天恶露淋漓不断，西医拟诊：子宫复旧不全，投宫缩剂及抗炎止血药不瘥。倾阴道下血色紫红夹小块，量不多，小腹隐痛，精神萎顿，头昏腰楚，舌质衬紫，苔薄白，脉见细涩。此乃气血两亏，瘀热阻胞。拟予益气清营，化瘀止血。处方：炙黄芪30g，潞党参15g，焦白术12g，炒黄芩10g，生熟地各12g，重楼30g，煅花蕊石12g，三七末5g（另包分吞）、炒川断12g。服药6剂，恶露得净。转拟健脾益肾，调补奇经。

【按语】姚氏认为月经过多、崩漏、胎漏、产后恶露不绝四个病案而其中病机颇具共同之处，即系属“虚、瘀、热”为患。虚者多为气阴亏虚，热者多为营血有热，瘀者瘀血阻滞。故姚氏治宜分别采取虚者补之，瘀者消之，热者清之。选用自拟益气清营固冲汤而分别加减治之。例三尚兼肝郁夹瘀，则选加柴胡、白芍、当归、香附、花蕊石舒肝行瘀；例四兼肝肾亏损，则选加女贞子、旱莲草、续断、牡蛎以滋养肝肾；例五兼肾阴亏虚，故选加苎麻根、女贞子、旱莲草、阿胶、菟丝子、杜仲、桑寄生以滋肾安胎；例六兼挟瘀热阻胞，故选加白术、当归、花蕊石、三七末、续断化瘀止血。此乃知常达变，以常应变，从变知常，足见姚氏学识过人，造诣极深，堪为师表。

蔡小荪

一、生平简介

蔡小荪（1923年生） 男，汉族，上海市人，上海市第一人民医院中医妇科主任医师，从父蔡香孙（1887~1943）及师吴克潜、吴善庆学医。第13届中国医学院毕业。历任全国中医学会妇科委员会副主委，上海中医药杂志编委、上海中医学院暨上海中医药研究院专家委员会名誉委员、上海二医大附属瑞金、仁济医院中医妇科顾问、中国福利会国际和平妇幼保健院顾问等职务。曾编写《经病手册》、《名医特色经验精华》、《中国食疗学》等约8万余字；发表论文“中医治疗（愈）170例不孕症的方法经验探讨”、“痛经辨证论治述异”、“活血化瘀在崩漏的临床应用”等10万余字。传人蔡庄、冯杜熊、张树英。

二、蔡小荪学术思想特点

（一）治病必须求本

本，就是疾病的本质。辨证求本，研究病因是主要内容之一，病因为本，症状为标，必伏其所主，而先其所因。蔡小荪对于崩漏的诊治，他首先提出要区分阴阳，视其月经的期量色质，从而辨别阴阳的偏盛或偏衰。强调“求因为主，止血为辅”。所谓求因，就是要抓住疾病的本质，抓住主要矛盾，就是要从整体观念出发去分析疾病，认识疾病，综合分析，去粗取精，去伪存真，由表及里，由此及彼，治病求本。蔡氏对于痛经的治疗，不尚单纯止痛，而是同样强调“求因为主，止痛为辅”，谆谆告诫后人，一般痛经药后瘀下痛减，惟有子宫内膜异位症常有经血过多如注，常表现血流愈多其疼痛愈甚。

究其所因，宿瘀内结，随化随下，经血虽多，瘀仍未清，故腹痛不减，治以化瘀为主，绝不可单纯止痛，否则，弃本扬末。更不可因下血过多而妄加固涩，尚用之必下血更多，腹痛更剧。蔡氏在治疗女性不孕症时着重指出，月经失调，有先期、后期、先后不定期，过多、过少、崩漏、经闭、痛经等，可根据各种致病的原因而给予分别治疗，从而为孕育创造条件。有些病例，经事调转，随即受孕。如子宫内膜异位症，采用化瘀调经法，待症状好转后即可受孕。蔡氏还指出育阴为治疗不孕症之大法。但由于各种原因所造成的不孕，应当根据主症分型论治，如肝郁气滞型，应疏肝理气之法，以逍遥丸为主；痰湿阻滞型，应导痰化湿疏滞为主，以苍附导痰丸为主；宫寒不孕型，当以温宫散寒为主，以艾附暖宫丸为主。而输卵管阻塞型，当以化瘀通络为主。总之，辨证施治，治病求本，是蔡氏认识疾病和治疗疾病的基本原则，也是蔡氏的重要学术思想特点之一。

（二）强调肾的功能失调在妇产科疾病发病中的重要作用

肾主藏精，精能化气，肾精所化之气，即为肾气。肾的精气盛衰，主宰人体的生长发育和生殖，肾的精气包含着肾阴与肾阳两个方面，肾阴是人体阴液的源泉，肾阳是人体阳气之根本。肾阴与肾阳是互相依存，互相制约的，从而维持相对的动态平衡。肾精是生命之本，故妇产科病理上常有肾气不足、肾精亏损、肾阴虚、肾阳虚、肾阴阳俱虚等多种症候表现。月经是天癸、脏腑、气血、经络作用于胞宫的生理现象。天癸是促进人体生长发育和生殖繁衍的物质，其来源于肾气。因此肾气的盛衰又是月经和孕育的主要功能之一。蔡氏临证治疗闭经时，认为原发性闭经肾气稚虚，血亏气弱而致，治疗当以育肾养血为主，参以血肉有情之品，从而使肾气旺盛，冲任充盈，月经得以时下。蔡氏对继发性闭经的治疗认为多由肾虚不足、冲任失充而造成，基础体温多呈单相，蔡氏以育肾为主，兼以通络，按周期反复服药，待基础体温呈双相后，再用四物汤加理气活血药催经，月事可下。蔡氏对不孕症的调治，除调经外，主要以育肾为大法。经云："肾主蛰，封藏之本，精之处也。"《圣济总录》又说："妇人所以无子，由于冲任不足，肾气虚寒故也。"据此，蔡氏自制孕1、孕2方，以育肾为主，并随证加减，治愈不孕症百数十例，获得良好的治疗效果。

（三）强调肝的功能失调在妇产科疾病发病中的重要作用

肝为藏血之脏，由于脏腑化生的血，除营养周身外，皆藏于肝，其余部分，下注冲脉（血海），冲脉起于会阴，夹脐上行，与胃经并行，而络乳头；肝经之脉自足上行，沿腹内侧，及阴毛中，环绕阴器，故肝与冲脉相连，肝血注入冲脉，为产生月经的来源之一。另一方面肝喜条达疏泄，肝气畅达，血脉流通，则月经按期来潮。反之，肝气郁结，气血失和则可导致月经紊乱。人的精神情志变化可影响脏腑、气血的功能活动。由于精神情绪的刺激，影响冲任功能，可致月经不调、闭经、痛经、经前乳胀、经行吐衄、更年期综合征等症，所谓"因郁而致病"。蔡氏指出因环境改变或抑郁不快而致经闭者，多用四物汤加柴胡等疏肝理气药，均可获得满意效果。此外某些妇科慢性病，如崩漏、痛经、带下、癥瘕、不孕症、更年期综合征等病，久治不愈，又可影响情绪的变化，而出现精神抑郁或情绪易于激动等"因病而郁"的现象。蔡氏认为妇人经断前后，可出现更年期综合征，临床上以精神症状和月经变化较为多见，此类患者治疗首先应注意精神治疗，如处理得当，可勿药而效。心理疗法亦能提高处方用药的疗效。而对精神症状明显的患者，方选甘麦大枣汤合逍遥散加减，以安心宁神，疏肝解郁，振奋神志。

三、蔡小荪临床经验特色

（一）治疗崩漏主张首别阴阳，求因为主

蔡小荪认为妇女崩漏，最为大病，常相互转化，久漏致

崩，或久崩成漏。他对崩漏的诊治，首先区分阴阳，即阳崩和阴崩，先别阴阳就能执简驭繁，对症用药。通过察月经的期量色质，辨明阴阳的偏盛偏衰，同时须详察有瘀无瘀。在具体用药方面，强调“求因为主，止血为辅”。治疗崩漏虽古有首当“塞流”，但塞流并非不辨证求因，单纯一味止血，否则愈塞流则崩愈甚，因之妄自固涩，似非良策。对崩漏的诊治，特别对于血瘀崩漏，理当活血化瘀。否则瘀血不去，新血不生，血不归经，致出血不止。此类崩漏，如不辨证因，单纯固涩，往往得不到预期效果。甚至崩愈甚，漏愈久，缠绵不愈。同时对一些虽非血瘀崩漏，在处方用药时，也可参用少量活血化瘀之剂，以防在使用止血法后，崩漏虽然暂止，而残瘀滞留，造成反复出血。如当归、丹参等为常用之品，有说当归、川芎在出血期间不宜用，否则反使出血更多。张山雷在《沈氏女科辑要笺正》中云：“当归一药，富有脂液，气味俱厚，……其气最雄，走而不守，苟其阴不涵阳而为失血，则辛温助阳，实为大禁。”临证于养血止血及凉血止血方中常参用炒当归，以其养血温通，藉以避免瘀滞，并可约制寒凉药性。川芎则避用，因其辛温上达巅顶，下通血海，走而不守。不若丹参能祛瘀生新，配合止血之剂，能避免瘀滞之弊，但用量宜少。

1. 阳崩宜养阴凉血：蔡氏指出血得热则行，得寒即止，故崩漏功血，以血热所致较为多见，大都出血量多，色鲜红或紫，经来先期，质较浓或稠，属阳崩范畴。治法以清热凉血为主。其基本方为：炒当归 9g，丹皮炭 9g，侧柏叶 9g，白芍 12g，炒地榆 12g，旱莲草 15g，生地炭 30g。热甚常出现阴虚现象，可加龟板 9g 或固经丸 12g，吞服，则效果明显。此外出现阴虚肝旺时，有乳胀易怒等症状，可加柴胡 4.5g，黑芥穗 9g。崩漏日久，常导致气阴两虚，可加太子参或党参 12g，煅牡蛎 30g，阿胶 9g，疗效更佳。但阿胶的运用，蔡氏指出须注意出血的色质。其中以血色鲜红或稍淡，质较稀薄而无瘀块者为宜，说明并非瘀热实证。若血色紫黑，质稠厚成块而又有秽气的则不宜服用。一般阴虚的崩漏用龟板胶尤佳，如无龟板胶，可以龟板与阿胶同用，具有相同的治疗效果。

2. 阴崩宜温阳止血：所谓阴崩是指久崩久漏，血色较淡而质稀薄。缘因失血过多而亡血伤阴，阴血大亏，气亦随耗，崩久不止，以致造成阳虚。此类崩漏，大多绵延日久，一般止血剂效果不显。其基本方为：党参12g，生黄芪20g，炒当归9g，焦白术9g，牛角腮9g，陈艾炭3g，仙鹤草30g，熟附片9g，炮姜3g，阿胶9g。对久治不愈的阴崩，若辨证准确，均可获显著的治疗效果。若患者舌苔淡薄而舌质偏红的，上方可加生地炭、煅牡蛎各30g，以制约温阳药物的偏性，同时又可增加止血的作用，或用龟鹿二仙胶更佳，也可以龟板9g，鹿角霜9g，阿胶9g同用。一般血止以后，即去姜、附，因其二药温燥，崩中漏下失血过多，多用恐非所宜，故只需益气养血，自然阳生阴长，康复可期。若纯属气虚下陷，固摄无权的崩漏，可宗补中益气法重用黄芪30g，生地炭可增至30g，炮姜3g，姜、地同用，可互制偏性，相互补充，阴阳兼固，止血效果更加突出和明显。

3. 血瘀宜化瘀止血：蔡氏认为血瘀引起的崩漏，用活血化瘀法，可收到止血之效果。其病因有气滞血瘀、寒凝血瘀及气虚不足，无力推动血行而造成血瘀，以致崩漏。一般血瘀崩漏，常伴有腹痛，血色紫黑有块，舌现瘀斑，面色紫黯或黯黄，脉涩，渴不欲饮等症状，特别是子宫内膜异位症尤为突出。临床所用基本方为：炒当归9g，丹参6g，赤白芍各9g，生蒲黄30g，血竭3g，花蕊石30g，熟军9g，益母草9g，仙鹤草20g，震灵丹（包）12g。崩甚，加三七末2g，吞；气滞者，加醋香附9g；腹痛者，加醋炒延胡索12g；寒凝者，加艾叶2.5g；气虚者，加党参12g，生黄芪12g。蔡氏从几十年临床经验出发，还特别指出炭剂是治疗崩漏的常用药物，在炮制方面，必须存性，若成焦炭，难免损耗药效。而在处方时也只须参用几味即可，以助固摄之力。如全部或大部分用炭，则其药力未必有原药显著，在临床上对某些崩漏并不用其炭类药止血，特别是瘀血导致的崩漏，已不适用炭类药物。相反用化瘀调摄之剂，则可取得非常显著的疗效。

（二）治疗不孕症首当调经育肾为其大法

蔡氏认为不孕症（指婚后同居3年以上未孕）的诊治，是计划生育的一个部分。古有“调经种子”之说，要求孕育，调经是一个先决条件。《女科要旨》云：“妇人无子，皆由经水不调，经水所以不调者，皆由内有七情之伤，外有六淫之感，或气血偏盛，阴阳相乘所致。种子之法，即在于调经之中。”但必须肾气旺盛，任脉通，冲脉充盈，月事才能得以如期来潮，从而具备孕育的功能。月经失调，有先期、后期、先后不定期、过多、过少、崩漏、经闭、痛经等，可根据各种致病的原因，分别治疗，为孕育创造条件。有些病例，经事调准，随即受孕。如子宫内膜异位症，部分患者常经来过多如注，或腹部剧痛，使用化瘀调经法，症状好转后旋即受孕。

蔡氏指出不孕症的调治，除调经外，主要以育肾为其大法。据此蔡氏自制孕1、孕2方，以育肾为主，并随证加减，治疗不孕百数十例，均获得令人满意的治疗效果。

①孕1方的组成：云茯苓12g，生熟地各9g，怀牛膝9g，路路通9g，炙甲片9g，公丁香2.5g，仙灵脾12g，石楠叶9g，桂枝2.5g，制黄精12g。本方为阴阳并调，并具通络作用。

②孕2方的组成：云茯苓12g，生熟地各9g，石楠叶9g，紫石英12g，熟女贞9g，狗脊12g，仙灵脾12g，仙茅9g，胡芦巴9g，鹿角霜9g，肉苁蓉9g。本方具有育肾温煦，暖宫摄精之功，以利胞宫受胎。

陈士铎云：“胞胎之脉，所以受物者，暖者生物，而冷者杀物矣。”诚为确论。基础体温的测量，可证明这一点。黄体功能不全者，基础体温双相曲线都不典型，月经后期，每呈阶梯形上升，升亦不稳。因黄体产生之黄体酮，乃是一种致热源，可使体温升高，排卵后期基础体温上升，即有赖于此。黄体功能不全则黄体酮分泌不足，以致基础体温后期低于正常水平，而影响受孕。即或受孕亦有堕胎之虑，甚至屡孕屡堕，形成滑胎。故中、西医学说，虽所论若异，然其机理亦有相通之处，上述两方，育肾通络，育肾温煦法通过临床实践，客观似已分别起到了促排卵、健黄体之使用。用之临床，颇具效验。蔡氏还指出虽然育肾为治疗不孕症之大法，但由于各种原因导致的不孕，应当根据主症分型论治。如肝郁气滞者，治以逍遥散为主；痰湿阻滞者，治以苍附导痰汤为主；宫寒者当以艾附暖宫丸为主；而输卵管阻塞者则以化瘀通络为主，往往主症消除，继则受孕。蔡氏还告诫后人，有些闭经患者，基础体温常不典型或呈单相，用孕1、孕2方，可使基础体温改善，或出现双相，从而有助于孕育。

“阴阳交媾，胎孕乃凝，所藏之处，名曰子宫，一系在下，上有两歧，一达于左，一达于右。”这是朱丹溪对子宫的描述，似相当于输卵管，即胞脉。经云：“胞脉者，属心而络于胞中，月事不来者，胞脉闭也。”胞脉不通，可导致经闭。相应来说，输卵管阻塞，也可引起不孕。能阻塞两歧，多为瘀血，湿热、痰浊之类，临床上通常用理气活血，清利湿热，化除痰浊等法以通利络脉，可改善输卵管阻塞，对受孕很有帮助。

不孕症，在进行药物治疗的同时，还应注意情志的调节，保持舒畅。交媾合时，有所节制；又要注意鉴别，自称不孕，实则并非；并非女性，实系男子不育之故。凡此种，尤当察明，对治疗不孕，尤为重要。

（三）治疗痛经主张求因为主，止痛为辅

蔡氏对于痛经的治疗，不尚单纯止痛。处方用药强调“求因为主，止痛为辅”。痛经多数是经血排除困难，瘀滞疼痛，治法以通为主。常用基本方为：当归9g，川芎4.5g，牛膝9g，香附9g，元胡9g，丹参9g，红花4.5g，白芍9g。若膜样月经，腹痛较剧，上方用川牛膝或土牛膝，加花蕊石15g，没药6g，失笑散15g，桂心2.5g，桃仁9g，使其所下整块内膜分碎，并有一定的止痛效果。子宫内膜异位症腹部呈进行性

剧痛，甚至难以忍受者，在膜样痛经方中去花蕊石，加血竭3g，苏木9g，以化瘀止痛。一般痛经药后瘀下痛减，惟子宫内膜异位症部分病例经血过多如注，常愈多愈痛。该症宿瘀内结，随化随下，经血虽多，瘀仍未清，故腹痛不减。治以化瘀为主，不能因下血过多而妄自固涩，否则下血更多，腹痛更剧，可宗基本方去川芎、红花，加血竭3g，花蕊石15g，生蒲黄30g，震灵丹12g，以缓崩止痛，必要时可吞服三七粉2g。因气滞血瘀的痛经，胀痛较甚，原方可加乳香4.5g，乌药9g，苏木9g，金铃子9g；寒凝瘀滞者，往往形寒畏冷，小腹冷痛，或伴便溏，甚则泛恶，原方去香附，加木香3g，小茴香3g，淡吴萸2.5g，肉桂3g，煨姜2片，也可用炮姜3g，效果较显。另如炎症引起腹痛，用当归9g，川芎4.5g，赤芍9g，桂枝2.5g，丹皮9g，败酱草30g，柴胡梢4.5g，元胡9g，制香附9g，红藤30g，生甘草3g，以行血清热止痛。至于禀赋不足，气虚无力推动血行而经痛者，当以八珍汤为主，加香附9g，补气养血。香附有理气调经止痛作用，配八珍汤疗效更显。亦可用乌鸡白凤丸。蔡氏还特别指出服药时间，应在行经前三天即开始服用，特别是膜样痛经，及内膜异位症等，否则效果不明显。而虚性痛经平时可常服八珍丸或乌鸡白凤丸，经行时再改用汤剂。因体虚不足，临时服药，不可能立即奏功，故须经常调养，方可见效。

（四）闭经证治三型皆注重肝肾二经

蔡氏临证治疗闭经时，常将其划分为原发性闭经、继发性闭经及情志性闭经3个证型，并根据不同的基础体温选用相应的方药进行对症治疗。

1. 原发性闭经：治疗以育肾养血为主，参血肉有情之品，使得肾气旺盛，冲任充盈，月事得以时下。其基本方为：炒当归9g，生熟地各9g，川芎9g，熟女贞9g，仙灵脾12g，苁蓉9g，山萸肉9g，制黄精12g，河车大造丸9g（吞）。大便不实者，去生地、苁蓉，加炒怀山药9g，菟丝子9g。每处10剂，

1月为1疗程，通常观察3个月。本类型闭经，多属基础体温呈单相。经过治疗，基础体温呈双相，预示病情好转，可改用调经方。其基本方为：炒当归9g，大熟地9g，川芎4.5g，白芍9g，怀牛膝9g，丹参9g，制香附9g，桂枝3g，红花4.5g，泽兰叶9g。经水通行后，仍需继续治疗，直到停药3个月，经水仍能按时来潮，方为痊愈。

2. 继发性闭经：多由于肾虚不足，冲任失充而致，基础体温多呈单相。蔡氏以育肾为主，兼以通络。其基本方为：云茯苓12g，生熟地各9g，仙灵脾12g，怀牛膝9g，制黄精12g，公丁香2.5g，路路通9g，桂枝2.5g，细辛1g，麦冬9g，乌鸡白凤丸（吞）1粒，7剂。继用云茯苓12g，大熟地9g，鹿角霜9g，熟女贞9g，苁蓉9g，河车大造丸（吞）10g。8剂。大便不实者，去苁蓉，改菟丝子9g；腰冷者，加熟附片9g，艾叶2.5g。按周期反复服用后，基础体温呈双相者，为好转之征，再用四物汤加理气活血剂催经，月事可下。

3. 情志性闭经：多因环境改变，不能适应，或抑郁不快，影响情绪而导致闭经。蔡氏从肝论治用四物汤加柴胡等疏肝理气之品，取得较好的疗效。其基本方为：炒当归9g，大生地9g，川芎4.5g，白芍9g，柴胡4.5g，制香附9g，乌药9g，丹参9g，广郁金9g，怀牛膝9g，红花4.5g。若烦躁不安，紧张易怒者，加淮小麦30g，生甘草3g。这类患者比较容易治愈，如能恢复原有的生活习惯，效果非常明显，有个别患者甚至勿药而自愈。

（五）盆腔炎分虚实两大类并验方三则

蔡氏认为，盆腔炎系妇女盆腔器官的炎症病变，往往由于流产或分娩感染，宫腔损伤或经期性交感染病邪，影响冲任所致，不外虚实两大类。急性多实证，慢性多虚证。慢性炎症多由急性炎症发展而成，但慢性炎症也可能出现急性发作，也即虚中夹实，虚实互相转化。

急性盆腔炎下腹剧痛拒按，发热恶寒，甚至满腹压痛，或反跳痛，带下色黄或呈脓性，便或溏，时伴尿急，尿频，舌质红，苔黄腻，脉弦或滑数。蔡氏治疗原则法取清热泻火，化湿祛瘀。其基本方为：败酱草30g，红藤30g，鸭跖草20g，赤芍12g，丹皮12g，金铃子9g，延胡索12g，柴胡梢6g，生苡仁30g，制乳没各6g，连翘9g，黑山栀9g。大便秘结者，可加生军4.5～6g，元明粉4.5g；尿急者，加泽泻9g，淡竹叶9g；带黄如脓者，加川柏9g，椿根皮12g，木槿花12g；便溏热臭者，加川连3g，条芩9g；腹胀气滞者，加制香附9g，乌药9g；瘀滞者，加丹参12g，川牛膝9g。热退痛止后，还须清热化瘀，适当调治，以防转为慢性炎症。

慢性盆腔炎少腹两侧隐痛，坠胀，喜暖喜按，经来前后较甚，有时低热，腰骶酸楚，带变色黄，月经失调，痛经或不孕，治当理气化瘀。其基本方为：茯苓12g，桂枝2.5g，赤芍9g，丹皮9g，桃仁9g，败酱草20g，红藤20g，金铃子9g，延胡索9g，制香附9g，紫草根20g。宜平时服用。如黄带多者，可加椿根皮12g，鸡冠花12g；腰酸者，加川断9g，狗脊9g；气虚者，加党参9～12g，白术9g，茯苓12g，生甘草3g；血虚者，加当归9g，生地9g，川芎4.5g，白芍9g；便秘者，加生军2.5g，全瓜蒌12g。

慢性者大都体质较差，治则多考虑扶正。如腹痛较甚，汤药少效者，可同时作保留灌肠。其基本方为：败酱草30g，红藤30g，白花蛇舌草20g，制没药6g，延胡索15g，蒲公英30g，川柏9g，丹皮12g。1周为1疗程。如伴痛经者，可用四物汤白芍改赤芍，加制香附9g，丹参9g，败酱草20g，制乳没各6g，延胡索12g，桂枝2.5g，怀牛膝9g。经来时服用。

结核性盆腔炎，常伴有颧红咽燥，手足心热，午后潮热，夜寐盗汗，月经失调，量少色红，甚至闭阻，舌质红，脉细而数。蔡氏以养阴和营为主。基本方为：当归9g，鳖甲9g，丹参9g，百部12g，怀牛膝9g，功劳叶20g，生地9g，熟女贞9g，山海螺15g，鱼腥草9g。平时常服，1月为1疗程。若潮热较甚者，可加银柴胡4.5g，地骨皮9g；内热便秘者，加知母9g，麻仁9g；多盗汗者，加柏子仁丸12g（吞服）。本症疗程较长，获效不易。蔡氏主张定期观察治疗，经来期间，可用四物汤为主，养血调经，扶正补虚，随症加味。

（六）自拟系列方药治疗子宫内膜异位症

蔡氏为上海蔡氏妇科七世传人，集多年临床经验以化瘀散结之法自拟专方治疗子宫内膜异位症，疗效显著。蔡氏将分为五个类型即痛经、崩漏、发热、不孕、癥瘕而分别治之。

1. 本症痛经，化瘀止痛：蔡氏认为子宫内膜异位症的痛经和其他瘀血性痛经不同。瘀血性痛经多咎于各种原因而引起经血排出困难，但当瘀血畅行或块膜排出，腹痛即见减轻或消失。本症之痛经则因有功能性的子宫内膜异位于宫腔以外所致，即中医所谓“离经之血”。因而造成新血无以归经而瘀血又不得排出之势。故本症痛经的特点是：经下愈多愈痛。治疗当守“通则不痛”之原则，法拟化瘀治本为主，选方用药不能专事祛瘀通下，应采取促使其瘀血溶化内消之法，这是蔡氏独特的体会即“消瘀”之法。自拟：“内异”1方，其基本方为：当归9g，丹参9g，牛膝12g，赤芍12g，香附9g，川芎6g，桂枝4.5g，没药6g，失笑散12g，血竭3g。其旨在理气活血诸药中，配散寒破血见长之没药、血竭、失笑散，破散癥积宿血，兼具定痛理血之功。服药当于经前或痛前3~7天之内，过晚则瘀血形成，日渐增加，难收预期功效。

2. 本症血崩，以通求固：临床治崩，多遵循明·方约之提出的塞流、澄源、复旧三大方法，若遇暴崩久漏之际，则宜急取治标止血治则。本症之崩漏，乃因瘀血停滞，阻于经脉，新血不得循经所致，故治疗当谨守病机，仿“通因通用”之法，以化瘀澄清之法为主，选方用药不能纯用炭剂止血。蔡氏自拟“内异”Ⅱ号方。其基本方为：当归9g，牛膝12g，赤芍12g，香附9g，熟军炭12g，生蒲黄9~60g，丹参12g，花蕊石15g，血竭3g，震灵丹（包）15g。于经前3~5天开始服。其中蒲黄一味，常需据崩漏症情，超量用之，多则可达30~60g。

蔡氏认为蒲黄专入血分，以清香之气，兼行气血，故能导瘀结而专治气血凝滞之痛，且善化瘀止血，对本症经量多而兼痛经者尤为适宜。方中还常佐山羊血、三七、茜草等，以加强化瘀止血之功。经净之后，遂取复旧之法，重在益气生血之品调理，以固其本。

3. 本症发热，祛瘀为要：蔡氏在临床实践中观察到本症患者中经前发热占有相当比例。本症发热和经期发热有别。经期发热是由外感或内伤而引起气血营卫失调所致。而本症发热则系属瘀血留滞胞中，积瘀化热之故。治法理当活血化瘀，主用“内异”Ⅲ号方，其基本方为：云茯苓12g，桂枝4.5g，桃仁10g，赤芍10g，丹皮10g，皂角刺20g，鬼箭羽20g，石见穿15g，往往在1~2周内发热即见消失。

4. 本症之不孕：其不孕率为22‰~66‰。对此类患者，治疗分为三期：月经净后至排卵期为第一期，治以育肾通络法，拟用“孕”Ⅰ方合“内异”Ⅱ、Ⅲ号方。“孕”Ⅰ方组成为：云茯苓12g，石楠叶10g，熟地15g，桂枝2.4g，仙茅10g，仙灵脾12g，路路通10g. 公丁香2.4g，川牛膝10g。排卵后至经前3~7天为第二期，治以育肾温煦法，拟用“孕”Ⅱ号方合“内异”Ⅲ号方。其“孕”Ⅱ号方组成为：生熟地各15g，云茯苓12g，石楠叶10g，鹿角霜10g，仙灵脾12g，巴戟10g，肉苁蓉10g，旱莲草12g，女贞子10g，怀牛膝12g。经前数天至经净或痛止为第三期，治以化瘀调经止痛法，拟用“内异”Ⅰ号方或“内异”Ⅱ号方。对基础体温转为典型双相，并示相对高温者，则化瘀之品须在经来后使用，慎防堕胎。

5. 消癥治本：癥瘕是本病患者共有的症状，兼存于各种类型之中，此为疾病根本。蔡氏按“血实宜决之”法则，于经净后以“内异”Ⅲ号方消癥散结。疗程一般较长，往往在3个月以上方能见其病灶有缩小现象，故须长期坚持服药。

四、蔡小荪典型医案选

（一）崩漏

黄某，女，31岁，未婚，初诊（1977年2月25日）。月经每先期一周而兹行过多如注，屡治未愈，迄逾二旬，色淡质稀，眩晕腰酸，神疲畏寒，面色萎黄，有肾病史，妇科肛诊无异常，脉细，苔薄质淡红，系属气血两亏，阴损及阳。拟益气养血，助阳调固之法。处方：党参15g，炙黄芪9g，当归9g，白芍9g，生地炭30g，炮姜炭4.5g，陈棕炭9g，阿胶珠9g。3剂。

经崩二旬余，血色素5g，面黄似蜡，神疲畏寒，气血大亏显见一斑。经色淡而质稀，且绵延日久，中气更趋衰陷，阳虚自当难免。若再贻误，虚脱堪虞。鉴于当时症势，有形之血不能速生，无形之气须当急固。因用参、芪佐姜，附以益气助阳为主，辅四物去川芎，增阿胶、蒲黄、陈棕、仙鹤草以养血固冲任。一诊即应手取效，复诊从原法去姜、附及蒲黄、陈棕，增二至丸法并和中理气以巩固之。三诊血常规亦趋好转。此后届期经转，色量正常。

【按语】一般崩漏，血热较多，虚寒较少。本病例初起冲任失调，以致气血大亏，损及阳气，而成虚寒之象。若单纯益气止血，而忽视助阳，则疗效不彰。因崩漏后失血，多用温燥之品，恐非所宜，故待血止后去姜、附，只需益气养血，自然阳生阴长，康复可期。

（二）崩漏

周某，女，52岁，初诊（1976年7月19日）。曾育五胎，1958年结扎输卵管。去秋10月起经行过多，绵延至春节后住院治疗始净，越3月今夏6月1日又行经过多如注，目前已甫48天，腰酸似折，右少腹胀痛迄将五月，脉细弦略涩，苔薄紫暗，冲任失固，瘀滞未清，法当调固冲任，参祛瘀生新。处方：炒当归9g，丹参9g，生地炭30g，炮姜炭2.4g，焦白芍

9g，炒蒲黄9g，川断肉12g，狗脊12g，香附炭9g，熟军炭9g，仙鹤草30g，参三七末1.5g（吞）。

二诊（7月22日），据云药后经量见减三分之一，腰酸亦差，脉细，苔薄略紫暗，再予原法出入。处方：炒当归9g，生地炭30g，炮姜炭2.4g，焦白芍9g，炒蒲黄9g，焦丹参9g，淮牛膝9g，仙鹤草30g，柴胡炭4.5g，川断肉12g，丹皮炭9g，黑芥穗9g，参三七末1.5g（吞）。3剂。

三诊（7月26日），症势续减轻，经量又减大半，脉微弦，苔薄白微青，再拟前方加减。处方：炒当归9g，生地炭30g，炮姜炭2.4g，焦白芍9g，蒲黄炭9g，香附炭9g，丹皮炭9g，仙鹤草30g，怀牛膝炭9g，震灵丹9g（包）、参三七末1.5g（吞）。3剂。

四诊（7月29日），症显减，十去八九，色鲜。脉细微弦，苔薄稍暗，中略腻，仍宗前法增易，以冀全效。处方：炒党参9g，炒白术9g，炒当归9g，焦白芍9g，蒲黄炭9g，香附炭9g，丹皮炭9g，淮牛膝炭9g，仙鹤草15g，震灵丹9g（包）、参三七末1.5g（吞）。3剂。

五诊（8月7日），淋漓已止，头晕乏力，主症虽除，体虚难免，脉细微弦，苔薄边有齿印。拟予和养调理，慎防反复。处方：炒党参9g，炒白术9g，炒当归9g，白芍9g，熟女贞9g，旱莲草9g，枸杞子12g，大生地9g，茯苓12g，陈皮4.5g。4剂。二至丸4.5g，5日分服。

【按语】年逾五旬，曾因多产，冲任受损，际此期届绝经，月事本易紊乱，1975年10月起经行过多，缠绵达4月之久，住院治疗后虽止，冲任仍然欠固，且兼宿瘀未清，因之舌现瘀斑。越3月又崩血达48天，妇科检查为子宫内膜增生过长，因治疗未效，拟摘除子宫，患者不愿手术，乃延请中医治疗。本症盖恶血不去，新血不生，血不归经。故予调固冲任，参祛瘀生新。当归、丹参养血活血，三七、熟军炭、炮姜炭相辅，温凉并蓄，止血固崩，白芍、仙鹤草养血止血，香附炭理气止血，一诊而症减三分之一，再诊又减大半，三诊病去十之八九，四诊崩漏全止。痛延日久，气血亏耗，旋用和养调理，兼益肝肾之剂，以资巩固，并于汤药之后，给二至丸以缓图之，二十天后经转，量不多，6天即净。第二次经转，周期28天，量较多，8天净，舌部瘀斑消失。

（三）月经不调（虫积）

徐某，女，15岁，初诊（1976年8月19日）。去春癸水初潮，先后不定，上月曾狂行，兹又逾期半月未至，面黄少华，色素沉着，目有虫斑，纳食差减，情绪沉闷，脉略迟少力，苔薄白中微腻边有齿印，脾虚不足，胃亦违和，生化之源既乖，营卫有以亏虚，冲任失调，虫积堪虞。姑先和养调经再予健脾驱虫。处方：炒当归9g，炒白术9g，川芎4.5g，白芍9g，丹参9g，广郁金9g，制香附9g，合欢皮9g，淮牛膝9g，玫瑰花0.9g。4剂。

复诊（8月25日），症如前述，虫积经闭堪虞，脉细，苔薄中略腻，边有齿印，拟健脾杀虫。处方：炒当归9g，炒白术9g，茯苓12g，花槟榔9g，炒枳实4.5g，使君肉9g，雷丸4.5g，贯众9g，胡黄连4.5g，木香4.5g，乌梅3g。3剂。

三诊（9月1日），药后下虫约百条，长二寸许，细似线状，经水已通，脉细，苔白，边有齿印，效虽事半功倍，犹恐余虫未尽，再拟健脾调理，以杜反复。处方：炒当归9g，炒白术9g，茯苓12g，炒怀山药9g，槟榔9g，使君肉9g，贯众9g，胡黄连4.5g，木香3g，乌梅3g。2剂。

四诊（9月3日），经犹未净，纳呆，乏力，脉细，苔白，边有齿印，气血不足，脾虚失统，再拟健脾和胃。处方：炒党参9g，炒白术9g，炒当归9g，姜半夏4.5g，茯苓12g，川芎4.5g，香谷芽15g，大枣15g。5剂。

五诊（9月11日），经行10天，药后始净，纳呆乏力，大便间日，气营亏虚，脾胃不和，脉细，苔淡白边有齿印，再拟和养调中。处方：炒党参9g，炙黄芪9g，炒白术9g，炒当归9g，茯苓12g，玫瑰花0.9g，陈皮4.5g，香谷芽15g，大枣

15g。5剂。

【按语】患者正当发育之期，形体瘦小，面黄少华，色素沉着，目有虫斑，纳食差减，情绪沉闷，生化之源匮乏，加以虫迹显然，益见消蚀，兼之前月经来潮狂行，气血更见亏耗，灌溉无权，脏腑失养，脾虚不司运化，冲任尤难充盈，是以经水又逾期不至，若不及时调治，入损堪虞，初诊见于体质羸瘦，不宜擅用攻伐，故先和养调经，略事补充而适应药性，复诊因虫积之象较显，虫积不去，对病躯不利。故又拟健脾杀虫，期虫去则经水自调。药后下虫约百条，经事即通，症虽显著好转，但体质仍然虚乏，一时尚难恢复，且经上述周折，脾虚失统，冲任不固，因之经来绵延10天方净，虫患已除，当可议补，脾胃得健，生化有源，还须继续调治，慎防复病成痨。

（四）更年期综合征

虞某，女，49岁，初诊（1977且11月7日）。曾育一胎，经行过多如注，每周许净，迄将5年，妇产科检查无异常（最近期10月23日）平素头部时胀痛，夜寐不安，纳呆心悸，烦躁欲哭，胸宇郁闷，乏力，大便较薄，日1次，约有六载，屡治未效。脉虚，苔薄。心脾失洽，肝肾不足，冲任乃致失固，姑先健脾宁心，疏肝缓急。处方：炒党参9g，炒白术9g，茯苓12g，朱远志4.5g，夜交藤15g，柴胡4.5g，白芍9g，白蒺藜9g，淮小麦30g，炙甘草3g，大枣15g。4剂。

二诊（11月12日），诸症均见差减，胸宇亦舒，惟大便不实，脉细略弦数，苔薄质红，方既应手，原法进退。处方：炒党参12g，炒白术9g，茯苓12g，朱远志4.5g，磁石30g，柴胡4.5g，白芍9g，白蒺藜9g，石决明30g（先煎），淮小麦30g，炙甘草3g，大枣15g。5剂。

三诊（11月16日），药后均见好转，纳食较馨，经期将届，狂行堪虞。脉细，苔薄，质红，拟养血育阴，兼益肝肾，防患未然。处方：炒当归9g，生地9g，白芍9g，熟女贞9g，旱莲草15g，炙龟板9g，远志4.5g，淮小麦30g，白蒺藜9g，黑荆芥9g，陈皮4.5g。4剂。

四诊（11月22日），原经来如崩，有块且大，目前准期而至，色鲜不多，下块极少，头晕乏力。脉细，苔薄质红。症势虽减，从原方增损。处方：炒当归9g，大生地9g，白芍9g，熟女贞9g，旱莲草15g，炙龟板9g，制黄精9g，朱远志4.5g，夜交藤12g，白蒺藜9g，固经丸9g（吞）。3剂。

【按语】更年期综合征部分症状与脏躁有相似之处，如烦躁欲哭、失眠心悸等等。盖心主喜笑，肺主悲哭，心营不足，阴虚火旺，上烁肺金，致哭笑无常，无故自悲伤；肝阴亦因不足，阳亢而头部时胀痛，急躁易郁易怒，患者所现诸症，与脏躁基本相符。惟大便素来不实，延今六年，纳呆乏力，脾虚失健，故拟四君法益气健脾；甘麦大枣汤，甘以缓急，佐远志、夜交藤宁心安神，柴胡、白芍、白蒺藜疏肝解郁，一诊而诸恙俱减，惟大便依然不实，复诊从原法略增党参剂量，加磁石以镇心神，石决明平肝潜阳，药后诸症均见减轻，纳谷较馨。由于月经每月过多如崩，迄将五年，近又值经期，恐蹈覆辙，予为养血育阴，兼理肝肾，以肝藏血，肾司二阴，冲任之脉导源于肝肾，如阴血充足，则阳亢得制，健固有权，方宗四物去川芎，以养血调经，佐二至丸兼益肝肾，寓防崩止血，加龟板以滋肾阴，黑荆芥入肝止血，余药平肝宁心，缓急和中，投剂后经量不多，功血显著好转，多年夙疾，一举奏功，前人立方配伍，药虽平淡，收效也宏，非临床实践焉能悉其妙用乎。

钱伯煊

一、生平简介

钱伯煊（1896～1986年） 男，汉族，江苏省苏州市人。生前为中国中医研究院研究员，著名中医妇科专家。先后担任北京市政协委员、第四届全国人民代表大会代表，第五、六届全国政协委员，农工民主党第九届中央委员，中国中医研究院学术委员会名誉委员，中医学会北京分会妇科顾问，中医杂志编委等职。生于中医世家，拜清代名医曹颖甫为师学习。新中国成立前已成为江浙名医。1955年奉调中国中医研究院工作。精通中医古典医籍，临床上形成了自己一套独特的学术思想，对内外妇科疾病都有很高的疗效。尤其是对妇科妊娠中毒症，子宫肌瘤、不孕症、习惯性流产等疾病的疗效更为显著，先后撰写了《女科证治》、《钱伯煊妇科医案》、《妇科方萃》和《脉学浅说》等著作。

二、钱伯煊学术思想特点

（一）治疗妇科疾病，重视调补肝、脾、肾

钱伯煊认为妇女经、带、产、乳均与肝、脾、肾三脏有着密切关系。在临床实践中，采取调脾胃、补肝肾之法，多获显效。

就其月经病而言，钱氏指出月经来源主要由于心、脾、肝、肾四经。缘因心主血，脾统血，肝藏血，肾藏精，若四经功能协调，则月经按期而至，是为正常，相反，如心、脾、肝、肾受到损伤，就会发生月经病。此外在奇经八脉方面，冲任二脉，也能影响月经，使之失常。钱氏认为月经来源主要在于心脾和冲任，但在肝肾方面亦有重要的相互关系。因女子属

阴，以血为本，故有女子以肝为先天之称，肝又为藏血之脏，若藏血充盈，则血海能满而下溢，肾藏精以施化，与任脉相系，肾强则任脉亦强，若肝、肾精血充沛，则冲任二脉得滋，月经亦能按期而至。因此月经的来源，虽则由于心、脾两经和冲任二脉，但亦不能忽视肝、肾与冲、任二脉的关系，所以治疗月经病，必须明了心、脾、肝、肾与冲、任几方面的相互作用和影响，以及主要发病的内在因素。

就其带下病而言，钱氏指出临床上常见有白带、赤白带、黄带、白崩之分。白带有脾虚、肾虚之别，当属虚证之类；而实证又有湿热、痰湿之分。钱氏认为脾虚带下，多由脾虚生湿，临床治疗以健脾为主，脾气旺，中运健，则湿无以生，而带下之患可除。肾虚带下，当以养阴补肾为主，任脉总督诸阴，与肾有着密切关系，因此补肾亦即强任，任脉强则带下自愈。而湿热带下，多因肝热脾湿，酝蓄下焦而成，临床多以清热化湿为治，使肝热脾湿得以清化，则不致下注而为患。痰湿带下，多因形体肥胖，积痰生湿，痰湿下注而成，临床治疗多以燥湿为主，化痰为辅，痰由湿生，湿去则痰无以生，则带下之患可除。

在胎前病中，钱氏认为妇女妊娠四、五月后，往往由于暴怒伤肝、或房劳伤肾、或胎中伏火等原因，都能影响胎元，以致发生胎动不安，引起早产，故用安胎之法。怒气伤肝者，以平肝泻火安胎为主；房劳伤肾者，以补肾安胎为主；而胎中伏火者，又以清热安胎为主。

钱氏认为妊娠恶阻一病，肝肾不和是其主要病机，在临床上最为多见。因冲为血海，起于胞宫，肝为藏血之脏，肝脏与冲任二脉关系密切，胞宫受妊最易引起冲脉之气挟肝气上逆而致胃气不降，脾胃虚弱者更易发生恶阻。而妊娠三月以后，胚已成胎，冲脉之气注重于养胎，因而冲逆之气得减，此时孕吐渐愈。钱氏治疗恶阻选药取其清、轻之品，厚腻之味亦非所宜。喜用橘皮竹茹汤，半夏秫米汤。对于孕妇体健，且没有习惯性流产史，制半夏用至6～10g，而且止呕效果好。若孕妇体质较弱不宜用半夏者，可重用生姜以代替。钱氏还认为胃气上逆的患者用散剂比用汤剂效果好。将《金匮要略》干姜人参半夏丸改为散剂，用干姜、人参、半夏各6g，共为细末，每日口服2～3次，每次3g，收效较快。

钱氏治疗子肿与羊水过多颇有见地。妊娠水肿，中医称之为子肿，一般发生在妊娠五个月以后。治疗子肿，若其人小便多，则不可使用利水药，否则会伤及肾脏致影响胎儿，一般只能以健脾化湿法，常选用《全生指迷》中的白术散，即五皮饮去桑皮，而加白术（或再加干姜，若有热象则不用干姜）。小便少的患者，可以用利水药，但不可通利太过，常常选用茯苓皮、泽泻等，以轻剂利水。子满厉害者可用《医宗金鉴》茯苓导水汤，气虚者宜用《金匮要略》防己黄芪汤。钱氏还认为，每在妊娠4～5月间，则可导致小产，其治疗方法也可按子肿治法。钱氏在首都医院曾会诊治疗1例羊水过多之患者，用《千金方》中鲤鱼汤去归、芎，因其归、芎气味浓厚，非适用于脾虚之故也。

钱氏治疗子痫和先兆性子痫更有独到之处。此二症在病机上仅程度之不同，无甚差异，主要症状为头痛、头晕、目眩、失眠、烦躁，甚则抽搐，昏迷，其病机主要为心肝风热。因心藏君火，为火脏而主神明；肝藏血而主筋，为风脏，故心肝风热往往导致以上诸证。钱氏在治疗上其轻者多选用《妇人大全良方》钩藤汤合桑菊饮加减，以清心火，平肝风；若发作势急者，可用万氏牛黄清心丸或《局方》牛黄清心丸，后者清热平肝之力更强，与安宫牛黄丸相仿。若出现昏迷，可再用鲜菖蒲30g捣汁合牛黄清心丸同服；若咳中痰鸣者，再加鲜竹沥30g，珍珠粉1.2g。因《局方》牛黄清心丸中有麝香、冰片等芳香开窍之品，对胎儿有一定的影响，故只能在临产前1个月之内方可使用，否则慎用。钱氏曾治疗1例严重的子痫患者，产后血压持续不降，后立法滋阴潜阳，以犀角地黄汤合三甲煎而获效。

上述典型妇科疾病案例的介绍，说明钱伯煊非常重视肝、脾、肾三脏在妇科病理、生理中的重要地位和作用，对于指导妇产科疾病的辨证施治起着关键性作用。

（二）突出“八纲”，临床辨证细微

钱氏善治“血证”，尤以“崩漏”见长，临床上突出“八纲辨证”。他提出首当分清气虚与阳虚，血虚与阴虚，血热与郁热以及血瘀之不同，只有辨证准确，施治方不致误。

钱氏认为气虚是指中气虚弱，脾胃居中，脾胃之气当属中气。气虚之因，大都是由于饮食不节或思虑过度，则损伤脾气。临床望诊每每见有面白微浮，舌质淡，苔薄白腻边有齿痕，切诊则见有细软之脉，其症状有气短，畏寒，自汗，四肢肿胀，纳差，便溏，月经量多如冲，经血稀薄等，若气虚下陷，必兼少腹坠胀。

阳虚是指脾肾阳虚。肾阳虚则命火衰，望诊每见面浮，舌质淡；切诊时脉多沉软，右部更甚；症状多有畏寒肢冷，大便晨泻，腰背酸痛，月经淋漓，量时多时少，血色稀淡等。

血虚是指肝藏血少。因肝为藏血之脏，血虚的原因，大都是由于产多乳众，消耗营血，或因平素善怒多郁，郁怒伤肝，肝伤则血不得藏，火郁则营血被灼，而致血虚。临床切诊每见细濡弦脉，症见头痛头晕，目眩目涩，月经淋漓不断，血色淡红等症。

阴虚是指肾脏真阴虚也。肾为封藏之本，精之处焉，精不足则肾阴虚。阴虚的原因，大都是由于频频流产，或用脑过度，皆可使肾阴受损。望诊时可见火升面赤，发无光泽，舌苔花剥质红有刺；切诊时脉象虚细，或细软数；症状见有头晕耳鸣，内热咽干，手足心灼热，腰部酸痛，小便夜频，月经暴下量多，血色深红等症。

血热是指营血有热。根据中医理论，营与血，基本上是同一种物质，不过营有化气的功能，而血因营气而生。再从营与血的分布情况来说，营在经脉，血在腑脏，二者又有所区别。关于血热的原因，大都是由于火邪入营，营热如沸。如《内

经》所言天暑地热，则经血沸溢，或平素喜食辛辣，能使胃中积热，当属足阳明经，冲脉又隶属于阳明，冲为血海，阳明热盛，则血海不宁，故血热妄行。望诊时面有红点，舌苔深黄，质绛有刺，唇部燥裂。切诊时脉象洪数。症状见有烦热，鼻衄齿血，渴喜冷饮，大便燥结，小便短赤，月经量多如崩，经色紫黑等症。

郁热是指肝经郁热。郁热的原因，大都是由于平素多忧善怒，肝气不舒，郁而化热，所谓气有余便是火，火郁在内，扰动血海，血海失守，故血内溢。望诊时面呈忧愁，舌苔黄，质红有刺；切脉时弦数或细涩；症状可见有头痛胸闷，腹部胀痛，胀甚于痛，胁胀胁痛，心烦恶热，口苦而渴，月经量少淋漓，色深红而凝块。

血瘀是指经血凝结而为瘀。造成血瘀的原因不一，有的因负重努伤，气与血并而为瘀，或经行感受风寒，血流不畅，或经行饮冷而血凝阻，或经多兜涩太早，均可造成血滞而为瘀。望诊时舌边质紫，或尖有瘀点；脉见沉实；症状可见下腹疼痛拒按，月经淋漓不爽，血色紫黑有块；下多则快等症。

钱氏指出气虚者，治疗以补气健脾为主，使脾气旺盛，则水谷之精微化而为血。临床上多选用四君子汤为主，若胃纳呆钝，再加橘皮、半夏以苏胃气。若大便溏薄，腹中胀气，再加木香、砂仁，以行气和中。若腹胀较甚，再加香附；若有呕吐，再加藿香。用香附取其疏利气滞，用藿香取其祛秽和中。若气虚甚者，可加黄芪大补元气。若崩漏不止，正气将脱，急用独参汤，以补气固脱。若阳气将亡，急用参附汤。若中气虚而下陷，选用补中益气汤，以补气升阳。若心脾两虚，方用归脾汤为补益心脾二经。

钱氏指出阳虚者是指脾阳虚和肾阳虚两种，但主要是在肾阳，往往是由肾阳衰而脾阳亦衰，故治疗当以温补脾肾阳气。临床多选用右归饮，以温阳滋肾，兼顾其精血。

血虚者当以养血滋肝。临床多选用四物汤以养血，若虚甚可用当归补血汤，以补气生血。若兼有虚寒可用胶艾汤，以温经补血。若有热象，可用芩连四物汤，于养血之中，佐以清热。

阴虚者治疗当以滋补肾阴为主，使精血得充。但养阴之药，性偏滋腻，若脾胃不健，中运失常，用药必须顾及腻膈碍胃，才能达到补而不滞之目的。临床上多选用左归饮，以滋阴补肾，或用六味地黄丸合三甲煎，以补肝益肾。若兼有虚阳上亢，再加生龙骨、生龙齿以潜元阳。若兼有阴虚，可加枸杞子、菊花兼补肝阴。若相火盛，可加黄柏、知母以泻相火。若津液不足，可加麦门冬、五味子以益气生津。

血热者内因治以清化胃热，外因治以泻火凉血。若面发红点，乃血热于上，治宜泻热；舌苔深黄，属胃热熏蒸，治宜苦寒清热；鼻血齿血，多因肝胃热甚，治宜导热下行；经血紫黑，亦为血热，治当凉血清热；总之，这均属实证，故多用泻火清热凉血诸法，随证治之。胃火盛者，临床上多选用玉女煎泻火以清胃。若营热炽，病势急迫者，选用犀角地黄汤泻火以凉营。若三焦热盛，方用黄连解毒汤，苦寒以清热。

而郁热者，首先应辨别肝气与肝火，孰轻孰重，若偏于气盛者，治当侧重调气以开郁，气调则火亦平；若偏于火盛者，治当重于泻火以解郁，火降则气亦调。临床上多选用丹栀逍遥散，以清热疏肝。

钱氏指出血瘀当究其瘀之不同病因，辨证治疗。若由于经行负重努伤，轻者以化瘀为主，重者以逐瘀为主；如经行感受风寒血流不畅而为瘀者，治宜祛风散寒以行瘀；如经行饮冷，血凝而成瘀，治宜温中而化瘀；如经行早涩，血滞为瘀，治宜祛瘀生新；若舌边质紫，或尖有瘀点，治当活血化瘀；若腹痛拒按，治当行气破瘀；若经血紫黑成块，治当调气行瘀。钱氏还强调指出，上述是对一般瘀积的治法，但还必须考虑到瘀积的轻重和体质的强弱，应分别对待，而后作出恰当的治疗。身体强实而积瘀较重者，可用逐瘀破瘀之法，药用竣猛之品。若身体素质虚弱而积瘀较重者，应顾及其本，否则瘀虽祛而正亦伤，于身体有损，非治之得法，宜用扶正化瘀之法；若身体弱而瘀积轻者，可采用祛瘀生新之法，以致不犯虚虚实实之弊也。临床上血瘀负重努伤者，多选用四物汤合失笑散，以养血化瘀；若偏于气滞者，可用延胡索散，以行气化瘀；若经行感受风寒者，可用桂枝汤合芎归汤，以养血祛邪；若经行饮冷而成瘀者，可用良附丸合芎归汤，以养血行气温中；若兜涩过早而凝瘀者，可用备金散，以调气化瘀。钱氏在治疗血证用药方面还谆谆告诫后人，以上诸方，可以斟酌加减，若病势不太严重，方中人参可改为党参；血量较多者，方中当归、川芎应酌减或不用；气滞者，应减去黄芪；舌苔垢腻，消化不良者，方中地黄、胶类药不用。方中犀角，因药贵稀少，可用玳瑁片代之。如无鹿角胶，可用鹿角片，如无龟板胶，可用龟板。

三、钱伯煊临床经验特色

（一）钱氏保胎三法

1. 保胎：钱氏认为妇女平素体弱，或新病初愈，气血未复，或屡次流产，胎元不固，往往发生堕胎或小产。在三个月以前，未成形者，谓之堕胎；在四个月以后，已成形者，谓之小产；若屡孕屡堕，谓之滑胎，遂致胎元不固。钱氏认为造成上述病证多由于气血两虚，冲任损伤，遂致胎元不固。临床上多见患者皖白，畏寒头晕，气短神倦，腰腿酸痛，舌苔薄白质淡，脉象细软。治疗当以补气血，强冲任，固胎元之法。方选十圣散加减。处方：党参12g，黄芪12g，白术9g，甘草3g，干地黄12g，白芍9g，川断12g，砂仁3g，山药12g，苎麻根12g。若口渴便秘，原方去党参、黄芪、砂仁，加北沙参12g，麦冬9g，知母9g。若恶心纳减，原方去黄芪、地黄、甘草，加橘皮6g，竹茹9g，扁豆9g；若腹痛，原方去黄芪、地黄，加苏梗6g，木香6g。

2. 养胎：钱氏认为由于妇女平素气血不足，怀孕之后，胎元缺乏母血营养，以致胎儿不长，或生长缓慢，则须用养胎之法，使胎儿逐渐长大，不致萎缩而堕。其病因大都是由于脾胃不健，无以生化气血，又因肾阴素虚，以致任脉失养，影响胎元生长。临床常见有面色苍黄，神倦纳少，腰酸腿痛，大便溏薄，舌苔薄腻，边有齿痕，脉象沉软微滑。治疗当以健脾补肾之法，方选用四君子汤合千金保孕丸加减。处方：党参12g，白术9g，茯苓12g，山药12g，橘皮6g，川断12g，杜仲9g，熟地12g，砂仁3g，桑寄生15g。钱氏指出由于母体气血不足，故临床治疗当以补气健脾，养阴补肾之法，使脾胃健则气血渐旺，肾阴足则任脉得滋，从而使胎元得以壮大，不致萎缩而堕。

3. 安胎：钱氏认为妇女妊娠四、五月后，往往由于暴怒伤肝，或房劳伤肾，或胎中伏火等原因，都能影响胎元，以致发生胎动不安，引起流产或早产，故用安胎之法进行治疗。

（1）暴怒伤肝　多由于恼怒伤肝，阳气亢逆，扰动胎元，致胎动不宁。临床表现为火升面赤，头痛头晕，心烦易怒，胎动不安，舌苔黄而有刺，脉象弦滑。治法当以平肝、清热、安胎为主，方选芩连四物汤加减，处方：黄芩6g，黄连3g，生地12g，白芍9g，菊花6g，黑山栀9g，知母9g，苎麻根12g。钱氏指出怒气伤肝，气火偏胜，故以平肝泻火为主，养阴安胎为辅，使肝平火降，则胎可安宁。

（2）房劳伤肾　多由于肾阴受损，胎系于肾，肾伤故胎动频作。临床常见有面色苍黄，头晕耳鸣，腰酸腿软，胎动频作，舌苔中剥，脉象细软微滑，治法当以滋阴、补肾、安胎。方选千金保孕丸合安胎饮加味。处方：山药12g，杜仲9g，川断12g，莲肉12g，苎麻根12g，糯米9g，生熟地各9g，桑寄生15g。钱氏指出此证多系肾虚而成，故用补肾之法，因胎系于肾，肾强则胎有所养，而不致动荡不安。

（3）胎中伏火　多系肠胃积热，影响胞胎，遂致动荡不安。其临床多表现为面色微红，烦热口渴，便秘溲赤，胎动剧烈，舌苔深黄，质红有刺，脉象滑数。治法当以养阴、清热、安胎。方选安胎凉膈饮加减。处方：知母9g，麦冬9g，芦根30g，黑山栀9g，黄芩6g，花粉12g，苎麻根12g。钱氏指出此证多系胎中伏火，故临床以清热安胎为主，佐以养阴，因其伏火易于伤阴，务使热清则胎自安矣。

（二）不孕症证治六法

妇女结婚多年，配偶健康而未曾怀孕，或已生育过一次，而又数年不再妊娠，均称之为不孕。不孕的原因，主要是由于肾虚、血虚、寒凝、气滞、痰湿、瘀积等，基于上述原因，往往能使月经不调，而难以受孕。钱氏认为临床所见不孕症，除器质性病变以外，大都有月经不调史，经过治疗，月经周期调整后，不孕的妇女多有受孕的可能，因此，调理月经就成为治疗不孕症的关键。而月经不调大体上有先期、后期、先后不定期、量多、量少等几种情况，月经量多或经行先期以气虚、血热者为多见；月经量少或经行后期以气滞、瘀积、寒凝者为多见，但三者往往互相影响，故兼见者较多；先后不定期以气血不足，冲任不调者较多。由于以上各种因素，都可以引起冲任失调，从而导致妇女生育机能障碍，所以治疗不孕症，也要通过辨证，针对这些病机进行治疗，一旦月经复常，则冲任协调，多可受孕。临床上钱氏常用以下几个方剂作为基础方，并根据其具体情况进行加减。气虚者用补中益气汤；血热者用加减玉女煎（去熟地、牛膝，加生地、丹皮、瓜蒌、茅根、灯芯、藕节等）；气滞者用逍遥散，若肝郁化火者可用丹栀逍遥散；寒凝者用《金匮要略》大温经汤；若寒凝有风者可用《证治准绳》吴茱萸汤；瘀积者用《普济方》的琥珀散；气血不足者用八珍汤；冲任不调者多因肝肾不足，冲任失滋，多选左归饮。钱氏还着重指出以上几个方剂都是古方，古为今用不能一成不变，应取古方方义，不可拘泥于它的药物组成和剂量，根据临床所见症状，用药应有所偏重，如以补中益气汤治疗气虚而致的月经先期、量多，是取原方补中益气，以气摄血之义，钱氏临症时多不用当归，因其活血而不利于出血证，常加赤石脂，因取其重涩固下，有利于控制月经量。在剂量上也是根据症状表现不同而异，除参、芪重用外，健脾的白术、调气的陈皮、升提的升、柴等用量都灵活掌握，不一定非遵古方原剂量。若呆守古方，不视当时具体证状，决不能发挥古方的效果。

钱氏治疗不孕症归纳为六种证型，其分述如下：

1. 肾虚证：其病因系肾脏精血虚少，胞宫失养，致使不能摄精受孕。临床症状多表现为头晕耳鸣，腰背酸痛，小便频数，月经不调，舌苔薄白，脉象沉细而弱。治疗当以强肾补精之法，多选毓麟珠加减。处方：熟地12g，当归9g，白芍9g，菟丝子9g，杜仲9g，覆盆子9g，苁蓉9g，鹿角霜9g，五味子6g，甘草6g。钱氏指出此证在于肾虚，故治疗以补肾生精为主，使精充则肾强，肾强则冲任得养，月经得以正常，则易于受孕。

2. 血虚证：其病因多由于肝藏血少，冲任失养，遂致胞宫虚弱，未能摄精受孕。临床表现为面色苍黄，头晕目眩，心悸少寐，月经量少，舌质淡，脉象细软。治疗当以养血滋肝之法。方选养精种玉汤加味。处方：熟地12g，当归9g，山萸肉6g，阿胶12g，枸杞子12g，五味子6g。钱氏指出此证在于血虚，故用滋养肝肾之法，使营血渐充，则肝有所养，冲任得滋，故自易怀孕。

3. 寒凝证：其病因多由于行经期间，当风受寒，风寒客于胞宫，以致宫寒不孕。临床多见下腹寒冷，有时作痛，腰部觉冷，月经愆期，舌苔薄白，脉象沉紧。治疗当以温经散寒之法。方选艾附暖宫丸加减。处方：艾叶6g，制香附6g，当归9g，熟地12g，赤芍9g，川芎6g，肉桂3g，吴萸3g，细辛3g。钱氏指出此证在于宫寒不孕，故以祛寒调经为主，使积寒渐解，月经能调，则胞宫温暖，自可受孕。

4. 气滞证：其病因多由于肝郁气滞，失其疏泄之常，气血失调，冲任不能相资，因而难以摄精受孕。临床症状为少腹胀痛。有时气坠，胸痞胁痛，月经不调，舌苔淡黄，脉象弦涩。治疗当以疏肝调气之法。方选逍遥散加减。处方：柴胡6g，当归9g，赤芍9g，茯苓12g，薄荷3g，制香附9g，川楝子9g，延胡索9g，牛膝9g。钱氏指出此证在于肝郁气滞，故以舒肝调气为主，使下焦气化通畅，则月经得以自调，然后才能怀孕。

5. 痰湿证：其病因在于妇女形体肥胖，痰湿素重，阻塞胞宫，以致未能受精怀孕。临床表现为平时痰多，神倦嗜卧，带下绵绵，月经量少，舌苔白腻，脉象沉滑。治疗化痰祛湿之法。方选启宫丸加减，处方：制半夏9g，制南星6g，苍术6g，制香附6g，茯苓12g，橘皮6g，神曲9g。钱氏指出此证在于痰湿阻滞，故用化痰祛湿之法，使痰湿化则胞宫无阻，乃可摄精受孕。

6. 瘀积证：其病因在于瘀阻胞宫，下焦气化不得通畅，致使难以摄精受孕。临床表现为下腹作痛拒按，月经量少，色紫黑有块，舌尖有瘀点，脉象沉迟。治疗方法为行气化瘀，代表方剂为琥珀散加减。处方：三棱6g，莪术6g，当归9g，赤芍9g，丹皮9g，台乌药6g，延胡索6g，香附6g，牛膝9g。钱氏指出此证在于瘀阻，故用行气通瘀之法，使积瘀得化，气道得通，月经正常，然后才能受孕。

（三）分三阶段辨证施治子宫肌瘤，疗效突出

子宫肌瘤是较常见的良性肿瘤，本病包括在“癥积”范围之中。发病年龄大都在40岁以上者较为多见，其主要原因，常由于气血凝聚，或痰气郁结而逐渐形成。冲为血海，任主胞胎，冲任二脉与子宫有着密切关系，因此，子宫有病一定要影响到冲任二脉，并与月经有着直接的关系。如果冲任损伤，必然会导致月经的紊乱，所以患子宫肌瘤的病人，往往会发生以下几种情况：①月经先期量多；②月经量少淋漓不断；③月经量多如冲。钱氏认为此病多由于气阴两虚，或阴虚血热，或气滞血瘀三种类型比较常见，治疗方法首先根据病人身体的强弱，病程的长短，病情的轻重，月经的多少，通过辨证，然后立法用药。

1. 气阴两虚：从其病因上分析多由于长期月经量多，造

成气阴渐伤，气虚则不能摄血，阴虚则浮阳上越。临床多表现为面浮肢肿，头晕目眩，心慌气短，烦热自汗，腰腿酸软，月经先期量多，或淋漓不断，舌苔中剥边刺，脉象细弱。治疗当以补气养阴软坚之法。方选生麦散加味。处方：党参12g，麦冬9g，五味子6g，生地15g，白芍9g，生龙骨15g，生牡蛎15g，玉竹12g，昆布12g。钱氏指出，该证属虚，当以补气养阴为主，佐以软坚，旨在使子宫肌瘤软化缩小，则月经可以逐渐得以恢复正常。

2. 阴虚血热：从其病因多系阴虚阳盛，血分积热，以致血热妄行。临床多表现为火升面赤，头痛头晕，目花耳鸣，心烦失眠，月经量多色深，舌苔薄黄，质红有刺，脉见细弦之象。治疗养阴清热软坚之法。方选三甲煎加味。处方：生牡蛎30g，生鳖甲15g，生龟板15g，生地15g，白芍9g，丹皮9g，麦冬9g，贯众12g，夏枯草6g。钱氏指出此证系阴虚血热，故用养阴清热软坚之法，使阴血渐复，血热得清，则血不致妄行，肌瘤亦能逐渐软化缩小。

3. 气滞血瘀：从病因上多系情志怫逆，肝郁气滞，血行不能流畅，积而为瘀，瘀血内阻，新血不能归经。临床表现为胸闷胁痛，下腹胀痛，月经量少，色紫有块，甚至淋漓不断，舌边质紫，脉象沉弦。治疗当以行气活血化瘀之法。方选旋覆汤合失笑散加减。处方：旋覆花6g（包），青葱2寸，生蒲黄6g，五灵脂12g，海螵蛸15g，制香附6g，益母草15g。钱氏指出此证多由于气滞血瘀，故以行气化瘀软坚之法，使气得通畅，则瘀血可化，肌瘤自然软化而缩小。钱氏还特意说明，以上三证，如出血量多，都可加用三七根3g，或三七末3g冲服，若兼有腹痛，可改用云南白药3g，分3次调服。

钱伯煊根据几十年临床经验总结出在治疗子宫肌瘤过程中，视其病情，又分为三个阶段进行治疗。

第一阶段：在每次月经净后3周左右，主要控制月经，勿使其先期或量多，治疗方法，当以健脾补肾为主。其基本方为：党参12g，白术9g，茯苓12g，山药12g，熟地12g，白芍

9g，生牡蛎15g，阿胶12g。若阴虚有热，加旱莲草12g，女贞子12g。若偏于阳虚，加鹿角霜12g，菟丝子12g。若有赤白带下，加贯众15g，椿根皮15g。若腰痛剧烈，加狗脊12g，桑寄生15g。若有腹痛，偏于寒者，加艾叶3g，姜炭6g。而偏于热者，加川楝子9g，木香6g。

第二阶段：在行经期间，如月经量多，下腹不痛，或隐隐微痛，治疗方法当以补气养血为主，兼固冲任。基本方为：太子参12g，黄芪12g，熟地12g，白芍9g，艾炭3g，阿胶12g，玉竹12g。如出血量多，血色深红，兼有头晕耳鸣，目眩心悸，烦热自汗等，其治疗方法当以育阴潜阳为主，佐以清热凉血。其基本方为：大生地15g，北沙参12g，天冬6g，麦冬9g，生龙骨15g，生牡蛎15g，莲肉12g，地榆12g，侧柏叶12g。以上两种情况，都可以用三七末3g冲服，或三七根3g同煎，如有腹痛，可改用云南白药2.4g分两次冲服。若月经血量不多而淋漓不断，偏于热者，再加槐花炭9g，丹皮炭9g。若偏于寒者，则加百草霜9g，伏龙肝15g。若身体较弱，并无偏寒偏热现象，改用血余炭9g，陈棕炭9g。若腹痛血色紫黑者，再加蒲黄炭6g，五灵脂12g。

第三阶段，在月经净后，主要是缩小软化子宫肌瘤，治疗方法当以养阴软坚为主。其基本方为：生牡蛎15g，生鳖甲15g，生龟板15g，昆布12g，海藻12g，贯众12g，土贝15g，夏枯草12g。若面浮肢肿：加党参12g，茯苓12g。若大便溏薄，原方去昆布、海藻，加白术9g，山药12g。若头晕目眩，加制首乌12g，枸杞子12g。若心慌心悸，加麦门冬9g，五味子6g。若心烦失眠，加枣仁12g，莲肉12g。若自汗盗汗，加生龙骨15g，浮小麦15g。若胸闷痰多，加旋覆花6g，橘皮6g。若胃纳欠佳，加扁豆9g，炒谷芽15g。若口渴思饮，加北沙参12g，川石斛12g。若消化不良，加木香6g，炙鸡内金9g。若下腹隐痛，加制香附6g，苏梗6g。若白带量多，加沙苑子9g，芡实12g。若腰痛腿酸，加川断12g，桑寄生15g。若四肢抽搐或麻木，加木瓜9g。若血虚肠燥，加柏子仁15g，瓜蒌仁12g。若肠热便秘，加天花粉12g，知母9g。若小便频数，加覆盆子9g，山药12g。若小便热少，加泽泻9g，车前子12g。

四、钱伯煊典型医案选

（一）崩漏

任某，女，19岁，未婚，病历号：46184（广安门医院）。初诊：1962年6月28日，主诉月经不调，流血过多，已逾五年，14岁初潮开始，月经即不规律，周期7至10天，量多，多时顺腿流，少腹痛甚且胀。16岁时适值经期参加剧烈运动后，月经量更多，出血持续50余天，后刮宫血止，行人工周期，月经比较规律。近三年来，大出血三次，前两次仍采用刮宫止血，此次流血50余天，曾服中药汤剂、云南白药、三七粉，注射止血针等均无效。现头晕心悸、面色皖白，心烦自汗，纳差口渴，腰酸疲乏，舌苔淡黄腻，中微剥尖刺，脉象细数。此证由于素体肾气虚弱，又复经期努力伤气，遂致崩漏不止，血去过多，气阴更耗，治以补气养阴，固摄冲任，故先采用补中益气汤加减。处方：炙黄芪15g，人参6g，白术9g，炙甘草6g，升麻3g，生地12g，白芍9g，阿胶12g，赤石脂15g，禹余粮15g，生牡蛎15g，河车粉3g（冲服）。8剂。

二诊（7月7日）：服上药3剂血止，后又连服5剂，头晕心悸气短减轻，口干喜饮，舌苔白稍腻，质淡尖红刺，脉细滑数尺弱，再从前法加减。处方：黄芪15g，炙甘草6g，升麻3g，大生地12g，白芍9g，阿胶12g，生牡蛎15g，赤石脂15g，禹余粮15g，川石斛12g，河车粉3g（冲服）。6剂。

三诊（7月28日）：头部痛晕渐平，时觉目眩，舌苔根薄白、质淡中微裂，脉左细微滑、尺沉细、右细弦微数，证属气阴两虚，脾肾尤亏，治以补气阴，强脾肾，以固冲任。处方：党参9g，白术9g，炙甘草3g，山药9g，熟地12g，山萸肉6g，阿胶9g，艾叶4.5g，生杜仲9g，川断12g，女贞子9g，禹余粮15g，6剂。另：河车粉90g，每日3g，分2次服。

四诊（9月14日）：月经于9月14日来潮，量多，状如小便，不能控制，色鲜红，挟有少许血块，少腹冷痛，口干腰酸，舌苔薄白腻、中裂，脉象细数，症属气阴重伤，冲任不固，治以益气养阴，固摄冲任。处方：人参6g，白术9g，炙甘草3g，熟地12g，白芍9g，阿胶12g，艾叶4.5g，龟板胶12g，赤石脂15g，禹余粮15g，生龙骨15g，生牡蛎15g，海螵蛸15g，河车粉3g（冲服），仙鹤草9g。7剂。

五诊（9月20日）：药后出血止，经行9天，精神尚好，略感头晕目花，口干，舌苔薄黄腻，脉象细数，病延日久，流血过多，气血两虚，治以补气血，强冲任。处方：人参归脾丸10丸，每晚服1丸。河车粉30g，早晚各服1.5g。

六诊（9月29日）：精神渐振，余无不适，舌苔中裂、根黄腻，脉细微，治以补肝肾，固冲任。处方：地黄12g，白芍9g，女贞子9g，沙苑子9g，桑寄生12g，龟板胶6g，生龙骨15g，生牡蛎15g，砂仁1.8g，橘皮3g，夜交藤12g。6剂。另：河车粉30g，早晚各服1.5g。

七诊（10月13日）：近三天来，阴道流水样分泌物，量多，腰酸溲频，舌苔薄黄、中裂，脉象细弦，气阴两虚，冲任不固，仍守前法加减。处方：地黄12g，白芍9g，女贞子9g，金樱子9g，桑螵蛸12g，川断12g，生牡蛎15g，制香附6g，阿胶珠9g，橘皮3g。6剂。另：河车粉30g，早晚各服1.5g。

八诊（10月23日）：月经于10月20日来潮，量中等，色红，腰酸减轻，腹部尚舒，小溲仍多，舌苔薄黄、中裂，脉象细弦，仍从前法加减。处方：地黄12g，白芍9g，女贞子9g，金樱子9g，桑螵蛸12g，川断12g，生牡蛎15g，阿胶珠9g，橘皮3g，赤石脂15g，禹余粮15g。6剂。

九诊（10月26日）：此次行经5天净，色量正常，今日又挟感冒，头痛，咽喉干痛，舌苔薄黄、中裂，脉象细数，拟急则治其标，先祛风热。处方：银翘解毒丸4丸，每日上下午各服1丸。

【按语】钱氏认为崩漏主要原因，往往由于劳伤气血，损伤冲任，或中气下陷，或阴虚阳搏，或血热妄行。钱老对此病的治法，在崩漏之际，主要以补气养阴，固摄冲任，血止之后，采用益心脾，补肝肾之法。固冲任两脉隶属肝肾，但统摄之权，在于心脾，心主血，脾统血，肝藏血，肾藏精，因此，心、脾、肝、肾对冲任有着密切的关系，也有相互的影响，在临诊时必须详细辨证，进行施治，才能达到治愈的目的。本案例属于崩漏，病因多因素体先天不足，肾气又弱，冲任调节失常，遂时崩时漏，病逾五年，以致气阴虚已甚，故其治法以大补元气，使气旺而能生血，后以补脾肾，固冲任，继则补肝强肾，兼摄冲任，治疗四个月，此病逐渐向愈。

（二）闭经

张某，女，23岁，未婚。初诊：1971年6月29日，闭经半年，末次月经于去年12月份来潮，量少色褐，以前月经周期30至60天，八天净，量中等，有痛经，经前腰酸，曾服己烯雌酚、当归浸膏片、白凤丸、艾附暖宫丸等均无效，现感腰痛，少腹寒痛，白带量多气味腥，舌苔淡黄腻，中裂尖刺，脉细软尺弱。脉症参合，此属先天肾虚，又因劳倦伤脾，不能运化水谷而生精微，于是营血不足，无以下注于冲脉，冲为血海，血海空虚，以致经闭，治法以补肝益肾，理气调经。处方：茯苓12g，山药12g，当归12g，川芎6g，赤白芍各9g，制香附6g，牛膝9g，焦三仙各12g，川断12g，桑寄生1.2g。8剂。

二诊（7月13日）：停经半年，服上方8剂，月经于7月9日来潮，今日未净，量多，色始黑后红，经前腹痛，舌苔淡黄，中裂尖刺，脉象细软，月经已行，仍从前法加减。处方：茯苓12g，木香6g，山药12g，川断12g，桑寄生12g，艾叶3g，乌药6g，当归9g，制香附6g，郁金6g。8剂。

三诊（10月4日）：8月份月经错后来潮，经期腹痛，9月份月经先期10天，于9月12日来潮，6天净，量少，9月28日月经又行，2天净，色褐，腰酸，口渴思饮，舌苔黄腻，边尖红，脉象细软，自服补肝益肾，理气调经之剂，月经能自动来潮，但最近2次，经行先期，此乃病久阴虚血热，以致血热妄行，治以养阴清热。处方：地黄15g，白芍9g，丹皮9g，女贞子12g，旱莲草12g，白薇9g，川断12g，枸杞子12g，藕节12g，茅根30g。6剂。

四诊（11月19日）：服养阴清热之药6剂，月经周期已得正常，于10月29日来潮，6天净，量中色红，有小血块，下腹冷痛，有时腹胀，腰酸，大便晨泻，舌苔白腻微黄、中裂尖刺，脉左软，右细弦，病情虽有所好转，但脾肾两虚，下焦寒凝，治以健脾补肾，佐以温经。处方：白术9g，茯苓12g，木香6g，赤白芍各9g，山药12g，五味子6g，川断12g，桑寄生12g，艾叶6g，制首乌12g。8剂。另：八珍益母丸20丸，每日早服1丸。艾附暖宫丸20丸，每日晚服1丸。

【按语】钱氏治疗闭经主要以益心脾、补肝肾，调冲任之法。月经不来，乃“血病也”，而心、脾、肝、肾与血关系密切，《素问·阴阳别论》：“二阳之病发心脾，有不得隐曲，女子不月”。二阳指阳明大肠及胃也。胃为仓廪之官，主纳水谷，此病多由于心脾所发，忧思善虑，伤及心脾，心不生血，脾失健运，胃不受纳，故谓胃病发于心脾也。由于纳谷衰少，无以化生精微，灌注经脉，而血脉遂枯，月事不得以时下，因此可见心脾与经闭有很大的关系，但此症也有在于肝肾，因肝为藏血之脏，又主疏泄，若藏血不足，疏泄失常，遂致血虚气滞而致经闭，肾藏精，月经之源，全赖肾经以施化，若肾精乏，无以濡养肝脏，肝不藏血，无以下注于血海，血海空虚，遂致月经不至，因此肝肾与闭经，也有一定的影响。本案例由于脾肾两虚，营血不足，冲任失养，血海空虚，而致经闭，故先用补肝益肾，理气调经之法，后因转为月经先期，故用养阴清热为治，最后月经渐复正常，但因便稀腰痛，下腹寒痛，再用健脾补肾，佐以温经之法，治疗将及半年，得以痊愈。

（三）经行昏厥

韩某，女，21岁，未婚。初诊（1974年12月16日）。初潮13岁，月经正常，1968年起月经失调，周期1至3个月，6天净，量不多，色淡，行经期间，少腹作痛，突然昏倒，冷汗淋漓，自觉全身有下沉感，大小便欲解不得，最近3次昏倒，每发于经前，发作后即来潮，现月经1至2个月来1次，6天净，量不多，色淡，经期情绪不宁，急躁欲哭，纳差少寐，大便干结，2至3天1行。末次月经11月28日来潮，6天净，舌苔淡黄腻质红，脉象沉迟，病属血虚肝郁，阳气亢逆，治以养血平肝，调气解郁。处方：地黄12g，白芍9g，川芎3g，远志6g，合欢皮12g，郁金6g，制香附6g，白薇9g，丹皮9g，鸡血藤12g。6剂。

二诊（12月23日）：服上方4剂，情绪较宁，纳食增加，舌苔淡黄，质红尖刺，脉细，经期将临，治以养血调气。处方：地黄15g，当归9g，白芍9g，川芎3g，制香附6g，泽兰12g，甘草6g，鸡血藤12g，丹皮9g，远志6g，牛膝9g。6剂。

三诊（12月30日）：昨晨少腹剧痛，冷汗淋漓，胸痞泛恶，自觉全身下沉无力，但未昏厥，1小时后月经来潮，量不多，色初黑后红，无血块，今日少腹痛止，但觉腰酸，头痛面浮，胃不思纳，大便干结，三日一行，舌苔灰黄垢腻，脉左沉细，右细弦，现值经期，治以疏肝益肾，清热和胃。处方：地黄15g，当归9g，赤白芍各9g，川楝子9g，丹皮9g，橘皮6g，竹茹9g，川石斛12g，川断12g，桑寄生15g。6剂。

四诊（1975年1月3日）：末次月经1974年12月29日来潮，5天净，血量较前增多，全身自觉下沉无力，较前减轻，时间亦缩短，大便得畅，神疲乏力，浮肿依然，四肢发冷，胃纳仍差，舌苔薄黄腻，边尖略红，脉左沉细，右细弦，治以健脾和胃为主，兼益肝肾。处方：党参12g，白术9g，扁豆9g，甘草6g，橘皮6g，山药12g，白芍9g，地黄12g，生谷芽15g。6剂。

五诊（1月10日）：服上方5剂后，精神较振，胃纳渐增，劳则面浮肿肢，大便干结，三日一行，舌苔薄黄腻，脉沉细微滑，治以益气养阴，佐以清热。处方：北沙参12g，麦冬

9g，玉竹12g，茯苓12g，扁豆9g，花粉12g，知母9g，地黄12g，白芍9g。6剂。

六诊（2月24日）：末次月经1月30日来潮，6天净，周期已准，且性情急躁，四肢发冷，冷汗淋漓，全身下沉等症状均已消失，但行经期间，面浮肢肿依然，舌苔淡黄腻有刺，脉沉细滑，现值经前，治以养血平肝，理气清热之法。处方：地黄12g，白芍9g，生龙骨15g，生牡蛎15g，丹皮9g，制香附6g，川楝子9g，青橘皮各6g，鸡血藤12g，牛膝9g，茯苓12g。6剂。

七诊（3月7日）：月经于3月2日来潮，3天净，量较前多，色红，少腹稍痛，昏厥未作，浮肿减轻，舌苔薄黄腻，脉细，仍从前法加减。处方：地黄12g，白芍9g，生龙骨15g，生牡蛎15g，丹皮9g，制香附6g，川楝子9g，鸡血藤12g，茯苓12g，瓜蒌15g，知母9g。6剂。

【按语】钱氏认为经行昏厥，其主要病因，多由于平素血虚肝旺，郁则生火，经行之际，肝血不足，遂致气火亢逆，发生昏厥，治疗当以养血平肝，调气解郁，使肝有所养，火能下降，气可调达，则郁结自除，而不致上逆为患。本案例由于血虚肝旺，阳气亢盛，故治疗以养血平肝，调气解郁为主，使气调血和，月经渐趋正常，后再益气养阴，亢阳得以渐平。《素问·生气通天论》谓："阴平阳秘，精神乃治。"后因浮肿明显，改用调补气血之法，最后以养血平肝，理气清热调治，经治疗两个月，诸恙悉减，得到痊愈。

（四）不孕症

李某，女，27岁，已婚，病历号：174943。初诊（1969年9月9日），结婚三年不孕，患者从未来过月经，20岁时做人工周期来潮，断续五年，仍不能自行来潮，某医院曾诊断为子宫输卵管慢性炎症，结核性可能大，原发闭经，原发不孕。1967年2月至1968年8月，经中医中药，用调气活血治疗后，月经才能来潮，量少色紫，1～4天即净，偶尔5～6天，并有痛经，现下腹胀痛，腰痛，白带时下，舌苔薄白稍腻，质红，脉左弦右软。病属肝气郁结，疏泄失常，以致气滞血凝，治以疏肝调经之法。处方：加味逍遥丸180g，早晚各服6g。

二诊（9月30日）：腹痛稍缓，劳则腰痛，白带稍多，头晕少寐，舌苔薄白，脉象细软，治以补肝益肾。处方：河车大造丸20丸，早晚1丸。619丸20丸（自制方）晚服1丸。

三诊（10月27日）：月经昨至，量多色黯红，下腹痛甚，头晕腰痛，纳呆泛恶，舌苔薄白，脉象细软，治以养血调气，佐以和胃。处方：当归9g，白芍9g，川芎3g，熟地12g，橘皮6g，清半夏9g，制香附6g，艾叶3g，川断12g，蒲黄6g。4剂。另：加味逍遥丸90g，每日上午服6g，河车大造丸15丸，每晚服1丸，八珍益母丸60丸，早晚各服1丸，汤剂服完，续服丸剂。

四诊（1970年2月23日）：月经1月30日来潮，三天净，于2月9日又来潮，4天净，经行腹痛，腰痛，带多，便秘，舌苔薄白，脉象沉细，治以补气血，益肝肾，调冲任。处方：党参12g，黄芪12g，山药12g，生牡蛎15g，艾叶3g，生熟地各9g，当归9g，川断12g，沙苑子12g，桑寄生15g。8剂。另：白凤丸10丸，上午服1丸。人参归脾丸10丸，晚上服1丸。汤剂服完，再服丸剂。

五诊（4月6日）：月经今日来潮，量少色黯红，下腹隐痛，舌苔薄白，脉象沉细。治以健脾疏肝益肾之法。处方：党参12g，茯苓12g，当归12g，丹参12g，干地黄12g，白芍9g，沙苑子12g，川楝子9g，制香附6g，牛膝9g。6剂。

六诊（5月3日）：月经未至，诸恙尚安，舌苔淡黄，脉象沉细。治以养血理气调经。处方：干地黄15g，白芍9g，当归12g，川芎6g，丹参12g，制香附6g，川楝子6g，乌药6g，鸡血藤12g，牛膝6g。6剂。此后服药，均用调补气血之法治之，月经在6、7、8三个月尚准，12月内诊检查，已妊娠4个月，1971年6月10日分娩一男孩。

【按语】此案例由于肝肾两亏，精血不足，致使冲任虚弱，胞脉失其濡养，加以情志怫郁，气滞血凝，其月经不能以时而下，而致经闭，其治法先以疏肝调经为主，使肝郁得解，气血运行，然后再以补养气血为治，采用加味逍遥丸。河车大造丸、白凤丸、归脾丸等，再用汤剂并进，病情逐步好转，月经按月来潮，治疗将及两年，收到妊娠足月分娩之治疗效果。

附：619丸方：生熟地、阿胶珠、海螵蛸、沙参、川断、桑寄生、旱莲草、白芍、覆盆子、卷柏、女贞子、白薇等分。上药共为末，炼蜜为丸，丸重9g。功能为补肝益肾。

唐吉父

一、生平简介

唐吉父（1903～1986年） 男，汉族，浙江省湖州市人。生前为上海医科大学妇产科医院教授，历任中医科主任，上海中医学会理事，上海中医学会中医妇科学术委员会主任委员，上海中医药杂志编委会委员，《医学百科全书》中医药分册和中医妇科分册的编委。从事中医妇科临床研究，调肝治疗经前期紧张征、活血化瘀治疗子宫内膜异位症，获1984年上海市中医、中西医结合科技二等奖及三等奖。著有“女子以肝为先天粗探”、“子宫内膜异位症辨证论治”、“柴胡在妇科临床的研究”、“中医药治疗经前期紧张征”等论文数篇。传人有李超荆、曹玲仙等。

二、唐吉父学术思想特点

（一）唐氏指出肝、脾、肾功能失调所致妇产科疾病最为多见

唐吉父认为脏腑为气血生化之源，是维持人体生命活动的主导。女性生理功能的发挥，是与脏腑的支持分不开的。其中与肾、脾、肝、心的关系最为密切。妇人以血为本，经、孕、产、乳不离乎血，血生化于脾胃，总属于心，藏受于肝，施泄于肾，源源不断，灌溉全身，使血气和调，任通冲盛，胞宫藏泄适度，月经、胎孕才能正常，倘若致病因素作用于机体，打乱了机体生理常态，导致脏腑功能紊乱，则可发生经、带、胎、产、乳诸病，尤其是以肝、脾、肾三脏功能失调所造成的妇产科疾病最为多见。唐氏指出肾主藏精，肾中先天之精具有促进人体生长发育和生殖机能成熟的作用，肾精化生肾气，肾

气的盛衰与天癸的成熟和枯竭有着极为密切的关系，天癸又主宰着月经的来潮和闭止，生殖机能的成熟与丧失。故肾的病变对妇产科疾病的产生有着重要的作用。肾虚是妇产科疾病的本质所在。肾虚临床上又可分为肾气虚、肾阴虚、肾阳虚、肾阴阳两虚。

1. 肾气虚：若先天禀赋不足，肾气未盛，精血不足，天癸未熟，冲任不受，胞宫失养，可导致月经不潮或初潮过迟，月经延后，月经过少、闭经、不孕等病。若早婚、多产、纵欲过度，均可损伤肾气，从而使其封藏失职，冲任不固，胞脉受损，而导致月经先后不定期、闭经、不孕、崩漏、胎漏、滑胎、阴挺、带下等病。若肾气虚极，则必导致肾气衰竭。多因五脏之虚，消损肾气，或暴伤阴血，或虚劳亏耗，久病日消所致。临床上常出现月经停闭，毛发脱落，牙齿枯槁，面色无华，精神萎顿，生殖器官萎缩，未老先衰之象，甚者危及生命。

2. 肾阳虚：肾阳是人体阳气之根本，对全身脏腑起着温煦、气化之作用。若素体阳虚，久必受寒，或纵欲过度均可损伤肾阳。肾阳虚常常表现为三个方面：一是失于温煦，则虚寒内生，致使气血不畅，冲任不温，胞宫虚寒，从而出现痛经、月经后期，性欲冷漠，阴冷，宫寒不孕，胎萎不长等；二是蒸腾气化作用失常，水液代谢障碍，而出现经行泄泻，经行浮肿，妊娠水肿等；三是封藏失职，冲任不固，而出现月经过多，甚发崩漏，带下，堕胎，小产等。

3. 肾阴虚：所谓肾阴系指肾中之精血、阴液，是人身阴液之本。若素体阴虚或房劳多产，或七情内伤，以致肾阴暗耗，精亏血少，冲任血虚，胞脉失荣，而导致月经后期、月经稀发、月经量少乃至闭经、不孕、胎萎不长等；而阴虚火旺则多表现为月经先期、崩中漏下，经行吐衄，经行发热，胎漏、胎动不安等。

4. 阴阳两虚：中医学认为在生理上阴阳互根，阴阳互用，而在病理上又可阴虚及阳，阳损及阴，阴虚或阳虚日久，均可累及另一方而转化为阴阳两虚，从而出现肾阳虚或肾阴虚双方兼见的证候，此时辨证和治疗均有一定的难度，应阴阳双补，视其具体病情而有所侧重。

唐氏指出肝藏血，主疏泄，喜条达而恶抑郁。肝有血海之称，主全身血液的贮藏和血流量之调节。肝血充足，灌溉冲任，下注胞宫而为月经之血。肝主疏泄，维持全身气机的调畅和血液的正常循环。使情志舒畅，气血和调，月经依时而下。肝的经脉循行于阴器。肝的病理变化主要有肝郁气滞、肝郁化热、肝气上逆、肝经湿热、肝血不足、肝阳上亢、肝风内动等。若木旺伐土，则出现肝郁脾虚之证。

1. 肝郁气滞：素多抑郁或暴怒伤肝，肝失条达，疏泄不及，致肝气郁结，气血运行不畅，冲任阻滞，导致月经后期，月经先后不定期，月经过少、痛经、经行乳房胀痛、闭经、不孕、产后乳汁不通等病。若肝郁气滞日久，血随气郁，聚结冲任、胞宫而成癥瘕。

2. 肝郁化热：肝气郁结，日久不解，可以化热。热迫血海，致肝不藏血，血热妄行，导致月经先期，月经量多，崩中漏下等血证及经行不寐，经行发热，经行面部痤疮，经行乳房胀痛等。

3. 肝气上逆：暴怒伤肝，肝气疏泄太过，逆而上行，引动肝火与冲气上逆，导致经期吐衄，经行头痛。若肝气横逆而犯胃，可导致妊娠恶阻，产后乳汁自溢等证。

4. 肝郁脾虚：若肝郁日久，克伐脾土，形成肝郁脾虚。可致经行泄泻，经行水肿，腹胀胁满，妊娠水肿等。

5. 肝经湿热：肝郁脾虚，水湿内停，郁久化热，热与湿相结，湿热下注，伤及冲任带脉，而致带下、阴痒等病。

6. 肝血不足：素体血虚，或血的化源不足，或失血过多，或肾经亏乏，失去滋养，或火旺而肝血暗耗，从而导致肝血不足，血海空虚，出现月经后期，月经量少，甚则闭经。

7. 肝阳上亢，肝风内动：若血虚、阴亏过甚，可使肝阳亢于上，出现经行眩晕，头痛。若妊娠后血聚于胎，血虚亦甚，阳亢尤烈，可致肝风内动，发生子痫。

唐氏还指出脾主运化，一是运化水谷之精微以化生气血；濡养全身，故称之为“后天之本”、“气血生化之源”；二是运化水液，主管水液的吸收与转输。脾又主统血，依赖脾气的统摄作用维持血液的正常运行而不致溢于脉外。脾主升清，即升举清阳之气。脾的病理变化主要表现为脾失健运，一方面可导致化源不足，气虚血少，另一方面水液代谢失调，水湿泛滥。脾不统血则可导致血液妄行。而脾不升清，则表现中气下陷。

1. 脾虚血少：思虑过度，耗伤心脾，饮食劳倦，损伤脾胃，造成脾胃虚弱，运化无力，气血生化之源匮乏，致气血不足，冲任血虚，无法充足地供应经、孕、产、乳之生理需求，因而可致月经后期，月经量少，闭经，不孕，胎萎不长，妊娠腹痛，产后乳汁缺乏等证。

2. 脾不统血：久病或劳倦过度，损伤脾胃，脾虚气弱，统摄无权，冲任失固，可导致经期延长，月经过多，崩漏，产后恶露不绝等。

3. 脾虚气陷：若产后过早，过度劳累，或久泄、久痢，或饮食劳倦，损伤脾胃，脾气不升，中气下陷，带脉失约，冲任失固，可导致阴挺下脱，崩漏不止，带下无度，胎漏不止，滑胎等。

4. 脾虚湿盛：湿困脾土，中阳不振，运湿无力，水湿停聚，流溢泛滥，可导致经期水肿，经期泄泻，妊娠浮肿等。若湿浊下注，带脉失约，则带下量多。若湿痰阻滞冲任，胞脉闭塞，或痰湿凝聚胞宫，与气血搏结，则可导致闭经、不孕、癥瘕之病。

（二）唐氏泛用柴胡治疗妇产科疾病旨在突出女子以肝为先天之说

唐吉父认为柴胡是妇产科临床较为常用的基本药物，因其具有开郁散结，疏肝理气，和缓表里，升举阳气之功效，因此被唐氏广泛地应用于经前期紧张征、更年期综合征、痛经、月经失调、慢性盆腔炎、子宫脱垂、巨乳症、乳房小叶增生等多种妇产科疾病的临床治疗，其目的在于突出女子以肝为先天之说，肝在女性生理病理中占有着极其重要的地位和作用。

由于女子以肝为先天，故唐氏认为妇产科疾病，大都因肝经积郁，气滞血瘀而致病，致使清浊不分，阴阳混乱，临床常见到患者情绪紧张、抑郁不乐、懊恼莫名、不悲自泣、甚至胸胁苦满，乳房胀痛或乳头发硬，或乳头奇痒难忍等症状。唐氏认为此时应用柴胡最为适宜，临床上可以起到疏肝理气，调畅积郁之作用，代表方剂为逍遥散。

唐氏根据临床不同的症状，在使用方药上有其独到之处。若以肝经症状为主，肝气横逆，症见胸胁、乳房胀痛，少腹作胀者，多选用柴胡疏肝散合金铃乇散。若上述症状没有改善，另见心情委屈，积郁于内，无处发泄，常常表现为烦躁不安，寐少梦多，此时宜清泄积郁之火而清解心肝之热。方选丹栀逍遥散合当归龙荟丸。如果肝郁伐脾，木旺凌土时，则会出现大便溏泄，面目浮肿，或全身水肿，胃纳不佳，腹部胀满等症状，此时可用肝脾同治之良方逍遥散抑木扶土以预防肝病之传变。如发展成脾虚之时，多选用参苓白术散或人参健脾丸加减化裁，从而防止传变至肾。若肾水素亏，肝气郁结，日久化火，水不济火，木火内燃，此时治疗应壮水制火，临床多选六味地黄丸滋补肾阴，佐以疏肝解郁，畅奋情志之品。唐氏根据《本草从新》谓柴胡“宣畅气血，散结调经”的理论，多喜用柴胡为主的方药治疗因肝郁气滞而导致的月经先后无定期、气滞血瘀而致发的痛经均获显著疗效。

唐氏还指出柴胡具有轻清上浮之功，若配合补气之参、芪，使之清气上升，浊气下降，临床上凡见有阴重、后重、溲、便失常等症及子宫脱垂、小便频数、便后脱肛、头目眩晕、月经失调等中气下陷之证，均可使用柴胡为主的方药升举阳气，从而使清气升、浊气降，而诸证消失。

唐氏在临证中还指出柴胡为引经报使之品，专入足厥阴肝经，与其他药物配合，可引诸药入肝胆二经，直达病所，产生较好的疗效。妇产科常见的外阴瘙痒、外阴湿疹、湿热带下等病均可使用柴胡为主的方药，缘足厥阴肝经循阴器之故也。

三、唐吉父临床经验特色

（一）唐氏论经前期紧张征证治四法

经前期紧张征主要表现在精神意识方面，常在月经来潮前1~2周内发作，始则心情不畅，思想不集中或集中在某一点上，不能自释，情绪烦躁或不悲而自泣，头晕头痛，夜寐不安，多有惊梦，有时胸胁及乳房作胀或刺痛，也有乳头或痛或痒，甚至有结块而不得触摸，按之则疼痛难忍。也有在月经前或月经后出现轻度水肿，尤其是面部及足跗部更为明显，此类患者平时大便正常或大便干结，而在发作时常有大便溏薄，在月经期中少腹部或胀或痛。

唐吉父在临床实践中，把经前期紧张征又分为兴奋型和抑制型两大类型。兴奋型的表现特点为：多数病人平时性情急躁，遇事容易激动，大都是阴虚肝旺的体质，到月经来潮前，性情突然更加烦躁，甚至大发雷霆或大哭大闹或殴打怒骂，又反复发作如故，有少数更严重的患者，症状持续延长与下次月经衔接，个别患者可有类似精神分裂症的症状表现。

而抑制型的表现特点为：多数病人性情弛缓，遇事淡然处置，而在月经前即可出现心情不舒畅，郁郁不乐，静默寡然，思想集中在某一点上无法自解，经常长吁短叹，嗳气频作，脘闷如窒，少腹膨然作胀，至月经来潮前后，有明显水肿，大便溏泄，夜寐不安，呵欠连绵，四肢无力，懒于动作，思想消沉，暗自饮泣，经行之后，逐渐恢复正常，至下次月经来潮前，又有周期性发作。

经前期紧张征是妇产科中的一个常见病，多发病，不受年龄限制，青春期、更年期女性均可出现。唐氏细心的观察到在不孕妇女中其发病率为最高，根据本病的临床表现和症状，主要表现在精神意识方面。中医学妇科文献中虽无此病名，但都有类似症状的描述，散见于各个疾病之中。例如东汉时代（公元219年）张仲景所著《金匮要略》妇人病脉中，就有类似的记载："女人脏躁，喜悲伤欲哭，象神灵所作，数欠伸者，甘麦大枣汤主之。"而近代医家用甘麦大枣汤治疗精神症状及心脾不足之经前期紧张征均得到一定的疗效。唐氏根据经前期紧张征所表现的症状，运用中医基本理论来分析，经前期紧张征的发病，主要来源于肾阴不足，以致肝气横逆，肝郁气滞，积郁化火，甚至二火相并，心肝之火交炽，在此阶段如不及时控制，更进一步可转化为肝病累及心脾，陷入虚证或虚实夹杂之病症。肾为水脏，蛰藏为本，肾水既亏，则肝木失甚涵养，肝之疏泄无权，气遂横逆。导致积郁化火，与心火相并，二火相结，势若燎原，特别是在经行之前，正是冲任二脉通盛之时，也是肝肾不足之候，内蕴积郁之火待机而发，一遇精神刺激，突然暴发不能抑制，到月经来潮后，积郁之气已泄，心肝之火也平，又是肾阴修复之期，一切症状也次第而暂时消失，形成周期性发作，这是实证阶段。但病情若未及时治疗，则积郁之气久必累及脾土，脾与胃相为表里，脾主运化，胃主受纳，脾胃运化失职，水谷之精微不化，泛滥为湿，聚湿酿痰，进而与心肝之火相合，痰火上蒙清窍，则表现精神失常。也有脾湿不化，在胃则纳减呕吐，夜寐不安，在脾则出现轻度水肿，大便溏薄，这是发展到虚证阶段所致。

唐氏还特别指出经前期紧张征另一个主要症状，即在经前乳房胀痛或刺痛，或结而成块，或乳头高突，或乳晕增黑，甚至痛痒交作等症，随其月经周期而反复发作，有的甚至延及与下次周期相连。用中医经络学说观点来分析，乳头属肝，乳房属胃。胀为肝气郁结，痛为肝气有余，肝郁化火则乳头痛痒，因其肝脉连及冲任，故与月经周期有关。综前所述，唐吉父总结出经前期紧张征之病机，起源于肾，发展于肝，最后累及心脾。因此经前期紧张征的辨证施治与肝、肾、心、脾四脏功能的调整有着密切关系，在临床上分为四个证型。

1. 阴虚肝旺，肝气横逆型：肝为将前之官，性喜条达，主疏泄，如情志不遂，则肝气郁结，肝气横逆，肝连奇经，则影响冲任二脉，临床表现为月经失调，或月经先后无定期，经前情绪忧郁，思想纷纭，头晕目眩，夜寐不安，乳房作胀，经行时少腹胀痛，脉细弦而数，舌苔薄质淡。治疗当以疏肝理气而解郁结，方选逍遥散加减之。若乳房胀痛为主者加用夏枯草、蜂房。若情绪忧郁为主者加用苏噜子、川郁金。若少腹胀痛为主者加用川楝子、元胡。

2. 肝气郁结，积郁化火型：若肝气郁结，积郁不结，久而化火，积郁之火挟同五志之火，延及冲任二脉，热迫血行，经量增多，血去阴伤，肝失涵养，肝火更炽，故于经行之前或经行之时，郁勃之气一触即发，乳房胀大或刺痛，甚至有累累结块，间或有青筋暴露，偶尔触及，痛彻心肺，脉细弦而数，舌苔薄黄而糙，质红尖绛，治拟清解郁热，壮水制火以济燎原之急，方选丹栀逍遥散合知柏地黄丸加减之。若乳房胀痛为主者加夏枯草、川郁金、蜂房等。

3. 心肝火炽，痰蒙清窍型：肝郁气滞，积久化火，肝火与心火相结，心肝之火交炽，郁久不解，木旺克土，久病势必累及脾土，脾胃相表里，脾主运化，胃主受纳，脾胃运化失司，水谷之精微不化，泛滥为痰为湿，痰火内炽，上蒙清窍，则出现情绪紧张，言多而无伦次，夜寐多梦，烦躁不安，口渴欲饮，腑行干结，甚至有类似精神分裂症的前驱症状，舌苔白糙，边尖质红，脉细弦数，治当清泄心肝之火，佐以涤痰开窍之品，仿龙胆泻肝汤，或当归龙荟丸合黄连温胆汤出入之，若大便秘结加用生大黄或礞石，使其痰热从下而夺；若心火旺则加用黄连、川贝母以清心涤痰；若痰多加用天竺黄、胆南星、白金丸以清化痰热；若清窍被蒙，语无伦次则加用石菖蒲、远志以化痰开窍。

4. 肝病及脾，水湿潴留型：肝病及脾，脾病则水湿不能运化，散溢于肌腠皮毛之间则为遍体浮肿，泛滥于肠胃之间，则呕恶便溏，故每于月经前除出现肝举太过之症外，尚有面目及足跗浮肿，甚至遍体皆肿，脘腹膨胀，大便溏泄，或有泛泛欲恶，频频嗳气，一俟月经来潮则诸症渐减，甚至消失，脉濡大无力，舌苔薄白而质胖淡。临床治疗当以治肝先实脾，脾健则肝之濡养有赖，肝气自复，脾气自健。或肝脾同治。拟选参苓白术散合逍遥散加减之，若遍体浮肿加用猪苓、泽泻以行水消肿，若小便短少加用河白草、车前子以利尿退肿，若乳房胀痛加用柴胡、夏枯草以疏肝开郁，化痰软坚。

（二）唐氏论“通”、“盛”相结合治疗闭经

唐吉父在几十年的临床实践中深切地体会到，治疗女性闭经之上策莫过于“通”、“盛”相结合。因为女子胞为奇恒之腑。所谓奇恒者，既有五脏“藏精气而不泻”之功，又有六腑“传化物而不藏”之效。女子胞功能的正常发挥，更离不开“肾气盛”、“任脉通”、“太冲脉盛”，《内经》中唯一的一首以四乌鲗一芦茹雀卵丸治疗经闭，注重“通”、“盛”结合，使其经闭自通。唐氏在临床上将闭经分成虚实两大类，虚证以补虚为主，辅以通经，多选十全大补汤、四营煎、人参养荣汤等方剂加减治疗。其基本方为：党参、黄芪、当归、熟地、茜草、乌贼骨、川芎、香附；下焦虚寒者，加紫石英、附子、阳起石、干姜。大便不实者，加补骨脂、胡芦巴；少腹冷痛者，加淡吴萸、小茴香、艾叶；腹部胀痛者，加益母草、马鞭草；而实证以痰湿阻滞胞宫者较为多见，应以化湿涤痰，祛瘀软坚为主，临床上多选苍附导痰丸、启宫丸等方剂加减治疗。嗜睡者，加菖蒲、郁金、远志；浮肿者，加牛膝、车前子；妇科检查卵巢增大者，加南星、礞石、皂刺、冰球子；肾阳虚者，加附片、肉桂；脾失健运者，加党参、白术、猪苓、车前子。

此外，唐氏在治疗闭经时，还常常使用疏肝养心之法，因其闭经患者常有情志不畅之病史，女子以肝为先天，肝经郁积，心脾失养，精神紧张，难言之隐郁于心中，均可导致心、肝功能失调。所以，唐氏强调应根据临床表现，脉症合参，或先清后补，或先补后清，或攻补兼施，辨证治疗。

（三）唐氏论治更年期综合征遣方用药极具特色

唐氏认为更年期综合征是妇女年近五旬，肾气渐衰，冲任

虚少，天癸渐竭，月经向断绝阶段过渡，而机体一时不能相适应，阴阳二气失于和调而产生的一系列症候群。唐氏治疗本病立足于燮理阴阳，调和营卫，并强调药须柔润，不宜刚燥，应顺及脏腑阴阳的协调，遣方用药极有特色。

治疗更年期综合征，唐氏以二仙汤、甘麦大枣汤为其基本方，缘因二仙汤功能和谐阴阳，甘麦大枣汤又可缓急润燥，因其本病病情复杂，涉及多脏，而临床治疗应当在上述基本方的基础上变化加减，方可奏效。

若轰热潮热、乍寒乍热者，唐氏常用前方合小柴胡汤加减治之，其基本方为：柴胡9g，黄芩9g，太子参12g，甘草6g，当归9g，白芍9g，川黄柏9g，仙灵脾12g，巴戟肉12g，淮小麦30g，珍珠母30g。全方配合，可收和营敛阴，泄热潜阳之功效，以冀阴阳和谐而轰热自平。

若情绪过度改变者，唐氏认为此属肝郁气滞，郁久化火，心肝之阴内伤，阴不敛阳，治用前方合百合地黄汤及逍遥散加减。其基本方为：柴胡9g，当归9g，白芍12g，生地15g，百合12g，黑山栀9g，知母9g，仙灵脾12g，婆罗子12g，川楝子12g，石菖蒲12g，生铁落15g。全方疏肝解郁，育阴柔肝，养心润燥，除烦宁神，俾心肝之阴复，阴阳得和，情绪即得宁静而自安。

若轰热汗出，惊惕肉瞤，或有气上冲，不能自控者，唐氏用前方合柴胡桂枝龙牡汤加减，其基本方为：柴胡9g，黄芩9g，桂枝6g，白芍12g，当归9g，川黄柏6g，仙灵脾12g，五味子6g，淮小麦30g，甘草6g，钩藤12g，煅牡蛎15g，煅龙骨15g。若心悸怔忡，心烦失眠为主者，唐老以前方合酸枣仁汤加减，其基本方为：柴胡9g，知母9g，仙灵脾12g，当归9g，白芍10g，川芎6g，茯神12g，枣仁9g，五味子6g，淮小麦30g，炙甘草9g，红枣10枚。

四、唐吉父典型医案选

（一）经前期紧张征（兴奋型）

何某，女，36岁，已婚。初诊（1976年1月6日）：末次月经1975年11月30日。月经一向推迟，每届经前2～3天即开始精神失常，情绪抑郁，不悲自泣，烦躁易怒，不能自制，甚则大吵大闹，与人殴斗，打砸家具，至经后恢复如常。月经来潮时四肢浮肿，腰骶酸楚，少腹作痛，大便干结，夜多惊梦。如此反复，已经8年。脉见细弦，舌苔薄黄胖有齿印。此系气阴两虚之体，肝郁气滞，郁久化火，心肝之火挟同痰热，上蒙清窍，以致语无伦次，不避亲疏。在经行期间，正值肾阴不足，肝阳更旺之时，至此病邪乘虚而作，冲任之气因而失调，导致月经后期。姑拟疏肝开郁，苦寒泄热，升清降浊，涤痰宣窍之法，仿大柴胡汤意加减之。处方：柴胡9g，夏枯草12g，黄连3g，黄芩6g，制军6g，菖蒲9g，郁金6g，竹黄9g，制南星9g，姜半夏6g，猪苓9g，白金丸9g（分吞）。

二诊（1月20日）：末次月经1月17日。前方仿大柴胡汤之意，此次经行，瘀下甚多，少腹胀痛，且有血块排出，达到气调郁下之功，虽经前仍感精神紧张，烦躁易怒，夜寐梦多，大便干结，但较前次发作为轻。脉仍细弦，舌苔薄白质胖大并有齿印，心火略轻，肝火仍炽，处方当仍宗前意加入镇肝泄热之品。处方：柴胡梢9g，夏枯草12g，龙胆草6g，黄芩6g，制军9g，郁金6g，当归9g，苏噜子9g，礞石12g（先煎），珍珠母30g（先煎），钩藤12g（后下），磁石18g（先煎），日服1剂。

三诊（3月30日）：末次月经3月20日。叠进苦寒泄热而清痰火，月经周期较准。此次经前既不大发雷霆，也未大吵大闹，仅有心烦懊恼及不悲而自泣之感，面部浮肿，中脘作胀，夜寐梦扰，心神不定等轻微现象，既治见效，不必更张。处方：柴胡9g，香附6g，郁金9g，菖蒲9g，制南星9g，天竹黄9g，姜半夏6g，猪苓9g，枳实9g，制军6g，礞石12g（先煎），磁石18g（先煎），珍珠母30g（先煎），日服1次。

四诊（6月8日）：最近数月，叠进疏肝解郁，涤痰清热，镇肝宣窍之品，经前及经行期间，精神症状未见发作，但经后肢体浮肿，全身乏力，此为肝病传脾，时令之湿乘虚而入，脾之运化失职，水湿为之滞留，脉细、苔腻质胖大，拟标本兼治，上下分消之。处方：桂枝6g，防己9g，生黄芪12g，白术6g，带皮苓12g，猪苓9g，泽泻6g，陈皮6g，姜半夏6g，菖蒲9g，郁金6g，枳实9g。7剂。

【按语】服上方后，伏湿化而浮肿退，以后又以逍遥散合四苓散疏理肝脾，分运利水巩固之，停药后随访一年余，未见复发。本案例是气阴两虚之质，气虚则脾弱，阴虚则肝旺，脾虚为本，肝旺为标，所以急则治其标。患者秉性刚直，肝经用事，肝为将军之官，表现症状均为典型经前期紧张征兴奋型。察其病因病机，无非肝郁气滞，积郁化火，与心肝火并，二火相结，势若燎原，从而炼液成痰，痰火交炽，则上蒙清窍，故经用疏肝解郁，清泄心肝，涤痰开窍之品，同时用大黄釜底抽薪，服药后肝郁得以疏解，肝火得以清靖，肝旺之标症也随之而自解。嗣后，实证既去，虚证又现，六月暑天，正值湿令，时令之湿乘虚而入，出现脾虚气弱，水湿聚而不化之症，此系肝病传脾，用逍遥散合黄芪五物及五苓散疏肝健脾，分运行水而收到良好的治疗效果。

（二）经前期紧张征（抑制型），

龚某，女，20岁，未婚。初诊（1972年5月20日）：末次月经2月7日。患者月经周期不规则，甚至闭而不行。据述先有精神分裂症，继而影响月经失调，目前闭经3月余，曾用黄体酮促使月经来潮，瘀下甚少而紫黑。在闭经期间，牙龈及鼻孔常有少量衄血，精神忧郁，静默寡言，神情淡漠，夜梦纷纭，且多梦呓。诊其脉弦滑而数，舌苔薄而微胖，中有裂纹，边有齿印，尖有红刺。阴虚内热，炼液成痰，痰蒙心窍，以致精神忧郁，影响冲任之气，月经失调。先以涤痰宣窍，佐以清心宁神之品。处方：制南星9g，姜半夏6g，菖蒲9g，丹参9g，橘红6g，磁石18g（先煎），礞石12g（先煎），玄精石12g，猪苓9g，白金丸9g（分吞）。14剂。

二诊（6月10日）：经用涤痰宣窍，佐以宁心安神，平肝和胃，神志尚清，夜寐较安，梦呓也少，脉见细弦，舌苔薄质胖大，边尖红刺，痰热较轻，痰蒙清窍未解，续服前方再进。处方：菖蒲12g，玄精石12g，礞石12g（先煎），橘红6g，制南星9g，姜半夏6g，磁石18g（先煎），川贝母9g，竹叶6g，左金丸9g（分吞）。14剂。

【按语】本案例精神病医院诊断为青春期精神分裂症，中医妇科辨证为肝失疏泄，痰蒙清窍，属经前期紧张征抑制型，病人先有精神忧怒，积郁伤肝，思虑伤脾，肝脾同病，冲任之气失司，月经失调，甚至闭经而不行。治疗采用涤痰宣窍，清心宁神之剂，致使病人精神逐渐恢复正常，随访三年，精神分裂症一直未见发作。

上述两例经前期紧张征，一例为兴奋型，二例为抑制型，可以说病因机制相同，均属肝经积郁，痰热为患。而表现症状则有所不同，一例以热为主，而二例以痰为主，临床治疗也有所侧重，前者以黄芩、黄连、栀子、龙胆草等苦寒清热之品，清泄心肝之火而化其痰热；而后者以南星、贝母、半夏、陈皮、郁金、菖蒲等涤痰宣窍；前者用大黄通腑泄热，釜底抽薪，与礞石合用，取其通便化痰之功，使其痰热由下而夺；而后者不用大黄，取其化痰而不通便，二者都取礞石化痰丸之意，但用法却不一，可见唐氏灵活运用辨证方法，其理法方药，丝丝入扣，有的放矢，因而取得了良好的治疗效果。

（三）痛经、经期发热（子宫内膜异位症）

忻某，女，35岁，已婚。初诊（1976年7月13日）：末次月经6月29日。每届经前3~5天，先感头晕头痛，肢节酸楚，脘闷纳减，继而形寒发热，体温升高达38℃，甚至上升到39℃以上，持续两天不能起床，伴有腹部作痛。逐渐增剧如刀割，同时伴有呕恶，直至经净以后则发热，腹痛逐渐消失，病程已历一年又四月。妇科检查：宫颈中糜、充血，宫体正常大小，宫骶韧带正中水平处扪及0.5cm之结节，触痛明显，质硬，右侧附件增厚，扪及3cm×3cm×2cm块物，压痛，左侧附件尚软。诊其脉细软，舌苔薄白质胖大，此为气血不足，营卫不和，气滞瘀阻，不通则痛之症，治拟温养气血，和营祛瘀。仿补中益气汤合桂枝汤加减，佐以祛瘀行血之品，取其甘温能除大热。处方：桂枝6g，升麻6g，柴胡9g，白芍9g，党参12g，炙黄芪12g，白术6g，血竭末3g，蒲黄12g（包煎），五灵脂12g，延胡索9g，制川草乌（各）3g。14剂。

二诊（7月27日）：末次月经7月24日。服药后，经期尚准，经来体温未见上升，腹痛明显好转，诊脉细软，舌苔薄质胖，显然病机虽已就范，但病根未除，当乘胜追击，冀获全功。处方：桂枝6g，党参9g，炙黄芪9g，当归9g，赤白芍（各）6g，山羊血9g，血竭末3g，五灵脂9g，延胡索9g，刘寄奴12g，制乳没各6g，制川草乌（各）6g。7剂。

三诊（8月3日）：前方用温通和营，理气化瘀，气血同治，攻补兼施，此次经行热减未清，体温在37.5℃左右，无明显上升趋势，但虚象尚未全复，积瘀也未清彻，经期腹痛虽有明显减轻，但经后则隐约作痛，故再以攻补兼施。处方：党参9g，炙黄芪9g，桂枝6g，赤白芍（各）6g，山羊血12g，三棱9g，莪术9g，血竭末3g，五灵脂12g，延胡索9g，地鳖虫9g，制川草乌（各）6g。14剂。

【按语】本案系属子宫内膜异位症，属中医妇科学中经期发热与痛经病门中，病情复杂，经多方检查治疗无效。该病之形寒发热绝非一般外感发热，而是由于气血不足，营卫不和，积瘀化热，经来则热升，经净则热退，腹痛随体温上升而加剧，随体温下降而减轻。气血不足，则清阳不升，浊阴不降，以致胃失降和，是以经前头晕头痛，甚则头痛如劈，伴有呕吐。气虚则推动乏力，血运缓慢，血滞瘀阻，不通而痛，是以经前少腹先痛，经行则腹痛更剧，如绞如割，经净则腹痛缓解，由此可见，热由虚而来，痛自瘀而起。此乃虚中挟实，标本同病。治疗当以虚实兼顾，标本同治。法当采用补中益气汤为主，取其甘温除大热之义，佐以桂枝汤兼可调合营卫，又可解除寒热，再加入活血祛瘀之品，达到温通祛瘀止痛之功效。通过临床实践，得到了预期的疗效。可见唐氏辨证施治切中要害，恰到好处，达到了炉火纯青的程度。

山羊血可治诸血证，是活血化瘀的有效药物，可将异位之瘀血化除，配合血竭、五灵脂等达到活血化瘀、瘀去痛止之作用。川草乌性温善走，具有温经止痛之功，与桂枝、山羊血、血竭等温化和营祛瘀之品相配伍，则疗效更加突出，与补中益气汤之参、芪相配伍，则更加强了扶正补虚祛瘀之作用。

（四）女阴白斑

张某，女，35岁，已婚。初诊（1975年11月6日）：外阴瘙痒症，延续十年，1972年在医院妇科检查，发现小阴唇、阴蒂及会阴部均有片状色素减退，环绕肛门及会阴周围皮肤粗糙，曾于1972年4月29日在医院病理科活组织检查，报告为“符合女阴白斑”，当时经用地塞米松等中西药治疗，效果均不明显，曾考虑手术治疗，但由于患者尚年轻，故暂不手术处理，至1974年底开始，白斑范围扩大，瘙痒难忍，故改用中药内服外用。诊其脉细濡，舌苔薄白，舌尖端有一大片紫黑色瘀斑。因肾开窍于二阴，肝脉绕阴器，今脉细为阴虚，濡为气弱，气阴两虚，湿热内蕴，故为瘙痒，积久不解，化为郁热，愈热愈痒，势必滋漫难图。《内经·至真要大论》有“诸痛痒疮，皆属于心”之说，其病因以火为主，姑以苦寒直折心肝之火，佐以凉血祛瘀，热清则肝肾之阴自复，瘀去则热自解。处方：龙胆草9g，木通6g，黄柏9g，山栀6g，生地18g，炒丹皮6g，赤芍6g，当归9g，小胡麻6g，苦参9g，牛膝9g，炒车前子12g（包煎）。7剂。外洗方：葎草30g，土槿皮12g，蛇床子9g，川椒3g，苦参9g，枯矾9g。每日1次。

二诊（11 月 13 日）：前方用苦寒直折心肝之火，佐以凉血祛瘀，下焦之湿热得以下趋，白带增多，甚至稠粘成块，腰脊倍觉酸楚，肝肾之气受损，督带攸亏，然而，外阴瘙痒有显著减轻，十年病根已见动摇，当师其意挖掘之。处方：龙胆草 9g，木通 6g，柴胡 9g，当归 9g，生地 18g，黄柏 6g，茅术 4.5g，苦参 9g，墓头回 9g，荜澄茄 9g，泽泻 9g，炒车前子 12g（包煎）。7 剂。外洗方：葎草 30g，黄柏 9g，苦参 15g，土槿皮 30g，花椒 9g，明矾 9g。每日 1 次。

三诊（11 月 20 日）：叠与内服外洗中药治疗，外阴瘙痒大减，白带也明显减少，外阴白斑色泽由白而逐渐转为红润，此为积热清而瘀浊化，近二、三天经汛将行，瘙痒又作，夜寐不安，当乘胜追击。处方：龙胆草 9g，木通 6g，知母 6g，柴胡 9g，当归 9g，赤芍 6g，桃仁 6g，炒丹皮 6g，生地 18g，牛膝 6g，炒车前子 12g（包煎），服 7 剂。外洗方：葎草 30g，一见喜 9g，鸭跖草 30g，土槿皮 15g，明矾 9g，川椒 9g。每日 1 次。

四诊（11 月 27 日）：最近以来，经前尚有瘙痒感，此次经后瘙痒感未作，外阴白斑部分皮肤色泽已见转红润，成为小点状，向正常皮肤发展，十年沉疴已有转机。处方：龙胆草 6g，木通 6g，柴胡 9g，当归 9g，赤芍 6g，炒丹皮 6g，桃仁 6g，红花 9g，紫参 9g，生地 12g，炒车前子 9g（包煎），黄柏 6g。服 7 剂。外洗方：一见喜 9g，葎草 30g，土槿皮 9g，鸭跖草 30g，明矾 9g，花椒 9g，每日 1 次。

五诊（1976 年 1 月 22 日）：叠进苦寒泄热，调气祛瘀之品，外阴瘙痒明显好转，则外阴皮肤及黏膜白斑部分颜色逐渐转红而趋正常，但舌见大片紫黑瘀斑尚未退尽，积瘀未清，当缓图之，但因春节将届，急欲回乡，要求处以长方以便继续治疗。处方：当归 9g，赤芍 6g，炒丹皮 6g，生地 15g，木通 6g，苦参 9g，三棱 9g，莪术 9g，红花 6g，桃仁 6g，刘寄奴 12g，紫参 9g。外洗方：葎草 30g，蛇床子 9g，苦参 9g，土槿皮 9g，白花蛇舌草 9g，白矾 9g，花椒 9g，一见喜 12g。外敷方：烟膏 3g，蛤粉 12g，冰片 1.5g，共研细末，先洗外阴并拭干后将花粉干扑。本例经用上方，回乡后治疗一段时间，瘙痒已治愈，1977 年 9 月出差来沪，因外阴瘙痒小发作而来就诊，用上法后又愈。

【按语】外阴瘙痒一症，中医经络学认为，肝经绕阴器而上行，多为肝经湿热下注所致。一般使用龙胆泻肝汤清肝胆湿热，效果较好。而本病案为外阴白斑，情况较为复杂，唐氏治疗此重症，不急不躁，井然有序，先以清化肝胆湿热，瘙痒则明显改善，继而活血化瘀，内服与外用并进，逐步达到热清湿化，瘀去热解，白斑渐愈之目的。

朱南孙

一、生平简介

朱南孙（1921 年生） 女，汉族，江苏省南通人，上海中医药大学教授，主任医师，系“朱氏妇科”第三代传人。其祖父朱南山、父亲朱小南先生是我国著名的中医妇科专家，曾投资创办上海新中国医学院，十年教育，桃李满园，其中有当代名医王玉润、钱伯文、何任、何子淮等。朱南孙是朱小南的长女，幼小天资聪颖，性格坚毅，深受南山先生钟爱，取其名“南孙”，意在企盼她日后不让须眉，继承和弘扬祖业。在朱氏两代名医的熏陶和教诲下，朱南孙以其睿智好学、锲而不舍的精神，奋发努力，终成一代妇科大家。朱南孙在上海务本女子中学毕业后，便进入上海新中国医学院学习，1942 年毕业前就随其父襄诊，初涉医林，即熔身于理论与实践相结合之中，渐渐成为朱小南先生的得力助手。1952 年，随其父同入上海市卫生局主办的中医门诊所（上海公费医疗第五门诊部即上海中医学院附属岳阳医院门诊部的前身）。历任上海中医学院妇科教研组副主任、岳阳医院妇科副主任、岳阳医院妇科研究室主任、中华全国中医学会理事、全国中医妇科委员会委员、上海中医学会副理事长兼妇科学会主任委员、上海计划生育研究会理事、岳阳医院妇科顾问等职。现任上海中医药大学专家委员会委员、上海中医文献馆馆员。曾获 1983 年全国“三八”红旗手及全国卫生先进工作者称号，是上海市第八届人民代表。1991 年定为全国首批名老中医，为培养朱氏妇科的继承人不遗余力。

朱南孙学有渊源，临诊圆机活法在握，辨证施治进退有序，至晚年医术更为精湛。同道中，原上海新华医院妇产科主任、妇产科专家田雪萍医师之媳，因患“血瘕”（子宫内膜异位症）结婚八年未孕备受痛经之苦，叠经诸医之手罔效，后延请朱南孙诊治，前后三月，竟重身有孕。著名妇产科专家林巧稚闻之赞叹不已，在上海医界群贤毕至的科学会堂上亲表嘉许。至于平日坐堂及至寓所，求诊者企踵相接，忧戚而至，开颜而去者，不可胜数。朱南孙诊务倥偬之际潜心于历代经典，兼收并蓄，结合自己的临床经验，总结和发表了不少具有真知灼识的见解，如“妇科临床诊治心得”、“痛经笔谈”、“溢乳闭经诊治心得”、“不孕症辨证论治”、“化膜汤治疗30例膜性痛经的效应及其机理的研究”等主要代表作，还担任《妇科手册》(星火计划丛书)、《中医妇科临床手册》的主编和副主编。尤其是经她珍藏而幸免于“文革”之难的朱氏妇科集精萃《朱小南妇科经验选》得以付梓，使肇始于南山公、奠基于小南先生的朱氏妇科最终经朱南孙汇集发展，在医林中独树一帜，朱南孙亦因此而享有“三代一传人”之美称。

二、朱南孙学术思想特点

（一）朱氏妇科突出乙癸同源，肝肾为纲；注重冲任，贵在通盛之理论特点

妇科之说，在宋以前较为简略，且“纲领散漫而无统”，延至自陈自明《妇人大全良方》始有系统而全面的总结，对后世妇产科学影响极大。清代叶天士提出“女子以肝为先天”之说，诸医尊之，如清·费伯雄曰“男以肾为先天，女以肝为先天”，朱小南就有肝气不舒则百病丛生，“尤于妇女为甚”之见解。近代也有学者认为肾主先天，无男女之别。朱南孙从肝肾同源及冲任隶属于肝肾这一生理特征出发，认为肾为脏腑之本、十二经之根、藏精之胞胎，而肝藏血主疏泄，肝肾同居下焦，相火寄于肝肾，前人谓“肝肾乃冲任之本”。女子解剖上有胞宫和乳房，经孕产乳皆受肝肾所统，肝肾协调，则经候如期，胎孕乃成，泌乳正常，故提出“治肝必及肾，益肾须疏肝，肝肾为纲，肝肾同治”的观点。综观朱南孙辨证用药

多体现这一特点，如在柴胡、淡芩、广郁金、青蒿、夏枯草等疏肝、清肝方中，常配以女贞子、桑椹子、枸杞子、川断、寄生等益肾之品。在滋补肝肾方中佐青皮、川楝子等疏达肝气之药，并且强调肝肾在月经周期中的作用，经前肝气偏旺则偏重于疏肝理气调经，而经后肾气耗损则着重补源以善其本。为此朱南孙常嘱后学："此类药物貌似平常，权衡却在因人因时之宜。"小南先生变通应用于妇科肝旺肾亏的"扁鹊三豆饮"，经南孙补充地黄、钩藤等滋肾清肝之品，扩大施用于胎前产后诸症，以及妇人面部褐斑。此外，朱南孙撷取了补益肝肾之菟丝子、金樱子、五味子、石龙芮等数味经验之品，创制了"健壮补力膏"，广泛应用于崩漏、闭经、月经失调、胎漏、不孕症、带下等疑难杂症，收到了良好的疗效。

冲为血海，任主胞胎，冲任二脉皆起于胞中，隶属肝肾而司女性生殖生理。宋·陈自明谓："妇人病三十六种，皆由冲任劳损所致"。调理冲任为历代医家所重视。但系统的论述冲任并提出理法方药的医家，始于小南先生，他不仅将冲任与脏腑、气血，并其他经络的生理、病理关系结合起来，且而详细总结了冲任二脉的常用药物。朱南孙深得其旨，在继承其父学术经验的基础上对冲任虚损的病因病机，选方用药更趋全面，如久婚未孕，胞脉阻滞，勿忘气虚鼓动无力之因，治以补气通络；房事不慎，热瘀交阻，冲任阻塞，又宜清热化瘀，疏理冲任。审因论治，每每奏效。朱南孙针对随着妇女月经周期的变化冲任气血盛衰也会出现生理性变化的特点，将补充冲任和疏理冲任药分类组合，分别施用于月经周期的各个阶段，如不孕症，细缊期以巴戟、肉苁蓉、仙灵脾、枸杞子、菟丝子等以温养冲任，经前期以柴胡、香附、路络通、苏噜子等疏理冲任。朱氏妇科强调任以通盛为贵，任通冲盛，毓麟有望。

（二）朱氏妇科突出冲任理论与实践的探讨

冲任是奇经八脉中的两脉，冲是冲要的意思，脏腑经络的血都归于冲脉，它是十二络的冲要，又是经络之海，所以又叫血海；任是担任或妊养的意思，任脉担任一身阴脉的妊养，又同妇女妊娠有关。两脉的功用和病变虽也与其他各科相关，但主要的作用还是在妇科方面，特别是和妇女经、带、胎、产有直接联系。

1. 冲任和脾胃：冲为血海，任主胞胎，两者相辅相成，息息相关。冲主经水，经水来源于血，而且又脾胃所生化，故古人认为冲脉是阳明所隶。叶天士在《临证指南医案》中说"冲脉隶于阳明"、"凡经水之至，必由冲脉而始下，此脉胃经所管"。阳明胃和太阴脾相表里，相互为用，都与血的生化有关。任主胞胎，胞胎的供养也必然依靠脾胃。在经络方面，冲任和足阳明胃"合于宗筋，会于气街"，它同胃经络脉在腹部并行同上。任脉和脾经的会穴有中极、关元、下脘、膻中。任脉和胃经的会穴有中脘、上脘、承浆。胃经和任脉的会穴有承泣。可见脾胃和冲任的关系甚为密切。脾虚胃弱，纳食不佳，运化受阻，能引起冲任血虚，上见乳汁缺乏，下见月经闭止。

2. 冲任和肝：肝藏血，冲脉又为血海，所以肝脏的机能旺衰也能影响血海的盈亏。肝喜条达，易于怫郁，肝郁则气滞血瘀，能影响冲脉，导致胞宫的癥瘕。正如《难经·二十九难》曰："任之为病，其内苦结，男子为七疝，女子为癥瘕。"以经络而言，冲任起于胞中，而玉户亦是足厥阴肝经所环络之所，所以关系密切，而任脉有些腧穴是和肝经相会的，如曲骨、中极、关元等。

3. 冲任和肾：冲任和肾的关系密切。在生理方面如《素问·上古天真论》曰："女子七岁肾气盛，齿更发长。二七天癸至，任脉通，太冲脉盛，月事以时下，故有子。"在经络方面，冲脉是"注足少阴肾经的大络"在腹部又和胃经相并，挟脐旁而上，而且冲脉自己没有腧穴，大部分的腧穴是依附于肾经的。至于任脉，是主胞胎，肾又系胞，并且它也是有些腧穴和肾经相交会的。如冲脉依附肾经的腧穴有横骨、大赫、气穴、四满、中注、商曲、肓俞、石关、阴都、通谷、幽门。任脉和肾经的会穴有中极、关元、阴交、膻中。朱氏妇科认为肾系胞，肾气虚弱往往影响冲任引起漏胞，小产等胎前病。肾气盛，然后冲任通盛，方能月经以时下；如果肾气亏损，先天不足，冲任二脉也受其影响，发生室女或到应有月经的年龄而经水不来和发育不足的疾病。

4. 冲任的病机：朱氏妇科认为妇科疾病的发生，与冲任功能的失调有密切的关系：①凡是由于脏腑等病变影响冲任的，可以依照所出现的症状进行诊断。例如漏胞一证，在它的前趋期有腰酸、胎动不安等征象时，属于肾虚的类型；如果后来漏红现象显著时，则属于冲任固摄无权。②凡是由于三因直接影响冲任的，例如经期内行房引起的崩漏，刮宫后所引起的小腹痛和经水淋漓等，都属于冲任损伤或虚弱的类型。

5. 药物归经：朱氏妇科认为冲任的归经药有：①入冲脉药补冲脉之气：吴茱萸、巴戟天、枸杞子、甘草、鹿衔、鹿茸、紫河车、苁蓉、紫石英、杜仲。补冲脉之血：当归、鳖甲、丹参、川芎。降冲脉之逆：木香、槟榔。固冲脉：山药、莲子。②入任脉药　补任脉之气：鹿茸、覆盆子、紫河车。补任脉之血：龟板、丹参。固任脉：白果。

6. 补冲任药和激素的关系：冲任起于胞中，对女子胞的功能具有重要的作用，补冲任的药物具有调节月经，助长胞宫发育以及恢复正常性生活的功效。其所以有这种作用，据最近研究，一部分可能是与它所含的激素有关。朱小南在治疗经闭的过程中，发现有一部分肾亏、冲任虚损的病人，在未服前病人宫颈黏液涂片观察求偶素和黄体酮的水平，涂片中除少数上皮细胞外未见有羊齿状结晶；服用补冲任的鹿角霜、紫河车、巴戟、当归等后，涂片渐渐出现羊齿状结晶，这证明补冲任药物似能恢复和增加性腺激素的功能。

（三）朱氏妇科突出带脉理论与实践的探讨

带脉在所有的经络中，有它特殊的循行途径，一般的经络都是上下周流的，惟有带脉是绕身一圈，像箍桶的圆环一样，是和其他的经络有所不同，所以《难经·第二十八难》说

“带脉起于季胁，回身一周”，由于它的经络是围身一周，所以直行的经络都要经过它的经道，受它的约束，因此带脉是能总束诸经，尤其是腰以下的部位，是受它的提系才能维持正常的位置。在十二经络中，带脉同肝胆的关系很密切，因为带脉的穴位中，章门穴是属肝经，而带脉穴又隶胆经，所以情绪抑郁，肝胆不舒，积久化热，湿热乃滞留于带脉，便能引起带下等疾患。此外，带脉是络腰而过，腰部是足少阴肾经所属，腰为肾之府，带脉又和肾相关连，倘若带下日久，滑泄无度，终于延及肾脏，这也证明两者之间的联系。带脉是总束腰以下的诸脉，下焦是奇经汇集的所在，任督是发源于小腹部，冲任督三脉同起而异行，一源而三歧，皆络带脉。朱小南先生认为带脉的病理机制，主要是由于带脉的弛缓，产生各种下陷的症状，一类是带脉虚弱，提系乏力。例如带脉虚惫后，任脉亦受其影响，任主胞胎，于是胎元不固，能导致胎漏；又如带脉弛缓后，小腹内的部分脏器也因而下陷，如肠下垂成为癞疝，胞宫下垂成为子宫脱垂等；此外，如带脉失去约束阳明经络的能力，宗筋弛纵，会形成足部痿弱不用的症状。而另一类是痰、湿、寒、热等各种致病因素影响带脉，以至于它的约束能力减退，导致带下的疾患，所以带下病虽以颜色、气味、清浊来辨证定名，但都属于带脉的病变。

1. 带脉在临床上的具体应用

（1）漏胞：带脉主腰以下的疾患，约束督、任、冲诸脉，和生育关系密切。若带脉有病，不仅难于生育，即或受孕，胞胎亦不牢靠，每致漏胞早产。至于损伤带脉的原因，有因跌仆闪挫，有因纵欲，也有因先天不足，肾气虚弱，带脉失调。治疗应以固带脉，补肾气为主，朱小南先生运用此法则，临床颇获效验。

（2）肾著和足痿：肾著证属带脉病，带脉气分不足，弛缓下垂，肾经也受影响，于是产生肾著现象。本症首见于《金匮要略》：“肾著之病，其人身体重，腰中冷，如坐水中，形如水状，反不渴，小便自利，饮食如故，病属下焦，身劳汗出，夜里冷湿，久久得之，腰以下冷痛，腰重如带五千钱，甘姜苓术汤主之。”朱小南先生指出这种病主要是由于中气不运，带脉弛缓，所以腰部有“如带五千钱”那样重坠的感觉，此外，患者腰部常有酸楚不适的现象，躺着较好，站立劳动时，酸重并作，或有疼痛感。甘姜苓术汤又名肾著汤，以温中气固带脉为主，中气足则带脉固，肾脏不致下垂，所以它是属于治疗带脉之方。足痿首见于《素问·痿论》，是由于带脉不固，不能约束阳明经脉，于是宗筋弛纵所致。也用甘姜苓术汤治疗，达到固带脉，温脾胃之作用。

（3）㿗疝：是下坠的意思，疝是阴肿的解释。㿗疝一般是指肠子下坠而形成阴囊肿大。该证属带下病，又同足厥阴肝经有关，章门穴是两经的交会穴。带脉是约束下焦的经络，中气虚弱，带脉松弛，在男子肠的一部分陷下而至阴囊中，成为㿗疝的证候。补中益气汤专治气陷之疝气，朱氏妇科在此方基础上加荔枝核、茴香、枳壳、木香，服数剂后每能应手，即升提与温补并行。《素问·脉解篇》“厥阴所谓㿗疝，妇人少腹肿者”，与近世子宫下垂相似，又名阴㿗、阴茄、茄子疾等，都以形似而定名，其机理多为带脉不固，中气虚弱所致。

（4）带下：带下属带脉为病。朱氏妇科认为治疗带下病不论病之新久或带下颜色质味的不同，都宜截止而不宜任其下注，所以使用椿根皮、白槿花、鸡冠花、乌鲗骨等为治带的常用药，使其固脱带脉，止其下陷。初起属湿热者则配以苍术、苡仁、黄芩、黄柏。秽臭者配以土茯苓、墓头回，久带寒湿者配以艾炭、茴香；阳虚者配以鹿角霜、白蔹；精枯者配以阿胶、鲍鱼汁。

2. 带脉药考：朱氏妇科归纳前贤的经验，补充一己之得将带脉药分类如下：①升提带脉：多选升麻、五味子；②固托带脉：多选龙骨、牡蛎、乌贼骨、椿根皮；③止带脉之疼痛，多选白芍、甘草；④温带脉之寒：多选艾叶、干姜；⑤清带脉之湿热：多选黄芩、黄柏、白芷炭、车前子；⑥补带脉之阴：多选当归、熟地。

（四）朱氏妇科突出阳维阴维、阳跷阴跷的理论与实践的探讨

阳维阴维是奇经八脉里的两脉，所“维”含有纲维的意义。阳维维于阳，阴维维于阴，分别连系着阴阳两组的经脉而相互维络，以维持着机体的平衡和协调。维脉在人身上的循行部位，如《难经·第二十八难》说：“阳维起于诸阳会也，阴维起于诸阴交也。”阳维起于诸阳会，是指起于足外踝前下方的金门穴，上沿腿外侧，上胁肋至肩胛循行于耳后及头侧。与他经交会的腧穴是：足太阳膀胱经的金门；手太阳小肠经的臑腧；手少阳三焦经的天髎；足少阳胆经的阳交、日月、肩井、风池、脑空、承灵、正营、目窗、临泣、阳白、本神；督脉的风府、哑门。阴维起于诸阴交，是指起于足内踝之上的筑宾；上循腿内侧至腹肋前侧至咽部。与它经交会的腧穴是：足少阴肾经的筑宾，任脉的天突、廉泉。总而言之，阳维是和手足三阳经相连系而会合于督脉，阴维是和手足三阴相联系而会合于任脉，阴阳相维，能维持身体健康。

1. 阳维在临床上的具体应用：《难经·第二十九难》说“阳维为病苦寒热”，所以寒热的病候是阳维脉病变的主症。阳维苦寒热的病变分类：第一类是外感。太阳病卫虚自汗而且有头项强痛，是太阳与阳维合病。《伤寒论》卷一：“太阳病，初服桂枝汤，后烦不解者，先刺风池、风府，却与桂枝汤则愈。”说明恶寒发热而自汗为卫虚，阳维主卫，如兼有头项强痛，而累及阳维经络，所以单服桂枝汤而病不解，必须先治阳维的经络（风池是阳维和足少阳的会穴，风府是阳维和督脉的会穴），阳维受制，再服桂枝汤亦就痊愈。第二类是内伤。阳维气弱，虚损不足而兼有寒热的，治疗从阳着手，扶阳建中而补虚损。阳维起于下焦，属奇经，会合于督脉，妇科病多在小腹部，经带胎产又多与奇经有关，如虚损日久出现寒热者，大多与阳维有关，治疗必须顾及到这一病变。临床大凡有：①经闭兼有寒热，②蓐劳兼有寒热，③产后腰膂刺痛血淋兼有

寒热。朱氏妇科归纳古之医家之见解，又根据自己临床所得，阳维病阳虚气弱，虚损而有寒热或自汗者，应效法黄芪建中汤意，以黄芪、桂枝、白芍、炙草、大枣、饴糖为要药；兼有血虚者，当归补血汤可选用；兼督脉虚损可配鹿茸、鹿角霜；精枯血枯者配以阿胶、鲍鱼汁颇有效应。

2. 阴维在临床上的具体应用：《难经·第二十九难》说“阴维为病苦心痛”，这是因为阴维维于阴而上行于营分，营又属血，心主血，所以阴维病变出现苦心痛的证候。按阴维在手足三阴脉中，与足太阴脾经，足少阴肾经，足厥阴肝经的联系较密切，这三条经络是循环于胸脘胁腹之间的，和阴维能够相互影响。阴维病变，就出现心胸胁腹之间的一切疼痛症象。治疗阴维病苦心痛，张洁古以三阴温里药治之（兼太阴证理中汤，兼少阴证四逆汤，兼厥阴证当归汤），朱小南先生认为，阴维病的范围重点应注意在阴维络于阴，而上行于营的前提下，再参照两维失调的症状，凡属阴虚血亏而兼有疼痛的症状，均属阴维的病候。

3. 维脉药考：朱氏妇科指出《得配本草》附录《奇经药考》中，认为阳维主药有三：一曰黄芪，“主阳维为病苦寒热”；二曰白芍，“主阳维寒热”；三曰桂枝“走阳维”。黄芪助阳补气，并能固表治卫虚自汗，所以是阳维病的要药。白芍也能止汗，并有解除潮热恶寒的功效。桂枝性辛甘而温，能通阳化气治卫虚自汗有寒热者。朱小南先生常常桂枝芍药同用，治产后气血虚弱而兼自汗，盗汗，效如桴应。上列三药，都是黄芪建中汤的主药，所以黄芪建中汤又是治疗阳维病虚而有寒热之主方。

阴维主药，选以当归、川芎。当归养阴活血，能入阴维，兼有止痛功效。《金匮要略》当归生姜羊肉汤方，就用以治血虚腹痛，近代普遍用于治月经痛。川芎活血入阴维，兼有显著的止痛效验。朱氏妇科认为阴维血亏而疼痛，应以四物汤为主，除养血外兼有止心腹痛的功效。

4. 阴跷、阴跷：阳跷和阴跷是奇经里的两脉，所说的

“跷”字含有两层意义，其一是强盛的意思，阳跷是说阳气很盛，阴跷是说阴气很盛；其二是跷捷的意思。阳跷主外侧，阴跷主内侧，互助地主持着机体的活动。如果跷脉有病便能出现运动失调的现象，跷脉的循行部位，都是起于足部而上行于身的左右。其间，阳跷脉是起于外足跟，沿足外踝上行，循胁肋上肩，过面颊上行入风池，《难经·二十八难》说：“阳跷脉者，起于跟中，循外踝上行，入风池。”它是禀太阳膀胱的脉气而别出，为太阳之别，由于和足太阳的关系很密切，所以病时常有“动苦腰背痛，身直”的症状。而阴跷脉则起于足内踝前大骨下陷中，经内踝骨上部，循大腿内侧入小腹，上胸体强至缺盆循入人迎前面，到颧部，入目内眦，与太阳、阳跷脉会合上行。《灵枢·脉度》篇说：“跷脉者少阴之别，起于然谷之后，上内踝之上，直上循阴股，入阴。上循胸里，入缺盆。上出人迎之前，入烦，属目内眦，合于太阳阳跷而上行。”它是禀足少阴肾经的脉气而别，为少阴之别，由于与足少阴的联系很密切，所以病时则有“少腹痛、腰髋、阴中痛”等症状。

跷脉失调，发生的病理机制是：“阴跷为病，阳缓而阴急；阳跷为病，阴缓而阳急（《难经·二十九难》）。”也就是说：阴跷为病，阴跷脉拘急而阳跷脉便相应的弛缓。反之阳跷为病，则阳跷脉必拘急而阴跷脉便相应的弛缓。而这种症状多表现在癫痫、瘈疭的手足抽搐和足部内翻或外翻的基础之上。

5. 跷脉在临床上的具体应用

（1）目疾：阳跷和阴跷从内外足部上行而会于内目眦，所以有些目内眦的疾患是同跷脉的病变有关。

（2）癫痫：其病因很多，但由于发作的时间如昼作者为阳跷，夜作者为阴跷。阳跷：跌仆倒地，身软作声而痫，或筋缓而伸为疭，治宜十补汤加益智仁。阴跷：语言颠倒，举止错误，筋急而缩为瘈，治疗宜六味丸加鹿角霜或紫河车、当归、人参。

（3）失眠和多梦：临床上，有昼夜不能入睡和失眠症，亦有精神疲乏，时时入睡的多寐症，这与跷脉的病变有着密切的关系。治疗阳盛阴虚的失眠症，主要是兼有痰饮引起“胃不和则卧不安”多选半夏秫米汤治之。另有阴虚阳亢的失眠症，宜壮水为主，以制阳光。至于阳气虚弱而形成的多寐症，患者多头眩心荡，精神疲乏，终日欲睡，小溲清长，甚至不禁，经水多愆期，舌苔薄白，脉虚弱，朱小南先生常以黄芪人参汤（李东垣：黄芪、升麻、党参、陈皮、麦冬、苍术、黄柏、神曲、当归、炙草、五味子）治之。

（4）足外翻和足内翻：跷脉起于足部，同时又主持两足的运动。由于步行过劳是外伤等的因素，影响了跷脉，足部发生病变。阳跷脉受损，则经脉拘急，而阴跷脉则纵缓，于是形成走路时足背向外侧的外翻足（钩足）。如果阴跷脉损失，足掌的外缘偏向内方，会形成内翻足（马蹄足）。

6. 跷脉药考：朱氏妇科认为在《得配本草》附录的《奇经药考》中，仅提出四味，一是防己“入阳跷”，一是肉桂“通阴跷”，另外是穿山甲、虎骨入阴阳两跷。防己性味辛苦寒，能祛风止痛，清热渗湿，凡是湿热蕴留阳跷，以致下肢酸痛浮肿，行动不便，本品为要药。肉桂性味甘辛大热，凡是阴盛阳虚的病如目生青白翳等，用它入阴跷以“益火之源”。穿山甲是通经活络，虎骨是强筋益络，凡是跷脉虚弱，两足痿软，用这两味药可引经治疗。此外，秫米是入跷脉的，《灵枢》半夏秫米汤中用它，就是因其性味甘寒，能泻阳补阴，调和跷脉的失常。朱小南先生还认为五味子、酸枣仁也是入跷脉的，缘五味子治阳虚的多寐是有特殊功能的，同时还可以治跷脉病变的癫痫而带抑郁性的，如喃喃自语，终日忧虑，甚至时常昏厥的。酸枣仁治阴虚的失眠，在临睡前服用，如鼓应桴。

三、朱南孙临床经验特色

（一）朱氏妇科独具“衷中参西，力求实效，处方精专，善于通变”之特色

朱南孙的祖父南山先生（1872～1938）名松庆，又名永康，江苏南通县四甲坝合乡镇（今属海门）人。出身贫寒，及壮嗜读医书，拜同乡儒医沈锡麟为师，学成后悬壶乡里，声誉渐起。1916年应旅沪同乡之邀在上海劳动人民集居之闸北地区开封路同光里开设诊所，统治内、外、妇、儿、骨伤科。1933年更址于北京西路长沙路，自建诊所，题名“南山小筑”。人命至重，有贵千金，南山老先生崇医德，精医术，审证用药，殚心竭虑，务求其当，辄用大方峻剂，挽救危疾，立竿见影。治术宗张子和学派，并推崇张景岳，“无虚者急在邪气，去之不速留则生变”之旨，善用汗下祛邪。晚年求治者以妇人为多，遂以擅长妇科著称，对妇科的论治注重调气血、疏肝气、健脾气、益胃气。凡妇科兼见病情复杂者，每多详审因由，力求诊断准确，认为妇人多怕羞，非详询问不能悉其隐微。于是仿景岳十问之意订出妇科十问口诀，教诲后辈，奠定了朱氏妇科基石。《朱氏妇科十问要诀》：“一问年龄二问经，及笄详察婚与亲，三问寒热汗与便；四探胸腹要分明；头痛腰酸多带下，味嗅辨色要须清；五重孕育胎产门，崩漏注意肿瘤症；六淫七情括三因；八纲九候祖先问；本病杂症弄清楚，十全诊治方得准。”

朱南孙的父亲小南先生（1901～1974），原名鹤鸣，秉承家学，尽得父传，20岁即在沪应诊，中年以后尤擅妇科，善治崩漏、痛经、不孕、带下病、产后病等，在南山先生学术特点基础上，潜心钻研，大胆发挥，理论上尤重奇经学说，认为妇科疑难之病，非究奇经难以收效。将脏象、经络、气血学说有机结合，对奇经八脉与妇科的关联具有独特的见解，指出脏腑、气血、其他经络有病变影响冲任，造成经、带、胎、产诸

疾，而冲任失调又可影响脏腑、气血，使其他经络产生疾病。奇经之症又分虚实，实证为体虚病实，多指久病或癥瘕或产后体虚，治以祛邪通络，然后补虚或攻补兼施；虚证多系先天不足肝肾亏损，崩漏失血伤阴耗气，见于天癸匮乏经水迟至，或久婚不孕，治以血肉有情之品峻补。对奇经虚实之复杂病症，制定了具体治则和方药，如用辛苦芳香法温通瘕聚；用食血的虫类药治经脉气滞瘀结；以腥臭脂膏之润治秽带精枯；以奇经膏冬季进补治崩漏连绵奇经虚惫等症。小南先生还集前贤之述，撷临床之验，总结出奇经药物归类，如吴茱萸、巴戟天、枸杞子、甘草、鹿衔草、紫河车、肉苁蓉、紫石英、杜仲补冲脉之气；当归、鳖甲、丹参、川芎补冲脉之血；木香、槟榔降冲脉之逆；山药、莲子固冲脉；鹿茸、覆盆子、紫河车补任脉之气；龟板、丹参补任脉之血；白果固任脉；白芍、甘草止带脉之痛；艾叶、干姜温带脉之寒；黄芩、黄芪、白芍、桂枝乃阳维之主药；当归、川芎乃阴维之主药；防己入阳跷，肉桂通阴跷，穿山甲、虎骨入阴阳两跷。小南先生尤重切脉触诊，诊乳以审肝气之舒郁，按腹以辨胎孕癥瘕，颇具特色。

朱南孙独步杏林五十载，虚心勤勉，博采众长，在前辈的学术中，又汇入李东垣的脾胃学，朱丹溪的滋阴降火说，张景岳的温阳益肾论及唐容川、王清任的活血化瘀法，并揉合进陈自明、傅青主等临床大师的精髓，融为一炉。她破除门户，扬长抑短，衷中参西，追求创新，大大地丰富和发展了朱氏妇科。她根据《内经》“所胜者平之，虚者补之，实者泻之，不虚不实，以经取之”及“谨察阴阳所在而调之，以平为期”的理论，提出审动静之偏向而使之复于平衡是临床治疗之原则，临床施治总结概括为“从、合、守、变”富有哲理性的四种方法。

朱南孙虽承家学，但从不囿于门户，曾先后求教于徐小圃、丁仲英、唐吉父等名医。20 世纪 50 年代倡言中西医结合时，十分尊重向她学习中医的西医同道，在临诊中时时注意与他们切磋诊治疾病的心得，朱南孙认为医学在发展，中医学应吸取现代科学技术和诊断手段，借以提高临床疗效，并由此探讨中医中药的奥秘，这一思想贯穿其整个医疗实践。朱南孙运用现代科学方法系统地研究了验方加味没竭散（即化膜汤）治疗痛经的机理，取得了可喜的成果。对输卵管阻塞性不孕，主张整体调节（中医药）和局部治疗（输卵管通液）相结合，疗效明显提高。对已用西医调节月经周期、控制出血的子宫肌瘤、子宫肉膜异位症的患者，中药则重在化瘀散结，若是功血病人，则以固奉复旧。如此取中医药之长，注重临床实践的精神是值得后人学习的。她引用基础体温、B超的结果作为临床辨证施治的参考，如高温双相多为阴虚内热；低温双相多为肝肾不足、气血两虚。再如子宫肌瘤和外在性子宫内膜异位症都是内膜异位，前者活血化瘀，消癥散结，后者则加疏肝理气药。参考现代医学的诊断结果，从而调整中医辨证用药已是朱南孙临证的一大特点。

朱南孙妇科临诊，胸有定见，素以师古而不泥古。其制方多在10味左右，不超过12味，组方严谨，味味有据，尤善用药对，自成特色。女子以血为本，血证中尤以血崩最为凶险，医家每每遇之棘手。其先祖南山公早年创制出著名的治疗严重血崩证验方——将军斩关汤。父小南公沿用并推广之，认为有“补气血而驱余邪，祛瘀而不伤正”之功。后经朱南孙“治血证以通涩并用为宜”的经验特色加以演变，以“失笑散”为君，选择将军斩关汤中数味主药，更新为一首具有祛瘀生新止血之效，治疗重症崩漏的验方。同样以“失笑散”为君，配古方“通幽煎”、“血竭散”中诸药化裁成一首治血瘀型重症痛经的验方——加味没竭散（即化膜汤），以其独特的疗效被纳入国家级科研项目，并顺利完成通过科研成果鉴定。朱南孙处方讲究配伍，或相须相使，或相反相逆，药味不多，主次分明，取方或用原方，或用其意，药量适中，依病情而定，如病体极虚，过补壅中，药量宜轻，常用6～9g，缓缓进取，渐收功效。朱南孙主张择药应注意不用或尽量少用气味难闻、难以入口之品，并告诫后人要全面掌握药性，如苎麻根有养阴清热止血安胎之效，又有润肠通便之力，尤宜于阴虚血热胎漏伴便结不畅之先兆流产者，脾虚胎漏用之无益。再如莪术，有开胃之效，癥瘕痞结纳呆者多用。

（二）朱氏妇科突出纠正动静失衡之大法——“从、合、守、变”四字诀

朱氏妇科三代传一，长期妇科临床实践体会到女子疾患多隐微深奥，变化难测。纵观妇女一生是一个动与静相对平稳的矛盾运动的过程，如经水盈亏满溢，周而复始；十月怀胎，一期分娩；产褥哺乳，经水暂闭。动静平衡体现在妇女每个生理阶段和每月、每日的生理变化之中，阴阳乃变化之根本，属抽象概念，而动静则是具体表现，动静平衡协调则健康，动静失衡则必致疾病。治病原则须《内经》“所胜平之，虚者补之，实者泻之，不虚不实，以经取之”及“谨察阴阳所在而调之，以平为期”。此曰“平”、曰“调”，即审其动静之偏向而使之恢复平衡之常态。纠正动静失衡之大法有“动之疾制之以静药，静之疾通之以动药，动静不匀者，通涩并用而调之，更有动之疾复用动药，静之疾再用静药以疗之者，临床运用上分‘从、合、守、变’四个方面来掌握”。

“从”者，反治也，寒因寒用，热因热用，通因通用，塞因塞用则属于此。如经少、经愆、乳少、经闭，貌似经闭，理应以动药通之，然审证系精血不足，元气衰惫者当充养精血，以静待动，“血枯则润以养之”，亦即以静法治静证；又如崩漏、带下，症如动泄，似以静药止之，涩之，然究其因，确属瘀阻、湿蕴、癥结使然，当化瘀、利湿、消症，且祛邪务尽，所谓“澄其源，则流自结”，此即以动法治动证也。

“合”者，病有夹杂、动静失匀，虚实寒热兼见，制其动则益凝，补其虚则实更壅。清·石芾通《医原》谓：“病纯者药纯，病杂者药杂。有病虽杂而出于一源，则主方要有专主；有病虽纯而夹以它病，则主方要有变通。”故临证需寒热均调，七补三消，通涩并举，药应兼用。朱南孙喜用药对组方，

如仙鹤草配益母草，通涩并用，调治月经周期不准；熟军炭配炮姜炭，寒热并调，一走一守，治崩漏经久不止；莪术合白术，消补相伍，治脾虚痰凝经闭积聚，血竭协三七，化瘀止痛止血，疗癥瘕结聚之疼痛、出血之症，用之得当，得心应手。

“守”者，意在辨证既确，用药须坚定果断，对病程较长，症情复杂之慢性病而论。喻昌《医门法律》谓：“新病可急治，久病宜缓调”如血海枯竭之虚型闭经，宜以静治静，证不变，守法守方，待精血充盈，经遂自通。

“变”者，即治法视证情转变，用药须根据疾病的不同阶段，灵活应用。宋·史堪《史载之方》谓：“喜为医者，临事制宜，随机应变，审当轻重。”如不孕症，证情多复杂，年轻者常伴盆腔炎，输卵管受损，缠绵不愈，临证先治病为主，然后调经，经调后助孕。调经之法又分经前、经间、经期、经后之别，分期调治，以收事半功倍之效。又如治实证痰湿阻络型闭经，首当化瘀疏络，以动解凝，待湿化痰除．地道得通，而经量每涩少，盖邪既已去，正必受损，气血虚亏，当即转为调补气血，而济其源，则经自调。

（三）朱氏妇科止血四法“通、涩、清、养”

血乃身之本，循行脉中，周流不息，调和五脏，洒陈六腑，滋养神气，濡润筋骨。女子经孕产乳皆以血为用，虽有经期、产后之出血（经血、恶露），但有正常的期、量，反之为病态。出血乃妇科一大症，如崩漏、月经过多、经行吐衄、经间出血、胎漏以及恶露不绝等，其中以崩漏最为常见。《医部全录》谓：“妇人崩漏，最为大病。”朱南孙秉承家学，精于辨证，用药简捷，止血颇具章法，突出“通、涩、清、养”四法：

1. 通——祛瘀止血，引血归经：通者，通因通用也。因瘀血阻络，血不循经而致崩漏乃临床所常见，其因不一，或肝气郁结，气滞血瘀，或郁久化热，血热煎熬成瘀，或经期感寒饮冷，寒凝血滞，或产后残瘀未尽，新生不得归经，或气虚运血无力，留滞成瘀，也有因血室未闭，误犯房事，热瘀交结。由瘀致崩漏，必先祛瘀，瘀散脉通，出血自止。朱南孙常用祛瘀止血药有蒲黄炭、熟军炭、山楂炭、花蕊石、牛角腮、茜草、三七末，以及仙鹤草合益母草。常用中成药震灵丹。朱氏妇科认为血瘀有气滞、气虚、阳虚血寒，外伤脉络以及与寒、热、湿、痰等邪气夹杂之别，故运用祛瘀止血药需酌情与理气、清热、温经散寒、益气养血、滋补肝肾等法相结合。妊娠胎漏下血，前人忌用活血化瘀之品，朱南孙认为血贵濡润宣通，安胎之方佐以活血化瘀之品可以促进血供，达到养血活血安胎之效，孕前有内异症、盆腔炎经常酸痛者尤宜。有些久漏的病人常伴全身乏力，少气懒言，腰膝酸楚，乍见一派虚象，万不可见虚误补，细审常属虚中挟瘀之证，所谓“久漏必有瘀”，往往瘀血排出，流血即止，所伴症状也会随之减轻。

2. 涩——止血塞流，勿忘澄源：涩者，收敛固涩，止血塞流，前人止崩有“塞流，澄源，复旧”三步法，南孙主张三法需密切配合。出血是一种症状表现，其因有寒热虚实之别，故止涩塞流应与澄源并举，若不审病源，盲目止涩，往往塞而不止，即使暂时止住，也易复发。临床多选择具有双相调节或双重作用的止血药组方：活血止血药见于上述；凉血止血药有：生地炭、地榆炭、侧柏叶、椿根皮、槐花、贯众炭；养阴止血药有：生地炭、旱莲草、鹿含草、藕节；益气止血药有：焦潞党、焦白术、炒怀山药；补血止血药有：地黄炭、蒲黄炒阿胶；固肾止血药有：炒杜仲、炒川断、桑螵蛸、旱莲草、苎麻根、覆盆子、山萸肉、五倍子；温经止血药有：炮姜、艾叶、赤石脂等。

3. 清——清热凉血，血静则宁：妇科“崩症热多寒少”，热有实热、虚热之分。其因有过食辛辣，有风热外袭，热入血室，有郁怒伤肝，肝火内炽，热迫血行，有非时行房，热瘀交阻，也有时届更年，阴血虚损，肝旺肾虚。血“静则归经，热则妄行”，欲使血止，务使热清，热清血自宁。血热出血，势急色红，烦热口渴不欲饮，舌深红，苔薄少津，脉弦数，而阴虚出血，多见舌暗红，脉细弦数。实热出血，南孙常用生地、大小蓟、地榆、侧柏叶、椿根皮、炒丹皮、白头翁、玉米须、贯众炭等。若经行吐衄，多选白茅根、藕节、炒栀子。盆腔炎之瘀热交结经临腹痛者，需加清热解毒，活血化瘀药，如公英、地丁、败酱草、红藤、延胡、川楝子、熟军炭之类。阴虚出血，常用二至丸，苎麻根、桑螵蛸、龟板胶、鹿含草、生地炭等。注重在补阴之中行止崩之法，桑椹子、山萸肉、枸杞、麦冬均可选用，俾肝肾阴血充足，血无热迫，则宁静人常。

4. 养——扶正固本，复旧善后：养者，一为扶正补虚而止血，一为复旧善后防复发。缘五脏之中，脾健则统血，肝平则纳血，肾足则固血。冲为血海，任主胞胎，若冲任受损，则经血失约。肝肾乃冲任之本，肝主疏泄而司血海，肾主胞宫而藏精气，精血同源，肝肾一体，故前人有“补肝肾即补冲任”之说，脏腑经脉虚损多由禀赋不充，后天失养，劳伤过度，将息失宜，或由郁怒惊恐，损及脏腑，而致冲任不固，治以温肾固冲；肾阴不足，肝火偏亢，治宜滋肾平肝，固摄冲任。心主血，“心和则血生”，崩漏出血，病人情绪极度紧张，心神不定，血海难宁。《医部全录》曰：“崩漏治当大补气血之药，奉养脾胃，微加镇坠心火之药，治其心，补阴泻阳，经自止。”朱南孙遇此多选用远志、朱茯苓、酸枣仁、淮小麦、合欢皮、首乌藤之类养心疏肝安神，疗效颇著。

崩漏日久，气血耗伤，脏腑虚损，故须复善后，既恢复赃腑气血功能，又防止复发。朱南孙提出复旧善后应注意以下几点：①纯虚无邪则补益兼以固涩之品，治从脾肾，可用八珍、归脾、左归、右归等分；②本虚兼有宿疾，如内异症、子宫肌瘤，治宜补虚兼以祛瘀、清热、软坚消瘤；③青春期、生育期妇女崩漏之复旧，要促排卵、调周期，而更年期妇女则需促其绝经；④慎房事，勿劳作，怡情志。

5. 四法兼备，知常达变：通、涩、清、养是朱氏妇科常用的止血四法，由于崩漏出血病人证情复杂，临证实践中四法多兼而用之。

(1) 通涩兼施（祛瘀止血法）：单通恐经行量多或伤及肾气，单涩当惧留瘀之弊，故寓通于涩。南孙常取药对如仙鹤草配益母草、熟军炭合炮姜炭、川牛膝伍川断，以及具有通涩双相作用的药物如山楂炭、茜草、花蕊石、海螵蛸、三七末等组方。通涩比例视病情而定，或以通为主，辅以止涩；或以涩为主，佐以活血。

(2) 清通兼顾（清热化瘀法）：宜于热瘀交结之经淋崩中伴腹痛，常见于经期或产后误犯房帏、人流或放环后感染、子宫内膜异位症、子宫肌瘤、盆腔炎等症。朱南孙多用公英、地丁、败酱草、红藤、蒲黄、赤芍、延胡、川楝子、茜草、楂炭、刘寄奴等药。

(3) 清养并举（清肝益肾法）：宜于素体阴虚内热或出血日久，阴血耗伤，虚热内生，迫血妄行者，滋水涵木、相辅相成。南孙常用生地、白芍、淡芩或青蒿、地榆、侧柏叶、椿根皮、女贞子、桑椹子、枸杞子、旱莲草、白花蛇舌草、夏枯草、生牡蛎等。

(4) 涩养并重（益气止血、益肾同冲法）：宜于瘀血已净，脾肾气虚，冲任固摄乏力者，取补养和固涩止血药同用，也可选涩养兼备之药，南孙善用芡莲须、桑海螵蛸、仙鹤草、仙桃草、山萸肉、覆盆子、五倍子、金樱子、焦潞党、焦白术。

(5) 通涩清养四法并举（清热养阴、化瘀摄冲法）：宜于阴虚内热兼有瘀滞之崩漏出血，如更年期伴子宫肌瘤出血，子宫内膜异位症或盆腔炎病久阴血已耗，经行腹痛量多挟瘀之症。南孙还提倡辨证与辨病相结合，如遇经漏、胎漏，用药出血不止，需注意有无宫颈瘪肉；对经淋不止，尤其是更年期、老年期经断复来者，尤需排除子宫内膜癌。

（四）朱氏妇科治疗闭经证治六法

朱氏妇科认为中医对闭经的治疗是从整体观念入手，审证求因，循“虚则补之，实则泻之”的规律，临证须辨证与辨病相结合，中西药并进，可奏捷效。总其临床诸证，有肝肾不足、气血两虚、肝郁气滞（或气滞瘀阻）、痰湿阻络、寒凝血滞、热结血滞等型，但不外乎虚实二端。

1. 肝肾不足证：患者多先天禀赋不足，经水初潮迟至或过早即至。已婚者房劳纵欲，精血耗损。望诊见面色晦暗，眼眶发黑，双目无神。症见头晕耳鸣，口燥便坚，阴液分泌甚少，脉细，舌黯，苔薄欠润。病程日久，阴损及阳，性感淡漠，渐致不孕。治法：滋养肝肾，填补精血。方药：当归、赤芍、熟地、怀山药、山萸肉、巴戟、鹿角片、川断、川牛膝。其中，归、地等养血之品合鹿角等血肉有情之物，以资其肝血肾精。亦可参景岳的归肾丸、傅山的调肝汤化裁。待症情好转，精血充盈时，酌加泽兰、红花、益母草等活血催经。

2. 气血两虚证：如因出血过多，久患慢性疾病，或纳少便溏经久不愈而致的闭经，必损脾肾。脾肾两亏，则气血化源不足，遂致血海空虚而经闭。症见神疲、眩晕、纳少、便溏或结，肢软畏寒。脉细软，舌淡，边有齿痕，苔薄。治法：健脾益肾，调补气血。方药：党参、茯苓、白术、当归、熟地、川芎、鸡血藤、制附块、桂枝、干姜、炙甘草。此法考虑到先后天的生理病理的相互关系，通过健脾益气养血以资肾经，并以附、桂之温肾助阳化气而加强脾运，达到脾气旺盛，肾精充沛，则癸水自行。此乃“寓通于补”、“补而通之”之意。

3. 肝郁气滞证：肝喜条达，易于怫郁。肝郁能使气滞瘀阻而致经闭。患者多郁郁寡欢，时感胸胁胀满，纳少神疲，心烦抑郁。脉弦细，舌暗，苔薄。治法：疏肝解郁，理气调经。方药：柴胡、当归、赤芍、生地、川芎、香附、青皮、延胡、桃仁、红花。方取疏肝解郁的逍遥散合养血活血的四物汤化裁，如气滞腹胀甚者宜加三棱、莪术等行气破滞之峻品。同时，尚须开导患者怡情悦性，以解除其肝郁之精神因素，服药才能奏效。

4. 痰浊阻络证：痰浊闭经以其身体肥胖为主要症状，可见经水渐少而致经闭，平素神疲嗜睡，纳呆多痰，白带较多，或四肢麻木，脘腹胀满，大便鹜溏。脉濡，舌淡，苔薄。当责之脾虚运化失职，而致湿聚脂凝，胞脉受阻，营卫不得宣通，血海空虚而致经闭。治法：健脾疏化，理气调经。方药：苍白术、茯苓、姜半夏、南星、菖蒲、枳壳、香附、马鞭草、鬼箭羽、陈皮。轻则选用二陈汤，越鞠丸合启宫丸加减，重者宜苍附导痰或涤痰汤化裁。如肝热体壮，情志不悦，心气郁结，脾土受侮而痰火胶结，阴津被劫而致闭经，症见头痛面红，心烦便坚，脉弦，舌红少津，则宜疏肝气，泻心火，择凉膈散合丹栀逍遥散加减。

5. 寒凝血滞证：此证多发于青春期女子，肾气不足的羸弱之体。由于恣饮生冷，或感受寒邪，或久服凉药而致寒凝血阻之经闭。症见形寒吱冷，面色少华，食少懒言，少腹冷痛，大便溏薄。咏沉细，舌暗或淡。治法：温养冲任。方药：当归、赤芍、熟地、川芎、陈皮、香附、三陵、莪术、楂肉、青皮。寒凝较重者可酌加紫石英、鹿茸片、巴戟、紫河车等温养之品。同时选右归丸 10g，1 日分吞，共 20 天，继用乌鸡白凤丸，每日 1 丸，温开水化服，共 7 天。如经水仍未转，再服以上煎刊 7 ~ 10 剂。如经水已行，日后宜常服右归丸、乌鸡白凤丸、十全大补丸等成药，以善其后。

6. 热结血滞证：此证多发于已婚经产妇女，由于胞宫胞脉受损，或热邪侵袭冲任等，使冲任之阴血灼而与瘀热交结。症见发热、口干咽痛、便坚腹痛、溺赤等。脉弦细带数，舌红，苔少或剥而少津。治法：清热凉血通瘀。方药：丹参、当归、生地、赤芍、沙参、麦冬、枸杞、川楝子、红藤、败酱草。此法以祛邪清热为先。如瘀热甚者，可选三黄四物汤合银、翘、红藤、败酱草等，待邪去热消，然后加三棱、莪术重在行滞通瘀。但多次刮宫，内膜损伤过度，或阴虚火旺、潮热闭经者，宜一贯煎或百合固金汤加减，如有结核菌侵入胞宫，在活动期，须与抗痨疗法并进。

总之，闭经的原因多而复杂，迁延日久必有不同程度的症状出现，临床证治，除辨证求因，审因论治外，尚须结合实验室检查，力求准确地把握其病因病机，方可对证施药。

附一：溢乳闭经证治三法

闭经伴有溢乳，称溢乳闭经，多发生在产后或因服用某种药物引起，月经往往由稀发而到闭止，诊治时必须排除肿瘤。本病的症情较为复杂和顽固，迁延日久，能使生殖系统萎缩，治疗亦颇为棘手。经云："冲脉为病，逆气而里急。"朱氏妇科认为溢乳是气逆，里急则闭经。凡情志抑郁，肝气郁结，或过食辛辣，胃热壅滞，皆可使冲脉气机失于调畅而造成里急，里急则冲气无由下达，血已无下达之路，于是，不化经而上逆为乳，溢乳闭经遂成。其次，劳倦过度，损及气血，房事不节，伤及肝肾，气血统摄失司，不能与心相交，心阳之气不得下降，阴血不能按时下注胞宫而为月汛，则反顺为逆，血不归正而上溢为乳汁。

1. 肝肾亏损、肝气上逆证：多见经水由延后量少而致经闭，乳汁必溢，质稀。腰痛神疲，头晕，便坚，面色晦暗，乳胀，情志抑郁，脉弦细，舌暗，苔薄。治宜疏肝养血顺经。方以四物汤合逍遥散加减：当归9g，生地、丹参、赤芍各12g，川芎4.5g，柴胡6g，郁金、制香附各9g，蒲公英、全瓜蒌各12g，枳壳6g，川牛膝9g，王不留行12g。

2. 脾肾不足，气血两虚证：多见经闭不行，乳汁溢，质清稀，面色㿠白，头晕腰痛，纳呆便溏，畏寒，脉细缓，舌淡边有齿痕，苔薄，治宜健脾益肾，调补气血。方以圣愈汤合右归丸加减：党参、黄芪、赤白芍、枸杞子、巴戟天、鹿角片各9g，当归、熟地、怀山药、鸡血藤各12g，川芎4.5g，肉桂3g。

3. 肾虚血枯，心肝火旺证：多见经闭不行，乳汁自溢，质稠色黄，乳头痒，头痛，寐不安，心烦易怒，咽喉干痛，便坚溲赤，脉细数，舌红，苔薄。治宜清热养阴，疏肝理气调经。方以四物汤、增液汤合逍遥散加减：当归、生地、赤芍、钩藤、肉苁蓉各12g，元参、柏子仁、泽兰、川牛膝、逍遥散

（包煎）各9g，川芎4.5g，麦冬、淡子芩各6g。

朱氏妇科指出：①本病为闭经之重症，妇科检查有子宫萎缩者，符合前人“血枯经闭”的论述，所以病程较长患者应耐心治疗，且首先要排除肿瘤。②本病患者多伴精神抑郁症状，可见与肝郁有密切关系，但视其体质之强弱。病程之长短，或因肝郁，或因体虚，从而辨证论治。③本病每因月经稀发而渐至闭经，所以贵在早期治疗，且愈后亦每因内外因素的干扰而复发，因此要重视调补善后和精神的调摄。④本病病程较长而症情复杂者，单服西药，反应剧烈，经用中药，效果缓慢，实践证明，以中西药并治，可尽快改善症状，提高疗效。

附二：肥胖型闭经证治二法

朱氏妇科认为肥胖型闭经一般以中青年患者多见，先是月经延后量少，渐至闭经，体重随之增加，并有症状出现，推其病因，多由心意不遂，情志抑郁。中医责之脾虚运化失职，湿聚脂凝，脉络受阻，营卫不得宣通，血海空虚，体胖经闭遂成。

1. 脾肾阳虚，痰湿阻络证：本证在临床较为多见，其病机突出为后天脾运不健，湿聚脂凝，胞脉闭塞。症见体胖经闭，头晕神疲嗜睡，纳呆便溏，胸闷痰多，面色㿠白，腰酸肢楚，尿少，周身肌肉发胀，脉濡，舌淡，苔白腻。治拟化湿导痰，温脾通络。以涤痰汤加减。方药：陈皮、姜半夏、茯苓、山楂肉、六曲、莪术、白术、制香附、石菖蒲、桂枝、鸡血藤。待胃纳佳，精力渐充，乃进健脾补肾，益气养血调经之剂，方取八珍汤加川断、桂枝、鸡血藤、蜜根。如经水亦行，则以附桂八味丸或右归丸充养冲任。

2. 肝郁气滞，痰湿阻络证：本证患者一般脾胃素盛，体质尚实，由于情志不畅，心气郁结，肝失条达，脾土受侮，痰火胶结，阴精被劫，脉络空虚。症见体胖经闭，面部升火，头痛，心烦易怒，口干便结，纳旺，胸闷气促，尿少，肢体肿胀。脉沉细弦，舌红，苔薄。治疗先泻心火，疏肝气，予凉膈散、丹栀逍遥散加减：丹皮、赤芍、生地、大黄、柴胡、广郁金、川断、牛膝、泽兰叶、卷柏。待便通尿利，胃气下泄，肝得条达，再以养血调经，用泽兰汤合柏子仁丸加减：当归、丹参、赤芍、生地、川断、牛膝、泽兰叶、益母草、柏子仁、卷柏、鬼箭羽、马鞭草。待经行后以归肾丸（当归、熟地、枸杞子、山药、山萸肉、茯苓、杜仲、菟丝子）调补肝肾，充养血海。

（五）朱氏妇科治疗不孕症分虚实两大证型

朱氏妇科在临床上将本症分为虚实两大证型，即虚证分脾肾阳虚和肝肾阴虚。实证为冲任受损、络道受阻，也有虚实并见。治疗应按审因论治，治病求本的原则，实则攻之，虚则补之。如有经带癥瘕，则当先治病调经，再论种子。

虚证

1. 脾肾阳虚证：经期不准，量少，色淡或闭经，神疲纳呆，畏寒，腰部疼楚有寒冷感。性感淡漠，大便溏薄，脉沉细迟，尺脉沉细软，舌淡，苔薄有齿印。基础体温单相型或呈爬行上升，输卵管造影显示畅通，治法分三个阶段进行。

第一阶段：健脾和胃，养血调经。方药：党参12g，白术9g，茯苓9g，炙甘草4.5g，陈皮6g，姜半夏6g，广木香4.5g，砂仁3g（后下），当归9g，赤白芍各9g。成药：十全大补丸、人参养荣归脾丸、附子理中丸等可酌情选用。待脾胃调和，气血充足，月经通调，然后转入第二阶段疗法。

第二阶段：温养冲任，益髓调精（适用于排卵不理想者）。方药：党参9g，黄芪9g，当归12g，白芍9g，川芎4.5g，熟地12g，菟丝子12g，覆盆子12g，紫河车9g，鹿角片9g，巴戟天9g，甜苁蓉12g。上药于经净后服约7~14剂，以冀基础体温出现典型双相曲线。

第三阶段：温肾助孕。方药：党参12g，黄芪12g，当归12g，熟地12g，鹿角片9g，仙灵脾12g，仙茅12g，巴戟天9g，石楠叶9g，蛇床子9g，四制香附丸12g（包煎）。上药于周期的第十一天起服，用5~7剂。

2. 肝肾阴虚证：月经失调，色紫或闭经，头晕失眠，心悸，咽喉干痛，口苦口糜，便坚，面色萎黄或有色素沉着，腰痛肢软，脉弦细，尺弱，舌红或暗红，少苔或剥。基础体温双相或高温双相，输卵管造影通畅，治疗分两个阶段进行。

第一阶段：滋补肝肾，养血调经。方药：制黄精12g，生熟地各9g，赤白芍各9g，紫丹参12g，沙参6g，麦冬6g，脐带1条，巴戟天9g，甜苁蓉12g，山萸肉9g。上药服后使冲任得润，胞宫充盛，基础体温转为典型双相，然后进入第二阶段以补肾助孕为法。

第二阶段：滋肾助孕。方药：熟地12g，杞子9g，菟丝子12g，覆盆子12g，山萸肉9g，石楠叶9g，巴戟天9g，仙灵脾12g，紫石英12g，制黄精12g。上药于周期的第11天起服5～7剂。

实证

1. 邪伤冲任，湿热内蕴证：小腹一侧或双侧刺痛，经临更甚，经前乳房作胀，腹胀，月经失调，量或多或少，色紫质粘，经后有秽带，脉弦数，舌红苔腻。基础体温多双相，盆腔检查有炎性病变，输卵管造影通畅或欠畅。治疗：清热利湿，疏肝调经。方药：生地12g，丹皮9g，赤芍9g，蒲公英12g，红藤12g，柴玄胡各6g，广郁金9g，知柏各9g，川楝子9g。新邪为病时，以清热利湿为主，疏肝调经为辅。旧邪肝郁时，以疏肝调经为主，上药于经前有乳胀预兆时即服，服中加路路通12g，苏罗子12g，广地龙12g。

2. 冲任阻滞，胞脉闭塞证：久婚不孕，乳胀腹胀，经事后期量少或闭经，体肥神疲，腰酸，性感淡漠。脉弦细或濡细，舌暗，苔腻。盆腔检查：阴性，基础体温单相或双相，输卵管造影多阻塞。治则：理气通滞。方药：制香附9g，枳壳6g，王不留行12g，苏罗子12g，路路通12g，菖蒲9g，沉香粉1.5g（吞），小茴香3g，月季花6g。上药于期中及经期前服用，同时配合通液治疗，每次月经净后3天始，排卵期止，隔日通液1次。

3. 瘀阻癥瘕证：经水不调，量或多或少，腹痛由轻渐剧，拒按，腰骶酸楚，肛门有坠胀感，脉弦细，舌紫有瘀点。盆腔检查子宫后穹窿可摸到结节或附件肿块。输卵管造影通畅或欠畅，基础体温双相或单相。治则：化瘀破结，调理冲任。方药：蒲黄12g（包），五灵脂12g（包），三棱2g，莪术12g，青陈皮各6g，柴玄胡各6g，刘寄奴12g. 石打穿18g，血竭粉3g（吞服）。上药于期中至经行停服，如肝肾不足者，待经净后调补。

朱氏妇科强调指出：不孕症患者有病当先治病，病除经调则气血充沛，阴阳平衡，平时宜节欲贮精，精血充足，交之以时，胎孕乃成。治疗宜辨证求因，审因论治，专方不能解决各种不同类型之不孕症，且用药须分阶段，如此用药力专，可取捷效。而不孕症患者如输卵管造影诊断为阻塞，而有附件炎者，系湿蕴冲任，络道受阻，治当清热利湿，治病为主，如病久热轻湿重者，用辛温香开之品，除湿通络，乃能受孕。若因输卵管结核，为钙化疤痕阻塞，则非药物所能奏效。用中药促排卵必须要辨证，非以温肾壮阳所概括，如阴虚火旺更用阳药，则必致胞宫受热灼伤而精血枯竭导致闭经。

四、朱南孙典型医案选

（一）月经期神经精神症

例1：王某，21岁，初诊：1968年7月11日。14岁初潮，经期尚准，1971年因精神刺激遂致闭经，嗣后月经不调，近又闭经3个月，精神抑郁，腑行艰结，头痛口干，脉细，舌质光红起刺，苔根白腻。辨证为心旰火旺，冲任失调，治以清心养血，柔肝调冲。处方：川连1.2g，莲子心4.5g，钩藤12g，生地12g，赤芍9g，白芍9g，柏子仁9g，黄芩6g，菊花6g，枸杞子6g，玫瑰花2.4g，龙胆泻肝丸9g（吞），3剂。3剂药后，经水即行，精神症状亦减。

例2：董某，女，18岁，初诊：1975年8月13日。月经

17岁初潮，临经受惊，以后每次行经神志不清，胡言乱语，狂笑喊叫，饮食起居不能自理，四肢厥冷，时吐涎沫，约发作1周，经期过后自行恢复正常。脉弦数，舌红，辨证为营阴不足，火燔作狂，拟养心清镇。处方：鲜生地30g，生牡蛎30g（打、先煎），鲜沙参9g，磁石9g（先煎），生龙骨18g（打、先煎），钩藤12g（后下）。4剂。服药4帖，神志清朗，次月行经，未见神志症状。

【按语】南孙先生指出“妇女行经之际，与产后一般，将理失宜，为病不浅，若被惊则血气错乱”，故妇女经期诸症，当以调气血，理冲任为主，治宜理气养血调经。但“妇人有先病而致经不调者，有因经不调而后生诸病者。如先因病而后经不调，当先治病，病去则经自调；若因经不调而后生病，当先调经，经调病自除”（《女科经纶·月经门》）。例一先有精神刺激，心肝火旺，而致冲任闭滞，月经不行，治以清心泻肝为先，佐以活血调经之剂而取效。例二先有经水、血室空虚，后受惊悸，神明扰乱，治以养血为主，血室充实则神明得安。

（二）经前乳胀

例1：贾某，女，30岁。门诊号：561550。婚后生一女，迄今已12年未孕。曾患子宫炎，业已治愈。现在经期尚准，唯经前有乳部胀痛，胸闷纳呆常有饥嘈，经事时亦有乳部胀痛，脉象细弦，舌苔薄黄，诊断为肝郁脾虚乳胀不孕。西医诊断为输卵管阻塞。经前乳胀时服用处方：香附、郁金、当归、白术、枳壳、苏罗子、路路通、橘核、乌药、青橘叶、陈皮。至经来腹痛时，用原方去苏罗子、路路通、橘叶核，加白芍、元胡、净乳没、木香。经治疗9次，越6月怀孕。

例2：程某，30岁，门诊号：518320。婚后5年未孕，经来先后不一，经前一周乳房胀痛，经行时小腹胀痛，平时多秽带，小腹两侧时有隐痛，行经时更有吊痛感，口干内热，胸闷腰酸，脉象细数，舌苔薄黄。诊断为肝郁火旺型乳胀不孕。经前乳胀时服用处方：香附、郁金、当归、苏罗子、路路通、橘叶核、白术、红藤、枳壳、柴胡、陈皮。平时小腹两侧隐痛，有腥臭黄带，处方：白术、茯苓、陈皮、樗根皮、白槿花、川黄柏、红藤、白头翁、山药、山萸肉、白果。经连续治疗9次，于一年半后怀孕，足月分娩。

例3：马某，35岁，门诊号：3220。婚后8年未孕，月经偏后，经前预感乳房胀痛，经来时小腹冷痛，平时性欲淡漠，带下连绵。腰酸神疲，脉象细迟，舌苔薄白。诊断为肝郁冲任虚寒型乳胀不孕。经前乳胀时服用处方：香附、郁金、橘叶核、白术、陈皮、合欢皮、枳壳、乌药、鹿角霜、陈艾。经净后10～20天处方：鹿角霜、肉桂、巴戟天、仙灵脾、当归、川芎、白芍、杜仲、川断、阿胶。经治疗17次后怀孕。

【按语】经前乳胀案三例均系朱小南先生验案。经前乳胀，发生在月经前，一般都在临症前3～7天，亦有甚至在经后半月左右发生乳胀，至经来一、二天间消失，但亦有直至经净后始行消失，于下次月经前重复发作，颇有规律性和周期性。乳胀之程度，有乳房作胀、乳头疼痛、乳胀兼有结块及乳胀结块兼有灼热感等。小南先生在临床上细心观察本病时指出，凡遇经前乳胀者，多数兼有不孕症，患者专来医治经前乳胀者较少，多半是因为不孕就诊而询问症状时才发现本症。推敲经前乳胀的病机，主要为肝郁。盖肝为将军之官，性喜条达，如受情志刺激，气郁滞留，难于疏泄，横逆犯胃，于是肝郁胃阻，两经经络相应受到影响。乳头属肝，乳房属胃，故症见乳头疼痛，乳房作胀。治疗以疏肝理气为主，三案处方均以香附为主，并配郁金、合欢皮，三药相伍，理气解郁，活血消胀，相得益彰。再加白术、枳壳健脾和胃，增进食欲。苏罗子、路路通，疏通经络，二药相用，服后上易嗳气，下则放矢，因而，乳胀、腹胀俱减，效颇显著，再加台乌药香窜消胀止痛，有促进全方之功效。小南先生还指出，乳胀甚者加青橘叶、橘核；乳胀痛者加川楝子、蒲公英；乳胀有块者加王不留、炮山甲；乳胀有块兼有灼热感者加海藻、昆布；兼有肾虚者加杜仲、续断；兼有血虚者加当归、熟地；兼有冲任虚寒者加鹿角霜、肉桂；兼有火旺者加黄柏、青蒿；小腹两侧掣痛者加红藤、白头翁。这些都不愧为小南先生几十年临床之真知灼见。

（三）吊阴痛

某患者，52岁。正产5胎，人流1次，绝经3年，阴内吊痛感，已有3年。1周前突然吊痛颇剧，持续至今未缓解。1970年8月就诊。两腿不能步履，起卧也受牵制，精神萎顿，心胸烦闷，咳嗽多痰，苔薄黄，脉弦细，此乃足厥阴痛。治宗《竹林女科》17症中之川楝子散加减，疏肝理气，温中止痛（妇检：无异常）。处方：川楝子9g，小茴香3g，桂枝6g，川芎4.5g，当归9g，细辛2.4g，乌药9g，枳壳3g，煨木香4.5g，吴萸2.4g，陈皮9g。复诊：服上药三贴即见起色，疼痛消失，步履轻松，精神见振。宗原法以巩固前效。处方：川楝子9g，小茴香3g，吴萸2.4g，煨木香3g，旋覆梗3g，全瓜蒌12g，郁金9g，枳壳3g，细辛1.8g，桂枝3g，青陈皮（各）4.5g，甘松4.5g。

【按语】该案仍系朱氏妇科小南先生之验案。吊阴痛即足厥阴痛，临床多见于绝经后妇女，本案妇科检查，无器质性病变，多系冲任渐衰，血涸气滞而成。其中肝郁气滞是其重要原因。临床治疗小南先生妙用古方川楝汤加味，一方面以小茴香、木香、乌药温通血脉，再佐以细辛止痛；另一方面以当归、川芎养血活血；桂枝、吴萸温经散寒。抓住了气为血帅，血随气行，气血循环，养血扶正，理气止痛，致使痛势立减，病家转忧为喜。

（四）血崩

姜某，女，42岁，生8胎，末次用人工流产手术后，月经初尚正常，4个月后忽然行经过多，形成崩漏，持续五六个月，淋漓不断，形瘦心跳，腰酸失眠，心中懊憹，复刮宫2次，崩量更多。西医认为必须切除子宫，方能止血，患者不愿，转请中医治疗，服补气益血止涩药多剂，未见功效，乃来南山先生处求治。所述症状，如头晕眼花，腰酸肢软，精神疲倦，多属虚象，惟按其小腹则隐隐作痛，切其脉则虚细而涩。南山先生认为久病且流血过多，固属虚亏，但其中尚有残余瘀滞未化，因此新血不能归经，昕以前服补养固涩剂未能见效，关键即在虚中有实。遂处将军斩关汤方，甫服1剂，崩即停止，再经调理，恢复健康。

将军斩关汤，其药：熟军炭3g，巴戟天9g，仙鹤草18g，茯神9g，蒲黄炒阿胶9g，黄芪4.5g，炒当归9g，白术4.5g，生熟地各9g，焦谷芽9g，另用藏红花0.9g，三七末0.9g，红茶汁送服。

【按语】朱南山先生指出，该方专门治疗虚中夹实的崩漏症，方中以熟军炭为君，熟军炭的性能不同于生大黄，用数分至3克，不仅无泻下作用，反而能厚肠胃，振食欲，并有清热祛瘀之功。崩漏症初起，每因有瘀热而致，熟军炭是最为适应的药品；即使久病，如倘有残余瘀滞，徒用补养固涩诸药无效，若加此一味，一二剂后，崩停漏止，盖遵《内经》通因通用的治则，勿误认为熟军炭为峻剂而有所顾虑。方中还佐以红花、三七末化瘀结而止血，用生熟地、当归补血，黄芪益气增强摄血之能力，巴戟天补肾气益任脉，仙鹤草、蒲黄炒阿胶强壮止血，茯神、白术、焦谷芽健脾化湿，故本方补气血而驱余邪，祛瘀而不伤正。正是朱氏妇科精华之所在。

祝谌予

一、生平简介

祝谌予（1914 年生）　字慎余，北京市人，中共党员。我国十大名老中医之一，著名中西医结合专家。1933 年投师于北京四大名医之一施今墨门下，成为施氏的高徒。业成后，于 1939 年东渡日本，入金泽医科大学医学专门部系统学习西医知识，1943 年毕业回国。曾多次出国讲学与考察。历任北京中医学院第一届教务长，北京协和医院中医科主任、教授，中国中西医结合研究会副理事长、顾问，中西医结合杂志编委，全国政协委员，北京市政协副主席，农工民主党北京市委员会副主任委员，主任委员等职。著有《施今墨临床经验集》、《祝选施今墨医案》，在国内外医学杂志发表论文 50 余篇。

祝氏从事医、教、研工作近 60 年，在中医、中西医结合的临床医疗、教学和科研方面均作出了突出的贡献。

在医疗实践中，强调辨证论治，重视培补脾胃，善用活血化瘀法。祝氏擅长治疗胃肠病、糖尿病、妇产科疾病及疑难杂症。他数十年如一日，对患者来者不拒，长期坚持通信治疗，病人遍及全国各地、港、澳、台地区及东南亚各国，甚至欧美等国的病人也慕名而来求医。

在教学方面，祝老 1956 年担任全国第一届西医学习中医班专职教师，为中西医结合工作培养了一批骨干人员。1957 年任北京中医学院第一届教务长，与上海、广州、成都中医学院教务长一起制定了一套前所未有的中医教学体系，为系统培养新一代高级中医人才打下了基础。1971 年他又在中国医学科学院连续主办了 10 期西医学习中医班，为中国医学科学院及北京市培养了一大批中西医结合人才。

在科学研究方面，祝老较早地把微循环、血液流变学引入糖尿病的研究工作中去，开创了“活血化瘀”法治疗糖尿病之新路。祝老还以妇科西医检查，化验指标来作为中药治疗妇女痛经、不孕症、功能性子宫出血等妇科疾病的佐证，取得了令人信服的治疗效果。他倡导辨证与辨病相结合的原则，治疗某些无症状而化验检查指标不正常的疾病（如心电图不正常的心肌炎、尿蛋白阳性的隐性肾炎、尿糖阳性的隐性糖尿病），均取得了满意的疗效。

二、祝谌予学术思想特点

（一）祝氏力倡中西医结合，主张辨证与辨病相结合，扬长抑短，敢于创新

祝谌予早年拜施今墨先生为师。施先生当时为北京四大名医之一，博学多闻，医术精湛，且医疗态度端正，不问病者贵贱贫富，皆极力救治。每日救治者充塞门庭，迎诊者接踵而至，极为繁忙。祝谌予随师每天上午抄写方书，下午随师外出诊病，晚间听课学习中医经典著作《黄帝内经》、《难经》、《伤寒》、《金匮》等。风雨鸡鸣，寒暑六载，从未间断。祝谌予先生回首从师学医时指出《内经》、《难经》是中医理论之渊源，不可不读。多侧重于理论阐发，而备方药甚少（如《内经》仅备13方，后世又不常用。《难经》则一方未备），且篇幅错见杂书，文字晦滞难明，注家各执己见。祝老认为学习仅取其重点，提纲挈领，作为奠定中医基础之用。最为推崇的是后汉张仲景所著《伤寒病》与《金匮要略》二书。其书理法方药完备，临床价值甚高。其方若用之得当，往往覆杯而愈。至于他书，作为一般泛览，则宜各取所长，择善从之。如《千金》、《外台》集验方宏富，足补仲景方之不逮；赵献可命门说议论精辟，独具一格；王清任辨气血及所制血瘀诸方，发前人之未发；唐宗海论脏腑；张锡纯论气陷等，均能启迪后学。祝老还特别指出每次读书勿求于多而求于精，也就是有目

的地学习，尤其不懂之处要勤问。祝老随师待诊之暇，自备一本“零金碎玉”手册，凡看到施先生治病时，自己不理解之处，如为何辨为某证？为何使用某方？某药？辄问于师，并将老师言传口授录之于册，日久天长，凤毛麟角，积少成多，不但保存了老师宝贵的临床经验，而且对自己增长阅历，体会老师的学术思想，裨益极大。施先生制方遣药，不拘一格，往往双药并书，或是互为补佐，增强原有药效，或是互为制其所偏、产生新的药效，组成新方，饶有特色。

祝老先生从自身的成长史和数十年临床经验中深刻地体会到，采用中西医理互相佐证，认识和治疗疾病，可使眼界扩大，思路展开，只有中西医结合，方能创造出新的医学理论体系。实践是检验真理的唯一标准。中医理论是建立在朴素的唯物论与自发的辩证法基础之上的，中医药经历了数千年临床实践的考验，发展至今而不为时代所淘汰，正是说明其包含着丰富的科学内容。中医对某些西医目前尚无特效疗法的疾患，其疗效是有口皆碑的，有目共睹的。但是由于过去几百年来闭关锁国，未能及时用现代科学技术予以发扬阐明，而存在着知其然，而不知其所以然的不足，其理论较为抽象，往往使人难以理解和确信。西医理论是建立在实验室基础之上的，虽然对人体的组织结构、生理病理认识比较清楚，甚至对某些细胞的生理病理变化都研究得相当透彻，诊断方法也是现代化的。但是，由于有时忽视人体的整体作用，只注重了疾病的病因和局部的作用，单纯追求特效药，存在部分形而上学的观点，所以治疗方法也有不足的一面。中西医各有所长，各有所短，虽然他们的理论体系不同，但都是科学的，研究的对象都是人，目的都是治愈疾病。祝老满怀信心地认为中西医结合实现中医现代化是必然的。当然，这需要一段长期的互相争鸣和互相渗透的过程。

祝老还指出对于中医遗产，要有分析、有批判地接受，既不能过于迷信古人，也不要轻易否定古人。祝老在讲授《金匮要略》时，强调要本着古为今用的原则，从临床实践的角度进行教学。要看到该书历经年移代革，兵燹战乱，辗转传抄，以至错简脱文太多，有的条文有证无方，有的条文有方无证，有的条文不知所云，有的条文又过于简练，造成学习上的困难。对于这些既不可看作是句句金石，字字珠玑，又不可一字都不能移，一字都不能改。如若脱离实践，穿凿附会，随文敷衍地“以经解经”，则很难以理服人。所以祝老主张学习《金匮》必须从临床出发，或以证测方，或以方测证，或根据其所述主证研究组方，分析用药，方能体会仲景认证之准，组方之严，选药之精，然后再结合现代临床所见，扩大诸方的使用范围。例如，祝老在临床上常用黄芪建中汤治疗虚寒性溃疡病，体虚外感、下肢溃疡、淋巴结核未溃破或已成瘘管者；用小柴胡汤治疗肝炎、胃炎、胸膜炎、急性肾盂肾炎；用大柴胡汤治疗胆石症、胆道感染、急性胸膜炎、高血压病等症。

祝老特别指出对待中医古籍，要有发隐就明，敢于创新的精神，不要只会循规蹈矩，不敢越雷池一步，似乎古人怎么说我们就怎么用，古人没有怎么说我们就不敢怎么用。这样思想就会被束缚在本本之中，事物也就不会有发展和前进了。譬如现代肿瘤的发病率很高，不少肿瘤的患者早期被发现后，西医往往采用放疗或化疗，因而产生副作用：放疗后多见咽干口燥、烦热失眠、舌红脉数等阴虚见证；化疗后多面色不华、神疲乏力、纳差恶心，伴血象下降等气虚见证，有时也可以见到气阴两虚者。对这样的病如何认识?《伤寒》、《金匮》等中医古籍并没有也不可能记载有放疗或化疗等词句。祝老运用仲景理论，引申其意，把这些都看作是“火邪伤阴”或误治而形成的“坏证”，治疗或养阴为主，或补气为主，或是二者兼，以扶正固本，从而减轻副作用。这亦属其辨证与辨病相结合的例证。祝老认为辨证治和辨病施治都是中医学的重要治疗原则，倘若脱离这个原则，单纯去追求“特效方”“特效药”，就会很容易钻进形而上学的死胡同。祝老从1976年就从事临床科研工作，主要开展中医药治疗糖尿病和妇科病的专题研究。祝老认为糖尿病属于中医消渴病范畴，从历代中医文献看，多认为本病的基本病理为阴虚燥热，以上、中、下三消分治。祝老在临床上观察到多数糖尿病患者都不同程度地具有乏力、神疲、气短、舌淡胖或淡黯等气虚表现，且三消症状往往同时存在，仅侧重有所不同，因此，祝老认为气阴两伤、脾肾虚损是糖尿病的基本病理。在治疗上祝老选用增液汤合生麦散为主，再加苍术配元参降血糖，黄芪配山药降尿糖（系施今墨先生的经验）为基本方。从肺、脾、肾三脏入手，尤以脾肾为重点，着重先后天两方面滋养培本论治，屡获显效。现代医学对糖尿病的研究，侧重于微血管病变及并发症的防治研究，祝老在临床上发现许多糖尿病人合并有血管病变者（如冠心病、脉管炎、脑血管意外后遗症）多具有刺痛、窜痛、舌质黯或有瘀点、瘀斑、舌下静脉青紫怒张等血瘀征象，部分患者经用活血化瘀为主治疗后，取得了一定的疗效。另外，有些长期使用胰岛素治疗的糖尿病人，多数也可以出现上述血瘀征象，祝老同样采用活血化瘀法治疗。实践证明，活血化瘀法可以使部分患者的胰岛素的用量逐渐减少以至停用。因此，祝老指出活血化瘀法应作为治疗糖尿病的一条途径来进一步探讨研究，而这方面在中医文献中迄今尚未见到报道或论述。

（二）祝氏指出女科经、带、胎、产诸病，实则即子宫病与月经病两大类

祝谌予老中医认为妇科病是指妇女特有的疾病，其主要者如月经不调、崩漏及带下，及胎前产后诸病，即所谓：经、带、胎、产病也。实则即子宫病与月经病两大类。其有器质性病变与非器质性病变之别，其中以器质性病治之较难。祝老指出对妇女影响较大的经脉即为奇经八脉，其中尤以冲、任、督、带更为重要。考《素问·上古天真论》云：“女子二七天癸至，任脉通，太冲脉盛，月事以时下，故有子。”冲为血海，任主胞胎，二脉流通，经血渐盈，应时而下。而任督二脉，一在体前，一在体后，上下周循关系至切，带脉者，环腰一周与诸经脉均有联系，各经之伤皆能影响带脉。故古人曰：

带分五色，五脏皆令人有带下者，职是之故而。

祝老还指出妇女月月周期性子宫出血，中医谓之月经，或云为天癸。以经脉属阴，月经周期相应太阴之盈仄，故谓之月经。云为天癸者，因其为天真之气，壬癸主水也。月经以时下为其常，若不及期而至或过期而至，均非正常。丹溪云："先期而至血热也，后期而至血虚也。"王子亨曰："阳太过则先期而至，阴不及则后期而来。"若未属更年期而月经闭止，除怀孕之外，谓之经闭。经云："月事不来者，胞脉闭也。"任脉主胞胎，冲脉为血海，若气血不充，经水不至，即语谚"无水不能行船"之意。不可用攻破峻剂，而宜大量养血培补本元药物，如鹿胎膏、紫河车及诸胶之属，血盈则经自至。但确有血瘀经闭者，其脉沉涩。可用元胡、丹皮、茺蔚子、泽兰叶，效甚显著；或用桃仁、山甲、鳖甲、五灵脂、丹参、生蒲黄、刘寄奴、红花、益母草、苏木、牛膝及芎归之类，均属习用；其甚者可用抵当汤、大黄䗪虫丸，然必须详审脉证，方免失治。攻破峻剂，尤当谨慎使用也。病虽是血证，然不能单纯治血，气为血帅，血随气行，气血相关极切。经来腹痛，多为不通之象，以胶艾四物汤加元胡治之最为有效。茴香、橘核、苏梗、肉桂、五灵脂、香附、川楝亦所常用。若经水过多，或崩或漏，必须详辨气血、寒热、虚实。经云"心主血"、"肝藏血"、"脾统血"，前世医家治血证皆本诸于此。然崩漏之虽是血证亦必须治气；虽多属虚证，亦不宜补止太过；虽多为热证，亦不可用药过寒。故气血、寒热、虚实，辨证不可拘于一偏，用药尤需有技巧。祝老认为治疗子宫出血或用四君、六君、八珍、十全或用归脾、归芪建中、补中益气之类，此外，尚可加用赤鸡冠花、生熟地、杜仲、续断、贯众、棕榈、侧柏、莲房、禹余粮、血余炭等；更常用炭类药，若出血不止，则用伏龙肝煎汤代水煮药，或以米醋合水煎汤，其效颇显。子宫出血疾病，若为血小板减少，血凝能力降低，则用阿胶、鹿胶、龟胶、老鹳草、鸡血藤、石榴皮炭等治之甚效。

妇女每届经期即患偏头痛者，是神经受其影响，曾用石楠叶、川芎、白芷、天麻、吴萸、当归、山栀、女贞子等药治之疗效良好。若于经期即见腿脚酸软肿者，地黄饮子治之最宜。阴跷为病，阳缓而阴急；阳跷为病，阴缓而阳急。地黄引子阴阳均补，缓急协调，故有其效也。

祝老指出癔病者，即所谓脏躁病，然妇女患此病者，殊非鲜见，有其特殊病理。妇女患本病与脑及子宫之关系密切。任脉主胞宫，督脉起于下极之俞，至风府入于脑内，任督两脉上下周循，故治癔病，一面治脑，一面治子宫，并需以藁本、川芎、白芷、丁香诸药沟通之。甘麦大枣汤为治此病之主方，然尚须合以百合知母地黄汤、黄连阿胶鸡子黄汤、或柴胡加龙骨牡蛎汤等疗效始显。

妇女妊娠之后，最易产生呕吐，即谓之恶阻。重用白扁豆最良，再加刀豆子、砂仁壳、豆蔻壳、黄连、橘皮、竹茹、黄芩、白术等药。前世医家用白术汤、竹茹汤、半夏茯苓汤，均甚安妥。但要避免香燥下气之类。若孕期已久仍然呕吐者，前方重加熟地（有热者用生地），伴以少许苏叶，其效颇佳。祝老还指出妊娠期间最好少服药物，注意饮食调剂，适当活动，对于母子均有利也。切忌大热，破血动胎，及收缩子宫之药。古人已有禁忌之说。但平时用药常易于忽视者，如白蒺藜有破恶血，去癥积，通经作用；血竭可逐瘀破积；麦芽、远志有收缩子宫之力；冬葵子、沙苑子可催生、下胞衣。尤其对于有习惯性流产者，用药更要慎重，如误用上列药物，胎虽下而医生尚不知其故，特此提出以引起注意。

祝老论述产褥期时介绍施今墨先生用炒芥穗为其主药者，以其既可入血分，又可引邪外出，而不致表散太过，引起汗出亡阳。产后血分本虚，外邪极易入血，若按习用解表方法，是必表益虚，津益伤，而热仍不退。但如只治其里，或因产后之虚而补之，势必邪出无路。而妙用炒黑芥穗，即在于引邪由里外出，表里均无伤也。《素问·六元正纪大论》曰："有故无殒，亦无殒也。"此语应深思之。

（三）祝氏强调辨证论治，重视脾肾固本，妇科诸疾以调气血为要

祝谌予老中医在几十年的临床生涯中，一贯强调辨证论治。例如：对于血证，在辨证论治的指导下，每用施今墨先生"血从上出，宜降血；血从下出，宜升血；血从下部、上部齐出，则治其中"的治法，再加上寒热辨证，治疗各种出血。并提出"有滞可化瘀，有瘀不宜补，治血兼顾气，用药不纯寒"的用药宜忌，尤其告诫"不应见血即止血"。

祝谌予在继承施今墨先生治疗妇科经验的基础上，通过多年的临床积累，总结出各种妇科常见病的辨证论治证型和方药，对指导临床有较大的帮助。例如：对崩漏或功能性子宫出血，分以下五个证型来诊治。

①血热型：以清营调血汤（生地、白芍、生蒲黄、茜草、槐花、小蓟、女贞子、旱莲草）为主方。

②气虚型：以补中益气汤加理血药（生熟地、阿胶、女贞子、何首乌）为主方。

③血瘀型：以少腹逐瘀汤加减为主方。

④脾肾两亏型：以经验方（党参、黄芪、柴胡、黑升麻、黑芥穗、生地、艾叶、阿胶、川断、寄生、菟丝子、补骨脂）加减。

⑤肝肾两亏型：以五子衍宗丸加味为主方。

对于痛经，则根据经前、经间痛和经后痛两种不同情况，分实证与虚证来进行辨证论治。实证分为四型：①气滞型：以柴胡疏肝散合金铃子散为主方。②血瘀型：以血府逐瘀汤加味为主方。③寒湿凝滞型：以少腹逐瘀汤加味为主方。④瘀热型：以桃红四物汤加味为主方；虚证则分为肝肾亏虚型及气血亏虚型，分别以一贯煎及八珍汤为主方。对更年期综合征，则根据三类不同的主症进行辨证论治：①肝肾两亏型以轰热汗出等为主症者，用芩连四物汤加女贞子、旱莲草、桑叶、菊花为主方。②阴阳失调以怕冷易热为主症者，以二仙汤（仙茅、

仙灵脾、巴戟天、当归、知母、黄柏）加白芍、木瓜为其主方。③痰热扰心表现为情志波动，多愁善感等为主症者，用十味温胆汤（温胆汤加菖蒲、远志、枣仁、五味子）为其主方。在应用以上各型的主方时，祝谌予先生特别强调仍需根据不同的症候进行加减。

祝谌予治疗妇女更年期崩证，本着“急则治其标，缓则治其本”的治则，常用补中升清摄血法以止血，血止后用养血补气法；有子宫肌瘤者则用软坚消瘀法以治其本，用丸药20天，另10天服补中升清的汤剂，以控制经血过多。对于更年期漏证，则分肾经虚寒证、郁怒伤肝证、阴阳失调证三个证型来辨证，分别用金匮温经汤、丹栀逍遥散、芩连四物汤加味来治疗。

祝氏常说，临床要取得较好的疗效，一是要辨证准确，二是要善于运用治法，做到法与证合，三是要精于用药，三者缺一不可，而要做到这些，一定要有扎实的中医理论基础。在用药方面，施今墨先生精于用药，他曾说：“临证如临阵，用药如用兵。”祝氏深得其传，选方用药既严谨，又灵活，对《伤寒论》、《金匮》等古方加减运用，遵经不唯经，师古不泥古，既守古人法度，又有独创精神，常在加减化裁中使药尽其妙，并且讲究配伍及剂量，尤其是在应用“施氏对药”及小方、验方方面，更有独到之处。例如：用黄芩配白术以安胎，配半夏以制胃酸，配黄连治妇女更年期轰热，配钩藤、菊花、牛膝以降血压等；青黛配木瓜治肺热咳嗽；钩藤配薄荷治外感咳嗽等等，在辨证论治原则指导下，每奏良效。

祝氏重视脾肾固本，缘脾为后天气血生化之源，肾为先天元气之本，是人体健康赖以维持的关键。因而临床从补脾、肾着手治疗各种慢性病，往往可以收到较好的疗效。祝氏秉承其师施今墨先生的学术思想，重视脾肾以治本。在多年的临床实践中，从脾肾入手治疗各种慢性病或某些疑难重证，积累了丰富的经验。如治1例皮肌炎的妇女妊娠4个月并发严重肾病患者，在证情复杂，西医认为必须终止妊娠才能挽救母亲，而患者又在坚持要孩子的情况下，祝氏从辨证论治的角度，紧紧抓住脾肾亏损的病机，随症加减用药，终于取得良好的疗效。

关于补肾：祝氏对气阴两虚型、阴虚火旺型、阴阳两虚型等糖尿病，常重用生地、熟地、玄参以滋肾阴，并根据辨证配伍其他药物。认为月经不调及妇女不孕诸证，虽与肝、脾、肾三脏密切相关，但往往有所偏重，虚由脾肾，实多由肝，其本在肾，若肾气不足，肾精亏损，则冲任失养，血海空虚，无血可行，以致月经量少，后错或闭经，故治疗以补肾为主，配合疏肝、养血或活血；受孕的关键是肾气的旺盛，精血的充沛，两精相搏，合而成形，阴阳调合，方能受孕，常以五子衍宗丸加生熟地、鹿角霜、沙苑子、仙灵脾、胎盘粉等药配成丸药，治疗妇女不孕症。对慢性肾炎、肾病综合征等辨证为脾肾亏虚的水肿，常用防己黄芪汤加补肾药（女贞子、墨旱莲）来治疗。

关于补脾：祝氏擅用四君子汤、香砂六君子汤、黄芪建中汤、参苓白术散加减治疗，如慢性胃炎、溃疡病等。对产后自汗，身痛患者，常用黄芪建中汤加味来治疗。对不耐小劳、纳差属气虚血瘀的胸痹，以及脾虚湿阻、胃失和降的尿毒症都常根据辨证采用健脾益气的方药加味来治疗。

祝氏十分重视气血系统，认为中医妇科以调气血为要。盖女子属阴，而血属于阴，故女子以血为本。其生理特点以月经为重点。月经的正常与否，可以反映妇女身体健康状况和气血的盛衰，因此，妇科疾病应着重调经。月经的主要成份是血，“气为血帅，血为气母”，气血互根互存，关系密切。气血与脏腑有关，肝藏血、脾统血、肾藏精、精化血。因此，祝氏提出诊治妇科疾病，着重调经，调经着重气血，兼顾脏腑的学术思想。调气血，需重视气血不可分割的特点，养血必须益气，只有气血协调，才能五脏安和，经脉通畅，有利于疾病的恢复。调气血又要有主次之分，病在气分以治气为主，兼以理血；病在血分，则以治血为主，兼以理气。调和脾胃，滋养血源，重视后天之本；调理肝肾，安抚血室、补益先天之精，这是治疗妇科疾病的主要法则之一。

三、祝谌予临床经验特色

（一）祝氏治疗妇科病经验集锦

祝氏治疗月经先期血热证，多以丹栀逍遥散为主方，合以临证加减，效果很好。此方由丹栀逍遥散去栀子、加黄芩衍变而来，是祝氏临床经验方之一。栀子、黄芩同有清热之功，黄芩除烦清热药力适中，效好价廉，而且药源充足，便于广泛应用。兼见实热证候者，重用白芍，加黄连、槐花、大小蓟、生蒲黄等清热凉血，滋阴除燥的药物。祝氏指出大黄、栀子、胆草等苦寒清热之品，不宜重用久用，以免寒凝血室，加重经血失调。兼见虚热证候者，加茅根、白薇、生地等养阴清虚热的药物。兼见肝郁证候者，加香附、川楝、乌药等理气解郁的药物。

祝氏治疗经血失调之血寒证，常用艾附四物汤为主方，合以临证加味治法，偏于实寒证候者，加小茴香、乌药、桂枝、元胡等药物，重在温经散寒调经；偏于虚寒症候者，加肉桂、吴茱萸、仙灵脾、枸杞等药物，重在补虚温阳调经。

祝氏在妇科临床实践中，强调临证详审病因，辨证择方，是提高疗效的要诀之一。如因肝郁气滞所致的月经失调，宜用柴胡疏肝散为主方；若因肝郁脾虚而致的经血失调，则用逍遥散治之；因气血不调兼有虚热者，用丹栀逍遥散为主方较好。祝氏临床辨证准确，选方得当，再合以选药精细，不但模范地实践了如何应用中医辨证论治理论解决复杂病证的治疗问题，而且提高了临床疗效。

祝氏指出寒湿凝滞型闭经，治宜温经散寒，调经养血。方选金匮温经汤（吴萸、当归、白芍、川芎、党参、桂枝、阿胶、丹皮、半夏、甘草、生姜）或少腹逐瘀汤为主方加减。治疗闭经，祝氏加用鸡血藤、苏木、刘寄奴、茜草根、牛膝、莪术等通经活血药物。因子宫发育不良或不排卵而合并闭经者，祝氏改用通经丸（仙茅、仙灵脾、紫石英、紫河车、当归、川芎、熟地、赤芍、茺蔚子、艾叶、香附、红花、党参、桂枝、刘寄奴、苏木、丹参、山楂各30g，共研细末，加益母草500g，配成蜜丸，每丸重10g，早晚各服1丸）为主方治疗，养血散寒，补肾调经，温经通络。

祝氏特别指出闭经时间较长者，本虚标实，病情较为复杂，需要一段时间调理诊治才能有效。祝氏在临诊中详细审证求因，辨证论治，针对主要病机制定治则，设立主方，再合以随证加减的方法而获效。有的病例在诊治的过程中，病情衍变。治则治法也随之变化，须临证变通。祝氏擅用调经，重视气血脏腑安和的思想为指导，贯穿于诊治之始终。

治疗痛经，祝氏常用月经期间服汤药调经止痛，月经期后服丸药调经补虚的方法。即每次月经干净之后开始服20天丸药，随后改服8天汤剂。祝氏根据患者痛经特点，分虚实寒热，气血辨证论治。凡证属气滞实证者，在月经期后选用舒肝止痛丸、妇女痛经丸、茴香橘核丸或七制香附丸等中成药，嘱服20天。随后改服柴胡舒肝散或艾附四物汤加金铃子散为主方加减的汤剂，服用8天。凡证属血瘀者，中成药选用舒肝止痛丸、妇女痛经丸、八珍益母丸或以血府逐瘀汤为主方配制的丸药，服用20天；经期服用的汤剂，以血府逐瘀汤为主方，加活血理气止痛的药物组成。凡证属寒湿凝滞者，中成药可选用艾附暖宫丸、茴香橘核丸、乌鸡白凤丸、八宝坤顺丸等；经期间服用的汤剂以少腹逐瘀汤为主方加温散止痛的药物组成。凡证属瘀热痛经者，中成药选用知柏地黄丸、加味逍遥丸；经前服用的汤药以清热调血汤加清热利湿凉血的药物组成。凡证属肝肾两亏者，中成药选用六味地黄丸、杞菊地黄丸、安坤赞育丸；经前服用的汤剂以一贯煎或调肝汤、或杞菊地黄汤为主方加补肾养血止痛药物组成。凡证属气血两虚者，经后服用的中成药，常选用女金丹、八宝坤顺丸、妇女得生丹、宁坤养血丸、或八珍益母丸等；经前服用的汤剂以八珍益母汤、圣愈汤或三才大补丸为主方加养血调气止痛药物组成。一般运用上述方法调治2~3个月后，经血顺和，痛经减轻。

妊娠恶阻，凡属胎气冲逆之证，祝氏用安胎和胃法治之，方药选用温胆汤或祝氏保胎八味汤（黄芩、白术、白扁豆、川断、寄生、菟丝子各10g，苏叶、砂仁各3g）为主方加味。保胎八味汤是祝氏专为治疗妊娠恶阻、胎气不安之证所设的经验方。此方集清热、和胃、补肾、安胎作用的药物为一体，选药精细，寒热兼顾，可以作为治疗各类胎动不安的基本方。伴有阴道少量出血者，加阿胶、鹿角胶、生黄芪；恶心重者，加陈皮、竹茹；伴腰酸痛者加枸杞、狗脊等；严重呕吐，水米难进，影响保胎者，则宜改用镇逆止呕法，用旋覆代赭石汤为主方，生姜可改用鲜姜汁数滴，止呕作用更好。

凡因气血虚所致的胎动不安，先兆流产者，祝氏用调气养血安胎法，选用八珍汤（去川芎，当归用量亦少）为主方治疗。因血热迫血妄行致使阴道流血、先兆流产者，采用清热养血安胎法，方用八珍汤去川芎，少量用当归，加黄芩、黄柏等清热药物，但用量不宜过大，因过用寒凉不利安胎。因外伤造成的先兆流产，选用固肾保胎法，以补肾八子汤为主方治之。祝氏保胎八味方也常作为治疗诸种先兆流产的基本方。有气血不足者，加党参、生黄芪；有肾气不足、腰痛无力者，加山药、枸杞；有出血者，加生地、阿胶；有血热者，加黄柏、栀子；伴恶心、纳差者，加陈皮、姜汁。具有方简药精效好之特点。

祝氏认为在孕期运用活血化瘀药物对安胎不利，应禁忌使用。如根据病情需选用八珍汤时，常去川芎，当归减量，以避免辛温动血，不利安胎。古人有孕期禁忌半夏、附子之说，因其具有毒性影响安胎。祝氏认为现在临床应用的制附片、姜半夏，均经过炮制，减轻了毒性，但在应用时仍以慎用为妥，用量不宜过大，以免造成流产。

祝氏认为习惯性流产，应从非妊娠期即开始调治，为再次妊娠时防止流产做准备。常用益气健脾，补肾养血法进行治疗，选用补肾八子汤加调气养血药，如木香、益母草、川芎、生黄芪、当归、赤白芍、茯苓等为主方，再合以随证加减，配制成丸药，嘱患者长期服用，作为孕前准备。妊娠后即改用补益气血，固肾安胎法，合以随证加减的方法组方论治。如用保胎八味方，酌情选加党参、生黄芪、陈皮、半夏、枸杞子等药物。或用补肾养血，益气安胎的药物，配制成丸药长期服用。祝老配制的安胎膏，选用党参、白术、茯苓、陈皮、菟丝子、女贞子、覆盆子、沙苑子、五味子、川断、杜仲、生熟地、白芍、补骨脂、益智仁、芡实米、炙甘草各30g，肉苁蓉、生黄芪各60g，仙鹤草90g，大枣500g，诸药共入锅内，煮极透烂，去渣取汁，溶化阿胶、鹿角胶、龟板胶、鳖甲胶各30g，再加蜂蜜，收为膏备用，每早晚各服一匙勺，温开水冲服。为避免再次流产，祝氏指出在受孕开始即嘱患者服用，直至超过习惯性流产的月份停服。另告之孕后3个月内禁房事等不利安胎因素，在治疗中也必须引起高度重视。

治疗妇女不孕症，祝氏注意调经血，补肝肾，养气血，并以此作为治疗原则，配制成种子金丹（木香、当归、赤白芍、羌活、五味子、车前子、女贞子、楮实子、枸杞子、韭菜子、菟丝子各30g，紫河车、制首乌、生熟地、肉苁蓉各60g，川断50g，蛇床子20g，益母草90g，共研细末，炼蜜为丸，每丸重10g，早晚各服1丸。月经期停服）为其基本方，再合以随证加减组方。

凡气血两虚不孕者，宜在上方加入党参、白术、茯苓各30g，阿胶60g，生黄芪90g等补益气血的药物。若胞寒不孕者，宜在上方加入小茴香、干姜、香附各30g，元胡、生蒲黄各15g，肉桂10g等温经散寒，有利暖宫安胎的药物。因输卵管不畅通而致不孕者，则在上方加生黄芪90g，党参、艾叶、小茴香、穿山甲、王不留行、茯苓各30g等暖宫化瘀、益气通利的药物。因子宫发育不良或无排卵型不孕者，则在上方加生黄芪、丹参各90g，茯苓、白术、小茴香、仙茅、仙灵脾各30g，紫石英60g，益母草膏500g等补肾壮阳，益气养血通络的药物。因盆腔炎、附件炎，表现带下量多、月经不调而不孕者，采用先治带，再治不孕的治疗原则。炎症治愈，经带调顺后，再用上述方法从补气血，养肝肾方面调治不孕症。

（二）祝氏治疗更年期崩漏证治两法

祝谌予师从施今墨先生，而施师素以妇科见长，在继承施师经验的基础上，又结合自己几十年之临床经验，总结出治疗更年期崩漏证治两法，现分述如下。

1. 崩宜补中升清摄血，参用化瘀：祝谌予老中医认为本着“急则治其标，缓则治其本”的治疗原则，对崩证，常用补中升清摄血法。方药：党参、生黄芪、升麻炭、荆芥炭、血余炭、乌贼骨、柴胡、茜草根、棕榈炭等药。如血不止可加三七粉或加黄鱼鳔，其中黄鱼鳔富含胶质，能加强止血之功。为避免涩后留瘀，血止后应改用养血补气之法调养。方药：党参、生黄芪、艾叶、阿胶、熟地、白芍、全当归、黑香附。若血崩不止，阴气暴脱，可用独参汤，浓煎频服。建国前，天津一女子因子宫肌瘤破裂，突然下血如注，倒悬，塞堵皆不可止。施今墨先生诊其双脉微细似无，面色苍白，奄奄一息，神志昏迷。急令购野山参一支（约重一两）煎汤频服，一昼夜，竟然血止神清，以后用益气养血之品调养善后。在治疗子宫肌瘤引起的崩漏血止后，即用软坚消瘀治其本病，因为子宫肌瘤在中医诊为癥瘕，认为是瘀血致病，于每月月经净后，用软坚活瘀消瘤药丸，嘱患者服20天，再令其服10剂补中升清的汤药，以控制月经量。软坚活瘀消瘤药丸：桂枝30g，茯苓60g，丹皮30g，桃仁30g，夏枯草60g，山慈菇30g，海藻60g，鳖甲60g，三棱30g，莪术30g，丹参30g，血余炭50g，赤白芍各30g，生蒲黄炭30g，当归30g，五灵脂30g，共研细末，兑入云南白药20g，再加炼蜜合丸，丸重10g，早晚各服1丸。补中升清汤方：生黄芪30g，党参10g，柴胡10g，黑升麻10g，黑芥穗10g，白术10g，当归6g，艾叶10g，生熟地各15g，阿胶10g（溶兑）、甘草6g。

2. 漏须温肾舒肝，燮理阴阳：祝老先生认为妇女更年期漏下，临床多为阴阳失调。肾经虚寒：症见下血淋漓不尽，色黯褐有小血块，小腹冷痛，腰酸如折。临证常用金匮温经汤（吴茱萸、当归、川芎、人参、桂枝、阿胶、牡丹皮、生姜、甘草、半夏、麦门冬）治疗。《金匮要略方论》载："妇人年五十所，病下利数十日不止，暮即发热，少腹里急，腹满，手掌烦热，唇口干燥……此病属带下……当以温经汤主之。"对其中"下利"，祝老先生在临床上体会其为"下血"。郁怒伤肝：症见经期郁怒遂下血不止，少腹时痛，脉大而软。常选用丹栀逍遥散加味（丹皮、黄芩、柴胡、白芍、白术、阿胶珠、艾叶、薄荷、茯苓、炙草、茜草、乌贼骨）。方中黄芩对治疗子宫出血，有极好的止血作用，茜草与乌贼骨为《内经》中治疗妇女病之"四乌贼骨一藘茹丸"，历时近两千年，疗效仍著。阴阳失调，肾虚肝旺：症见未寒先觉寒，未热先觉热，时感烘热，面赤，汗出，心烦易怒，月经量少但淋漓不净，失眠或乱梦，口苦咽干，舌红黯，脉弦细。治用芩连四物汤加味（女贞子、旱莲草、黄连、黄芩、生熟地、当归、川芎、白芍、桑叶、菊花）。此为妇女更年期中常见之症，常用之方。黄芩配黄连调治烘热面赤确有良效。临床用此方时，宫冷加干姜炭，经量多有热加地榆、侧柏叶，腰痛加川断、杜仲。

治疗崩漏总以调理气血为先。血为气母，气为血帅，血随气升，血脱气必脱。故治疗血病，必不能离开治气。施今墨先生讲：八纲辨证，应是表、里、虚、实、寒、热、气、血，而阴阳是总纲。实为至理名言。在治疗老年妇女崩漏时，常常以肝肾来定位，气与血的虚、瘀（郁）来辨证分析，也是从肝、肾、气、血等方面入手调治。在治疗老年妇女更年期崩漏时，应重视西医的检查和诊断，当西医诊断是子宫肌瘤而导致的大出血时，应根据患者的具体情况权衡服药与手术的利弊，并不是一味地坚持服中药进行保守治疗，在血止后，由于有西医关于子宫肌瘤的明确诊断，就可以在辨证的基础上，使用软坚化瘀消瘤丸药，做到有的放矢。由于重视西医的妇科检查，辨病与辨证相结合，所以分型较准，易于提高疗效。在提高疗效的同时，也有助于逐步探索筛选一部分高疗效的药物。西医的病理表明，子宫肌瘤和子宫内膜增生，都与分泌过多的雌激素的刺激有关。功能失调性子宫出血，更与性腺内分泌有直接关系。性腺又受下丘脑——垂体的支配，并相互制约，它们功能失调，又影响性腺内分泌的靶器官——子宫内膜，而导致异常出血。内分泌紊乱——雌激素水平过高——出血，而中医调理肝肾，理气血——出血，是否能引起调整内分泌，从而使雌激素水平趋于正常，当然尚有待于今后中医的科研加以证实。

（三）祝氏治疗产后身痛三法

祝谌予老中医认为产后身痛是妇科常见病症，其疼痛可累及全身多个关节，常在经期或疲劳之后加重，多难以奏效。祝老先生在长期诊疗中，积累了丰富的经验，并指出产后身痛多为肝肾亏损，气血两虚，营卫失调所造成，为病之本，而风邪外侵则为病之标。临床分为三个证型，治疗当以补为主，随证施治，收到明显的治疗效果。

1. 气血两虚，风寒入络证：此型临床较为多见，其症见全身多个关节疼痛，遇风寒加重，乏力、自汗，时头晕，大便干，眠差，舌质淡，脉沉细等，治以补气血，健脾胃，和营卫及散风活络为法，药选归芪建中汤合四藤一仙汤（钩藤、海风藤、络石藤、鸡血藤、威灵仙）加减治疗。

2. 肝肾亏损，气血两虚证：症见腰酸及四肢关节疼痛，腰脊乏力，足跟疼，头目昏花，面色苍白，舌质淡，脉弱等，治以益肝肾、补气血、祛风湿、除痹痛为法，用独活寄生汤加减治疗。

3. 肾虚证：此证多病程缠绵，以腰痛、乏力为主，兼见怕冷、眠差、记忆力减退、四肢关节疼痛，治以滋补肾阴为法，用六味地黄丸（或金匮肾气丸），配合祛风湿药加减治疗。此外，祝老还强调，在用药调治的同时，还必须注意自身保养，如产后避免过早过重劳动，以免劳伤筋骨；产后切忌过早同房，以免重伤肾气；产后要注意避孕，以免身痛未愈再做人流，加重病情等。

四、祝谌予典型医案选

（一）老妇崩漏

王某，女，71岁，1985年1月28日初诊。患者绝经17年，间断阴道出血4年。自1981年起，无明显诱因出现阴道流血，1个月中可发生4～6次。1981年10月起，出血量增多，每月必有4天，多如月经，曾经服用健脾补肾之药不效。诊断性刮宫，病理诊断为“凝血炎性渗出物及少许破碎的增殖期宫内膜，间断中有淋巴细胞浸润”。辨证：阴虚内热，迫血妄行。处方：生地10g，白芍30g，茜草根10g，槐花10g，大小蓟各10g，女贞子10g，旱莲草10g，生蒲黄10g，艾叶炭10g，血余炭10g，乌贼骨10g，煅龙牡各30g。7～14剂，水煎服。2月15日二诊，服上方4剂后，阴道流血止，坚持服药14剂，因手指有麻木感，上方加葛根15g，15剂，隔日1剂。1985年11月追访，药服完，至今未再出现阴道流血。

【按语】绝经后子宫出血，属中医崩漏范畴，预后大多欠佳，中医治疗本病多从脾虚肾亏入手，健脾补肾，但效果平平。祝谌予教授在临床中发现有部分患者经妇科及病理检查均未发现恶性病变者，可放心处方用药，并细究病情，认为此类患者年事已高，且出血日久，必伤肝肾之阴，阴液既伤，相火必妄，热扰血室则下血难愈。故应辨为阴虚血热，迫血妄行。而治疗当以滋阴清热，收敛止血。本案绝经17年后，又间断阴道流血4年，而每月又必有4天量多如经血来潮，祝老辨证细微，处方灵活，先后两诊，服用近30余剂中药而使血病获愈，实属不易，为医之楷范。

（二）月经周期失调

王某，女，30岁，干部。1988年10月开始在祝氏门诊就诊，自诉月经周期不规律6～7/15～60天，量中，排卵期有少量出血，经常腹痛，测基础体温单相，颜面色素斑，怕冷恶寒，腰酸腿软，白带多，B超提示多囊卵巢。已婚5年，1989年9月曾怀孕40天时自然流产，此后未孕。曾查输卵管通液正常，爱人查精液正常范围，祝氏对本例的辨证论治大致分为两个阶段：第一阶段治法以补气血，养肝肾为主，重在调理月经（1988年10月~1991年12月）。此间患者月经失调，周期无规律，排卵期出血，怕冷畏寒，腰酸腿软乏力。舌暗红，脉沉细弦为主症。辨证为气血失调，肝肾不足。祝氏采取多种治法进行调理。除先后采用艾附四物、调血八味汤（女贞子、旱莲草、大小蓟、茜草根、生蒲黄、槐花、生地、白芍）等方为主方加减组方治疗外，并选用女金丹、乌鸡白凤丸、茴香橘核丸、安坤赞育丹、五子衍宗丸等中成药综合调理。治疗重在理气血，补肝肾，收到较好的效果，至1991年12月，患者月经周期正常，血量适中，6~7天干净，排卵期已无出血。第二阶段治法以调气补肾，重在促孕保胎为主（1992年1月~7月）。在此间患者虽然月经正常，但妊1产。自1989年9月孕40天自然流产后未孕。舌暗红，脉细滑。辨证为肝肾不足，气血失调，以经验方调气养血汤（木香、当归、川芎、益母草、赤芍）为主方，加补肾八子汤（女贞子、菟丝子、枸杞子、车前子、蛇床子、韭菜子、五味子、覆盆子）补肾促孕，再加紫河车、肉苁蓉、川断补肾养血。全方配制成丸药，每丸10g，每日3次，每次1丸。月经期停服。经用此方调理治疗半年之久。1992年7月28日来诊，已怀孕2月左右，晨起有早孕反应，恶心未吐，腰酸，小便黄，舌暗淡，脉细滑。祝氏辨证为胎气不安。治以安胎和胃，以保胎八味为主方，拟方如下：黄芩10g，白术10g，砂仁3g，苏叶3g，扁豆15g，川断10g，寄生10g，菟丝子10g，竹茹10g，陈皮10g。水煎服，7~14剂，并嘱患者注意孕期休息，避免劳累等事项。

【按语】本例患者在祝氏门诊治疗4年之久，经过调经补肾，促孕安胎等方法的精心治疗，终于收到经调、受孕、胎安的良好效果。从本例的诊断治疗全过程中不难看出祝氏在妇产科方面的底蕴之雄厚与思路之敏捷，堪称一代名医。

（三）闭经

陈某，女16岁，学生，病历号：C310727。

1987年2月6日首诊：主诉闭经两年，患者11岁满初潮，12岁开始月经量过多，曾使用多种止血药物进行治疗，半年后出现月经期不规律。14岁开始闭经，并逐渐体重增加，最重至144斤，身高160cm。在本院分泌科诊断为“单纯性肥胖”，用黄体酮做人工周期可行经，但停药后又出现闭经。患者除闭经肥胖外，无明显不适，舌暗红，苔白，脉细滑。祝氏辨证为气血失调，肝肾不足。首以中成药调气血，妇科得生丸20丸，早晚1丸；乌鸡白凤丸，晚服1丸，并嘱继用人工周期疗法，配合调整月经周期。

二诊：1987年7月24日，仍闭经，肥胖，无白带。舌暗红，苔白，脉细。祝氏变法更方，辨证为气滞血瘀，肝肾不足。治以活血化瘀，滋补肝肾之法。用血府逐瘀汤加减为主方，处方：桃仁10g，红花10g，当归10g，川芎30g，赤白芍各10g，生熟地各10g，益母草30g，鸡血藤30g，丹参30g，仙灵脾10g，枸杞子10g，川断19g，女贞子10g。7~14剂。2周后改用桃红四物汤加香附、艾叶、益母草、生山楂，并配以中成药女金丹同用，效果不显，仍需用黄体酮后行经。

1987年10月9日三诊：祝氏以调气养血，活血补肾为法，自拟组方配成丸药，嘱长期服用，处方：广木香30g，益母草90g，当归30g，川芎30g，赤芍30g，丹参30g，鸡血藤90g，王不留行30g，川断30g，女贞子30g，仙茅30g，仙灵脾30g，枸杞子30g，生大黄30g，紫河车60g，桃仁30g，红花30g，共研细末为蜜丸，每丸重10g，日服3次。患者服上方2月后停用黄体酮可来月经，但月经周期不规律，血量中，7天净，可谓初见成效。

1988年1月29日四诊：月经周期仍无规律，白带多，舌暗红，脉沉弦。祝氏改用舒肝健脾利湿法，以逍遥散加完带汤为主方，加益母草30g，此方服21剂后，又改用活血补肾法，用五子衍宗丸为主方，加制首乌、仙茅、仙灵脾、川断、当归、丹参、王不留行。此方服14剂后，患者月经来潮，血量少，色淡。舌暗红，脉细滑。嘱上方加益母草30g，隔日1剂，继服15剂。月经正常后改用乌鸡白凤丸，安坤赞育丹，早晚各1丸，以补气血，养肝肾。此阶段月经已成正常规律，巩固治疗半年之久。

1988年10月21日五诊：患者因精神紧张，劳累后月经不能按月来，血量不多而白带增多，舌暗红，脉沉弦滑。祝氏从调气养血，滋补肝肾论治，开方配成丸药，嘱长期服用。处方：木香30g，当归60g，益母草90g，赤白芍各30g，川芎30g，菟丝子30g，枸杞子30g，女贞子30g，川断50g，鸡血藤90g，仙茅30g，仙灵脾30g，肉苁蓉60g，各母30g，黄柏30g，艾叶30g，香附30g，制首乌50g，菖蒲30g，丹皮30g，菊花50g，连翘30g。共研细末，配蜜丸，每丸重10g，每日3丸。服药期间病情平稳，月经规律。

1989年5月再次来诊，在1月中月经来潮3次，血量少，色红，伴乏力，腿软，困倦。舌淡红，苔白，脉细滑。祝氏先用补中升清法，以补中益气汤为主方，加艾炭、乌贼骨、茜草根、丹皮、生龙牡、白芍、肉苁蓉。治疗取效后改用清热凉血法，以调经八味汤（生地、白芍、女贞子、旱莲草、艾叶、槐花、山药、大小蓟、生蒲黄）为主方，加茜草根、丹皮，嘱服14剂。

1989年8月患者因腹胀、腰酸、尿频、乏力来诊，此时月经已经正常来潮，血色暗，量少。舌暗，脉细。祝氏改用补肾利湿，活血养血法，选用萆薢分清饮为主方，加桃仁、红花、川芎、当归、益母草、川断、女贞子、石苇、泽泻、茯苓。嘱服2周。

1989年9月再诊，仍诉腹胀、乏力、纳差、易疲劳、月经量少，舌暗淡、脉细。祝氏选用补益气血，养血活血法，以八珍汤加桃仁、红花、王不留行、鸡血藤、橘核、荔枝核组方治疗。

1989年10月再诊，又停经50天，有棕褐色白带，伴腹胀、乏力、气短，舌暗淡、脉沉弦。祝氏用补益气血，活血通络法，以圣愈汤加丹参、鸡血藤、王不留行、苏木、桃仁、红花、益母草、香附、川断、女贞子组方治疗。并配以中成药八宝坤顺丸，服用半年之久，致使月经周期正常规律 5～6 天/28～30天，量中。患者精力充沛，体重也逐渐降至 50.25kg/163cm，标准体重范围，至此本例基本治愈。

【按语】本例诊治过程，大致分两个阶段。第一阶段，祝氏以治疗闭经为主，用活血化瘀、调气补肾等方法。初期合用黄体酮，后期停用黄体酮后也有月经自行，使病情初见成效。第二阶段，祝氏以调理月经为主，患者主要表现为月经失调，周期无规律，伴周身气力不足，腹胀，纳差等症。祝氏以调气血、补肝肾为主要治疗原则，采用了多种具体治法。在选方用药上汇集了祝氏多年临床经验之精华。此阶段治疗长达二年之久，终使多年顽疾治愈。所用治法用方如下：用调气补肾、养血活血法，以经验方“广当益芎芎”为主方加补血活血药组方；用疏肝益血、健脾利湿法，以逍遥散加完带汤为主方加味；用补肾养血通络法，以五子衍宗丸加活血化瘀药组方；用补中升清法，以补中益气汤中加凉血止血药组方；用补益利湿养血法，以萆薢分清饮加活血药组方；用清热凉血法，以调经八味汤，加凉血止血药组方；用补益气血，养血活血法，则用八珍益母汤加活血药组方；或用圣愈汤为主方加活血药等。以上各法用方均为随证变化，灵活变通。在用药特点上，也出现不少组祝氏经验药对：如川断配女贞子，用以补肾调节女性激素；橘核配荔枝核，引气散结；丹参、鸡血藤、益母草、王不留行，四药联用，活血养血；荆芥配艾叶炭，调经止血；茜草根配乌贼骨，收涩止血；仙茅配仙灵脾，补肾壮阳等。

（四）习惯性早孕流产

张某，女，30 岁，已婚，干部。初诊日期：1981 年 3 月 18 日。

现病史：患者婚后 3 年，3 次早孕流产。每次闭经后到妇科检查均确诊为早孕。孕期至第6～8周便出血流产，且无早孕反应。经北京某医院妇科检查为“习惯性流产”，未经特殊治疗。又到复兴医院遗传门诊检查，其夫、其母均正常。患者本人两次查染色体均异常，有13畸形、断裂、3倍体。医生劝其不要再孕。患者遂求医于祝氏。来诊时既往月经正常，平时白带多。末次流产于1981年2月8日至今已月余，未见月经来潮，无腹胀痛。舌苔薄白，质暗红，舌下静脉瘀血，脉沉细。祝氏辨证为肾虚血瘀。治宜补益为法，方药：川断10g，杜仲10g，菟丝子15g，女贞子10g，枸杞子10g，五味子10g，黄精10g，黑芥穗10g，苍白术各10g。

二诊：1981年4月10日。患者连服上方24剂后，月经来潮，本次行经血量较多，色暗。祝氏嘱其经期后交替服用妇女养血丸、河车大造丸各1丸，共20天，继续调补肝肾之精血。

三诊：1982年6月5日。此时患者月经当行仍未行，主诉无不适。祝氏辨证为经血不调，瘀滞在内，以血府逐瘀汤为主方加味，方药：丹参30g，红花10g，当归10g，赤芍10g，川芎6g，桔梗10g，柴胡10g，枳壳10g，牛膝10g，菟丝子10g，枸杞子10g。嘱连服14剂后，改用成药“益仙救苦金丹”进行调治。

四诊：1982年10月10日，患者服上药2个月后经正常，基础温体呈有排卵图形。末次月经8月6日。9月10日经妇科检查确认早孕。10月初出现恶心、纳差、乏力等症候，故祝氏以安胎止呕为治法，方药：黄芩10g，白术10g，砂仁3g，苏叶3g，寄生10g，竹茹10g，川断10g，菟丝子15g，山药10g，白扁豆30g，陈皮10g。连用4剂后诸症减轻。此胎妊娠过程顺利，后足月顺产一女婴。

【按语】本例产史不良，多次早孕流产是因胚胎发育不良所致，患者经祝氏采用中医中药多种治则方法进行诊治1年半之久，终获经血调顺，足月顺产喜得女婴。祝老在诊治本例全过程中，无疑为应用中医中药解决妇科疑难病症开阔了眼界，拓展了思路。

陈筱宝

一、生平简介

陈筱宝（1872～1937年）　上海市人，秉承家学，又从上海诸香泉先生受业，诸师深得傅青主、叶天士各家之学，专长妇科，陈筱宝先生尽得其传，年甫弱冠，即应浦东桥善堂之聘，为广大群众诊病，积累了丰富的临床实践经验。陈筱宝先生中年时期更得宋代名医陈素庵《妇科医要》的手抄残本，内多理论与经验良方，更进一步从理论上奠定了坚实的基础，陈筱宝先生遂以妇科专门应世，开业于本市城关区三牌楼处。陈筱宝先生在临床上以善视色脉著称。每诊病，首先注重望色，视人形之肥瘦，色之荣枯，而察之其人之所苦。若面色熏黄而无光泽者，知其腹中冷痛；若色青而唇黯者，则知其经行失调；瘠甚而面黑者，则知其月事淋漓；眼眶灰黑者，则知其崩中带下。陈筱宝先生尤其重视病者之眼神，曾说："五脏六腑之精上注于目，察目神为诊断之首要。"故在临诊时每先注视病者之目珠，若目珠露突者，其肝气必盛；而横目斜视之者，则肝风内动；眼白起红筋者，内热为甚等等。陈筱宝先生还非常注意问诊，每每临诊时必先了解其生活情况，如婚嫁几年，生育几胎，而知其环境，问其配偶，审其所遇，而知其情志；然后再审证按脉，病无遁情，从而处方用药，辨证施治。因此求治者多获良效，声誉日隆，操业临床40余载，病者日盈门庭如市，终其身盛况勿衰。

二、陈筱宝学术思想特点

（一）陈氏提出妇科病人以元气为本

陈老先生最服膺徐灵胎"元气存之"之论，凡人有病，元气不损，虽重可治；若元气即伤，虽轻难愈。病之可以缓和调治者，不宜急切图功，轻投峻厉之药以戕正；病之必须攻泻取效者，亦宜寓补于攻；配合补益之品以扶正；总以不损伤元气为主，维护元气为先。陈老以调经为例，大凡由于七情郁结，六淫外烁，导致冲任为病，而使经行失序，治法多主用疏调气机，即使瘀阻经络，经闭不行，亦不宜快利破气。陈老先生告诫后人说："峻药取快于一时，虽当时获效，而元气暗损，祸患潜伏。"陈老以保存元气之充沛，人体则能自行调节以祛病，故又指出"气为血帅"之论，对于治疗妇科疾病起着重要的指导作用。

（二）陈氏提出妇科以调治血分为主要

前人对于妇科疾病之论治，首重血分，有"枯者滋之，瘀者行之，逆者顺之，热者清之，寒者温之"等治疗原则，但陈老先生积数十年临床实践之经验又指出滋血宜取流畅，行瘀宜取和化，顺气应取疏达，清不可寒凉，温不宜辛燥。例如月经不行，有因风冷寒湿而致血滞者，当以温经散寒，行滞去瘀，但若过于辛热则血热妄行，上为吐衄，下为崩败，暴下之患，损伤阴血，病遂难治。陈老对《内经》"适事如故"的理论颇有深切的体会，因此，陈老主张治疗妇人疾病，处处以养血和血为主。

（三）陈氏提出治疗妇人杂病以调肝为其中心环节

陈老先生认为妇人一生在生理、病理方面，有三个不同的阶段：青春时期，注重在肾；中年时期，注重在肝；暮年时期，注重在脾。女子青春时期，正当肾气旺盛之年，任脉通，太冲脉盛，天癸至，月事以时下，故当青春时期月经之反常为病，主要关键在肾。而暮年则肾气衰弱，天癸竭，地道不通，气血虚弱，血液来源衰少，病患因血不足，正如王冰所说："因月经数泄，气有余而血不足，当益血之源。"脾乃藏营而统血，故主要关键在于脾。然中年时期，由于人事环境之复杂，情志怫逆为多，则肝气郁结，气盛暴厉，为之肝阳亢旺，又凡七情所伤，都关乎肝木；肝木之病变，虽少壮、年老皆有关联，而多出现于中年时期，所以在中年期间，妇科当以调肝为最主要。陈老先生上述之观点，正契合于王肯堂之所言“女子童幼天癸未行之前，皆属少阴；天癸既行，皆属厥阴；天癸既绝，乃属太阴经也。治胎产之病从厥阴者，是祖气生化之原也”。因此，陈老先生推敲厥阴之治，最服膺王旭高对肝病的几种治疗法则——疏旴、泄肝、抑肝、柔肝、缓肝、疏木培土、泄木和胃。特别对疏木培土和泄木和胃更有深切的体会，其中更独有发挥。陈老先生认为这两个治疗法则，大体上是制木扶土，而实际上又大不相同。疏木与泄木不同，而培土与和胃亦不相同。叶氏《临证指南医案》有“木乘土”一门病证，一般人都以为木即是肝，土即是脾，一律以逍遥散方笼统施治，辨证不明，安能有效。盖木有甲乙之分，胆为甲木，肝为乙木；而土有阴阳之别，脾为阴土，胃为阳土。疏木培土法乃治乙木（肝）乘阴土（脾）之症；为肝旺戕贼脾阴、木横土虚的病机。证见：两胁满痛，少腹坠胀，立则剧，卧则舒，为肝气上逆，脾气下陷。此即《金匮》所言“见肝之病，知肝传脾，当先实脾”之义，亦即叶天士所谓木乘土之病候，宜以升提宣达，如逍遥散一类方治之。泄木和胃法乃治甲木（胆）乘阳土（胃）之症，为胆火上炎致胃气不降，木升土逆之病机。证见：脘痛呕吐，心中疼热，气上冲心，不饥便秘，此乃胆胃失下降之正常，不同于乙木乘脾土之病机，当以辛开苦泄而清其胆火，同时和降胃气（胃气以降为和）故云泄木和胃，左金丸之类方所宜。这两种治疗方法，其为木土之间的生克制化关系失常的道理虽同，而含义实有区别，前者病在肝脾，后者病在胆胃。叶氏医案中“木乘土”一门，徐灵胎以为“木乘土”非病名，并责叶氏门徒立名之不当；然于肝脾胆胃升降之关系，立论精当，处方亦佳，未可因其立名不当而加否定。王旭高深明升降之义，推论疏木培土、泄木和胃之治，足可为后世立法，尤其在妇科方面应用广泛，具有重要的指导意义。

三、陈筱宝临床经验特色

（一）陈氏调经多选用八制香附丸

八制香丸出自陈素庵《妇科医要》手抄本，方中以香附为君，经过八制，配合当归、熟地、白芍、川芎、红花、川连、半夏、秦艽、丹皮、青皮等药为丸。陈老先生认为该方调治月经病独有特长。他指出：妇科中调经为其主要治疗法则之一，特别赞同肖慎斋“妇人有先病而后经不调，当先治病，病去则经自调；若因经不调而后病者，当先调经，经调则病自除”的理论，而这种见解正是《内经》“治病必求其本”的精神，陈老深切地体会到古人“气为血之帅”之论，气行则血行，气顺则血顺，故主张调经宜理气，不可破气，必须在辛香理气中复入调肝凉血之品，陈氏运用此方皆符合上述治疗之原则。

陈老还指出在妇科以调肝为主的原则下，以香附为君，畅肝之郁，疏肝之气，但嫌其辛燥，先用米泔浸以制其燥，亦借谷气以入胃；次用酒炒，冀周行一身，通行三焦；三用醋炒，以引入厥阴肝经；四用童便浸，借童便成寒以下行；五用杜仲炒，使达下元腰膝。经过五制之后，分作三分：一份用红花汁伴以行血；另一份用川连汁炒以清热；还有一份用半夏汁炒以豁痰。这样经过八制，再与四物、红花、川连等药相配合，对于调整气血，祛除痰湿各方面兼筹并顾，有助于气机血液之调畅，而湿痰邪浊之积结自去，用于调经，最合病理。每日早晚各服一次，每服9g，淡盐水送服。

（二）陈氏自拟经验方香草汤治疗经闭

陈氏创拟经验方香草汤，其方组成为香附、益母草、鸡血藤、当归、泽兰叶、川芎、柏子仁、红糖等。一般认为经闭之证有血枯、血瘀、寒凝、气滞等四种情况，因此拟定补血、行瘀、温中、解郁等治疗方法，从而立出不同类型之方剂。而实际上疾病往往不是单纯由于一个病因所引起的，血枯也许兼有气郁，气郁或许兼有血瘀，不能片面地看问题，如审因不正确，以药试病，自不易中肯。陈老认为经闭主要只辨虚实两因，主方以香草汤养血、活血、行气、化滞，四种方法随其所见证候而配合，很有疗效。如身体坚实，证见腹痞，有块痛拒按，可于本方中加牛膝、莪术、红花行血化瘀，不伤正气，用之多效。凡虚损劳瘵、先天不足、发育不健全者，便非此汤所宜。

（三）陈氏妙用黑蒲黄散治疗崩漏

黑蒲黄散出自陈素庵《妇科医要》手抄本，其方由蒲黄（炒黑）、棕皮（炒黄）、川芎、丹皮、香附（醋炒）、阿胶、当归、地榆（炒炭）、熟地、荆芥、血余炭等组成。原书载：月水不断或忽然暴下，谓之崩中，有因血热者，有因虚寒者，有因内动肝风，怒动肝火者；有因脾气郁结，血不归经者；有因衰弱或劳损过度，气虚不能制约经血者，各按寒热虚实的具体情况而加减运用。如实热则去当归、熟地、香附，加知母、黄芩、黄连；如虚寒则去丹皮、地榆，加人参、白术、炙甘草。倘因过服凉药，致生内寒，或脾气虚寒甚者，少加桂、附，以引血归经。怒动肝火者，去熟地、当归，加柴胡、丹皮、山栀，甚者加龙胆草；瘀血去白芍、熟地、阿胶，加赤药、五灵脂、红花等。书中又载明治疗三法：一曰塞流，二曰澄源，三曰复旧。三法之运用，都以黑蒲黄散为其主方，随不同的症状而异其方法。所谓塞流，以止涩固崩，杜塞其放流；所谓澄源，即求其原因，寒者温之，热者清之，虚者补之，实者行之，以正本清源。所谓复旧，即崩止后急用大补气血，以恢复其故旧。要之，治疗崩漏的步骤，初用止血以塞其流；继用清热或温化以澄其源；后用补气补血以复其旧。若仅塞流而不澄源，则病邪不除；若仅澄源而不复旧，则正气不复。故本末不易，步骤不紊，其病乃治。陈老对于崩漏的治疗，其初也从一般治法用归脾论，无效，后采用此方，所投多验，其后又在此基础上，更加灵活运用。如果崩者，以此方配合独参汤加童便，大补气血，则所谓复旧，亦不定在崩止之后，凡色脉见虚象者，即配合补剂，应变急剧，随宜施用，此为陈老掌握了三法命名之义而加以化裁，通过实践而得到的临床经验。

又如妇人经水已断多年，垂老而再行，淋漓如壮年者，陈老先生仿魏玉横之“不补补之”之法，其方是：熟地60g（或以30g炒炭）、枸杞30g，白芍15g，枣仁15g，酒炒黄连0.9g。今用于老年月经再行之证，若检验结果非肿瘤患者，治之多获良效。

（四）陈氏治疗虚损喜用回天大补膏以滋阴

陈氏创拟经验方回天大补膏，其方由人参、茯苓、当归、白芍、川芎、生熟地、陈阿胶、知母、红花、山药、玄参、丹皮、龟板胶、牛羊乳、人乳、柿霜、梨汁、天门冬、银柴胡、鳖甲胶、八制香附丸等组成。

陈老认为妇人月事不利，症见肌肉瘦削，皮肤枯索，爪甲泛青，口干，舌燥，掌心灼热，脉沉细等等，纯由血枯营少所致，不同于其他由于七情六淫等经闭的实证。这种病机，不当以通经行经为治。根据经旨“太冲脉盛，月事以时下”的理论，反证了经水不应期而至，多由于冲任虚亏不能灌注血海所致，当从整体论治，可用回天大补阴血。此方以四物为君，用天冬、知母补肺金，以培生化之源，茯苓、山药以健脾和胃，龟板、鳖甲、驴皮胶以滋养阴血，人乳、牛羊乳取其润泽，丹皮、银柴胡、柿霜滋营阴以除内热等等，妇人因虚损导致血枯经闭者，以此缓缓图治，多获良效。

（五）陈氏提出治疗不孕症用求嗣方测验

陈老先生自拟求嗣方系当归、川芎、香附、泽兰、红花、丹参、牛膝、艾叶、川断、益母草、月季花、赤砂糖等所组成。本方运用时的加减法是：月经先期，加赤芍、丹皮：后期加鹿角、巴戟：经行腹痛加玄胡、木香；腰酸，加秦艽、杜仲。

陈老指出妇人久不受孕，审无其他病，检验正常（包括配偶健康），必因气血有所郁滞，可以用此方试探动静。在经行时服1剂后，腹中有气抄动，大便微利，日行二三次，自觉舒适，继续再服2剂，即不觉抄动，这表示气血流畅，可有生育之望。假使先进1剂，腹中不抄动而大便亦不得通畅，再进始有抄动感觉，表示气血郁结，胞络之气不调畅，则生育较慢。假使服此方而毫无动静，连续经过6个月试服，也了无影响，则生育多无希望。服药后腹中有气抄动的感觉，虽与孕育无直接关系，但由此可测知气血之盛衰，任脉之通调与否。

陈老还特别指出，此方应在月经来潮时当日进服，有去瘀生新之功效；可以帮助气机之调畅，使无瘀滞之患；如经行日期延长者，又可使之缩短。经净之后，每日服八制香附丸，使气血充旺，易于生育。

四、陈筱宝典型医案选

（一）经闭

何立三太太，形体壮实而经停三月，某医投破血行经药不应，反觉腹中胀满，就诊于陈老先生处，视其面色，枯索无泽，问其生活情况，知其操劳过度，诊其脉细弱无力，证系积劳内损，虽外形壮硕，所谓外强中干之质，不宜峻攻，以损元气，改以香草汤投之（香附、益母草、鸡血藤、当归、泽兰叶、大川芎、柏子仁、红糖），服三剂后，腹部胀满得除，再服三剂，月经遂行。

【按语】该患形壮而经闭，某医投破血行经之药不应，反觉腹中胀满，此乃本虚而攻之则现假实之征，陈老先生脉症合参，辨证为积劳内损，外强中干，非宜峻攻，拟投香草汤养血活血，行气化滞，仅六剂而竟获显效。

（二）经闭

陈桂春太太，病伤寒之后，超半年而经水不至，手足烦热，肌肤枯索，一日经忽来临不多而有瘀块，医者以为必有停经，方用桃仁、红花、当归等药，五六剂后，经水仍不至，见胸腹胀满，认定瘀不下，更加京三棱、蓬莪术，病者遂见潮热、心悸、不寐等等，陈老先生诊之，谓此犯虚虚实实之戒，化源先竭，恣意通利之法，无怪病日增重，乃予回天大补膏（人参、茯苓、当归、白芍、川芎、生熟地、陈阿胶、知母、红花、山药、玄参、丹皮、龟板胶、牛羊乳、人乳、柿霜、梨汁、天门冬、银柴胡、鳖甲胶、八制香附丸），嘱每日进服，二月后诸恙渐瘥，三月后经行正常，病痊愈。

【按语】此案乃经闭不行半年，系属冲任虚损，血海空虚而致，前医误以实证闭经治疗，先投桃、红、归，后用三棱、莪术破瘀重剂，经水非但不利，反见胸腹胀满，此乃犯虚虚之戒，化源耗竭，恣意通利，安有不变之理，病情必日渐加重。陈老审因论治，理清思路，举重若轻，用回天大补膏大补阴血，以四物为君，另用大队补肺健脾，滋阴清热之品，缓缓图治，三月后经行正常。

（三）经闭

谢毓英小姐，年届标梅，经停三月，日渐消瘦，手足掌心烦热，胃纳衰败，心悸失眠。医者咸认为劳损已成，议用补益。陈老先生诊视，目眶黧黑，抚其肌肤，枯索而燥，告之曰："凡少女正如好花初放，面容必有光彩，肌肤亦必润泽。今色泽适得其反，此即《金匮》所谓肌肤甲错，两目黧黑之证。是正气内伤，血瘀凝积，宜缓中补虚，和血化瘀。"以四物汤合乌鲗骨丸投之，二月后经行，病渐向愈。

【按语】青春期经闭多系禀赋不足，肾气未充，精气亏乏，肝血虚少，冲任失于充养，无以化为经血，而成经闭。该案肌肤甲错，两目黧黑，缘正气内伤，瘀血凝聚，治疗当从肾论治，缓中补虚，和血化瘀之法。选四物汤合乌鲗骨丸投之，历治疗两月，经行其病向愈。

（四）不孕症

诸炳鑫太太，结婚七八年不育，经行无定期，或多或少，日渐消瘦，陈老先生审知其夫狎邪，不务正业，认为因于情志怫逆，肝气郁结，以求嗣方试探之（当归、川芎、香附、泽兰、丹参、牛膝、艾叶、川断、益母草、月季花、朱砂糖），三剂觉腹中略有抄动，乃用调气疏肝法嘱连续进服二月，一面劝其改变环境，使其情志舒畅，同时赠予八制香附丸（香附、当归、熟地、白芍、川芎、红花、川连、半夏、秦艽、丹皮、青皮）久服，逾年经调，怀孕生子。

【按语】该患婚后七八年不孕，证系情志怫郁，肝气不舒。陈老先生诊后用求嗣方以探虚实，3剂后腹中略有抄动，此乃显示气血流畅，可望有生育之机。后用八制香附丸久服，畅肝之郁，疏肝之气，逾年经调而自孕。

卓雨农

一、生平简介

卓雨农（1909～1963年） 男，汉族，四川省成都市人。出生在四代中医世家，弱冠之时即禀承其父翰屏先生学习岐黄之道，17岁即开始行医，18岁取得“全省国医开业考试”合格证书，精研内、外、妇、儿各科，尤以妇科见长，誉为“卓半城”。新中国成立前，曾积极参与中医界活动，募捐资助“四川国医学院”。1951年就职于成都市第一人民医院，1956年任副院长。1957年调成都中医学院，任附属医院副院长，兼妇科教研室主任。1954年任四川省第一、二届人大代表，常务委员会委员，曾担任农工民主党四川省常务委员之职。1959年晋升为教授。1961年被评为全国文教卫生先进工作者，光荣地出席了全国群英会。1963年病逝于成都，追悼会由当时任四川省委书记赵苍壁同志主持。给予卓老很高的政治待遇和评价。

在卓老的主持和参与下，该院妇科教研室完成了主编全国中医学院第一、二版试用教材《中医妇科学》的任务，为我国高等中医教育《中医妇科学》教材的建设做出了重要的贡献。

卓雨农先生医术高明，医理精深。早在50年代，即主编了《中医妇科临床手册》（四川人民出版社，1958），为新中国成立后中医妇科领域第一部专著。其中证治方药，大都是他个人的临床心得。卓老原著《中医妇科治疗学》（四川科学技术出版社，1980），全书从病种到证型、自制方、习用方，都是他几十年临床经验的结晶，充分体现了卓老从中医学整体观念出发，根据“辨证求因，审因论治”的原则，“着重调整和恢复机体自然功能”的学术思想特点，是一部具有较高临床实用价值的专著。原书自1961年由四川人民出版社出版以来，深受广大读者和中医工作者的欢迎和好评。

二、卓雨农学术思想特点

（一）十分重视气血、脏腑、经脉与妇女生理的关系

卓雨农认为妇女生理上的特点，主要表现在经、带、胎、产、乳等方面。维持这些生理功能，又有赖于气血的充沛，脏腑的安和，经脉的畅通。尤其是以肾气和冲任二脉最为重要。《素问·上古天真论》说："女子七岁肾气盛，齿更发长；二七天癸至，任脉通，太冲脉盛，月事以时下，故有子；三七肾气平均，故真牙生而长极；四七筋骨坚，发长极，身体盛壮；五七阳明脉衰，面皆焦，发始堕；六七三阳脉衰于上，面皆焦，发始白；七七任脉虚，太冲脉衰少，天癸竭，地道不通，故形坏而无子。"《内经》这段女性生理变化著名的论述，充分说明了女性生殖机能的成长和衰退，决定于肾气、冲任的盛衰，而肾气和冲任的盛衰，又与气血、脏腑、经脉有着更为直接的关系。因此，卓老着重指出，研究女性的生理，必须以脏腑、经络、气血为核心，来探讨月经、胎产等正常生理功能、病理变化及其与气血、脏腑、经络的关系。其中尤以肝肾脾胃和冲任二脉，在女性生理上具有重要的作用。

人体以脏腑经络为本，以气血为用，妇女的月经、胎孕、产育、哺乳等，都是脏腑、经络、气血化生作用的表现。

所谓气血：月经主要成分是血，血是产生月经的物质基础。而血的化生、运行、统摄必须依赖于气。血是水谷精微，通过气的作用变化而成。《灵枢·决气》篇说："中焦受气取汁，变化而赤是谓血。"可见血要赖气来生化。血在脉中，又需要气来推动，才能运行不息，营养全身。从女性生理特点来说，血受气的推动，才能达到血海，注于胞宫，产生月经。同时赖气的统摄，月经才能按时来潮，不致过多过少。而气又需要血的营养，才能发挥温煦脏腑的正常功能。由此可见，血是

物质基础，气是动力，气血是相互为用，不可分割的。

所谓脏腑：气血来源于脏腑，五脏之中，心生血，肝藏血，脾统血，肺主气，肾藏精，为气血生化之源。其中肾肝脾胃与女性生理特点的关系，尤为重要。

卓老先生指出，肾主藏精，肾气旺盛，则精充血足，天癸至，任通冲盛，月事以时下。说明肾气是直接关系到妇女生长发育和生殖机能的根本。肝藏血主疏泄，有储存血液、调节血量的作用。妇女月经正常与否，与肝的藏血和疏泄功能有关。肝气调达，经脉畅通，则月经胎产正常。脾主运化，输送精微上注于心肺而化为血，为血液生化之源。脾又统血，在产生月经的机制上，起着生化统摄的重要作用。胃与脾有着密切的联系，胃主受纳，脾司运化，共同担负消化吸收的任务，均为气血生化的源泉。《素问·玉机真脏论》说："五脏者，皆禀气于胃，胃者五脏之本也。"胃的经脉下行，与冲脉交会于"气冲"穴，故有"冲脉隶于阳明"、"谷气盛则血海满"的说法，胃的经脉沿乳中线下行，故乳房属胃。胃气的强弱与乳汁多少亦有关联。

所谓经络：人体有十二经脉，奇经八脉，十五别络等。与妇女生理密切相关的，是冲任督带四脉，其中冲任二脉尤为重要。冲任督带四脉，是奇经八脉的重要组成部分，与十二经脉密切相关，直接关系到生殖机能。因此，对妇女生理、病理、诊断、治疗的分析探讨，四脉是重要的一环。

卓老认为冲脉，为总顾诸经气血之要冲，通受十二经的气血，故有"五脏六腑之海""血海"等名称。冲脉起于胞中，沿会阴上行与任脉会于咽喉，终于唇口。冲脉与全身之经脉有广泛的联系，故又称之为太冲脉。妇女发育成熟后，脏腑气血充盛，血海满盈，下注胞宫而成为月经。如果冲脉有了病变，表现为气从少腹上冲、腹中胀急疼痛、疝瘕遗溺、女子不孕等。

卓老认为任脉，有妊养之义，因三阴经均会于任脉的曲骨、中极、关元穴，精血津液都属任脉总司，故称"任脉任一身之阴”“任为阴脉之海”“任为妇人生养之本”。其经脉亦起于胞中，出会阴，循行于胸腹正中线，上至面部，与胃脉交会于承泣穴。因任脉主一身之阴，又与胞宫相联属，故任脉之气通，能促成月经和胎孕。王冰说“冲为血海，任主胞胎”，“二脉相资，故能有子”。更具体地指出了冲任二脉的生理功能。如果任脉有了病变，男子内结七疝，女子带下瘕聚。冲任二脉通盛，固然是产生月经的主要条件，但要保持月经正常，又与督带二脉相关。

卓老认为督脉的含义，手足三阳经，皆会于督脉的大椎穴，故有总督诸阳的说法。督脉为阳脉之海，与任冲同出于会阴。督脉行一身之后，主一身之阳，而任脉行一身之前，主一身之阴，两脉至唇口会于龈交穴。任督二脉循环往复，维持阴阳平衡，气血通畅，是保持月经的正常来潮。如果督脉有了病变，主要表现脊柱强直、角弓反张等。

卓老认为带脉围腰一周，起于季肋，止于季肋，约束全身之经脉。冲任督三脉，均有经脉与之相通，受它约束。张子和说：“冲任督三脉同源而异行，皆属于带脉，带犹束带。”带脉为病，表现为腹部胀满、腰溶溶如坐水中、带下等病。这些都是带脉病变所出现的症状。

综上所述，可以看出，气血、脏腑、经络的生理功能，与妇女经带胎产乳有着密切的关系。气血是经孕产乳的物质基础，脏腑是气血生化之源，经络是气血通行的道路。脏腑安和，气血旺盛，经脉畅通，则经孕产乳自然正常，反之如果某种病因导致气血不调，脏腑功能失常，冲任二脉损伤，势必影响妇女正常生理而产生女科疾病。卓老指出研究妇科学，必须了解脏腑、气血、冲任在妇女月经胎产方面的重要作用，才能在错综复杂的病变中，审证求因，辨证论治。

（二）治疗妇科病突出调气血、和脾胃、养肝肾“九字”大法

卓雨农老中医指出，妇科疾病的治疗原则，和中医学各科

一样，从整体出发，根据辨证论治的精神，着重调整和恢复全身之机能。因此，必须运用四诊、八纲，仔细诊察形、气、色、脉，结合气候、季节、地区、饮食、起居、性情、旧病等，追寻起病原因，分清寒热虚实，气血痰郁，然后确定治疗方法。妇女由于生理关系，感情容易激动，往往引起气血不调、脾胃失和、肝肾亏虚、冲任损伤等现象，进而导致经、带、胎、产等疾病。卓老积数十年临床经验，在妇科病的论治上，提出了“九字”治疗大法即：

1. 调气血：妇女以血为本。汪石山说：“妇人属阴，以血为本，但人肖天地，阴常不足，妇人加有哺乳、月经之耗，是以妇人血病者多。”但气为血帅，朱丹溪又说：“血为气之配，气热则热，气寒则寒，气升则升，气降则降，气凝则凝，气滞则滞，气清则清，气浊则浊。”指出血的运行，有赖于气的主持和推动。唐容川说：“运血者气也，守气者血也，气病则血不能独行，血病则气不能独化。”就是说血和气有互相依存，不可分割的关系。妇科病虽然以伤血为主，但血病必连及于气。也有一些疾疾是气病连及血的，如气滞引起的痛经、经少、经闭等。因此，治疗妇科疾病，首先要着重调气血，气血调匀，则诸脏安和，经脉通畅，胎产经带等病就可痊愈。即使需用清凉、攻下诸法，也应注意不要伤及气血，才能收到良好的效果。

2. 和脾胃：脾胃是后天之本，生化之源。胃主受纳和腐熟水谷，脾主运化水谷，敷布津液。水谷入胃，通过腐熟运化，才能上奉于心而生血。《素问·经脉别论》篇说：“食气入胃，浊气归心，淫精于脉……饮入于胃，游溢精气，上输于脾。”《灵枢·决气》篇说：“中焦受气取汁变化而赤，是谓血。”都明确指出脾胃的重大作用。《素问·阴阳别论》篇说：“二阳之病发心脾，有不得隐曲，女子不月。”说明由于情志不舒，影响脾胃，不能受纳、腐熟、运化、敷布，受气取汁，变化而赤，于是心无所生，肝无所藏，冲任无血以荣，就必然发生经、带、胎、产等疾病。所以，薛立斋说：“血者，水谷之精气也，和调五脏，洒陈六腑，在男子则化为精，在妇人则上为乳汁，下为月水，故虽心主血，肝藏血，亦皆统摄于脾，补脾和胃，血自生矣。”这就把脾胃在妇科上的重要性说得十分透彻了。和脾胃正是为了调气血，可见和脾胃是治疗妇科疾病重要的一环。尤以老年妇女，经断以后，肾气衰弱，气血俱虚，全赖水谷之滋养，此时补脾胃以资化源，更为重要。

3. 养肝肾：肝为藏血之脏，性喜条达。如情志愉悦舒畅，肝气冲和，则血脉流通，经血正常。反之，木郁不达，化而成火，发而为怒，则血横溢，甚或内灼津液，成为血枯。肾藏精而系胞，通诸经之血，为冲任之本。肾为肝之母，主闭藏；肝为肾之子，主疏泄。两者一开一阖，同处下焦，互相依存，互相制约。因此，在临床上，往往肝肾并称。《傅青主女科》说：“夫经水出诸肾，而肝为肾之子，肝郁则肾亦郁矣，肾郁而气必不宣，前后之或断或续，正肾之或通或闭耳。”说明了肝肾相互为用的道理。而肝肾之经脉所过之处，又与冲任有密切关系。冲脉起于气街并少阴之经，挟脐上行；肝经之脉，起于足大趾之端，上循足趾上廉，上腘内廉，循股阴，入毛中，过阴器，抵少腹，上行至巅顶与冲任之脉并行。所以，古人有“八脉隶于肝肾”的说法。妇科疾病多为冲任损伤，冲任损伤必将影响肝肾，肝肾有了病变，亦可影响冲任。临床常见的妇科病，如经闭、崩漏带下、滑胎等，既由于冲任损伤，又和肝肾失养有关。因此，在治疗时，常常从肝肾入手，治肝肾即是治冲任。肝肾得养，则冲任的功能自然恢复。故养肝肾也是治疗妇科疾病的重要法则之一。

（三）从166首自制方看卓老在辨证施治中的原则性与灵活性的有机结合

卓雨农老中医在临床实践中特别注意强调必须从整体观念出发，根据辨证施治的基本规律，着重调整和恢复全身机能。其中对于月经先期一病，指出病因不同，所表现的症状也就各异，临床上必须根据四诊八纲辨证论治。《妇人规》说：“所谓经早者，当以每月大概论，所谓血热者，当以通身藏象论，勿以素多不调，而偶见先期者为早，勿以脉证无火，而单以经早者为热。”这些记载，确实指出了月经先期的辨证要点。要达到治疗目的，首先要诊断正确，才能施治无误。因此，辨清疾病的属性，是治疗上的关键问题。同时还必须注意兼证，细心观察，辨清主次，权衡轻重，作出恰当的处理。这就是辨证论治的原则性与灵活性的有机结合。卓老就月经先期的治疗要点指出，只要有虚象存在，无论有热无热，均不宜过用寒凉药物，这是治疗月经先期的重要法则。因此，临证时应结合病人的全身症状，找出致病的根本原因，然后立法遣方。属于血热的，宜清热凉血，拟用自制加减清经汤主之。若经量过多色紫者，宜清热止血，自制清热固经汤主之。两方之别在于后者继养阴清热凉血的同时，加重化瘀止血之品。而属于气虚者，宜补气健脾，养血调经，自制加味四君子汤主之。而气虚偏热者，宜扶气清热，自制养阴益气汤主之。属气滞者，宜理气和血，自制加减乌药汤主之。而且卓老还指出气滞有以下两种情况，若肝郁脾虚者，则经行量多色红，治宜平肝补脾，行气舒郁。选自制加减逍遥散主之。若肝郁血热者，则经行量少色红。治疗宜平肝解郁，佐以清热，选（《医醇剩义》）中的清肝达郁汤主之。而对于血瘀夹热者，宜行血逐瘀，佐以清热。方选桃红四物汤主之。对于血瘀偏寒者，治宜温经导滞，自制加味牛膝逐瘀散主之。以上论述，可见卓老辨证细微，而拟方用药则又极为精当。

卓雨农老中医在妊娠病中指出，引起妊娠疾病的原因，仍不出内伤七情、外感六淫，以及不内外因的跌仆损伤和饮食房劳等，临床时必须辨证论治。如果因疾病而影响孕妇胎动的，宜治其病，病愈则胎安。如因胎动不安而导致病变的，宜安其胎，胎安则病自愈。这就是妊娠疾病治疗的重要原则。安胎的方法，古人主张养血清热，以血为本，胎前用药宜凉，清热则血液不致妄行而能养胎。其实这种方法，并不全面，用于气盛有热的，可以收效，如属气虚偏寒的，就不适宜。最可靠的方法，仍然要根据寒、热、虚、实分别论治，不宜一概清热养血。应从脾胃和肝肾两方面着手治疗。因为脾胃为水谷之海，生化之源，胎儿依靠母体的血液来营养，脾胃健、血液充足，就能养胎。肾为元气之本，冲任之源，冲为血海，任主胞胎，所以又有胎系于肾的说法。肝为肾之子，相互为用，滋养肝肾，就能调理冲任，从而起到护胎的作用。尤其体弱易于堕胎的妇女，更要重视调理脾胃和滋养肝肾。

卓老认为子痫一证，从临床症状来看，可以分为轻重两类。轻证仅觉头痛眩晕，全身疲劳，有时足踝及小腿部有轻度浮肿；重则剧烈头痛，恶心呕吐，甚则抽搐，渐至牙关紧闭，神志昏迷，痰涎涌盛，身体强直，角弓反张。至于因风因热，或气虚血虚，当结合色脉等来分析。子痫的治法，《医学心悟》说："大抵此证，胎气未动，从养血定风为主；胎气既下，宜大补气血为主。"这就是治疗本证的重要法则。但在临床上，又须结合病情，分辨寒热虚实，立法遣方。一般以平肝、养血、祛风、化痰为主。若肝热者，宜清热养血，平肝息风。拟用自制方龙胆羚羊角汤主之。若内热甚者，宜泻热清心，选自制方加味黄连解毒汤主之。前者以肝热为主，龙胆羚羊角治之，后者以心热或心包络有热为主，宜黄连、芩、柏三黄治之。而风寒者，宜疏解风寒，葛根汤主之。若风寒夹痰者，惟发病时喉间痰鸣，宜祛风化痰，选自制方祛风导痰汤主之。然血虚者，宜养血息风，钩藤汤主之。若阳虚湿泛者，宜温化行水，拟用自制方加味五灵散主之。

卓老先生认为治疗胎动不安、堕胎、小产，必须依据发病原因，辨明寒热虚实，才能确定治疗方法。古人虽有逐月安胎之法，如果不辨病情，按月投药，就不一定恰当。卓老告诫后人不能执方治病，否则会贻误病人。对于具体病情，不仅要注意到寒热虚实，采用温清补泻之方药，而且还要注意补养肝肾，使其胎元稳固。同时，要注意到若下血较多，小腹坠胀特甚，或胎死腹中，已不能再安者，应当迅速促其流产，以免发生意外。卓老指出若气虚者，宜补气安胎，拟用自制方加减补中益气汤主之。若因起居不慎引起胎动的，宜补气固肾安胎，选自制方补气安胎饮主之。若血虚者，宜补血安胎，选自制方胶艾安胎饮主之。若阴虚血燥，宜养血润燥，选自制方阿胶养血汤主之。若脾虚者，宜补脾安胎，方选（《妇人良方大全》）中的安胎寄生汤主之。若脾虚气弱者，宜补气健脾，选自制方加味异功散主之。若肾虚者，宜固肾安胎，选自制方补肾安胎饮主之。若气郁者，宜平肝解郁以安胎，选自制方加减逍遥散主之。

卓老先生还认为转胞的病因，分为虚弱和湿热两种。但虚弱之中，有肾虚和气血虚弱之不同；湿热亦有热盛湿盛之区别。虚弱证多面色苍白，气短神疲，头晕畏冷，便溏脉弱；湿热证多小腹胀痛，心烦内热，苔黄，脉滑数。而各证中又有偏寒偏热，夹郁夹瘀等情况，临床时当察其所因，分别施治。属于气血虚弱的，宜补气益血；属于肾虚的，宜温化肾阳；属于湿热的，宜清热利湿。如有兼症，当随症用药，切忌浪投通利，既无益于病，反损伤正气。

卓老先生认为产后血晕，当从虚实辨证。《金匮今释》引丹波元简说："产后血晕，自有两端，其去血过多而晕者属气脱，其证眼闭口开，手撒肢冷，六脉微细或浮是也；下血极少而晕者属血逆，其证胸腹痛，气粗，两手握拳，牙关紧闭是也。"这简短的几句话，扼要地指出了产后血晕的辨证要点。因此，临床上，首先要分清虚寒两证，然后根据病情选方用药。血虚气脱者，宜补气固脱，回阳救逆，先用独参汤挽脱，再用参附当归汤温阳。若产后下血过多者，宜补血益气，拟用大补元煎主之。若气血两虚者，宜气血双补，选《东垣十书》中的当归补血汤主之。若瘀血上攻而晕者，宜逐瘀行血，选夺命散或佛手散主之。若兼有风邪者，宜化瘀祛风，选自制方加味荆芥散主之。若兼有寒邪者；宜温经散寒，活血行瘀，方选（《和剂局方》）中的黑神散主之。若兼气郁者，宜开郁散结，选自制方开郁逐瘀汤主之。若兼热邪者，宜清热活血，选自制方加味红花散主之。

卓老先生认为产后发热是一个总的证候。由于发热的原因不同，症状表现就各有差异，必须审察详明，随证施治。特别是虚烦发热，为产后常见的症状，乃阴虚阳浮，气血不足之征，若误为热证，投以凉药，则将导致不良后果。临证时，必须注意鉴别。治疗产后发热，应根据产后的特点，在不伤气血的前提下，辨证施治。特别对外感发热，尤宜注意。因为新产气血骤虚，卫外之阳不固，容易感受外邪。此时若认为产后概属诸虚不足，投以温补或滋填，则邪闭于内，无从外出，必将发生他证，无异关门促贼；若不顾及卫气先虚，过于疏解，以重虚其表，又无异于开门捉盗。因此，必须审证求因，辨证论治。产后发热由外感引起的，宜疏风解表，选自制方荆防双解散主之，若头痛，发热，微恶寒者，法宜清解，选自制方银花蕺菜饮主之。若头痛，高热，恶寒者，宜清热解毒，选《医宗金鉴》中的五味消毒饮加味主之。若由血热引起的，宜清热凉血，佐以生津，选自制方清热地黄饮主之。若血虚者，宜养血滋阴益气，方选（《景岳全书》）中的人参当归汤加减主之（去桂心、加制首乌、甘草）。若阴虚血燥者，宜养阴清热，选自制方加减青蒿鳖甲汤主之。若兼劳热者，宜养阴润肺，选自制方冬地百部饮主之。若由血瘀而引起者，宜活血去瘀，选自制方桃红消瘀汤主之。

卓老先生指出癥瘕的辨证，在《诸病源候论》里有七癥八瘕，《千金方》中有十二瘕，《妇人良方大全》有疝瘕、八瘕、癥痞、食瘕、血癥等名目。后世医家的认识也各有不同。但从其发病的原因来看，不外乎血瘀、气滞和痰积。其中血瘀、气滞则是主要原因。在分析病情时，应以气血为主，然后再辨别其他症状，审察是否顽痰积滞，或风寒侵袭，以及体虚、气弱等兼症，尽量做到掌握重点，全面分析。如因气滞，其积块必不坚实，且时聚时散，痛无定处；如系瘀血所致，必积块坚硬，位置是固定不移，疼痛拒按；如顽痰积滞，多见肤色皖白，平素多痰，恍惚少寐，心惕易惊，胸脘胀闷，甚则腹大如怀孕状，若结为癥，则坚硬不移，为瘕则聚散无定；若兼有风寒，则喜热恶凉；若病久阳虚，则有神倦气短，头晕脑胀，耳鸣眼花等现象。明确以上各症，才能辨证施治。治疗原则：破血消坚，理气行滞。有形有质的，可用破血消坚之药，若无形无质，气滞作痛，聚散无常，当以行气和中为主。因为瘀滞为病，久而成积，不用攻坚、破血、行气之药，不能消散积聚。但是施治时，必须详审发病的新久，体质的强弱。初起时，正气强邪气浅，宜用攻破；若发病日久，邪气渐深，正气渐弱，则应攻补兼施；倘久病不愈，邪气侵凌，正气已衰，宜以补正为主，待正气逐渐恢复，才能酌情攻破。既攻之后，又须即时扶正。《妇人规》引罗谦甫说："养正邪自除，必先调养，使营卫充实，若不消散，方可议下。"具体用药尤须注意，即或体质壮实，攻积亦当渐进，太急则伤正气，正气受损，则邪气反固，所谓"大积大聚，衰其大半而止"正是这个道理。总之，治疗癥瘕，必须考虑体质的强弱，病邪深浅，然后斟酌情况，当攻则攻，当补则补，或先攻后补，或先补后攻，或寓攻于补，或寓补于攻，都应遵守"除之以渐"，"衰其大半而止"的原则，这就是卓老反复强调的辨证施治的原则性。而其辨证施治的灵活性则表现在具体的治疗上。若气滞者，宜理气行滞，止痛软坚。选自制方二香饮主之。若肝肾气郁者，治宜理气行滞，和血散瘕。选自制方加减香棱丸主之。若兼寒者，宜理气、散寒、行血。选（《济生方》）中的大七气汤主之。若血瘀者，治宜活血行瘀，软坚散结之法。选（《沈氏尊生书》）中的鳖甲丸主之。若瘀积甚者，宜攻坚破瘀之法，选大黄䗪虫丸或化癥回生丹主之。若瘀积日久，正虚邪实，此时用药，宜攻补兼施；若虚甚者，先补后攻；不甚者，则先攻后补，或攻补兼用。以免邪去正伤，造成不良后果。选自制方补中参附汤以扶正治之。若兼寒者，宜散寒祛瘀，选自制方温经化癥主之。若瘀久血虚者，则宜补血行瘀，选《济阴纲目》中的增味四物汤主之。若因痰积者，宜导痰消积，佐以化瘀，选自制方加味导痰饮主之。

总之，卓雨农老中医临床用方精而不杂，自制方寓意深刻，通过世代家传和本人长期临床实践的磨炼，形成了独特的药少、量轻、价廉的诊疗风格。老一辈革命家陈毅副总理曾赞誉卓老说："你的中药，贫下中农看得起。"这正是中医药学自身独特的优势所在，植根于广大的人民群众之中，深受广大人民群众的喜爱，正是这种源泉和动力，才赋予中华民族传统医学更强大的生命力，因而对于中华民族的繁衍和昌盛做出了巨大的贡献。

三、卓雨农临床经验特色

（一）卓老治疗痛经证治七法

卓雨农老中医认为由于产生痛经的原因复杂，病人的体质强弱，病邪深浅，起居生活等各有不同，因此，表现出来的症状，就有多种多样。痛经病主要特征是疼痛，发生疼痛的时间，有经前、经后和行经期间；疼痛的性质，也有隐痛、刺痛、绞痛、持续性痛、阵发性痛和喜按，拒按、得热则减，得热反剧等不同情况。一般痛在经前或行经期中为实，痛在经后为虚，缓痛为寒，刺痛为热，隐痛为虚，时痛时止为气滞，持续作痛为血积；喜按为虚，拒按为实，得热则减为虚为寒，得热则反增为热。《妇人规》说："经行腹痛有虚实……实者多痛于未行之前，经通而痛自减，虚者多痛于既行之后，血去而痛未止，或血去而痛益甚；大都可按可揉为虚，拒按拒揉为实。"这段论述，可为痛经辨证要点。《医宗金鉴》说："凡经来腹痛，在经后痛为气血虚弱，经前痛为气血凝滞；若因气滞血者，则多胀满，血滞气者则多疼痛。"更从胀满疼痛来分辨其为血滞或气滞，可以补充张氏论述之不足。卓老着重指出以上所述，用于临床上鉴别气、血、寒、热、虚、实等不同证型，甚为可靠。这是卓老几十年临床经验之结晶，具有极强的指导意义。

卓老认为治疗痛经的原则：若系实证，着重通经，若虚而兼实，则通补并施。古人说："通则不痛，痛则不通。"造成不通的原因，不外气血阻滞，而气血阻滞的原因，又各在不同。有因虚而致痛的，如气血虚弱，血液运行不畅，应以补为通，治疗宜以补气益血为主；由于肾虚，水不涵木，肝气横逆而发生阻滞的，以滋肾调肝为主；因气郁而致血滞的，以行气为主，佐以活血；因血瘀而痛的，以行血逐瘀为主，佐以调气；若因风冷所伤，以散寒行滞为主；如因寒湿凝滞，以温经行滞为主；由于血热气实的，以清热凉血为主。病因不同，治法各异，总的要求，着重调血通经。温、清、补、调等诸法，随症施治，均可收到除痛愈病之功效。

以上所举，只是痛经的一般辨证论治的方法，在临床上，必须根据患者的症状、体质、精神、生活等综合研究，才能审证明确，治疗得当。

1. 气血虚弱证：其症状为：经后少腹作痛，喜按；面色苍白，语言低微，精神不振，经色淡质清稀，舌淡苔薄，脉虚或沉细。治法当以补气益血，佐以温经。卓老拟用自制方胶艾八珍汤主之。方药：党参15g，白术12g，茯神12g，秦归6g，川芎3g，炙甘草3g，熟地9g，白芍6g，阿胶9g（化冲），炒蕲艾9g。若有寒象者，加鹿角胶6g，益母草12g。服法：水煎，温服。若兼脾虚，表现经来量少，质清色红；经后腹痛，喜揉按，面色萎黄，头晕心悸，神疲少寐，四肢倦怠，腰腿酸软，舌淡红，苔光剥，脉细。宜补气养血，兼益心脾，归脾汤主之（《济生方》）。

2. 肾虚肝郁证：其症状为：经来色淡量少，经后少腹疼痛，两胁作胀，腰部酸软，倦怠无力，舌淡红，苔薄，脉沉弱。治疗当以滋肾调肝，兼固冲任之法，卓老拟用自制方益肾调经汤主之。方药：杜仲9g，续断9g，熟地9g，当归6g，白芍（炒）9g，益母草12g，焦艾9g，巴戟9g，乌药9g。水煎服。若偏肝郁，症如上，但两胁胀甚、苔薄白、脉弦弱者，宜调肝解郁，佐以滋肾，调肝汤主之（《傅青主女科》）方药：山药（炒）15g，阿胶（炒）9g，当归（酒洗）9g，白芍（酒炒）9g，山萸肉（蒸熟）9g，巴戟（盐水炒）3g，甘草3g。

水煎，温服。若自觉气不舒畅，胀痛甚者，加制香附4.5g。

3. 气郁血滞证：其症状为：经前或经期腰腹胀痛，月经量少，行而不畅，自觉二便均胀，矢气即舒，脘胁满胀，苔微黄，脉弦。治疗当以行气舒肝，佐以活血之法。拟用自制方疏肝解郁汤主之。方药：香附9g，青皮6g，柴胡6g，郁金6g，丹参12g，川芎4.5g，红泽兰12g，延胡6g，金玲炭6g。水煎，温服。若经色淡，量少无块者，加当归9g。若偏热者，经前胁痛腹胀，月经色红量少，或有块状，性急易怒，头晕口苦而干，苔黄舌质红，脉弦数。宜清肝解郁之法，拟用自制方舒郁清肝汤主之。方药：当归6g，白芍（酒炒）12g，白术6g，柴胡6g，香附（醋炒）6g，郁金6g，黄芩6g，山栀仁9g，丹皮6g，甘草3g。水煎，温服。

4. 瘀血阻滞证：其症状为：经前或经期中，少腹疼痛拒按，痛剧时如刺，经量少而不畅，时有血块，排出则痛减，舌质红，或有紫赤点，脉沉涩。治法以活血逐瘀佐以行气。方用自制方加味失笑汤主之。方药：蒲黄6g，五灵脂6g，延胡9g，丹皮9g，桃仁6g，香附9g，台乌6g。水煎，温服。若疼痛甚剧，波及少腹两侧者，加姜黄6g，乳香6g；大便燥结，加大黄6g。若瘀滞兼寒者，若症状为少腹冷痛，喜热熨，经色乌黑，量不太多，腰酸背冷，舌淡苔白，脉沉紧。治宜温经活血，理气定痛之法。拟用自制方温经定痛汤主之。方药：当归6g，川芎4.5g，延胡索6g，红花3g，桂枝4.5g，莪术6g，台乌6g。水煎，温服。

5. 风冷证：其症状为经前或行经期，感受风冷，少腹绞痛有冷感，经来量少，色黯红，头痛恶寒，舌正常，苔薄白，脉沉紧。治法拟散寒行滞，温经活血。选自制方温经止痛汤主之。方药：川芎6g，五灵脂6g，白芷6g，焦艾叶9g，香附9g，生姜6g。水煎，温服。若手足发冷，喜热恶寒，经色如黑豆汁者，加小温经汤：即当归9g，附子9g。水煎，温服。若风寒两感者，其表现为经期少腹冷痛，色紫黑量少，恶风怕冷，头痛身疼。宜祛风散寒之法，选用加减吴茱萸汤主之

(《医宗金鉴》)。方药：当归6g，肉桂3g，吴茱萸3g，半夏3g，防风3g，藁本3g，木香3g，细辛1.5g，干姜1.5g。水煎，温服。

6. 寒湿凝结证：其症状为：经前或经期少腹疼痛，喜热熨，经色黑如豆汁，舌润苔白，脉沉迟。治法当以活血散寒止痛。拟用自制方温经活血汤主之。方药：香附9g，台乌6g，吴茱萸3g，茅术4.5g，茯苓9g，当归6g，川芎4.5g，炮姜4.5g，乳香6g。水煎，温服。

7. 血热证：其症状为：经前腹痛，经色紫黑有块，时感热气上冲，头昏口干，性情急躁，大便燥结，小便短赤，舌质红苔黄，脉数有力。治疗当以清热凉血，通经止痛之法。选用自制方涤热逐瘀汤主之。方药：丹参15g，丹皮9g，生地9g，三棱6g，莪术6g，通草6g，香附6g，槟榔6g，大黄3g，延胡6g。水煎，温服。若气滞者，其症状为腹痛拒按，痛时如刺，有时引及两侧。加重香附、槟榔用量，或再加川楝子9g。若热甚者，兼有口苦心烦，宜凉血二黄汤（自制方）。方药：生地12g，丹皮6g，白芍9g，桃仁6g，延胡索6g，黄芩6g，姜黄6g，通草6g。水煎，温服。

（二）卓老治疗经闭证治七法

卓雨农老中医认为闭经一证，虽只血枯、血滞两类，但其病因比较复杂，辨证尤以注意。一般属血枯的，大多面色苍白或带萎黄，两目少神，头目眩晕，时有潮热，皮肤不润，食量减少，心累气短，腰酸无力，舌质淡苔薄，脉多无力，甚则形肉枯瘦，皮肤干燥，气急作喘，舌淡或光剥无苔，脉虚细。属于血滞者，大多胸腹胀满，少腹疼痛，按之不减，或反增剧，脉多有力。至于房劳、气郁、因热因痰等各有不同的见证，须结合四诊八纲仔细分辨。证型虽多，概括起来不外乎血枯、血滞两端。治疗原则，是血枯宜补，血滞宜通。卓老还特别告诫同仁警惕一见经闭，不分虚实即乱施通利的做法。至于具体的治疗，又当根据不同的情况，采取“虚者补之，实者泻之，劳者温之，损者益之，结者散之，留者攻之，客者除之”等法，辨证施治。如因失血而引起的，宜补血益气；脾虚的宜补脾和胃；劳损的，大都阴亏火旺，灼肺伤肝，宜养肝滋肾润肺；血瘀的，宜攻瘀通经；风冷凝滞的，宜温寒行血；气郁引起的，宜调气舒郁；痰阻的，宜化痰行血。此外，更宜详审有热无热，夹实夹虚，随症变通。《女科经纶》引叶以潜说：“……血滞亦有虚热，血枯亦有虚热，故滞者不宜过于宣通，通后又须养血益阴，使津液流通。血枯者亦不可峻行补益，恐本身无力，而辛热之剂，反燥精血矣。”从叶氏这段论述，可以体会到经闭一证，无论血枯血滞，在治疗上都不可偏补或峻攻，宜细审病机，分清虚实，于寒热、温凉、补泻、攻散诸法中，灵活掌握，调之使平，才会收良好的治疗效果。

1. 血虚证：其症状为：经闭数月，面色苍白带黄，两目少神，头晕目眩，时或头痛，心累气短，饮食减少，消化不良，甚则形体消瘦，舌质淡苔薄，或光剥无苔，脉象虚细。治疗宜养血益气之法，选李东垣卫生汤主之一方药：当归60g，白芍60g，黄芪90g，甘草30g。共研为末蜜丸，每服15g，开水调下。若大便燥结者，加肉苁蓉60g，熟地60g。若气血亏甚者，其表现为经闭数月，皮肤干燥不调，形体消瘦，心累气短，动则喘逆，头晕目眩，腰酸无力，食少，舌质淡红苔薄，脉缓无力。宜气血双补，兼滋肝肾。选用自制方益气补冲汤主之。方药：党参15g，白术12g，云茯神12g，当归9g，熟地12g，黄芪9g，枸杞9g，菟丝子9g，炙甘草9g。水煎，温服。若兼夜眠多梦，胸胁胀满，呼吸短促等症，多因血亏肝失所养，又宜滋阴养血柔肝，选用自制方滋肝养血汤主之。方药：熟地12g，枸杞子12g，山萸肉12g，菟丝子12g，怀山药12g，当归6g，柏子仁9g，红泽兰12g，生谷芽12g。水煎，空心服。作丸剂，加重药量五倍，研末炼蜜为丸，每次服4.5g，每天2次。

2. 脾虚证：其症状为经闭数月，面色苍黄，精神疲倦，四肢不温或浮肿，心悸气短，时有腹胀，饮食少，大便溏，口淡舌苔白腻，脉缓弱。治法宜补脾和胃，益气调血。选用自制方参术饮主之。方药：党参12g，炒白术12g，茯苓12g，怀山药15g，砂仁3g，当归（酒洗）1.5g，川芎1.5g。水煎，温服。若四肢浮肿，小便清长者，加厚附片12g（先煎1小时），肉桂3g。若兼痰湿阻滞者，其表现为面色苍黄，食少头闷，四肢无力，口淡。平时白带多，苔白腻，脉迟。治宜健脾除湿，化痰养血之法。选用自制方香砂六君子汤主之。方药：泡参9g，茯苓9g，白术9g，木香6g，砂仁6g，陈皮3g，半夏9g，川芎4.5g，秦归6g。水煎服。

3. 劳损证：其症状为月经不行，面色苍白，两颧发赤，手足心热，午后潮热，皮肤枯燥，或有微咳，咯痰不爽，口干心烦，气短，甚则喘促不安，心悸不寐，唇红而干，舌淡红，苔薄微黄，或光滑无苔，脉虚细而数。治疗宜滋肾养肝润肺之法，选用自制方鳖甲养阴煎主之。方药：鳖甲12g，龟板12g，干地黄12g，枸杞12g，麦冬12g，杭芍12g，首乌藤15g，地骨皮3g，茯神3g，丹皮6g。水煎，温服。若肺肾两虚的血枯经闭，多见潮热盗汗，身体羸瘦，皮肤干燥，心悸怔忡，食少，或咳嗽痰中带血，呼吸喘促，苔薄黄或无苔，舌淡，脉虚数。治宜补血益气。方用《和剂局方》中的劫劳散主之。方药：白芍180g，黄芪60g，甘草60g，当归60g，沙参60g，法夏60g，茯苓60g，五味子60g，阿胶60g，熟地60g（有条件者，可加入紫河车一具）。共研细末，每服9～12g，加生姜2片，大枣2枚。水煎服（若痰中带血者，去生姜、大枣）。若肝肾阴虚者，其表现为经闭数月不行，胸胁胀满作痛，咽干口燥，舌无津液，脉沉细数或虚弦。治疗宜滋阴养液，佐以疏肝。选（《柳州医话》）中的一贯煎主之。方药：北沙参15g，麦冬9g，生地黄9g，当归身6g，枸杞9g，川楝子9g。水煎服。若脾胃虚弱者，经闭时久，面色淡黄或苍白，唇燥，两眼乏神，饮食减少，心累，耳鸣头痛，或有潮热，手心发热，舌质淡红，苔薄黄，脉数无力。宜和脾胃养肝肾。选用自制方参术六味丸主之。方药：生地黄9g，萸肉9g，怀山药12g，丹皮

6g，泽泻6g，泡参12g，白术9g，茯苓9g。水煎，温服。

4. 血瘀证：其症状为经停数月，面色青黯，小腹胀硬疼痛，按之益甚，胸腹胀满，心烦，口燥不思饮，大便燥结，舌质黯红，或有紫赤斑点，脉沉弦而涩。治疗宜破瘀通经，理气和血。方选自制方生化通经汤主之。方药：酒丹参12g，香附9g，土牛膝9g，当归尾6g，桃仁6g，红花3g，泽兰12g。水煎，温服。若兼气滞者，经闭不行，腹胀痛拒按，午后潮热，宜理气行血，选（《医学入门》）七制香附丸主之。方药：香附子420g，当归60g，莪术60g，牡丹皮30g，艾叶30g，乌药60g，川芎30g，延胡索30g，三棱30g，柴胡60g，红花30g，乌梅30g。制法：将香附分为七份：一份同当归酒浸；一份同莪术60g，童便浸，一份同牡丹皮30g，艾叶30g米泔浸；一份同乌药60g米泔浸；一份同川芎30g，延胡索30g水浸；一份同荆三棱30g，柴胡30g醋浸；一份同红花30g，乌梅30g盐水浸。各浸春五日，夏三日、秋七日、冬十日，晒干只取香附研末，以浸药水打糊为丸，如梧桐子大。服法：每服6～9g，临睡时用温酒或白开水送下。若瘀结甚者，经闭日久，少腹拘急胀痛，按之益甚，面色青黯，肌肤甲错，小便微难，大便燥结，舌质红或有紫色斑点，脉沉涩。此系内有干血，宜行血攻瘀，选（《金匮要略》）大黄䗪虫丸主之。

5. 风寒证：其症状为月经数月不行，面青，四肢痛，关节不利，少腹冷痛，恶风怕冷，腰酸背寒，或有头痛，或胸闷泛恶，舌淡口和，苔白润，脉多浮紧。治疗当以祛风散寒，温经行滞之法，选自制方独活通经汤主之。方药：桑寄生15g，秦艽9g，独活6g，川芎6g，香附9g，姜黄6g，焦艾9g，防风6g。水煎，温服。若积冷藏寒者，少腹冷痛拒按，喜热熨，脉沉紧。宜温经行血。选自制方加减温经汤主之。方药：当归9g，川芎9g，桂心9g，芍药9g，莪术（醋炒）9g，党参9g，牛膝6g，炙甘草6g。水煎服。

6. 气郁证：其症状为经闭不行，面色青黄，精神抑郁，性急烦躁，胸胁作胀，食少嗳气，舌尖红，苔微黄而燥，脉弦数或弦紧。治疗调气舒郁，平肝养血之法。选用自制方解郁活血汤主之。方药：当归6g，白芍6g，柴胡6g，茯苓9g，薄荷3g，丹皮6g，山栀仁6g，白术9g，泽兰叶12g，郁金6g，甘草3g。若有汗者，去薄荷、丹皮；胸痞者，加厚朴6g；潮热者，加青蒿6g，鳖甲12g。水煎服。若气郁夹湿者，兼见腰酸带下，面色苍白带黄，饮食减少，苔白腻，脉弦滑。宜开郁行气化湿。选（《万氏妇人科》）中的加味开郁二陈汤主之。方药：陈皮6g，茯苓9g，苍术6g，香附9g，川芎6g，半夏6g，青皮4.5g，莪术6g，木香3g，当归6g，甘草3g。水煎服。若气郁血虚，兼见头晕耳鸣，宜行气益血，选（《济阴纲目》）中的十味香附丸主之。方药：香附（四制）480g，当归120g，川芎120g，芍药（炒）120g，熟地120g，白术60g，泽兰60g，陈皮60g，炙甘草30g，黄柏（盐水炒）30g。共为细末，醋糊丸如梧子大。每服6~9g，空心盐汤下。

7. 痰阻证：其症状为体质素肥胖，面色皖白，经闭不行，白带甚多，胸闷脘胀，痰多，时作呕吐，饮食不思，口淡，舌质正常，苔白腻，脉弦滑。治法宜温化痰湿，佐以行气。选《济阴纲目》中的加味导痰汤主之。方药：制半夏9g，茯苓9g，陈皮6g，甘草3g，枳实4.5g，川芎4.5g，生姜2片。若腹胀食少者，加制香附6g，木香4.5g。若夹热者，兼口苦，舌红，苔黄厚腻，脉滑数。宜清热祛痰，选《沈尧封女科辑要》中的蠲饮六神汤加味主之。方药：橘红3g，石菖蒲3g，半夏曲3g，胆星3g，茯神3g，旋覆花3g，枳壳6g，竹黄6g。若呕恶者，加竹茹9g。水煎，温服。

（三）卓老治疗崩漏证治六法

卓雨农老中医认为治疗崩漏，临床必须根据症状，分别寒热虚实，才能得出处方用药的可靠依据。鉴别病情时，古人有漏轻崩重的看法，这是不够全面的。因为证型的虚实，病程的新久，是辨证论治的重要环节。属实属热的新病，正气未伤，虽来势汹涌，但易治疗，应列为轻证；属虚而病久的，元气亏损，虽然病情缓和，但治疗比较困难，预后多不佳，这就应该列为重证。临床时，能注意具体分析，才不致轻重倒置，贻误病情。治疗崩漏的步骤，应本塞流、澄源、复旧三法，根据不同情况，辨证施治。塞流就是止血，是治疗崩漏的重要一环，特别是血崩。因为在大出血的情况下，如不迅速止血，就会造成虚脱。叶天士说的好："留得一分自家之血，就减一分上升之火。"凡是血证，能使血多留一分，则增加一分抵抗力量，就会减少一分虚火上升的症状。由此可见，止血是相当重要的。至于用什么方法止血，要看证型的寒热虚实来决定。虚证宜补而止之，实证宜泻而止之，热证宜清而止之，寒证宜温而止之，并非专事止涩所能收效。澄源，就是澄清本源的意思，是治疗崩证重要的法则。因为止血，旨在救急，止血以后，就必须澄源，以清其本。这和治水的道理一样，如果只把洪流堵住，而不疏浚河床，以后还会泛滥成灾。其具体治疗方法，仍应根据病情决定，血热的，宜清热凉血；虚寒的，宜温经补血；劳损的，宜固气摄血；气虚的，宜补中益气：气郁的，宜行气舒郁；血瘀的，宜活血通瘀；切忌不问原因，概投寒凉或温补之剂。致犯虚虚实实之戒，引起不良后果。复旧，就是调理善后的方法，宜用于澄源之后。此时病已向愈，只是气血未复，还须培补气血，以促其早日恢复身体健康。以调理脾胃为主，滋补气血次之，因为身体健康的恢复，主要依靠饮食营养，而食物又靠脾胃的受纳和运化，如果因病影响脾胃的功能，则受纳运化的力量减弱，饮食、药物都不能发挥其作用，体力就不能早日恢复，在治疗上亦不能收到全功。《沈氏女科辑要笺正》说："东垣曰：下血症须用四君子补气收功。"就是说明了这个道理。卓老先生还特别指出，上述诸法，是治疗崩漏的基本原则，而其中尚有偏热、偏寒、偏虚、偏实等兼证，仍须根据病情的变化，详细审察体质的虚实和病势之缓急。急则治其标，缓则治其本，严格掌握剂量，才不致产生不良后果。根据卓老几十年临床经验证明，在出血较多的时候，最好不用当归、川芎辛温等品行血，如病情需要，亦应考虑其用量。

1. 血热证：其症状为经血骤然下崩，或淋漓不断，色深红，烦热口渴，精神不衰，头眩，睡眠不安，舌红而干，苔黄，脉滑数有力。治疗当以清热凉血止血。拟选自制方清经止崩汤主之。方药：生地18g，丹皮6g，黄芩9g，黄柏12g，白茅根15g，地榆9g，炒蒲黄9g，益母草12g，棕榈炭6g。水煎，温服。若气短心累者，加泡参15g，麦冬9g。若体实血热，上证亦可用十灰散（《十药神书》）。方药：大蓟、小蓟、侧柏叶、荷叶、茜草根、白茅根、山栀、大黄、牡丹皮、棕榈皮各等分。制法：烧灰存性，纸裹，置地上一宿，研为细末。服法：每服9～15g，空腹用藕叶或莱菔汁半盅调下。若血热阴虚，经行暴下，色鲜红，两颧发赤，头目眩晕，口干心烦，手心热，舌红无苔，脉细数。宜养阴清热，拟选用小品地黄汤或独参汤主之。小品地黄汤（《小品方》）：生地30g，侧柏15g，黄芩9g，阿胶15g，甘草9g。水煎服。独地汤（卓老自制方）：生地黄60g，煎浓汁服。

2. 虚寒证：其症状为暴崩不止，或漏下不绝，其色黑多红少，状如屋漏水，脐下寒冷，时作疼痛，得热则减，舌淡苔白，脉迟无力。治疗温经补虚，佐以止血。选用自制方加减断下汤主之。方药：党参30g，熟地30g，艾叶30g，乌贼骨60g，炮姜15g，阿胶12g，附子9g。其研粗末，每次15g，水煎服。若脾阳虚弱的，暴崩或漏下，色淡，质清稀如水，少腹胀痛，有冷感，喜热熨，食少便溏，舌淡苔白，脉虚迟。宜补脾摄血温经。拟用自制方温经摄血汤主之。方药：泡参30g，党参15g，白术18g，炙甘草9g，吴茱萸4.5g，姜炭9g，焦艾15g。水煎，温服。若腰痛者，加杜仲12g，补骨脂9g；血多者，加乌贼骨60g，漏下者，加延胡炭6g。若偏血虚者，崩漏日久不止，面色苍白，少腹疼痛，大便干燥，舌淡无苔，脉细迟。宜补血滋液，方选（《金匮要略》）中的胶艾汤去川芎主之。方药：干地黄12g，阿胶12g，当归3g，芍药9g，艾叶3g，甘草3g。水煎服。

3. 劳伤证：其症状为劳倦过度，骤然下血不止，继则淋漓不断，颜色鲜明，肢软神疲，心悸气短，面色苍白，食少便溏，舌淡红，苔薄，脉大无力。治法当以补中固气摄血。方用自制方益气补元汤主之。方药：党参15g，白术12g，茯神12g，熟地12g，酒白芍9g，黄芪9g，肉桂1.5g，炙甘草6g。若口干咽燥者，去肉桂，加阿胶9g，艾叶4.5g，血久不止者，加广三七粉1.5g。水煎服（三七粉冲服）。若劳伤冲任，骤然下血，先红后淡，面色苍白，气短神疲，舌淡苔薄，脉大而虚。宜补气固冲，选自制方龟鹿补冲汤主之。方药：党参30g，黄芪18g，龟板12g，鹿角胶9g，乌贼骨30g。若腹痛者，加广三七粉1.5g～3g。水煎，温服（三七粉冲服）。

4. 气虚证：其症状为：骤然下血甚多，或淋漓不断，色淡红，精神疲倦，气短下陷，饮食不思，畏风怕冷，发热自汗，舌淡苔薄而润，脉虚大。治法补中益气，佐以摄血。拟用自制方加味补中益气汤主之。方药：黄芪18g，白术18g，广皮6g，升麻6g，柴胡6g，党参60g，秦归6g，乌贼骨60g，茜草根（炒炭）12g。水煎服。若虚甚如脱者，暴下不止，两目昏暗，甚或跌仆，不省人事，舌淡，脉大而芤。宜补气血以固脱，选用《傅青主女科》固本止崩汤主之。方药：党参30g，黄芪18g，大熟地30g，土白术18g，秦归6g，黑姜炭3g。水煎，温服。若兼有汗出肢冷，脉微细欲绝，乃气随血脱之象。急宜补气固脱，独参汤主之《景岳全书》。方药：潞党参60g（如用人参或西洋参、高丽参效果尤佳，用量减少至15g）。服法：煎浓汁，顿服。若呈厥脱者，宜回阳救逆，拟选自制方参芪救逆汤主之。方药：党参24g，黄芪24g，龙骨24g，黑附片24g（先煎1小时），炙甘草9g，浮小麦24g，炮姜9g。水煎，温服。

5. 血瘀证：其症状为阴道出血，淋漓不止，或忽然大量下血，色乌红，时夹血块，少腹疼痛拒按，苔正常，或舌质略紫，脉弦涩。治疗活血通经，佐以调气之法。方选自制方泽兰丹参饮主之。方药：泡参24g，酒丹参12g，泽兰9g，香附6g，延胡索6g，焦艾9g，赤芍6g，楂炭6g，炒黑豆15g。水煎，温服。若兼有少腹胀痛，如有物刺者，宜行血逐瘀，选（《和剂局方》）中的失笑散主之。方药：蒲黄（筛净，半生半炒熟）6g，五灵脂（净好者，酒研澄去砂锅干炒）9g。其研为末，每服6~9g，水调服。

6. 气郁证：其症状为郁怒伤肝，暴崩下血，或淋漓不止，色紫，兼有血块，少腹胀痛，连及胸胁，性急易怒，时欲叹息，舌质正常，苔黄，脉弦。治法宜平肝解郁，佐以止血。方选自制方加减丹栀逍遥散主之。方药：白芍9g，柴胡6g，茯苓9g，白术9g，丹皮6g，山栀仁9g，甘草3g，艾叶9g，益母草12g。若血色深红，量多如泉涌者，加泡参30g，乌贼骨30g；若自觉出血有热感，心烦躁者，加生地15g；若兼脾虚，兼见神疲气短，食少，消化不良，宜培土抑木，佐以止血之法。选自制方扶脾舒肝汤主之。方药：党参15g，白术9g，茯苓9g，柴胡6g，土炒白芍9g，炒蒲黄9g，血余炭6g，焦艾9g。水煎服。

赵松泉

一、生平简介

赵松泉（1915 年生）　男，汉族，北京市人，北京妇产医院中医科主任医师。1935 年毕业于北平华北国医学院，从师施今墨先生，曾筹建张垣中国医院，新中国成立前挂牌行医。1956 年入北京中医医院工作，兼任北京市中医研究所研究员。1961 年调到北京妇产医院工作，历任中华全国中医学会第一、二届理事，中华全国中医学会妇科委员会常务委员，北京中医学会妇科委员会主任委员等职。一生致力于中医妇科病的研究。临床擅治月经病而致的不孕症。所研制出的“排卵汤”治疗妇女不孕症，获北京市科技成果奖。该论文收入《北京市老中医经验选编》一书中。其经验被日本《日本产妇东京会志》及《妇人生活不孕症》所介绍。撰写有“子宫肌瘤辨证论治”等论文 30 余篇。

二、赵松泉学术思想特点

（一）赵氏女科突出以肾为本，治疗“功血”主张“调其阴阳，以平为期”

赵松泉老中医在几十年中医妇科临床实践中认识到，女子生理上最大的特点之一是月经的来潮。《素问·上古天真论》云女子“二七天癸至，任脉通，太冲脉盛，月事以时下，故有子”，又说“七七任脉虚，太冲脉衰少，天癸竭，地道不通，故形坏而无子也”。是指女子到 14 岁左右，月经开始来潮，有规律的一月一行，到了 49 岁左右，则出现断经的生理变化。月经失调是为总称，包括月经周期不准，及经量、经色、经质等发生异常现象。而“功血症”亦是属于功能性疾病，即属于月经失调的范畴。

赵老指出夫经者经常也。妇女经血每三旬一见，如月盈则亏，全赖乎冲任与肾气承上启下，温煦濡养。“天癸”是促进月经的动力，维持月经周期周而复始地循环调节的，主要有两种因素：①冲任二脉的调节。冲任督三脉同起而异行，任摄诸阴，督禀诸阳，以行身背者为督脉，行身前者为任脉，从中起者为冲脉，带脉横围于腰间。“冲为血海，任主胞胎，二脉相资故能有子”。又“月经之本重在冲脉”。冲任之气血下注于胞中与肾水相应而为天癸（天癸者，颇与近代医学之内分泌机能相似）。所以，肾气旺盛，冲任通畅，则月经规律正常；冲任失和，则月经失调。冲任二脉，按其经络循行，直接与人体生殖腺内分泌系统有关。②肝脾肾脏腑功能的支持。肾主藏精，主骨生髓，亦主胞络。所藏之精即为生长发育生殖和内分泌的物质基础。肾气主温煦生化，为供输各个脏腑功能动力的源泉。若肾气不充，则生殖腺机能减退，性腺及第二性征萎缩或衰退。张景岳在《景岳全书·真阴》篇中说：“命门之火，谓之元气，命门之水，谓之元精……此命门之水火即十二经之化源。”肾为元气之根，主生殖；若肾气不足，则上不能温脾胃，下不能暖胞宫，固摄失司；况奇经八脉隶属于肝肾，若肝肾亏损，则直接导致冲任功能失调。至于脾统血，主运化，为后天之本，对于血的运行有着调节和控制能力。若脾阳虚则不能统血，而脾阴虚则不能滋生血脉，说明气血充足就能发挥统血、摄血的作用，就不至于发生崩漏或月经不调疾患。肝藏血，主疏泄，又主血海，有贮藏血液，调节血量以及精神活动、物质代谢等方面的作用。若血虚则肝失所养，阳无所附，气机不畅，升降失序，从而引起气血失调。赵氏女科高度重视肝脾肾三脏在妇女生理病理中的重要作用，在妇科经、带、胎、产、杂病的辨证施治中突出以肾为本。

赵老认为功能性子宫出血症（简称功血），为妇科常见的多发的慢性疾病，青中年及更年期妇女多患之，而以中年妇女占其大多数。由于月经一月数行或淋漓不止，由崩转漏或由漏转崩，或经行先后无定期，反复出血，有的患者经年累月长期出血不止，或暴下如注，涌出大血块，势必继发贫血，也常有其他并发症。本病对于妇女的健康影响很大。

功血症可分为无排卵性子宫出血及有排卵性子宫出血。无排卵性子宫出血，是雌激素不足，或雌激素持续刺激子宫内膜而使其过度增殖致使子宫内膜不规则剥落；或月经周期延长也可出现子宫出血量或多或少的崩漏。子宫内膜过度增殖，在不排卵的情况下，当然亦无黄体形成，临证常有短期的停经史，继之即有大量的阴道出血，中医称之为月经错后与血崩交替发作，即如张景岳所说："若隔之浅者，其崩尚轻，隔之久者，其崩必甚。"有排卵性的功能性子宫出血，常无子宫内膜增生，但黄体功能不足，或过早萎缩，子宫内膜不能很好地剥落而引起子宫出血。在临床上可见到经前、经间、经后的出血，中医称之为由崩转漏，或由漏转崩，是一种淋漓不止的出血。赵松泉老中医认为由于肝气郁结及精神等因素造成气滞血瘀，瘀血阻滞经脉，以致血不循经而外溢，即为瘀血在内的内膜脱落不全之崩漏，也有因肝郁化火，热盛迫血妄行之出血，或热邪伤阴而动血，阴虚阳亢，皆属于阴阳平衡失调，内分泌功能紊乱而造成的功血症。赵老在辨证施治中共分五个证型，即脾肾阳虚证、阴虚血亏证、肝肾阴虚证、肝郁血热证、心脾两虚证。

赵松泉老中医深有体会地指出以妇女内分泌功能失调所致月经不调之功血症，在辨证论治五种证候中皆以肾为本。冲任功能正常的发挥，又必须依靠肾经和肾气的充实旺盛。而脏腑气血功能的失调，在以"阴阳互根"互济为用的前提下，治疗上本着"调其阴阳，以平为期"的原则，从而使其自稳调节机能稳定。张景岳在《景岳全书·传中录》中说："善补阳者，必于阴中求阳，则阴得阳助而生化无穷；善补阴者，必于阳中求阴，则阴得阳升而泉源不竭。"可以解释阴阳相济之妙用。张景岳又说："善补精者，能使精中生气；善治气者，能使气中生精。"对补气补精的运用，阐明了精气相互间的转化，着重以调整阴阳失衡，使肾阴充盛，肾阳才能振奋。在补肾阴时，应注意到肾之阴阳相互为济的内在联系，同时兼顾肾阳，令二者相互协调，肾阴才能得以恢复。临证研究肾精与肾气的关系，务使其阴阳功能保持平衡，从而达到神经体液、内分泌代谢调节和机能的恢复。赵老在妇科临证所治愈的功血病例中，较多的是无排卵性功血症，经治疗建立正常的月经周期，多无崩漏之患，同时又起到温煦生化排卵的作用。

（二）赵氏女科认为妇科病变多集中在肝、脾、肾三脏，其中以肝为重点

从这一理论出发，创制排卵汤治疗不孕症别有新意。

赵松泉老中医认为肾主藏精，亦主胞宫，所藏之精，即生长发育，生殖与内分泌及人体所有的精气。肾为孕育之根，肝肾亏损直接导致冲任功能失调。且中年妇女常因七情影响行经；奇经八脉隶属于肝肾，产育屡伤于血，又导致气不能帅血以畅行；血瘀阻气则气血功能失调。因此，中年妇女应养肝滋肾，调理冲任。更年期又重在脾，脾为后天之本，具有生化统帅气血之权，脾健则冲任通盛，而无病。月经失调先期量多与月经周期紊乱皆属于崩漏范畴，主要与肝、脾、肾三脏功能失调有关。或受精神刺激，肝郁气滞，郁久化热，则错后闭经及血不归经而妄行；或脾虚不能统血，及肾气不足，冲任失调则闭经或崩漏。在妇科临床实践中，赵氏把不孕症分为六个证型：①肝肾阴虚型最为多见，治以滋补肝肾，养阴清热为主。②肝郁气滞型也较为多见，治宜疏肝解郁，凉血固经。如气滞血瘀，气行受阻，血必不能畅行，子宫内膜不规则脱落，则以疏肝理气、活血化瘀、疏通经脉为主。③肝郁脾湿型也已多见，治宜平肝清热，健脾利湿为主。④脾不统血或心脾两虚型：若崩漏，量多，脾不统血，则以益气升提，健脾安冲。心脾两虚，闭经量少，则以养血健脾补而调之。⑤脾肾两虚型：以健脾补肾益督为主。⑥寒湿凝滞型：以温经散寒为主。赵老先生在临床上除按上述六型进行辨证论治外，对其中由于气滞

血瘀伤及经络，导致冲任功能失调，而月经错后、稀发、量少或闭经的患者，临床病理或化验证实为不排卵或卵巢功能不良者，都采用排卵汤，舒肝理脾，疏通经脉以建立规则的月经周期，同时补肾益精，使肾的精气充盛，温煦生化卵细胞。从临床用药分析，所用的活血化瘀的药物，多为赤芍、泽兰、益母草、苏木、刘寄奴等。关键在于调整肾之阴阳平衡的原则上，以女贞子、覆盆子、枸杞子、菟丝子等药变调阴阳。服药后，月经周期正常，基础体温出现双相，故命名此方剂为排卵汤，方药：柴胡6g，白芍10g，赤芍10g，泽兰10g，益母草10g，鸡血藤10g，怀牛膝10g，刘寄奴10g，苏木10g，生蒲黄10g，女贞子10g，覆盆子10g，菟丝子10g，枸杞子10g。方解：柴胡疏肝解郁，白芍敛阴柔肝，二药有推陈致新而又有调经之作用；赤芍通经行血，配生蒲黄行瘀化滞，有增强子宫收缩的作用；鸡血藤活血补血，疏通经络以治血枯经闭，与益母草相伍调经，既化瘀又生新；用苏木祛瘀理气以破血；合刘寄奴更增祛瘀通络之效，佐泽兰入厥阴肝经血分，舒肝气以和营血。用牛膝宣导下行为主，走而能补，既能益肝肾又可强筋骨，在方中有引诸药下行，使气血得以畅行之作用。以上诸药意在舒肝肾之郁，补肝肾之精，使气舒精足血畅，其实质为肝脾肾三脏共治，则月经自调，孕育乃成。

女子胞和五脏均与冲任二脉密切相关。冲任正常又取决于肾精和肾气的充实旺盛与否，故用女贞子、覆盆子以滋补肝肾，从而达到神经、体液和内分泌代谢调节机能的恢复。对于无排卵性闭经，通过治疗，既建立了月经周期，又起到了温煦生化排卵功能的作用。赵松泉老中医在长期临床实践中还总结出该方加减变化的规律，若阴虚有热者，加青蒿10g，地骨皮10g，生地12g，元参10g；若心烦气急，乳胀胸闷者加青皮10g，橘叶6g，留行子10g，香附10g，木香10g；若闭经日久者加当归10g，桃仁6g，红花10g，茜草10g，三棱10g，莪术10g；若性欲减退者加仙茅10g，仙灵脾10g，肉苁蓉10g，山萸肉10g，菟丝子10g，鹿角霜10g；若痛经腹胀者加川楝子

6g，元胡6g，香附10g，广木香6g；若纳差浮肿者加山药15g，茯苓12g，焦三仙各10g，草蔻6g，白术6g；若肥胖者加茯苓12g，半夏10g，陈皮10g；若眠差者加制首乌12g，炒枣仁10g，远志10g，茯苓12g；若腹痛肢冷者加桂枝10g（或肉桂3g）、橘核10g，荔枝核10g，吴茱萸6g；若湿热下注者加炒知母6g，黄柏6g，败酱草12g，草河车10g，鸡冠花10g，椿根皮10g。

服药方法：采取周期服药法，以建立正常的月经周期或不干扰正常的月经周期。每月6~9剂药，分两次服完。①月经期服药，从月经第一天开始连服3~4剂。②中期服药，从月经第13天开始连服3~4剂。如果患者月经错后、稀发或闭经，则采用服药3剂，停药7天，再服3剂。以后停药7天再服。同时配合测基础体温，如果基础体温超过36.6℃，连续3天就停药。等月经来潮后，再按第一种方法服药；如果不来月经，仍按基础体温的测定序贯服药。如果基础体温连续上升15~30天，有可能是怀孕，即来门诊化验，如为妊娠则服保胎药，以预防流产。

赵松泉老中医诊治包括不孕症在内的经、带、胎、产、妇科诸疾时十分强调辨证正确，治病必求于本。用药处方要标本兼顾。既要解决现存症，又要考虑原发病。赵老提倡既要注意临床辨证，又要注意配合使用病理检查手段，既要注意一般治疗规律，又要注意个别病人的病理特点，正确处理好共性与个性之间的关系，从而才能进一步提高临床疗效。

赵老指出包括不孕症在内的妇科诸疾病变大都集中在肝、脾、肾三脏，其中又以肝脏最为突出，符合所谓女子以肝为先天之说的理论。中年时期在于肝，气机失常则人病。《素问·举痛论》云："百病生于气也。"因此治疗中要着重疏肝调气，临床常用柴胡、白芍以敛阴柔肝，调经。脾不健运多表现为脾虚、脾湿，因此治疗时注意益气、健脾。对于肾阴虚或肾阳虚又当分别补肾益督法，当以仙茅、仙灵脾、鹿角霜、肉苁蓉、巴戟天之属温补肾阳，填精益髓峻培本源，以补雌激素之不足。

赵老先生指出不孕症中以肝肾阴虚最为多见。根据徐灵胎“治妇人病必先明冲任二脉”的原则，在治疗上注意补肝肾，实际上就是调冲任，因为冲任与肾之关系最为密切，肝肾亏损则冲任失调，故重在养肝益肾，补先天之真阴，益后天之化源，达到肝肾安和，冲任通盛调和，则月经自然以时下，所以临床治疗肝肾阴虚所引起的月经失调，以滋补肝肾为主。

沈某，29岁，初诊日期：1972年9月30日，病历号：247。主诉：原发不孕年余，月经一直错后，2～3月1次，偶尔6个月1次，1970年以前用人工周期才来月经，停药后又闭经。转中医门诊时已闭经4个月，基础体温单相。宫颈黏液结晶不典型。妇科检查：除宫颈略小外未见异常。诊断：原发不孕，月经稀发。主证：闭经发胖，头晕心烦，胸闷嗳气，乳房胀痛，身倦腰酸，下肢无力，腹部胀，大便秘结等症。患者面色黄，唇周青有短须，舌苔白，舌质紫暗，脉象沉弦。辨证：肝郁气滞，闭经不孕。治法：疏肝理气，活血化瘀佐以益肾。方药排卵汤加下列药物。桃仁6g，红花10g，归尾15g，茜草10g，青皮10g。五子衍宗丸10丸。每月6～9剂，连服半年。治疗经过：1972年9月30日诊后，次日起连服中药3天，每日1剂。以后隔7日再服3剂，于11月1日月经来潮，带经7天，血量少不畅，血色紫黑。经期又服3剂并加益母膏1茶匙，每日2次。以后仍隔7天服中药3剂接服五子衍宗丸2丸。12月8日自然行经，周期37天。在周期建立2个月之后，基础体温由单相逐渐阶梯上升，5天后达37℃左右，连续10天在基础体温下降时即来月经，且症状皆逐渐减轻。末次月经1973年7月5日基础体温双相平稳未降，9月26日妇科检查：宫颈光滑，宫体前位增大，7周左右妊娠大小，软饱满，妊免阳性，治愈后怀孕。1974年4月分娩1男孩母子皆健。

【按语】本案例除用排卵汤外，茜草、桃仁、红花可除新旧之瘀血而通经导滞。青皮理气开郁，气行则瘀结解，增强舒肝导滞之功，有化瘀散结之力。佐以五子衍宗丸，用以补肾填精，温肾益督，使其阳生阴长，温煦生化。即在肾阴充足肾阳振奋之际，方能使该患者中期体温上升，而有排卵之变化。

三、赵松泉临床经验特色

（一）赵氏治疗痛经证治五法

痛经是一种症状，指妇女在经行前后或经期少腹作痛，兼有腰部疼痛，甚则剧痛难忍，呕吐，随着月经周期持续或反复发作，或逐渐增剧，这种症状称之为“痛经”。赵松泉老中医指出根据痛经临床表现分析，导致痛经的原因比较复杂，在审证求因辨证论治中，从整体观念出发，溯本穷源，运用脏腑证候分治，以脏腑生理功能和病理反应及临床之寒热虚实之不同，进行分析归纳，确定治疗法则，现将临证五种证治简述如下。

1. 肝郁气滞证：经前2～3天胸胁作痛，小腹坠胀，嗳气太息，经期腹中拘挛疼痛，小腹较甚，并伴有恶心、冷汗。而经血色紫暗，有血块，血流不畅，血块排出后腹痛稍减。而月经中期常有乳胀，烦躁易怒。舌质紫暗，苔白，脉象弦滑。临床上此证多包括子宫内膜异位症，或合并原发性不孕症。赵老辨证为肝郁气滞，气血瘀阻。治疗当以疏肝理气，活血化瘀之法。方药：柴胡6g，白芍10g，赤芍10g，泽兰10g，益母草10g，延胡索6g，香附10g，木香6g，乌药6g，白芥子5g，怀牛膝9g，生蒲黄10g，五灵脂10g，刘寄奴10g，苏木10g，当归尾10g，王不留行10g。每月6～9剂，另加七味香附丸2袋，痛经丸2袋，益母草膏2瓶，经期加丸药及益母草膏，每次1茶匙，日服2次。赵老特别指出上述6～9剂汤药的服用方法：测基础体温，在36.5℃以下时服药3日，停4、5日；如基础体温维持36.5℃以上，说明药量已够，暂停汤药。如未怀孕，基础体温下降至36.5℃以下，在经期服药3天。若稀发闭经，中期基础体温不上升则多服3剂，直至基础体温上升3天以上则暂停药（以下各证均如此服药，即序贯服药）。

赵老指出肝郁气滞，多由七情所伤，气滞不畅，气血瘀阻，血流不畅，则经行多后期，量少色紫暗，有血块，血块排后腹痛减轻。经前乳胀，烦躁易怒，皆因肝气郁结所致。因肝为刚脏，藏血，功主疏泄，若肝气郁结，气机不畅不能帅血以畅行，瘀血滞于胞中而作痛。所以赵老在方中用柴胡、香附疏肝理气，开郁散结，且香附为血中气药，能行气，有解六郁之功；白芍养阴柔肝，三药合用，使肝木条达，斡旋大气，寓血病而能调气；用赤芍入厥阴肝经血分泻肝火，合归尾、泽兰、元胡、益母草、蒲黄、灵脂、刘寄奴、苏木、王不留行等行血中瘀滞，以治血气闭塞之肿痛，通利不痛；惟治血必先理气，故用木香行三焦，利气宽中；乌药行气消肿；白芥子辛温香窜，以调气温中；通络消肿；怀牛膝宣导下行，走而能补，既能补肝肾又能强筋骨。

2. 肝脾湿热，气滞血瘀证：经来腹痛甚剧，色紫黑，质黏稠，有血块，腹痛拘急下重，纳少恶心，面色青黄，舌苔根黄腻，舌体发胀，脉弦滑。此证多包括子宫内膜异位症，附件炎等。此系肝郁化火，血为热灼，木郁乘土，脾湿不运，湿阻中焦，肝脾湿热，气滞血瘀而成。治疗当以疏肝理气，活血化瘀，清热利湿之法。方药：柴胡6g，白芍10g，茯苓12g，瞿麦10g，萹蓄10g，萆薢10g，白通草3g，川楝子6g，败酱草10g，草河车19g，橘叶6g，佛手10g，路路通10g，生蒲黄10g，五灵脂10g，延胡粉6g（冲服），车前子9g（布包）。

赵老指出该证为肝郁化火，湿热内蕴，湿为阴邪，粘腻重浊，湿热交困，阻碍气机，搏结下焦，以致气血凝结，阻塞经络，故有腹坠而肿胀，治疗则以清热解毒，利湿消肿为主，配合清热利湿药。因肝木血脏，体阴而用阳，肝司血海，调经先调肝，舒肝经自调。因之方以柴胡、川楝子、橘叶疏肝理气散结；白芍以防湿热伤阴，又能缓急安脾；瞿麦、萹蓄、萆薢、通草、车前子清热利湿；败酱草、草河车清热解毒，消肿止痛，延胡索入厥阴气分，行血中气滞；蒲黄、灵脂、路路通行气活血散瘀，止血气之痛；佛手理气和中，开胃化湿，使机体功能恢复而又有促进孕育之功。

3. 寒湿凝滞证：行经两侧腹痛而凉，喜热，喜按。经前有淋漓出血6～7天，腹胀腰痛，身倦肢冷，痛经逐年加重。不思饮，舌苔白，根厚，脉沉弦。此证多为子宫内膜异位症、合并盆腔炎、或原发性不孕症。辨证：此乃寒湿凝滞，气不宣通，形成瘀血。由于血为寒凝，寒湿伤及下焦，客于胞宫，则经行腰胀而痛。治疗拟温散寒湿，理气活血。方药：橘核10g，荔枝核10g，延胡索6g，川楝子6g，乌药8g，吴茱萸9g，小茴香10g，椿皮10g，鸡冠花10g，茯苓12g，苡米仁12g，黑荆芥6g，乳香2g，没药2g，全瓜蒌12g，炒枳壳6g。服上方药每月6至9剂。另外用香附、小茴香各60g，食盐2斤，经期热罨包敷腹部。

赵老指出寒湿乃六淫之阴邪，寒湿侵袭留恋不去，凝滞气血则腹中冷痛，经色晦暗，或形寒肢冷；寒湿内闭，则脉见沉紧。如《素问·调经论》说："血气者，喜温而恶寒，寒则泣不能流，温则消而去之。"故须以温经散寒，宣散寒湿之邪，结合理气活血，所以方中用橘核、荔枝核辛温入肝经血分，行血中寒气；川楝子、乌药散下焦冷气；配合吴茱萸、小茴香辛温药以温中散寒，行气燥湿，治寒邪伤里之腹痛；湿重者用椿皮、鸡冠花、茯苓、苡米仁祛湿止带；延胡索辛温行气活血；因有经前或中期出血，故用黑荆芥散瘀祛风理血，炒炭则又有祛湿止血之功；瓜蒌、枳壳理气散结消胀；乳香、没药散结气，通滞血，消肿定痛，综合全方达到湿去寒除，气血流通，病去而愈之目的。

4. 脾肾两虚证：多伴有原发不孕症，形寒肢冷，少腹寒凉，经来腹痛绵绵，喜暖，按之得舒，溺清，便溏，月经不调，量少色黑褐不红，白带清稀，或失眠多梦，腰酸，身倦乏力，面色萎黄，微有浮肿，舌苔薄，质略淡，脉象沉细弱（基础体温单相）。辨证：缘因脾肾阳虚，胞脉失于温养而致痛经发生。治疗当以健脾温肾，补气养血之法。方药：太子参10g，白术6g，茯苓12g，当归10g，熟地10g，乌药8g，小茴香10g，山药15g，石莲肉10g，香附10g，木香6g，鸡血藤10g，益母草10g，生鹿角10g，肉苁蓉10g，菟丝子10g，枸杞子10g，车前子9g（布包）。每月6~9剂，序贯服药。

赵老指出脾肾之阳气，对人体脏腑机能活动起着温煦推动作用，若肾阳虚，闭藏失司，导致月经失调，命门火衰，冲任虚寒，则不能孕育；脾虚不能健运，气化之数不足，则尿清便溏，白带清稀，有浮肿，面色萎黄。因脾肾阳虚，则脉见沉细弱，舌淡苔薄，故治则宜健脾温肾，补气养血。方用太子参、白术、茯苓、山药、石莲子益气健脾：鹿角、肉苁蓉、菟丝子、枸杞子滋肾填精，温煦肾阳；用乌药、小茴香、香附、木香温通利气；当归辛温补血和血；熟地补血益精；鸡血藤、益母草、车前子理血而通利血脉，为刚柔相济，相得益彰，以促气血速生。

5. 肝肾阴虚证：痛经甚剧，腹胀下坠难忍，月经量多，血色不正，每当下行血块，腹痛加剧，白带显多，腰痛身倦，五心烦热，便秘，尿短而黄。面色不华，颧红，舌苔中剥，质紫绛，脉象弦滑。此证常伴见子宫肌瘤或原发性子孕症。辨证：多系素体肝肾阴虚，虚火灼伤阴液，阴耗血滞，蓄血成为癥瘕，因而痛经甚剧，腹坠胀难忍。阴虚内热，热与血搏，血不归经，则见上述诸症。治疗当以养阴滋肾，凉血化瘀以调经之法。方药：生龙骨25g，生牡蛎25g，乌贼骨15g（前三味药先煎），覆盆子10g，生鳖甲12g，川续断10g，茜草6g，蒲黄6g，延胡索6g，川楝子6g，柴胡6g，白芍10g，青蒿10g，地骨皮10g，全瓜蒌12g，炒枳壳6g，香附10g，女贞子10g，琥珀粉3g（吞服），车前子9g（布包）。每月服6~9剂，序贯服药。

赵老指出肝肾同居下焦，有乙癸同源之说，二者相互资生，肾精通过气化作用，可化生为血，而血亦能转化为精，肝又赖肾阴的滋养，肾阴又靠肝血的滋助，所以肝肾阴虚，阴虚阳必亢盛，虚热灼伤津血，煎熬成块，成为癥瘕，此为虚中挟实。其病机是因为阴阳失于平秘，以致冲任失养，血涩滞而不行之痛经，故有月经先后不准，腰痛身倦；热迫血行，则量多；阴虚内热，则见五心灼热，溺黄，便秘，颧红，舌绛少津，脉弦滑。在治疗上需肝肾同治，故以扶正治本为法，有瘀滞加入活血调经药。方用龙骨、牡蛎、鳖甲滋阴潜阳，活血软坚、散结；地骨皮、青蒿、瓜蒌、女贞子养阴清热；茜草、蒲黄、车前子、琥珀凉血通瘀，消肿块，散积聚。延胡索、川楝、香附、枳壳、柴胡可使木郁达之，积者散之，以行气消胀，气通则痛止；续断、覆盆子补肝肾之虚，全方标本兼顾，化瘀而不伤正，补虚而不留瘀。

赵松泉老中医深刻地体会到，绝大多数年轻妇女的痛经是由情志因素引起的，多为气滞血瘀，也有湿热郁结和寒湿凝滞等证，属于实证。其证候特点是经来腹痛而胀，面青或白，肢冷汗出，经量偏多，挟有血块，块出痛剧，痛剧则出现恶心呕吐，甚则翻滚昏厥，即因气滞血凝引起瘀血作痛。所以治疗时除嘱患者经前、经期情绪保持舒畅，忌食生冷食物，避免受寒凉外，应采用理气活血，温通化瘀的方法，经过治疗后，使疼痛时间缩短，疼痛减轻，经来血块逐渐减少，直至痛经消失。对属于脏腑虚损，气虚血亏，血海失去濡养之痛经，如脾肾阳虚，肝肾阴虚等证的治疗，又当权衡辨别以补益之。

赵老同时还指出，在治疗痛经因血瘀而致的腹痛，形成癥瘕积聚，当除之恶血，《内经·阴阳应象大论》说“血实宜决之”，《素问·针解》篇又说：“菀陈则除之者，出恶血也。”其病属于气滞血瘀者，以理气活血为主，血凝成瘀者，以活血祛瘀为主；干血沉积者，以破瘀化积为主。唐容川著有《血证论》，精辟的论述了血证的病机病理，且论述瘀血为害及瘀血存在而影响生新血，是由于瘀血未去新血难安，在治疗上以祛瘀为要，这对于指导临床辨证施治深有裨益。

（二）赵氏治疗恶阻证治三法

赵松泉老中医认为妊娠恶阻的病理有三条：①因脾胃虚弱，冲脉之气上逆，胃气不降所致；②因肝气郁结，失于疏泄，横逆犯胃所致；③因脾失运化，津聚成痰，痰浊上逆所致。临证中赵老将本病分为脾胃虚弱，肝郁气逆，痰湿壅遏三型，分为三法、三方主治之。

1. 脾胃虚弱证：平素胃气较弱，多于妊娠二三月后出现呕哕厌食，或食入即吐，神疲思睡，四肢倦怠，多出现脱水，舌淡苔薄，脉滑无力，脾阳虚则有肢冷便溏，苔白脉沉，尿酮体阳性（+～++）。赵老治疗拟健脾养胃，和中止呕之法。常用顺肝益气汤加减（傅青主方）：党参 10g，炒白术 6g，茯苓 12g，熟地 10g，白芍 10g，麦冬 10g，佛手 10g，砂仁 4g，藿苏梗各 6g，石莲肉 10g，山药 15g，苏子 6g（或姜半夏 9g），枇杷叶 10g。若兼寒者加生姜汁兑入汤药，或先服数滴以温中止呕；若夹食者加神曲以消食化滞；若夹热者加竹茹、黄芩以清热安胎；若伤阴口渴思饮者加石斛以生津止渴；若气虚甚者党参易人参 10g 以增强益气之功。

2. 肝郁气滞证：多见精神郁闷，呕吐酸水或苦水，食入即吐，烦躁噫气，胸胁胀闷，头昏而胀，泛热口苦，尿黄量少，大便燥结，舌红苔黄，脉弦数或滑数。赵老拟清热调肝，降逆和胃之法。常用温胆汤加减。方药：枇杷叶 10g，竹茹 10g，代代花 6g，玫瑰花 4g，佛手 10g，法半夏 9g，黄连 6g，黄芩 10g，茯苓 12g，秫米 10g，芦根 15g，藿苏梗各 6g。其中代代花、玫瑰花二药相配用治疗气滞胁胀之孕吐具有芳香化浊，疏肝理气，开胃醒脾之功。若兼有口渴便秘，可加石斛、全瓜蒌以生津开胸，润燥通便。

3. 痰湿壅遏证：临床上多见嗢嗢液液，呕吐痰涎，脘闷不思食，口淡不欲饮，四肢疲倦无力，舌胖苔白或白腻，脉滑。赵老拟化痰降逆，健脾除湿之法，常用小半夏加茯苓汤化裁。

（三）赵氏自拟经验方培育汤治疗流产

先兆流产，习惯性流产属中医堕胎、小产、滑胎之列。其病理主要为肾虚受胎不实，冲任不固；或气血亏损，源流不断所致。赵松泉老中医临床上常以补肾益气，固冲安胎之培育汤加减治疗本病，收到令人满意的疗效。培育汤其基本方为：桑寄生 12g，菟丝子 12g，川断 10g，炒杜仲 10g，太子参 10g，山药 15g，山萸肉 10g，石莲肉 10g，芡实 12g，升麻 6g，大熟地 10g，苎麻根 10g，椿根皮 10g。临证加减：若肾阳虚者加补骨脂、鹿角胶；若肾阴虚者加女贞子、旱莲草、枸杞子、桑椹、生地；若血虚者加当归、首乌、阿胶；若阴虚血热者减熟地，加地骨皮、黄芩、生地；若气虚者加黄芪、党参、白术、炙甘草。

四、赵松泉典型医案选

（一）脾肾阳虚

王某，37 岁，病例号：功血症 28 号。主诉：患者月经期先后不准，量多已十余年，原发不孕症三年。现病史：初潮 14 岁 7～10/20～25 天，量多，曾因出血量多，合并失血性贫血，血红蛋白 3g%，住外院及我院四次，输血两次，此次出血淋漓不止已月余，转本组治疗。主症：崩漏持续 40 天，自觉头晕，身倦，心慌，气短，腰酸肢肿，腹冷便溏，小便清长，面色萎黄，唇围有短须，舌质淡，有齿痕，苔少，脉沉细无力。辨证：脾肾阳虚，封藏失固。治法：健脾补肾，固摄冲任。方药：煅龙骨 25g，煅牡蛎 25g，赤石脂 25g（前三味先煎），乌贼骨 15g，川续断 10g，仙鹤草 10g，旱莲草 10g，地榆炭 15g，侧柏炭 15g，贯众炭 15g，棕榈炭 15g，黄芪 10g，党参 10g，炒白术 6g，山药 15g，仙茅 10g，仙灵脾 10g，茯苓 12g，首乌 12g，茜草炭 3g，鹿角镑 10g，补骨脂 10g，胡芦巴 10g，菟丝子 10g，枸杞子 10g。经服上方药 3 剂后，出血止，便溏已除，月经周期准。只经期及中期各服 3 剂。在治疗三个月中只有一次极少量中期出血，且基础体温可见有排卵征象。血红蛋白上升 9.7g%，随后停经并怀孕。

【按语】此证为脾肾阳虚，因腰为肾之府，肾气不足，故常有腰痛，倦怠头晕。肾阳虚，不能温养脾阳，脾肾阳虚，中土及命门之火衰弱，则腹冷、便溏、浮肿。下元虚惫，冲任不固，故血崩量多，已月余未止，继续贫血。血崩日久不止，呈血脱气陷之象，则脉见沉细无力。当知气以血为基，血以气为统，固摄其血者，为元气也，阳气虚损，非益火不能固也，故用参、芪、术、苓益气健脾以生血。人身阳气之本在于肾，故用二仙、鹿角、补骨脂、胡芦巴温肾助阳，即“益火之源，以消阴翳”之意，药理上有补充雌激素及治疗肾虚性机能减退的作用。佐以固摄冲任之药，配合菟丝子、枸杞子、山药补肾填精，以补任脉之虚，药后肾阳振奋，脾土健运，阳生则阴长，精血充足，阳化气，阴成形，冲任脉盛，从而温煦胞宫，使月经恢复正常。

（二）阴虚血亏

陈某，31 岁，病历号：功血证 210 号。主诉：患者月经频至，一月二至三次，血崩量多，病已三年。病史：从 1963 年起，每经劳累生气即出血量多，有血块。此次因出血二十天不止，在外院作诊断性刮宫，病理检查为子宫内膜增殖型，初潮 12 岁 7～10/20 天，合并原发不孕症三年。主证：面色苍白，头晕耳鸣，失眠多梦，腰酸身倦，血崩量多，白带亦多（血红蛋白 6g%），舌略淡，苔白，脉象沉弦细。妇科检查：宫颈重度糜烂，子宫体前位稍小。辨证：阴虚血亏，冲任虚损引起崩中漏下。治法：育阴养血，固摄冲任。方药：煅龙骨 25g，煅牡蛎 25g，煅石脂 25g（前三味药先煎），川续断 10g，仙鹤草 10g，旱莲草 10g，白芍药 10g，生地炭 10g，熟地炭 10g，女贞子 10g，覆盆子 10g，枸杞子 10g，仙灵脾 10g，怀山药 12g，茯苓 12g，首乌 12g，升麻炭 6g，荆芥炭 6g，地榆炭 15g，侧柏炭 15g，棕榈炭 15g，阿胶块 12g（烊化）。服上方药每月 6 剂（经期、中期各服 3 剂）；在经期另服荷叶丸，每次 2 丸，日服 2 次，服 5 天。复诊：服上方药后诸证皆减轻，月经周期已准。1 月 30 日、2 月 29 日、3 月 28 日各行经一次，已正常3个月，且量多不止。曾续服前方药去地榆炭等炭类药，减去荷叶丸，经行周期准，已无不规则崩漏之患，末次月经10月27日，基础体温上升25天未降，妊免试验阳性。

【按语】此病为肝肾阴虚，偏于血虚，冲任虚损之血崩症。因阴虚肾精亏损，肝失所养，血虚不能滋养脏腑，则头晕耳鸣，失眠多梦，身倦腰酸，脉弦细；崩漏日久则面色苍白，呈血亏之貌，故用熟地、阿胶、首乌、白芍以补益肝肾之阴，既养血又能止血。用枸杞子、覆盆子、仙灵脾摄纳肾气，佐以升麻升举脾胃之清气，加山药益肾强阴，健脾补带脉之虚而维系冲任，肝肾之虚庶可恢复，其自稳机能得以调节，使之“阴平阳秘”，达到月经按月来潮，崩漏止，痊愈而获怀孕之目的。

（三）肝肾阴虚

王某，31岁，病历号：功血证145号。主诉：患者自婚后月经提前，半月至二十天一次，量多，色淡红，合并原发不孕6年。主证：痛经，头晕，腰膝酸软，五心灼热，失眠多梦，纳少，面色萎黄不泽，消瘦，四肢多毛，舌红，少苔，脉象弦细。初潮14岁4～5/15～20天。妇科检查：子宫发育不良，取内膜病理检查为腺体分泌不足。辨证：肝肾阴虚，冲任不摄。治法：滋水涵木，固摄冲任。方药：生龙骨25g，生牡蛎25g，赤石脂15g（前三味药先煎），乌贼骨15g，生地10g，熟地10g，白芍药10g，川续断10g，青蒿10g，地骨皮10g，远志10g，石莲子10g，女贞子10g，覆盆子10g，枸杞子10g，山药15g，首乌15g，茜草炭6g，蒲黄炭6g。每月6剂（经期、中期各服3剂）。平时服胎盘片，每次5片，日3次。复诊：服上方药半年，月经26～28天1次，月经量中等，血色由淡转红，停经45天，妊免试验阳性。

【按语】功血症合并原发性不孕6年，其病机为肝阴不足，肾精亏损，阴虚则生内热，故五心灼热，肾虚则腰膝酸软，缘由阴营亏损，水涸而阳气浮越；虚火上扰，血为之不宁，发为“阴虚阳搏”崩漏之患。在治疗上需壮水以制火，滋肾以充其先天之本，故龙骨、牡蛎改为生用以滋阴潜阳，用生地之甘寒凉血，配合茜草炭、蒲黄炭凉血止血而不留瘀；以地、芍敛阴，柔肝养血；以地骨皮、青蒿养阴清热，泻血分之伏火；远志交通心肾；枸杞子、覆盆子、女贞子、首乌滋补肝肾；山药、石莲子固精气，益肾健脾。宗全方标本兼顾，而获显效。赵老指出功血症属于此证者可占半数以上，尤以育龄期妇女患“阴虚阳搏”而引起的崩漏为数较多，采用此方调节肾的阴阳平衡，从而达到自稳功能的调节，以冀神经体液及内分泌代谢机能的恢复。

（四）肝郁血热

满某，34岁，病例号：功血症13号。主诉：病人患功血5年，月经过频，经行7～9天，血停3～5天，又见量多，由崩转漏，经常出血1～3个月不止，久治未愈。合并不孕症7年，本院刮宫检查：内膜增殖期部分呈息肉状。妇科检查：宫颈轻度糜烂，子宫后位。主证：心烦急躁，生气或劳累后即有不规则出血，由漏转量多，此次已19日未止，症见身倦多梦，时有腹胀痛，口干不欲饮，乳房胀，有泌乳，脱发、白带多、尿频黄。面色晦暗，舌苔黄，尖有瘀斑，脉象弦滑。辨证：肝郁血热，血不循经。治法：舒肝清热，凉血化瘀。方药：生龙骨25g，生牡蛎25g，茯苓12g，乌贼骨15g，柴胡6g，白芍药10g，赤芍药10g，牡丹皮10g，黄芩10g，佛手10g，广郁金10g，黄芩10g，椿皮10g，炒知母6g，炒黄柏6g，茜草6g，车前子10g（布包）：方首2味药先煎。出血多时加荷叶丸1～2丸。复诊：服上方药后诸证好转，2剂出血即止，腹痛已除。2个月之中按时每月服药6剂（经期、中期各服3剂），药后月经周期准，已无崩漏之患。次月停经43天，妊免试验阳性。

【按语】肝主疏泄，寓有气血运行、物质代谢、精神活动之职。肝经与胞宫及冲任有内在的联系。该患者肝经疏泄失调，证见烦躁，嗳气、乳胀、腹痛。因肝郁气滞，郁久化火，热盛则迫血妄行，血海蓄溢失常，经血不时而至，崩漏淋漓不止。肝郁血热，病久入络，瘀血停留，阻碍血行，血不循经而引起崩漏下血，即属瘀血不去，新血难安，则出现腹痛，有瘀血块及舌有瘀斑之象。此瘀血为之当下之血，务必尽化其滞，配以赤芍入肝经，活血通络，泻肝经之血热；丹皮入心经，合郁金泻血分之伏热；蒲黄、茜草活血化瘀，使其瘀化，血循归经，有促使增殖的内膜顺序剥脱，达到祛瘀生新、调节功能为下个周期创造条件和兴奋子宫的作用，并增强子宫的收缩力，使瘀行而血止；用柴胡、白芍、佛手疏肝理气，气机得以舒畅，经络气血安和；甲乌贼骨味成走血，能使离经之血尽化其滞，未离经之血得以安宁；用龙骨、牡蛎软坚利湿以行瘀，善能固摄潜阳，女贞子滋肾阴而清虚火。概全方既能疏肝木之郁，又能凉血化瘀，敛阴潜阳，达到推陈致新，调节神经体液代谢功能及调整冲任功能而获效。

（五）心脾两虚

姚某，36岁，病历号：功血症108号。主诉：患者自结婚后即患功血症，已四年。外院妇科检查为无排卵性功血症，合并多囊卵巢及原发性不孕症，月经初潮18岁7～11/15～90天，血量多，色淡红。主症：身倦神疲，面色萎黄，心慌气短，腰酸，肢冷，浮肿，带下，便溏，前曾连续出血3月余。此次血崩量多，已10天未减，又两目眶青，毛发重，乳晕有色，舌边齿痕，苔白，脉沉细而缓。辨证：心脾两虚，血失统摄。治法：健脾益气，固摄冲任。方药：煅龙骨25g，煅牡蛎25g，煅石脂25g（前三味先煎），乌贼骨15g，黄芪10g，党参10g，仙灵脾10g，川续断10g，补骨脂10g，枸杞子10g，覆盆子10g，白术10g，山药10g，蔻仁6g，五味子6g，五倍子6g，升麻炭6g。赵老指出若出血多时加侧柏炭、贯众炭、棕榈炭、地榆炭。停汤药时服四神丸或人参归脾丸，每日2丸。复诊：患者每月在行经初期、中期各服汤药3剂，共用药5个月，周期已准，血崩已止，诸症皆除而痊愈。停经80天，妊免试验阳性；足月分娩，母女健康。

【按语】心主血脉，脾生血，脾健运则血有生化之源而心血充盈；若脾气虚，运化失职，气血生化之源不足，进而使心血虚，以致心脾两虚。脾虚则出现肢冷、便溏、浮肿；脾不统血，则血崩量多而色淡；心血不足则心慌、气短。因失血过多，即血脱者须先益气，遵其“有形之血不能速生，无形之气急当固之”。治用归脾丸合四神丸，佐五倍子、五味子以滋肾生脉，能敛耗散之气，又纳肾中耗散之元阳；其肢冷、气短欲脱为中气不足，清阳不升，用升麻炭升提举陷，引血归经，并配合补骨脂、仙灵脾、枸杞子温补肾阳，则阳气复而阴寒消，即为“益火之源，以消阴翳”之意。全方以固摄封藏之本，竣培本源，始获捷效。

夏桂成

一、生平简介

夏桂成（1931 年生）　男，汉族，江苏省江阴县人，南京中医药大学副教授，附院副主任医师。早年从江阴名医夏奕钧先生修学内科，1957 年江苏省中医进修学校结业，翌年拜黄鹤秋老中医为师，得其心传。夏桂成先生自知中医宝库博大精深，非勤读巧思，用心临床不可，遂不敢懈怠，精研古籍，尤重《傅青主女科》，广览现代各家之临床实践，开拓思维，有所收获，在月经病调周法、不孕症、更年期疾患。经间期疾患等方面，颇多心得，求治者接踵而至，终日忙于诊务，于此 40 余载。曾任妇科教研室主任、全国中医妇科学会委员。主编《中医妇科学》、《中医临床妇科学》。曾参与“天牙片引产研究”，获卫生部科研成果奖。

夏桂成先生在数十年妇科临床实践中，重视调理肾、肝、脾、胃、心，尤以肾为中心，并提出了肾——心——子宫生理轴，阴阳消长转化的月节律及其所引起的一系列病理变化的理论新观点。夏先生还主张中医妇科必须汲取西医妇产科学之诊断、主要的治法、重要的生理病理知识，一定要为我所用，使其中医辨证论治更加深化，而在临床治病时仍须运用中医基本理论和其思维方法，仍须根据中医阴阳八纲及脏腑虚实的辨证结果遣方用药，不可本末倒置，废医而存药。夏桂成先生面对时代的变化，在其新作《中医临床妇科学》一书中，大胆地对其妇科病种做出了较大的增补，以切合当今妇科临床实际，增添了月经病错杂证治、经间期诸病、溢乳性闭经、经前期漏红、更年期干燥综合征、性病、计划生育并发症等。夏桂成先生还提出妇科疾患，注重治养调相结合，综合运用中西医两法及食养、心理调摄等方法，进而提高妇产科疾病的临床治疗效果。

二、夏桂成学术思想特点

（一）夏氏提出月经周期生理演变与阴阳消长转化的四期活动变化之说

生育年龄的妇女，除妊娠期和哺乳期外，卵巢一般每月发生1次周期性变化，并排出卵细胞。夏氏认为：月经周期可分为阴长阳消期、重阴转阳期、阳长阴消期、重阳转阴期等四个时期。

1. 阴长阳消期：相当于经后卵泡发育期。每次月经后，卵巢内有许多基卵泡同时发育，但发育成熟而能排卵的只有一个，很少有一次排两个卵细胞的。其余的卵泡，在不同的发育阶段中逐渐退化而成为闭锁卵泡。卵泡的发育与阴精的滋长有关，阴长由低水平→中水平→高水平，大约经历第5～第7～第13天，阴长可至重而达重阴（高水平），卵子发育成熟进入经间排卵期。为了保持阴的持续滋长，阳相对的消，阴长至重，阳消就将更多。这是阴阳互根的必然关系。一般可以观察到白带由少逐渐增多，由质稀转质稠。如进行阴道涂片检验雌激素水平可以看到角化细胞数值发生轻度影响→中度影响→高度影响的变化。

2. 重阴转阳期：相当于经间排卵期，大约在月经周期的第14天～第16天。排卵期是重阴转化为阳的转化时期，因此具备有两个显著特点：其一，重阴，即高水平阴，白带分泌不仅量增多，且质地稀薄而透明，呈蛋清状，或称拉丝状带下，古人称之为锦丝带；其二，由于重阴转阳的，体内出现絪缊状，即显著的气血活动现象，有的妇女可以见到少腹胀痛、烦躁、乳房胀痛、性欲增强等反应。虽然真正的排卵期仅为1天，但排卵现象可持续3～5天，甚则7天。掌握这一时期，顺而施之，则成胎孕。

3. 阳长阴消期：相当于经前黄体期。排卵后黄体形成，分泌黄体激素，基础体温上升呈高温相，此期阳开始长，阳长至重一般需要7～8天，高温持续不少于12天。阳长则阴消，物质转化为能量。阳气渐长，温煦子宫，有助于孕胎生长。在阳长至重时，容易引起心肝气火上升，少量气火升浮，可以产生烦躁、乳胀、寐差等反应，此不属于病变。

4. 重阳转阴期：相当于行经期，同样具有两个特点：其一重阳转阴，黄体退化，子宫内膜脱落，卵巢中又有一些新的卵泡开始发育；其二是气血活动，排出经血。本次月经结束之时，新的卵巢周期又开始了。因此在排泄经血时，除旧布新，已渐渐开始阴长。总之，阴阳消长转化的四期活动，一方面固然受阴阳气血之间的互相消长的影响，保持一个月总体上的阴阳平衡性，但在具体的一个阶段内，其消长对抗的不平衡性很明显，推动月经周期正常演变。但是在内外各种因素的影响，容易干扰这种动态的平衡。幸赖人体心肾交合，任督贯通，阴阳维、阴阳跷的维系沟通，子宫冲任等反馈作用，及肝、心、脾、胃的协调气血的活动，使得女子自备一系列调节机能，从而保持月经周期的正常演变。

（二）夏氏指出研究子宫病变，乃是分析妇女疾病的基点之说

子宫是女性内生殖器的主要器官，研究子宫病变，乃是分析妇女疾病的基点。关于子宫的病理需从子宫的形态、位置与功能失调等来分析。

1. 子宫的形态、位置失常：夏氏指出子宫的形态及位置失常，固然属子宫本身病变，但与心、肾、肝、脾（胃）及冲任等密切相关。如子宫偏小，属子宫发育不良，除了肾气、天癸等先天发育因素缺乏外，子宫及冲任的功能也很弱。如子宫位置偏低，乃脾气下陷，肾虚失固，带脉失约所致。不仅月经过多，亦常易堕胎、小产、滑胎。若子宫后倾后屈，经矫正后仍然后位者，多为肾虚所致，乃因胞脉系于肾，肾虚不能系胞，故子宫后倾。临床表现，尚有少数子宫后位者与湿热、瘀血有关。若子宫前倾前屈，大多与气血失调有关。子宫左右歪

斜，大部分由肾虚与瘀血所致。还有经刮宫等手术后，子宫内膜损伤，以致子宫内膜增生不利，虽然外表形态、位置无异常，但宫腔内的损伤，仍属子宫损伤。应从子宫本体的阴阳气血论治，使之逐步恢复，否则将继发子宫性闭经，并且极难恢复。

2. 子宫藏泻失职：夏氏指出子宫藏泻功能失常，与子宫的虚实寒热病变相关。子宫虚变，偏阳虚、气虚，则泻多藏少，阳不固，气不摄，临床上可见月经量多，先期而至，经期延长，崩漏，带下增多，不孕，流产等病症。阳失煦，寒内生，可见月经后期，痛经、不孕等病症。子宫实变，偏阴虚，血少，物质亏少，则藏多泻少，可见月经量少，闭经，月经后期等病症。阴阳两虚，甚或衰竭者，子宫形体萎缩，无物可藏，亦无物可泻，故月经闭止。子宫实变，藏而不泻，在排除先天性畸形及肿瘤等因素外，一般缘于瘀血、痰浊（脂膜）、湿热等。瘀血停聚，较为多见，可见月经量少，闭经，不孕等病症。如瘀血损络，络损血溢，或恶血内阻，好血不得归经，可致出血性疾病。湿热占居胞宫，湿重于热者，湿性黏滞，阻遏气机，藏多泻少，可见月经量少，闭经等病症。热重于湿，热迫血行，泻多藏少，则月经先期，月经量多，经期延长，带下黄或赤等病症。痰热内蕴，子宫过热，泻多藏少，甚则泻而不藏，可见月经量多，月经先期，崩漏，赤带、胎漏，恶露不绝等。胞宫寒凝，即子宫寒冷，胞脉收引、气血凝泣，藏多泻少，甚则有藏无泻，可见月经量少，月经后期，闭经，不孕等病症。

夏氏还指出冲任等奇经病变，冲为血海，任主胞胎。阴血亏虚，血海失盈，冲脉不盛，则月经量少，后期而行，甚则闭经。冲脉之气失于和降，气机上逆，挟肝犯胃，常见妊娠恶阻，经行呕吐等。任失于疏通，经行不畅，可致月经后期，经期淋漓，癥瘕等疾。督失煦化，胞不温暖，常致痛经，不孕。带脉不约，诸脉失束，常见子宫脱垂，滑胎，堕胎，小产，或水湿失调，湿热下注，带下量多。此外，任、督、阴维、阳维、阴跷、阳跷诸脉为病，机体阳阳失调，可引起月经周期中阴阳演变失常。

（三）夏氏在妇科临床实践中坚持辨证与辨病相结合的基本原则

夏氏认为临床上收集大量资料后，必须进行辨证分析。通过逻辑推理，按照病与证的特点，综合归纳、分清主次，从而得出比较正确的辨证结论。

1. 证、病结合，辨析互参：中医所说的辨证，是在综合分析了病因、病机、病势、病位、性质、体质等诸多因素后得出证候诊断的，具有整体观念。辨病是西医的特长，是对局部病变的认识，非常细致。辨证与辨病相结合，就是要把中医的辨证和西医的辨病两者之长结合起来，大大提高了诊断的精确性和疗效的稳定性，且对专科的发展有着重要意义。如对血瘀性月经过多，中医辨证后，采取化瘀为主结合止血的方法，效果尚不满意，必须结合辨病，如属于脱膜性的血瘀，又称膜性血瘀证，虽然与一般血瘀的属性不同，治疗应运用温阳化瘀的方法，疗效就有所提高。又如宫颈炎外治，从单纯的消炎入手，疗效并不满意。夏氏曾经采用治疗慢性咽喉炎疗效颇佳的养阴生肌散治疗宫颈炎，效果不佳，转用北京王氏子宫丸，疗效较好，但还不满意。后来结合辨证，根据子宫颈炎的局部变化用药：宫颈光红，阴虚火旺，用养阴生肌散治之；局部腐肉多，必须去腐生新；局部呈石榴状的，采用消散血瘀的方法；局部肥大淡红，在消炎法中参入补气养血的方法。另外，通过对基础体温的图像分析，亦有助于辨证。如高温相偏低（温差 <0.3℃），偏短（高温相不能维持到 12 天），高温相欠稳定，上升缓慢，均属于阳虚或偏阳虚；高温相偏高（即高温相超越 37℃以上），或高温相过长，经行时仍下降不明显者，属于阳旺或阴虚火旺；高温相或低温相起伏不定有如犬齿状者，一般与心肝郁火，脾胃失和有关，这样，在辨证中结合辨病，在辨病中结合辨证，疗效自然会提高。

2. 无证从病、无病从证：无证从病，无证是指通过望、闻、问、切四诊未能得到可作为辨证的依据，或自觉症状很少，难以辨证，以致无症可辨，而病却较为明显，这时就必须从病论治。例如盆腔肿瘤较小时，并无症状，往往在妇科检查时偶被发现，按照无证从病的原则，发现后可按血瘀性癥瘕论治。又如不孕症有相当一部分病人“无证可辨”，但通过测量基础体温及妇科检查等，可以作出西医病名诊断并从病论治。如在不孕症病人的基础体温曲线中发现高相偏低、偏短，血液检查黄体素含量低下，夏氏即视为黄体功能不足，治疗时加重补肾之品，如肉苁蓉、鹿角片等，效果较好。又如盆腔炎治疗后症状消失，无证可辨，但仍需从炎症治疗，以巩固疗效，防止复发。无病从证：无病是指对疾病一时不能确诊，如一些不明原因的带下量多，经多方检查未发现异常，此时可以从中医脾虚、肾虚论治。又如一些不明原因的浮肿，各种检查都未见异常，只能定为浮肿待查，按中医辨证论治，对脾虚、肾虚、血虚等证分别治之，往往可收到较好的疗效。如对一老年复经，出血颇多，出血前曾多方检查未发现异常者，从老年性阴道炎治疗亦乏效，经夏氏辨证为阴虚挟脾弱，按此治疗很快控制了出血。

3. 辨病求本，深层辨证：辨病有助于掌握疾病的特异性的变化规律，有助于对疾病本质的了解，从而能使中医辨证更为细腻，达到深层次辨证的要求。对于妇科来说辨病尤为重要。例如：对一般性辨证为血瘀证型者，结合妇科检查，如BBT测定、B超探察、子宫内膜病检，以及宫腔镜、腹腔镜的检查等，可使医生进而分析出血瘀证的病位、性质、程度、范围等。如对子宫肌瘤血瘀证，谓之子宫癥瘕性血瘀证。对盆腔感染的血瘀证，谓之湿热性血瘀证。对膜样性血瘀证还可根据情况再细分之，如崩漏病证中常见的子宫内膜增生过长性血瘀证，内膜呈干酪状增生性血瘀证，类似《金匮》描述的干性瘀血，简称“干血”，还有内膜是腺囊型增生性血瘀证，类似于痰湿性血瘀证，月经过多中大片子宫内膜脱落，谓之脱膜性血瘀证。总之，凭借西医各种检查得来的资料，可以在辨证的前提下使辨证深化，使治疗更有针对性。

4. 析证标因，多层辨证：有些病证，常常反复发作，病程长，病情复杂，现象与本质不一致，虚实寒热和阴阳表里错杂重叠，临床辨证时，既要抓住妇科特异性症状深入辨析，反映辨证的深度，又要结合病史、月经史、婚产史、带下史及有关检查进行全面分析，多层次的辨证，反映辨证的广度。多层次辨证，首先确定的是主要证型，其次是次要证型，再次是兼病、兼证等，层层进行分析，如对妇科出血病证，量多，色紫，有大血块，阵发性出血，小腹胀痛，显然血瘀是主证型；又见气短神疲，懒于行动，则气虚是次要证型；同时兼见头昏目花、心慌、心悸（有心悸病史），可见心悸、贫血是兼病兼证。分清了主次轻重，在治疗上就可有的放矢，获取最佳疗效。

（四）夏氏提出时间医学治疗法新思路

时间医学治疗法，属于时间医学的内容之一，在治疗时强调利用和顺应人体的生物节律。月经周期节律诱导法即是基于时间医学中的生物节律而研究出来的。它紧紧抓住月经周期中两个显著变化的节律时间，运用药物、心理等多方面的治疗方法，促进女子恢复固有的条件反射性节律活动，重新建立正常的月经周期。凡属功能性闭经、崩漏、不孕症患者，均可应用本法治疗。

月经周期节律诱导法的机理和施行方法是这样的：经间排卵期，是月经周期中的第一次转化。前次月经以后，卵细胞逐渐发育，阴长阳消，重阴必转阳，转化的结果是排卵，月月如此。在以往的月经周期的演变中，女子已形成了这一条件反射的人体内部的节律性活动。经间排卵期一般处于前次月经来潮后半月左右时期，亦可通过检查阴道细胞雌激素水平及观察白带的量和质而确定。此期在治疗上，一面令患者服用补肾调气血类的促排卵方药，一面嘱其具备兴奋排卵意识，并有意识地按摩乳头，在性生理上引起活动，以唤起原有的节律活动，从而促发排卵。但需要根据患者原有经期天数反复地诱导多次。如患者月经期3天或5天，则诱导法就施行3天或5天，对7天者施行7天。行经期是月经周期中第二次转化。排卵后，女子体内阳长阴消，重阳必转阴，转化的结果是排泄月经。对如无月经来潮者可按以往行经期而确定。此期在治疗上，一面调气血以理经，一面嘱患者具有排经意识，并有意识地按摩小腹深部，达到月经来潮。施行这种月经周期节律诱导法，必须耐心地反复地进行多次，一般需要3～6个周期的诱导，才能获得较好的效果。

补肾调周的方药，是基于月经周期阴阳消长转化的规律而拟定的，自然要借助自然界阴阳消长转化的关键时期，以发挥药物的最大效应。一般补阴药应选择每天下午及傍晚服药，或者秋冬季为宜，乃以阴引阴之故。补阳药应选择在每天的上午、中午，或者春夏季节为宜，乃以阳引阳之理。通过长期临床实践，我们还发现补阴要以阳为基，补阳要以阴为基，如月经第3、5、7天的奇数是经期、经后期补阴所要掌握的时间，月经第2、6、8天的偶数日是经前期补阳所要掌握的时间。注意阴阳时数服药，可提高补阴或补阳的功效。

三、夏桂成临床经验特色

（一）夏氏提出掌握月经周期节律应用分期分时调周法

掌握月经周期中阴阳消长转化四个时期的节律，注意年、月、日、时相阴阳对此的影响，顺应女性生理特点而制定的分期分时调周法，是继中药人工周期发展起来的较系统的治法。对崩漏及所有的功能性月经病，包括不孕症以及某些器质性疾病，有着重要的临床意义，本治法颇重时间概念。以便寻找最佳的治疗时间。

1. 月经周期中阴阳转化的调治：月经周期中有两个转化

期。行经期，重阳转阴，是本次月经的结束，新周期的开始；经间排卵期，重阴转阳，是月经周期中第一次至关重要的转化，是周期演变的转折点。两个转化期共同特点是：时间短暂，气血活动显著。根据我们临床的观察，尽管这两个转化期为时较短，但仍可细分为初、中、末三期。

（1）行经期调治：行经期表面看来是排泄经血，实际上是阳气下泄，让位于阴，一般有3~5~7天时间，这是人们所能观察到的。行经初期一般1天，偶或2天，中期一般2天，甚至3天，也有1天的，末期较长，一般2~4天，也有1天的。治疗应分期进行。初期：治应理气调血，偏于理气，以四制或七制香附丸加减。药用制香附9g，青陈皮、乌药、片姜黄各6g，川续断、当归、赤芍、泽兰叶各10g。中期：治应活血调经，以五味调经散加减。药用当归、赤芍、丹参、山楂、艾叶各10g，益母草15g。末期：治应滋阴和瘀，以归芍地黄汤加减。药用当归、赤白芍、怀山药、干地黄、山楂、丹皮、茯苓、泽泻各10g，益母草15g。如转化不利，经血排泄甚少，则有心肝气郁与瘀血凝结两方面原因。心肝气郁者，从泄降气机论治，方取越鞠丸或柏子仁丸，药如柏子仁10g，制苍术10g，川牛膝10g，泽兰叶10g，钩藤、茺蔚子各15g，制香附、炒枳壳各9g，青陈皮、川朴各6g。血瘀不转者，从化瘀通络论治，血府通瘀汤加虫类药，如红花9g，桃仁、当归、赤芍、干地黄、川牛膝、泽兰叶、五灵脂各10g，川芎、地鳖虫各6g。如转化过快，经血排泄甚多者，阳气化火，可按血热型论治，进固经丸治之。

（2）经间排卵期调治：经间排卵期，只有1天。明代已经有此认识，《女科准绳》引袁了凡说："必有一日絪缊（排卵）之候。"但从临床观察来看，排卵的前后期也有数天，合起来可达3~5天，亦有7天的，可以通过基础体温（BBT）、宫颈黏液涂片及尿LH检查、B超追踪等证实之。因此，排卵期亦存初、中、后三期，但排卵的中期仅1天，与行经期不同。初期：治以滋阴为主，佐以助阳，兼调气血，用补肾促排卵汤（自拟方），药用当归、赤白芍、怀山药、干地黄、丹皮、茯苓、川续断、菟丝子各10g，红花6g。中期：治应调血通络为主，佐以补肾，用排卵汤，药如当归、赤白芍、丹参、泽兰叶、川续断各10g. 红花6g，茺蔚子15g。末期：治应阴阳并补，偏于补阳，用促黄汤（自拟方）加减，药用炙鳖甲15g，丹参、枸杞子、女贞子、怀山药、川续断、菟丝子、肉苁蓉、仙灵脾各10g。如转化不利，或迟迟难以转化者，有两种情况，阴精较虚，接近重阴。当以大补阴精，可按经后中后期法论治，但要加强补阳药。阴精达重而不转化者，首先在于加强活血通络，促动冲任血气呈显著活动的絪缊状，如少腹逐瘀汤，或加入地鳖虫6g，虻虫5g；或者温阳通络，桂枝茯苓丸加制附片6g，或者燥湿化痰通络，用苍附导痰汤加红花5g，五灵脂10g，川桂枝3g等。

2. 月经周期中阴阳长消的调治：月经干净后为阴长期，又称为经后期。排卵后BBT上升为高温相时，称阳长期。阴长阳显得消，阳长阴亦耗，阴长或阳长，都必须达重或接近重，由低水平到中度再至高水平，时间较转化期为长，因此亦存在初（低）、中、末（高）三期。调治上应顺其特点而施治。当然各病证的具体治法有所不同，有的重于中期调治，有的重于末期或初期调治。

（1）经后阴长期调治：经后期阴长阳消，奠定周期演变的物质基础，非常重要。经后期一般7～12天，或达13～14天，从低水平到高水平，其中初、中期较长，末期较短。调治当以滋阴为主，但因阴阳互根，故不能忘记补阳。初期：治应滋阴养血，归芍地黄汤加味，药用当归、白芍、怀山药、干地黄、丹皮、茯苓、泽泻、焦山楂、怀牛膝、墨旱莲各10g，女贞子15g。中期：治应滋阴养血，佐以补阳，一般于上方加川续断、菟丝子各10g，巴戟天6g。末期：治应滋阴补阳，阴阳两补，二至地黄汤合五子补肾丸加减，药用女贞子15g，墨旱莲、怀山药、干地黄、川续断、菟丝子、覆盆子、韭菜子各10g。如果阴精上升过快，湿浊与心肝气火明显，反而影响消长转化者，亦当进行调整。湿浊蕴阻明显者，当健脾疏肝，利湿化浊，越鞠丸加减，药用制苍术、炒丹皮、山楂、茯苓10g，青陈皮、川厚朴各6g，制香附9g，苡米仁15g，必要时加仙灵脾、仙茅各9g。肝火湿热明显者，当清肝利湿，丹栀逍遥散合四妙丸加减，药用黑山栀、炒丹皮、炒当归、白芍、制苍术、茯苓、川牛膝、苡米仁各10g，炒柴胡5g，炒黄柏6g。如阴不长，阳不消，阴阳处于低水平平衡时，周期停留在经后初期水平上，临床上无症状可辨，这在青年女子的月经后期量少以及闭经、崩漏等病中为常见。治疗当在补阴5~7天后，运用温阳活血，促动阴阳消长，自拟温阳活血汤，药如当归、赤白芍、怀山药、肉苁蓉、仙灵脾各10g，川芎、红花各6g，桂枝5g。

（2）经前阳长期调治：经前期阳长阴消，一般经历12~14天，其阳长至重，经过初（低）、中、末（高）三个阶段，初、中期较短，末期偏长。从临床角度而言，阳长不及较多，故治法常以补阳为主，以顺应生理变化，促周期正常演变。初期：治应养血补阳，毓麟珠加减，药用当归、白芍、怀山药、丹皮、茯苓、川续断、肉苁蓉、菟丝子各10g。中期：治应补阳疏肝，上方合逍遥散进退，上方加巴戟天9g，炒柴胡5g，荆芥6g，紫河车10g。末期：治应补阳疏肝，理气调经，毓麟珠合七制香附丸加减，即上方加入巴戟天、制香附各9g，广郁金、青陈皮各6g，紫河车、丹参各10g。心肝火旺者加入钩藤20g，炒山栀9g，白蒺藜10g。如因阳气偏旺，心肝火甚者，当清心肝、畅二便，以导赤散或当归龙荟丸加减，生地、丹皮、碧玉散（包）、白芍、全瓜蒌各10g，竹叶、木通各6g，炒枳壳9g。如因阳气偏旺，心肝之火上炎，经血到期不行或行而不畅，BBT下降不明显者，当清心肝、调经血，以钩藤汤合柏子仁丸加减，药用柏子仁、白蒺藜、川牛膝、川续断、丹皮、当归、赤芍各10g，钩藤、茺蔚子、泽兰叶各15g，大黄6g。

（二）夏氏论更年期干燥综合征证治三法

夏桂成老中医指出更年期妇女感到阴道干燥、带下亏少，口干无津，涕泪甚少，皮肤干燥等症状者，谓之“更年期干燥综合征”。大多与更年期综合征同时出现，是临床上较为常见的病证之一。更年期干燥综合征，与肾气衰，天癸竭有着重要的关系，属内燥病的范畴。通过辨证论治与辨病论治相结合，能够取得一定的疗效。但由于本病亦属衰退过程中的一种疾患，因此疗程偏长，患者需要耐心服，同时注意食养疗法，获取较好效果。

1. 阴虚证：主证为月经后期量少，甚或闭经，阴道干燥，带下全无，或有少量黄水黏液。伴有口干咽燥，夜间尤甚，唇干燥裂，目涩视昏，涕泪甚少，肌肤干燥，形瘦色苍，头晕耳鸣，腰膝酸软，倦怠乏力，五心烦热，齿浮牙松，纳少便结，舌苔少质光红，脉细数。治法：滋阴养津，宁心安神。方选二甲地黄汤加减。方药：龟板（先煎）、鳖甲、怀山药、干地黄、丹皮、茯苓、泽泻各10g，元参、炙知母、山萸肉各6g。水煎分服，每日1剂。加减法：火旺灼热者可加黄连3g，黄柏9g；低热缠绵，骨蒸潮热者加地骨皮10g，白薇、银柴胡各6g；口干咽痛燥裂痛者加入柿霜6g，芦根、石斛各10g；皮肤瘙痒明显者，加入沙参、枸杞子各10g，甘菊、桑叶各6g，白蒺藜、白芍各10g；若兼脾虚湿阻者，一方去地黄、知母、元参，加苡米仁15g，碧玉散（包煎）10g，焦山楂、白术各10g，泽泻9g。

2. 阳虚证：主证为月经稀少，或者闭经，伴有气短心烦，倦怠无力，纳少便溏，面色㿠白，口干少饮，涕泪甚少，阴道干燥、小腹作胀，小便不畅，或溺后余沥不净，肢端欠温，甚至畏寒身冷，脉细，苔薄白，舌质淡胖，边有齿痕。治法：补阳益气，化湿蒸液。方选二仙汤合圣愈汤。方药：红参6g，黄芪、白术、仙灵脾各10g，仙茅、炙甘草各6g，红枣5枚，荷叶1张，白芍10g，怀山药15g。水煎分服，每日1剂。加减法：虚寒甚者加制附片6～10g，肉桂3～5g，胡芦巴、补骨脂各10g；关节冷痛者，加桑寄生、杜仲、骨碎补各9g，川桂枝5g，功劳叶10g等；大便溏泻明显者，加炮姜5g，补骨脂10g，芡实10g，煨肉果6g等；浮肿明显者加防己10g，泽泻、车前子各9g。

3. 瘀滞证：主证为月经后期，色紫黑有血块，小腹痛。妇科检查常发现子宫肌瘤，质地较硬，阴道干燥，口干舌燥，唾液甚少，涕泪缺乏，舌质紫黯有瘀点，苔甚少或无苔，脉细涩。治法：滋阴化瘀，舒气增液。方选大黄䗪虫丸加减。方药：归尾、桃仁、鳖甲各15g，熟军6g，赤、白芍各10g，地鳖虫9g，熟地、牡蛎、丹皮、山药各10g，水蛭6g。服法：水煎分服，或以上方增加10倍量研细末蜜丸，每次6g，日服2～3次。加减法：夹痰浊者加元参10g，山慈菇、风化硝各9g，贝母、炒枳壳、竹沥半夏各6g等；兼气虚阳衰的加入黄芪、党参各10g，仙灵脾9g，肉桂3g等；夹有湿热者加泽泻10g，炒黄柏9g，茯苓、苡米仁各15g。

夏氏指出本病虽有阴虚、阳虚、瘀滞之分，但以阴虚为主要，好发于中老年，尤以更年期为多见，病程长，病情错杂，兼夹因素较多。如阴虚日久，必及其阳，阳虚影响脾运，火不暖土，脾弱则湿浊其阻，气不生津，干燥更甚，形成阴阳虚实寒热燥湿并存的局面，治疗颇为棘手。滋阴润燥，对脾虚湿浊不利，健脾利湿，有损阴津，于阴虚不利。因此，治疗需从两方面入手。其一，新病宿恙，先治新病。如阴虚津耗者属宿恙，但脾虚燥湿者后继也，可算新病，先调脾胃，脾胃复再予滋阴润燥；其二，分清主次缓急进行论治，阴虚为主病情尤急者，先从阴虚论治，兼顾脾胃，选张景岳的补阴益气煎、五福饮、七福饮等应用之，如脾阳之气虚为主为急，先从脾胃论治兼顾阴虚，选参苓白术散加入白芍、炙乌梅、山萸肉等；如湿热偏甚，病情偏急者，先从清利论治，兼顾阴虚，选甘露消毒丹，验方养阴利湿汤，方药中可用怀山药、干地黄、山萸肉、合丹皮、茯苓、泽泻、碧玉散、山楂、六曲等品即可，夹有瘀滞者可加五灵脂，赤芍、炙鳖甲、桃仁等品为合。同时配合心理疏导，稳定情绪，注意食养，缓缓图治，以获良效。

（三）夏氏论人流术后并发症证治四法

人工流产手术，是避孕失败后的补救措施，不能作为主要的避孕手段，也不宜多做，以免引起各种并发症，给身体健康、工作、学习带来不良影响。

在正常情况下，早期妊娠人工流产术后，阴道出血一般7～10天干净，短的3～5天即净，一般不致引起并发症。但由于种种原因，有时难免会出现一些并发症。如出血量多如月经样，或淋沥较长时间不净，即所谓“人流后子宫出血”，或腹痛漏红不止；或血崩量多，为“瘀阻子宫”，常是绒毛、蜕膜残留所致；或发热腹痛，漏红与带下并见，为“术后盆腔感染”。现辨证论治如下。

1. 气血两虚证：主证为出血量时多时少，或淋沥不净，色淡红或稍黯，小腹胀坠，或伴腰痛，神疲乏力，纳食欠佳，头昏心慌，汗出较多，夜寐欠佳，脉细无力，舌质淡红，边有齿痕。妇科检查：子宫偏大，质软，宫颈口关闭。治疗宜益气养血，固冲止血之法。方选加减归脾汤。方药：党参、黄芪、白术各15g，归身、白芍10g，艾叶炭6g，阿胶（炖烊冲）、桑寄生各10g，炙远志、炒枣仁各9g，陈皮9g，炙升麻5g。服法：水煎分服，每日1剂。血止后续服1周。加减法：食欲甚差者加香谷、麦芽各15g，山楂炭10g，六曲9g；出血多者，加炙乌贼骨15g，煅龙骨、煅牡蛎（先煎）各20g，血余炭10g。

2. 瘀阻子宫证：其主证为出血量时多时少，或淋漓不净，色紫黑，有血块，腰腹阵发性疼痛，腰骶酸胀，头昏乏力，恶心泛吐，纳食欠佳，口渴不欲饮，大便秘结，舌质紫黯，脉细涩。妇科检查：子宫略大，或有轻度压痛，宫口松，或有胎膜组织堵于宫口。治宜逐瘀固冲，益气养血之法。方选加味生化汤。方药：当归15～30g，赤芍15g，川芎9g，桃仁、山楂各

10g，黄芪、党参各12g，益母草15～30g，川续断15g，炮姜6g。水煎分服，每日2剂，4小时服1次，血止后停服。加减法：兼湿热者，原方去炮姜、川芎，加败酱草、苡仁各15g，马鞭草15g；兼阴虚火旺者，去川芎、炮姜、党参，加钩藤、丹皮各10g，炙鳖甲（先煎）15g。

3. 湿热壅滞证：主证为出血量时多时少，色暗红，质粘腻，有臭气，小腹作痛，发热头昏，腰酸下坠，纳欠口腻，小便黄少，舌苔黄腻质红，或有紫点，脉细数无力。妇科检查：子宫正常或略大，有明显示压痛，活动差，附件增厚有压痛。治宜清热解毒，益气化瘀之法。方选自制经验方清宫汤。方药：银花、蒲公英、马鞭草、败酱草各15g，炒当归、赤芍各10g，蒲黄（包煎）6g，车前草、益母草各15g，焦山楂10g，五灵脂10g。水煎分服，每日2剂，4小时服1次。加减法：小腹胀痛者，加广木香6g，制香附9g，延胡10g；热重者，加大青叶、红藤各12g；出血多者加大小蓟各15g，侧柏炭10g，大黄炭6g；腰酸痛者加川续断、桑寄生各10g，食欲不振者，加谷麦芽、六曲各10g；盆腔有炎性包块者，加三棱、莪术各10g，地鳖虫6g。

4. 瘀浊交阻证：主证为周期性腹痛剧烈，难以忍受，经量甚少或闭经，舌质黯紫，脉象细涩。可借助宫腔镜检查之，多为宫腔宫颈粘连。治法宜活血化瘀，利湿导浊。方选血府逐瘀汤加味。方药：当归、桃仁、三棱、莪术、玄胡各10g，川芎6g，川桂枝5g，炙乳、没各4g，制香附9g，苡米仁30g，冬瓜仁10g。水煎分服，每日1剂，经前1周开始服，服至经净即停。经期每日2剂，4小时服1次。加减法：经净后，上方去桃仁、三棱、莪术、炙乳没，加赤白芍、炙鳖甲、山楂、怀山药、丹参、川续断、桑寄生等补肾养阴之品，可以继服。

夏桂成老中医指出人工流产后，主要有出血、胎盘组织残留、宫内或盆腔感染三大病证。在辨治上，既要参考月经失调、痛经、生殖器炎症，不孕不育等相关内容，亦要注意到本手术所致的一些特点：①子宫冲任损伤：手术损伤子宫冲任是本病证不同于其他病证的特点之一。子宫冲任隶属于肾，又隶属于阳明脾胃，若子宫冲任损伤不复，必然累及先天肾与后天脾胃。故调复肾与脾胃，才能恢复子宫冲任。②女子以血为主，子宫冲任以血为用：人流术后，余瘀未净，血流不畅，极易致瘀，由于瘀之成分、性质、程度、范围不同，可以诱发各种不同病证，也可以长期潜伏，流注各处，产生各种怪症。因此，在处理本证时，既要考虑到“多瘀”的特点，亦要考虑到稽留多变的特点，延长化瘀和络方法的运用也是必要的。③心理影响，不可忽视：人流术后，均有程度不同的心理影响。古人有“小产之伤，十倍于大产”之说，其中亦包含有心理影响，常致气血失和，心神不宁，故药物治疗的同时，必合心理疏导，同时要做好避孕绝育工作，尽可能避免本手术。

（四）夏氏论宫内放置节育器并发症证治三法

宫内放置节育器，普遍认为是一种比较安全、有效和容易推行的节育方法，对年青有心脏病的患者尤为适宜。但使用宫内节育器仍存在一些至今未能完全消除的并发症，常见的有月经过多、经漏以及痉挛性腰腹疼痛等。必须给予调治，以保证宫内放置节育器的继续应用。

1. 月经过多，经漏：主证为术后漏红2周以上，或量多色红，或淋漓色紫红，或月经量多，达平时经量的2倍以上，或经期延长，淋漓不已，腰酸小腹隐痛，头昏心悸，脉象细弦，舌质偏红。治宜补肾化瘀，固经止血。方选固经丸合加味失笑散。方药：炙龟板（先煎）20g，炒黄柏9g，椿根白皮、制香附、炒川续断各10g，大、小蓟各15g，五灵脂10g，炒蒲黄（包煎）6g。水煎分服，每日1剂，出血多时每日服2剂。加减法：兼有脾胃气虚者，加党参15g，白术10g；兼有心肝郁火者，加黑山栀9g，钩藤15g，炒柴胡5g。

2. 经行腰腹酸痛：主症为放环后小腹痉挛性疼痛，下腹或腰骶部酸甚，行经期加剧，神疲乏力，脉象细弦，舌质偏红。治宜滋肾调肝、利湿和络。方选滋肾生肝饮合独活寄生汤。方药：当归、赤白芍、怀山药、川续断、桑寄生、山楂、玄胡、熟地、茯苓各10g，炒柴胡5g，川独活、陈皮各6g，鸡血藤15g。水煎分服，每日1剂。加减法：心烦失眠者，加丹参、合欢皮各10g，钩藤15g，炒枣仁6g；腹胀矢气、大便偏溏者，上方去熟地、加煨木香6g，炒白术、六曲各10g。

3. 胃肠道反应：主证为术后恶心泛吐，纳呆腹胀，矢气频作，神疲乏力，身困嗜睡，头昏心悸，舌质淡红，苔黄白腻，脉象细弦，治宜养血和胃，健脾益气之法。方选归芍六君汤加减。方药：丹参、赤白芍、炒白术、太子参各15g，煨木香5g，茯苓、焦山楂、炒谷芽、合欢皮各10g，广陈皮、制半夏各6g，荆芥5g。水煎分服，每日1剂。加减法：烦躁失眠者，加炙远志6g，炒枣仁9g，夜交藤15g；腰酸尿频者，加川续断、桑寄生、狗脊各10g；少腹时或刺痛者，加鸡血藤12g，益母草15g，五灵脂10g。

夏桂成老中医深有体会的指出宫内放置节育器并发症，最为常见的是月经过多、经漏、其次是腰腹作痛，再次是胃肠道反应。月经量多的原因与放置节育器有直接关系。因此，中医治疗时虽分血热、气虚、血瘀三者论治，但因病情错杂，常须三组方药配合作用，并重视异物性血瘀问题，通涩奇经子宫，泻中有藏，藏中有泻，复方施治。药用黄芪、党参、炙龟板、炒黄柏、五灵脂、蒲黄炭、炙乌贼骨、茜草、阿胶珠、煅牡蛎、血余炭等。偏于热的加清热药，偏于脾虚的加重益气健脾药，偏于血瘀的加重化瘀药，以较好的控制出血。腰腹痉挛性疼痛，可能由于子宫寓意排除异物而引起的肌肉收缩痛，在治疗上，除滋肾调肝的方药外，尚须加入化瘀和络的药物，如鸡血藤、炒当归、炒白芍、干地龙等。胃肠道反应的出现，多因患者对节育器有顾虑，术前未作好思想工作，思想负担重，引起神经系统兴奋和抑制过程失调，植物神经功能紊乱，所以在调理脾胃的同时，务必加入疏调心肝之品，同时结合心理疏导，才能稳定疗效。

（五）夏氏论肥胖病证治三法

形体肥胖，或突然肥胖，体重超过标准体重15%者，称之为“肥胖病证”成人标准体重大概可以用以下公式计算：女性成人体重（公斤）= 身长（厘米）－100－（身长－150）/2。

妇科临床上较为多见的与月经失调，营养过度有关。

1. 脾肾亏虚证：其主证为肥胖尿少，头眩耳鸣，神疲嗜睡，纳欠，大便易溏，胸闷口腻痰多，腰酸形寒，月经后期量少，舌苔白腻，脉濡滑。治宜脾肾双补，燥湿化痰之法。方选防已黄芪汤合健固汤。方药：防已、炒苍白术、党参各15g，仙灵脾、仙茅、巴戟天各9g，丹参、泽兰叶、生山楂各10g，茯苓、苡米仁各12g，广陈皮6g。水煎分服，每日1剂。加减法：腰痛明显者，加川断、杜仲各10g；口泛黏痰者，加制半夏6g，白芥子9g，石菖蒲5g；面浮足肿者，加车前子10g（包煎），炙桂枝5g，生姜皮3g。

2. 肝郁化热证：其主证为形体肥胖，口干烦热，面部升火，头痛眩晕，胸闷急躁，大便干结，心嘈善饥，尿少色黄，肢体沉重，月经失调，经量偏少，偶或量多，色紫红有小血块，舌红苔黄，脉沉弦数。治宜清肝解热，除湿化痰之法。方选丹栀逍遥散加味。方药：山栀子、广郁金、白芍、山楂、制苍术、茯苓、草决明各10g，炒柴胡6g，全瓜蒌、泽泻、制南星各9g，炒枳壳12g。水煎分服，每日1剂。加减法：肝火甚者，可加夏枯草15g，苦丁茶10g；心火亦旺者，加黛灯心1米，莲子心5g；肾虚较著者，加入生何首乌15g，怀山药15g，川断10g，肉苁蓉9g。

3. 瘀滞证：其主证为形体肥胖，胸闷气窒，腹胀肢沉，服一般利尿药乏效，月经失调，量少色黑，通过有关检查，发现脑垂体或卵巢有肿瘤病变，舌苔薄黄边紫，脉细弦。治宜化瘀消癥，健脾益肾之法。方选香棱丸加味。方药：三棱、莪术、广郁金、制香附各10g，广木香5g，丹参、山楂各15g，青陈皮各6g，黄芪、白术、党参、川断、仙灵脾各9g。水煎分服，每日1剂。加减法：胸闷烦躁明显者，加炒柴胡6g，丹皮10g，钩藤15g；纳欠便溏者，加炒谷麦芽、六曲各10g，砂仁3g（后下）。

夏桂成老中医指出肥胖症的发病率有逐年增加的趋势，特别是一些青年女子，视肥胖为危途，用控制饮食的方法减肥。甚至不食的饥饿疗法，这是一种很不合适的方法，有的并不因控制饮食而有所作用，相反仍然是趋于发展方向。根据调查报道，仅美国就有4千万名肥胖者。中国随着生活水平的提高，营养过度的影响，肥胖发病亦趋渐多。从全世界来看，肥胖症的发病率为7.8%～64%，在俄罗斯其发病率为26%，在北京市，有人统计肥胖病发生率也高达21.7%，肥胖症的男女之比，女性约2倍于男性。这充分显示其临床重要性，已为多数医家所重视。

根据调查分析，肥胖症，除内分泌性、神经性之外，大部分均为营养过度和家族因素的影响。妇女妊娠期、产后期所出现的肥胖症确与营养过度、活动量减少有关，与前人所谓之“膏粱后味”、“肥甘饮食”、“大抵素禀之盛，从无所苦”相一致。近年来国外提出肥胖的“中枢调定点学说”，认为肥胖是中枢调定点障碍所致，脂肪代谢的中枢调节需通过中枢的靶器官（如肝脏）来实现。因此认为运用中医药治疗肥胖的作用原理，可能是除直接的降脂减肥作用外，还通过改善脂肪代谢的中枢调节和肝脏脂肪代谢障碍而起作用。

夏老先生认为燥湿化痰、攻消分利的降脂减肥的方药如苍附导痰丸、芎归平胃丸、启宫丸、防风通圣丸、木香槟榔丸等均是化痰降脂减肥的直接治法，对营养过度体质比较壮实者适宜。但对内源性肥胖，必须从肾、肝、脾胃论治。痰湿夹寒者，从脾肾阳虚论治，方选防己黄芪汤、二仙汤、真武汤、健固汤等。痰湿夹热者，从心肝郁热论治，方选丹栀逍遥散、越鞠丸、朱丹溪六味化痰饮，甚则龙胆泻肝汤等。肾上腺皮质过度增生，体质异常之神经性肥胖，常出现心肝郁热证型，非用清泄之方剂不可，尚须加入养阴降脂之品，如苍术、龙胆草、夏枯草、白芍、女贞子、生何首乌、山楂、茺蔚子、泽泻、车前子等。血瘀结成癥瘕所致的肥胖病证，一般应以手术治疗为佳。此外，在药物治疗的同时，养成良好的生活习惯，安排合理的饮食，少食或忌食肥甘之品，坚持适当的体育活动，饭后可饮茶，这样持之以恒，也有其重要意义。

四、夏桂成典型医案选

（一）膜样痛经

宋某，女，30岁，医师。患者十年前有月经过多史，历2年，未经治疗而愈，近3年痛经发作，疼痛剧烈，待经行第二三天后，掉下烂肉样血块数枚，疼痛始止。随痛经而伴血压偏高，所在医院诊刮病理检验报告“膜样痛经”。住院2天，均予激素、子宫收缩剂、抗生素、甚至刮宫等法治疗，效果不显。妇科检查，未见异常。刻下诊得脉象弦细，舌质偏红，经水将来潮，头晕，腰酸，胸闷，烦躁，乳房胀痛，小腹胀满，或有凉感，证属上热下寒，肾虚肝郁化火，夹有瘀浊，当从急治标，逐瘀脱膜，稍佐清上温下之法调治，予以脱膜散，血府逐瘀汤加减。方药：当归10g，赤芍12g，熟地10g，桃仁10g，红花5g，桔梗5g，柴胡5g，枳壳6g，木香5g，玄胡、钩藤各10g。另服脱膜散，每次服3g，每日2次，经行时改为3次，烂肉样血块掉下后停服。经上治疗后，经行第2日掉下烂肉样血块2枚，疼痛好转。第3日法随证变，改法易张，因出血量多，停脱膜散，改投化瘀止血方。处方：龟板（炙）30g，当归10g，赤芍10g，炒柴胡3g，炙升麻3g，蒲黄炭（包）10g，五灵脂10g，炒枳壳5g，震灵丹10g（分吞），益母草12g，7日经净，继养血调气以善其后，如此调治2个月，腹痛显著减轻。

【按语】膜样痛经，伴有头晕目眩，胸闷烦躁，乳房胀痛，腰俞酸楚，小腹冷痛，脉象细弦，舌质红，苔白腻。此乃上热下寒，阳虚瘀浊之证。本案例即为此证，治当温通其下，稍佐清降。宜用脱膜散与血府逐瘀汤加减。夏氏临证数十年，深刻地体会到本病治疗与一般痛经不同，不仅要逐瘀脱膜，控制疼痛，而且还要掌握治疗的关键时刻，要补肾调肝，宁心安神，标本同治，虚实兼用，急则治标，缓则治本，方能收到满意的疗效。

夏氏脱膜散由肉桂1份、五灵脂、三棱、莪术各3份组成，以散剂为宜，也可作汤剂。本方源于《医宗金鉴·妇科心法要诀》琥珀散。原方药物较杂，本方专一，意在脱膜，如需增强脱膜作用者，还应加入枳壳、制大黄。

（二）膜样痛经

张某，女，25岁，未婚，工人。患者18岁初潮后即有痛经史，始则经行量少，第3日量多，下烂肉样血块后腹痛缓解，淋漓10日方净，服益母膏后，淋漓好转，痛经亦轻。3年后，因经期涉水过河，感受寒凉，痛经又作，其痛日剧，又至昏厥，曾用阿托品，安痛定无济于事，转用黄体酮，伍以止痛止血之品，连治3月，未见寸功。素体瘦弱，有胃下垂史（下垂14cm），妇科肛诊"子宫略小"，测量基础体温高相上升缓慢，病检烂肉样血块为："子宫内膜。"月经超前，经量始少后多，色略红，质地较稀，但有烂肉样血块，伴有头晕目眩，胸闷心烦，夜寐欠佳，乳胀胁痛，腰疼怕冷，小便频数，纳欠神疲，舌质淡红，苔薄稍黄，脉细弦。证属脾胃不足，气虚血瘀之膜样痛经。治当益气补肾，逐瘀脱膜。方用脱膜散加味，药选：当归、赤芍、制香附、玄胡、丹皮、三棱，莪术各10g，艾叶5g，续断15g，党参15g，合欢皮10g，益母草25g。另用琥珀粉3g，肉桂粉3g，五灵脂粉10g，配方，每次3g，每日2次。经后调理脾胃，药用：当归、白芍、生地、熟地、黄芪、党参、炒白术、菟丝子、仙灵脾各10g，陈皮、炙甘草各5g。经上处理后，腹痛有所减轻，但基础体温上升不满意或推迟上升。转予温肾助阳为主，着重经后期，经间期调治，经前、经期仍以脱膜散为主，同时配合针刺，连治3月，症情显著好转，排除烂肉样血块，仅绿豆大小。

【按语】该案例为脾肾不足，气虚血瘀之膜样痛经，症伴形体骨瘦，胃脘痞闷，纳谷少，舌淡红，脉细弱，治当益气补肾，逐瘀脱膜。方选脱膜散合补中益气汤加味，汤散并进，经后注重调补脾肾而收功。夏氏因基础体温上升较迟，故重在经后、经间期拟温肾助阳之法，连治3个月而收显效。

（三）膜样痛经

徐某，女，36岁，干部。患者自28岁结婚后即患痛经，伴月经超前量多，经前胸闷烦躁，乳房胀痛等症。平时黄白带多，4年前经某医院妇科检查，曾行输卵管造影术，诊断为"慢性附件炎、宫颈炎"、"左侧输卵管不通"，每经行第2~3日疼痛加剧，排除烂肉样血块，块下痛减，出血亦少，舌质红，苔薄黄，脉细弦。阴血不足，肝郁气滞，血瘀与湿热交阻为患。现值经前，从清肝解郁，逐瘀脱膜论治，方取丹栀逍遥散，脱膜散加减。药用：当归、赤芍、五灵脂、丹皮各10g，三棱、莪术、红花、柴胡各5g，桃仁、香附、刘寄奴、川楝子各10g，琥珀粉10g（分吞）。经上治疗后，经期烂肉样血块减少，疼痛减轻，经行4天即净，之后服鸡血藤膏，逍遥丸，症情稳定，平时疼痛好转。后转从经间期、经前期论治，首重补肾助阳，清肝通络。药用：当归、赤芍、白芍、川楝子、炒山药、鹿角片、巴戟天、五灵脂各10g，天仙藤15g，菟丝子2g，小茴香3g。药服2个月，症状消失，隔月受孕，转服补肾安胎方。

【按语】本案例为肝经湿热，肾虚瘀浊之膜样痛经。症伴腰酸腰痛，小腹胀痛，胸闷烦躁，带下量多，色黄或白，质稠粘腻，脉弦细，舌苔白腻。治当清利湿热，补肾祛瘀之法。方用脱膜散合金铃子散加减。后转从经前期、经间期补肾助阳，清肝通络论治，药服2月，症状消失，隔月受孕，疗效卓著。

班 秀 文

一、生平简介

班秀文（1920 出生）　男，壮族，广西平果县人。广西中医学院壮医研究室主任、教授。1940 年于广西省立南宁医药研究所本科毕业，先后担任乡县医务所所长兼医师、县中学校医、省民族卫生工作队医生、中医专科学校教师、广西区政协委员、南宁市城北区人民代表、南宁市中医学会理事长、广西医药卫生委员会委员、广西科学技术协会常务委员、六届全国人民代表，现任中华全国中医学会理事，妇科委员会委员、中华医史学会理事、广西中医学会副会长，妇科委员会主任委员、广西少数民族医药协会副会长及医史分会主任委员、广西科协学术工作委员会委员、广西高校学会理事、广西高校职称评委会副主任及学衔委员会副主任、张仲景国医大学名誉教授、广西民族医药研究所顾问。班老先生在治疗妇科疾病的用药上，主张以甘平冲和为佳，即使证属偏热或偏寒，非用苦寒或辛燥之品不可，宜酌暂用或少用，中病即止，万不可久用。而对崩漏疗效的巩固，主张脾肾并重，以肾为主。编著有《班秀文妇科医论医案选》、《中医基本理论》等四种著作，约 50 万字，撰有《调补肝肾在妇科病临床的应用》、“更年期综合征证治”等 60 多篇论文，约 18 万字。

二、班秀文临床经验特色

（一）治疗崩漏注重年龄之差异，临床用药讲究以冲和为贵

班秀文老中医认为子宫出血的致病因素有血热、气虚、血瘀、肝郁化火、脾肾两虚、肝肾亏损、冲任不足等，但总不外

乎肾失封藏，冲任二脉不固。关于崩漏的治疗，前人有“塞流、澄源、复旧”的初、中、末治崩三法，是珍贵的经验。但是必须明确三法之中是有机地相互联系着的，在塞流之中有澄源，澄源是为了更好地塞流；复旧离不开澄源，澄源也正是为了复旧。简而言之，澄源即是审证求因，离开了审证求因，不论塞流或复旧，效果都不会大。班老还特别指出治疗崩漏，特别要注意年龄不同之差异，因为少、壮、老不同时期有其不同的生理特点，从而决定治疗之重点。这正是中医学“因人而异”的特点在妇科学中的具体应用。班老认为在青少年时期，肾气初盛，发育未全，其出血的病变，多与肾的封藏不固有关，治疗的侧重点应以肾为主。但情窦初开，肝气易动，宜兼以柔养肝气之法。中壮年时期，因工作学习，婚配生育，最易耗血伤阴，阴亏则阳易亢，从而导致肝气疏泄太过，治疗应以肝为重点，以柔养血海而滋和肝气。但肝肾同源，房事孕产又与肾直接相关，故在治肝之中，仍然要兼以治肾。七七之年，肾气衰退，精血日亏，此时老妇出血之变，多系肾的功能失常，阴阳不和，治之当本“贵在补脾胃以资血之源，养肾气以安血之室”，此时治疗侧重点应以脾为主，兼以调养肾气。

班老还指出临床用药以冲和为贵，慎用刚燥之品。盖妇女以血为本，由于月经、妊娠、分娩、哺乳等生理过程，常处于“有余于气，不足于血”的状态。“气有余便是火”，故治疗之中当以平和调养之剂为佳。凡属血热引起崩漏者，出血量多而色红，常用芩连四物汤去辛窜动火之当归、川芎，加入黄柏、女贞子、旱莲草以清下焦伏火而滋阴止血；而气滞化热致崩漏者，既用丹栀逍遥散以疏肝清热，又加入谷精米（谷精草之果实）、藕节、生首乌、玄参之类，增强滋阴止血之功；阳虚崩漏者，则用右归丸（汤）加桑螵蛸以温肾固涩；而阴虚崩漏者，则使用两地汤或左归丸（汤）以滋阴清热，补肾止血。如果因瘀而导致崩漏者，本着“通因通用”之旨，既用化瘀止血之桃红四物汤，又加入破故纸、川杜仲、川续断、骨碎补之类以补肾活络。若因脾虚不能统血而致崩漏者，既用归脾汤补心健脾以摄血，又加菟丝子、覆盆子、桑螵蛸之类以温肾固涩。临证体会治标或治本，或先本后标，或先标后本，或标本同治，均应适当加入补肾之品，则其疗效会更加突出。

班老先生从几十年临床经验出发，指出炭类药（包括一切收敛药）的应用，也应该慎之又慎，最好不用或少用。因为炭药收敛，如用之不当，则有贻瘀为患，如病情非用不可时，也应该根据病情的寒热虚实，使用不同性质的炭药，如血热崩漏，应用凉血之炭药，如栀子炭、黄芩炭、槐花炭；血寒崩漏，宜用温涩之炭药，如附子炭、金樱子炭；血虚崩漏，当用补血之炭药，如血余炭、当归炭；血瘀崩漏，宜用化瘀之炭药，如红花炭、蒲黄炭、赤芍炭等。如果不辨别病情的寒热虚实，妄用或用其他收敛药，不仅疗效不高，而且后患无穷。千万不要相信“黑药通肾，血见黑即止”之说，实属经验之谈。

班老先生还指出对于崩漏疗效的巩固问题，历来有主脾主肾之分。脾主运化而统血，为气血生化之源泉，肾藏精主蛰而为封藏之本。治脾与治肾，都有理论之依据，在临床上，亦确有疗效。但二者比较，则常偏重于治肾，喜用五子衍宗丸，临证体验对室女崩漏，本方更有特殊的功效。方中菟丝子性味甘辛平，温而不燥，有补肾生精、养肝明目之功；枸杞子性味甘平，柔而不腻，能养阴益精，补血明目；覆盆子甘酸而微温，能补能敛，有补肾固精，明目缩尿之功；五味子酸而甘温，补肾养心，收敛固涩；车前子甘而微寒，能利水通淋，清热明目，有反佐之功。全方补中有利，柔中有刚，以补为主，是阴阳并补平稳之方。若气虚则加北芪、人参、蛤蚧；若血瘀则加鸡血藤、泽兰、苏木之类；若阴虚则加女贞子、旱莲草、北沙参、首乌之类；若脾虚则加山药、白术、桂圆肉之类。灵活加减，其效显著。

（二）治疗更年期综合征注重调气血、洽阴阳为主

班秀文老中医认为中医学中无更年期综合征的病名，由于

临床所见多发生在妇女经断前后，故中医妇科学常以经断前后诸症而命名之。对于本病的治疗，班老着眼于调气血、洽阴阳为主，治之不离于肾。首先应分辨清楚是肾阴虚或是肾阳虚。如果肾阴虚的病变，药以甘润壮水为主，常用八仙长寿丸，杞菊地黄丸之类；而肾阳虚的病变，以甘温益气为法，常用肾气丸或济生肾气丸之类。此类温养或滋养的方剂，补中有泻，补而不滞，诚是调补之良剂。景岳的右归、左归，虽然有补阳配阴、补阴配阳之作用，但是纯补之剂，容易滞腻而阻遏气机的条达，有时反而贻误病机。肾为气血之始，藏真阴而寓元阳，不论是肾阴虚或肾阳虚，都影响到各个脏腑，治疗时要辨明其相兼的病变。如肺与肾有母子的关系，若疲惫乏力，易汗出等，常加党参、太子参、百合之类；心肾有水火互济的关系，且胞脉属心而络于胞中，胞宫居于下焦而系于肾，若头晕目眩，心悸耳鸣，脉数舌红等，常加夜交藤、柏子仁、酸枣仁等，甚或投以天王补心丹；肾与肝有精血同源的关系，若心烦易怒，头晕耳鸣、口干目涩，脉弦有力等，此属阴虚阳亢之变，常加石决明、珍珠母、龟板、牛膝之类以滋阴潜阳；脾与肾有先天与后天之关系，若症见经行量多，色淡质稀，畏寒肢冷，腹满时减，脉沉迟等，此为脾肾虚衰，阳虚中寒之变，常用附子理中汤治之，以达到温肾健脾的目的。同时，妇女以血为本，常常处于“有余于气，不足于血”的状态，不论是肾阴虚或肾阳虚，都必须照顾到血液的恢复，所以养血活血之当归，和阴敛阴之白芍，均为常用之品。

（三）班老提出急性盆腔炎按湿热带下论治，慢性盆腔炎按本虚标实论治

盆腔炎是妇女在经行、分娩时不注意卫生，或在经行未净而过性生活，或妇科手术时，由于无菌操作不严格，使细菌乘机侵入内生殖器官（包括子宫、卵巢、输卵管）及其周围的结缔组织所致的炎症，称之为盆腔炎。临床有急、慢性之分。

广西名医班秀文老先生认为急性盆腔炎临床症见高热恶

寒，带下量多，色白黄而质稠秽，量少，小腹硬痛，按之痛剧，口苦咽干，小便短黄，舌苔黄腻，舌质红，脉象弦数等。这是由于湿热之邪，乘虚侵入下焦，内蕴胞宫，损伤冲任二脉，以致胞脉不利，湿热与血凝结于下焦而发生的病变，当按湿热带下论治。班老经验使用四妙散配金铃子散加龙胆草、山栀子、马鞭草、忍冬藤、车前草、土茯苓、凌霄花治之。本方以四妙散加龙胆草、山栀子、马鞭草、土茯苓、车前草清热利湿，疏散邪毒；加忍冬藤、凌霄花解毒通脉，凉血化瘀；金铃子散止痛。全方有清热利湿，解毒通络，化瘀止痛之功。班老指出，凡证实属热，湿热与血瘀结者，用之甚宜。

班老先生还指出慢性盆腔炎，多是由于急性盆腔炎治疗不当或治疗不及时，或迁延转化而来的，由于病久正虚，抵抗力弱，邪毒与血凝结成块，水湿不化，故带下量多，小腹绵绵而痛，或胀坠而痛，按之不减，月经将要来潮之时，则疼痛加剧，伴有腰酸腿软，全身乏力等。班老先生认为此属于本虚标实之证，治疗既要扶助正气，又要活血化瘀，常喜用《金匮要略》当归芍药散加北黄芪、土茯苓、鸡血藤、泽兰、莪术、香附治之。盖当归芍药散有调和肝脾，养血健运的作用，加用鸡血藤、泽兰、莪术，以增加补血活血，行滞化瘀之力，用土茯苓配合泽泻，则不仅能利湿，而且可解毒。北芪甘温，能扶助正气而抗邪毒，气行则血行，故加香附以行气止痛。标本兼治，每每收功。

（四）班老提出治疗滑胎应未孕先治，固肾为本。既孕之后，须先后天并治

习惯性流产的病因，班老认为虽有脾肾气虚，血热动火，跌仆伤损等不同，但临床上总以脾肾气虚者最为多见。

对于习惯性流产的防治，班老指出除辨证论治以外，还需分两个步骤进行：一则未孕先治，固肾为本。二则既孕防病，已病早治。

班老先生指出在未受孕之前，重视肾气的调养，即所谓未

孕先治，固肾为本。滑胎发生的机理，班老认为不外乎冲任不固，肾失封藏，故在未孕之前，即应注意调理气血，温养冲任，以肾为本，固其根蒂。班老习惯用人参养荣汤加菟丝子、鹿角霜、覆盆子和五子衍宗丸去车前子，加川断、杜仲、桑寄生之类，轮流使用，调养半年至一年，然后再摄精受孕，则效果较佳。

既孕之后，班老认为应根据孕妇体质之强弱，禀赋之厚薄，配合适当的药物治疗，做到未病先防。班老习惯上使用调肝汤加菟丝子、覆盆子、桑寄生、杜仲、川断之类以补肾养肝；泰山磐石散加减以调理气血。如此先后天并治，则气血调和，胎元得养。若患者已出现胎动不安、胎漏之征，则应及时采取标本并治之法，做到既顺气安胎，又补肾止血。班老治疗此病习用两地汤滋阴清热以治其本，又加用荷叶蒂、苎麻根、旱莲草之类以治其标，则阴足热退，胎元得安。对负重跌仆损伤所致的胎动不安，因其既有胞脉的损伤，又有瘀血的为患，故在选方用药之时，既应注意补养气血，又要化瘀而不伤胎，班老常以当归补血汤加味治之，以奏补气生血，行气活血之功，再加桑寄生、菟丝子、川断、杜仲、骨碎补舒筋壮腰补肾之品，则瘀去而胎固。

班老先生还特别指出本病患者除用药治疗以外，还应注意劳逸结合，精神舒畅。节制或禁止房事，防止冲任受损，动火犯胎。并应调摄饮食，既要清淡营养，又要防止肥厚滋腻，尤其是偏燥偏温之体，更应特别注意饮食的调摄。

（五）治疗产后病主张柔养与息风并用

班秀文老中医认为对产后病的治法，前人有主虚主瘀之说，如朱丹溪认为："产后无不虚，当大补气血为先，虽有他证，但末治之。"而张子和则认为："产后慎不可作诸虚不足治。"朱、张两家的提法，都有各自的道理。但都不够全面。因为产后气血多虚，当以补虚为主，而产后多瘀血，阻滞胞脉，又宜活血通络以化瘀，两者是不可偏废的。如《医宗金鉴》所说："古云胎前无不足，产后无有余，此其常也。然胎前虽有多余之证，亦当详察其亦有不足之时；产后虽多不足之病，亦当详察其每挟有余之证也。”例如产后腹痛一证，虽有血虚与血瘀之分，但两者之治既要养血扶正，又要活血祛瘀，使瘀去而正安，故生化汤为常用之方，本方既能生血，又能祛瘀。如属血虚腹痛，可酌加参、芪、香附、小茴之类，亦即是根据血虚与血瘀之不同，在治疗上便有补中有化，化中有补之分。

班老还指出产后阴血骤虚，阳气浮散，故其病变既是亡血伤津，又是瘀血内阻，多是虚实挟杂并见。《金匮要略》把“痉”、“郁冒”、“大便难”等列为新产后三病，后人将其概括为神病、筋病、液病，其实就是亡血伤津，筋脉失养，虚风内动之变。所以，治疗产后疾病，柔养与息风之品所在常用。但柔养之品多遏阳滞瘀，息风之药易化燥伤阴，应用时必须注意养血不碍瘀，息风不过燥。

班老先生还认为产后的病变，由于虚实夹杂，常常漏脱与闭塞并见。例如产后肾阳不足，可引起小便不通或小便频数或失禁，治之可用肾气丸温肾扶阳，但前者为阳虚不化水，水气不运所致，除温肾阳之外，宜佐以通利之品，如猪苓、通草之类；后者为阳虚不固、闭藏无能所致，宜加桑螵蛸、覆盆子、破故纸之类以补命门之火，加强温肾固摄之功。又如瘀血可引起恶露不下或恶露不绝，治之当用活血祛瘀，但前者宜利中有涩（化中有止），防其偏激，使瘀去而正不伤；后者则宜涩中有利（止中有化），防其敛塞过用，保证血止而不留瘀。

班老先生还指出产后的疾病，本有虚实之分和寒热之别，但由于受到“胎前宜凉，产后宜温”的影响，一般方书对于产后疾病的治疗，往往用药多偏于温燥，如仅仅从产后气血耗伤来说，这是无可非议的。然证有虚实寒热之不同，用药当有补、泻、温、清之别，所以对产后疾病用药的寒、凉、温、热，仍宜以疾病的具体情况而定。一般而言，寒证不过温，以甘温为宜；热证不过寒，以甘凉为佳。盖甘能养营生血，有利于气血的再生。

王子瑜

一、生平简介

王子瑜（1921年生） 男，汉族，江苏省滨海县人，北京中医药大学东直门医院教授、主任医师。曾先后从师于江苏省滨海县徐子磐、苏州王慎轩名老中医。青年时代在家乡行医，建国初期曾任江苏滨海樊集联合诊所主任。1957年于南京中医学院师资班毕业后到北京中医学院东直门医院从事妇科医、教、研工作，历任妇科主任、教研室主任。获北京市1986年卫生先进工作者，连续2年获得卫生部荣誉证书。擅长治疗妇女痛经病（子宫内膜异位症）、更年期综合征、盆腔炎、不孕症等。编著《中医妇科学》、《全国名医妇科验方集锦》等两种著作，约12万字；撰有“经期头痛验案三则”、“更年期综合征”等17篇论文，约10万余字。

二、王子瑜临床经验特色

（一）王氏治疗崩漏证治五法

王子瑜老中医认为崩漏是月经周期、经期、经量严重失常的病症，属妇科疑难病症，亦是急重病症。在治疗上，止血较易，而调整周期则较难。崩漏之证，临床上以虚、热、瘀证较为多见，故临床出血时，治疗常用以下治法。

1. 气虚证：王老主张治宜补气摄血，佐以固涩止血，用益气固冲汤加减。其方药为：人参粉10g（吞或用党参50g代之），炙黄芪30g，白术15、炙甘草6g，鹿角胶10g，山萸肉10g，炙升麻6g，鹿衔草15g，陈棕炭15g。王老指出方中人参、黄芪、白术、炙甘草补中益气，升麻升提举陷，以助益气摄血；鹿角胶、山萸肉补肾益精固冲；鹿衔草、陈棕炭止血固涩。共奏补气益肾，固冲止血之功。若兼见肢冷浮肿，大便溏泄等脾胃阳虚证者，前方去鹿角胶，加补骨脂、赤石脂以温补脾肾。此外，临床上经常见到崩漏属气虚证，出血见有血块，但无腹痛者，此非瘀血证，亦不属虚中挟实证，而是因为气虚不能行血，血滞胞宫所致。可在补气的基础上，加益母草以助血行。

2. 血热证：王老主张治宜清热凉血止血，常用自拟清热固冲汤加减。其方药为：炒黄柏10g，生地榆15g，生地20g，白芍15g，犀角粉6g（吞，或用水牛角片15g代之），丹皮10g，茜草炭12g，炒槐花15g，侧柏叶10g，山萸肉10g，小蓟12g。王老指出方中黄柏、地榆、生地、丹皮、犀角清热凉血；白芍养阴；茜草炭、侧柏叶、小蓟、炒槐花止血；山萸肉补肾固冲。全方功能清热凉血。

3. 阴虚血热证：王老主张治宜滋阴清热，凉血止血。方用两地汤合二至丸加减。方药：生地20g，玄参15g，麦冬10g，阿胶10g（烊化），白芍15g，旱莲草20g，女贞子10g，龟板胶10g，炒槐花15g，山萸肉10g，地骨皮10g。王老指出方中生地、元参、麦冬、白芍、阿胶滋阴养血，壮水制火；地骨皮清虚热；阿胶养血止血；旱莲草、女贞子为二至丸，用以补肾滋阴，旱莲草可凉血止血；龟板胶用以养血止血；炒槐花凉血止血；山萸肉补肝肾，调冲任，酸以收敛固冲。

4. 肝经郁热证：王老主张治宜疏肝清热，凉血止血。方用加味逍遥散加减。方药：柴胡10g，白芍15g，茯苓15g，白术12g，丹皮10g，栀子10g，丹参15g，槐花15g，侧柏叶10g，小蓟12g，茜草炭15g。王老指出方中柴胡疏肝解郁；白芍养血柔肝；茯苓、白术健脾；丹皮、栀子清热凉血；丹参养血和血；槐花、侧柏叶、小蓟凉血止血；茜草炭凉血祛瘀止血；对于肝经瘀热，兼有瘀滞者用之颇宜。逍遥散原方中有当归，因其辛、甘温，有活血作用，故去之。对于当归的应用，有人认为崩漏不宜用当归。王老认为对于心脾两虚，气血不足者还是可以用的。但若脾虚兼见便溏者，应用土炒当归，以除润肠通便之弊，有瘀血者，可用酒炒当归，以增加活血化瘀作用。

5. 血瘀证：治宜行瘀止血。王老常用自拟经验方化瘀止崩汤加减。方药：炒当归10g，川芎10g，生炒蒲黄各10g，五灵脂10g，炒丹参15g，乌贼骨15g，花蕊石15g，制军炭10g，益母草15g，三七粉1.5g（吞）。方中佛手散（当归、川芎）合失笑散加丹参活血祛瘀；乌贼骨、花蕊石、三七粉化瘀止血；制军炭有凉血祛瘀止血之功，益母草祛瘀生新，并有收缩子宫止血之效。若偏热者加茜草炭、藕节炭。偏寒者加炮姜炭、艾叶炭。

王老在数十年临床实践中还总结出：①崩漏血止之后，则以中药调固法治疗，滋补肾阴（经净后以滋肾为主，少佐温阳之品）。方药：生熟地各15g，山萸肉10g，枸杞子15g，制首乌20g，紫河车10g，白芍15g，茺蔚子15g，旱莲草20g，女贞子10g，麦冬10g，龟板胶15g，肉苁蓉15g。10剂。中成药：河车大造丸、六味地黄丸。②补肾活血调冲（经间期在补肾基础上，加活血调冲之品，以促使排卵）。方药：熟地15g，山萸肉10g，枸杞子15g，制首乌20g，紫河车10g，白芍15g，茺蔚子15g，当归10g，丹参15g，川芎10g，菟丝子15g。5剂。中成药：八宝坤顺丸。③温补肾阳（经前期以温肾为主，少佐养阴之品）。方药：仙茅10g，仙灵脾15g，肉苁蓉15g，菟丝子15g，当归10g，鹿角胶10g，熟地15g，川断10g，巴戟天10g，女贞子12g。10剂。中成药：乌鸡白凤丸、安坤赞育丸。④活血调经（用于经期出血时）。方药：当归10g，川芎6g，赤芍10g，生熟地各15g，制香附10g，益母草15g。3剂。中成药：得生丹、七制香附丸。王老还特别告诫后人，以上为调整月经周期的基本方法及所选用的方药，临床上还需"谨守病机"，随证加减变通。

（二）王氏治疗痛经证治四法

王老先生认为痛经是妇科最为常见的疾病之一，多发生在青少年女性，对于痛经的治疗，临床上分为气滞血瘀、寒湿凝滞、湿热蕴结、气血虚弱四个证型，并习用相应4首方剂，疗效斐然。

1. 气滞血瘀证：其临床表现为经前或经期时少腹胀痛，并且胀甚于痛，精神郁闷，经期紊乱，先后不定，经行量少不畅，色紫暗，伴有血块，血块排出后腹痛减轻，胸胁乳房胀痛，舌质暗有瘀点，苔白腻，脉弦而涩。证属气滞血瘀。治法：理气活血，逐瘀止痛。方用膈下逐瘀汤加橘叶核。并用王老自制经验方香桂琥珀散（沉香、肉桂、玄胡、琥珀。等分共研细末）。

2. 寒湿凝滞证：其临床表现为经行少腹冷痛剧烈，拒按，经期错后，经行不爽，经色黯夹有瘀块，或伴有脘腹胀痛，甚至四肢清冷，呕吐，出冷汗。舌苔白腻，脉沉迟。证属寒湿凝滞。治法：温经散寒止痛。方用少腹逐瘀汤加吴茱萸配合自制经验方姜桂乌珀散（干姜、肉桂、制川乌、琥珀等分共研细末）。若见月经错后，经行量多色淡，少腹痛喜温喜按，形寒肢冷，其痛多在经后，或在经行将尽之时，舌淡，苔薄白，脉沉迟无力，为虚寒之证。治法：温经补虚，和血调经止痛。方用大温经汤去丹皮、麦冬，加艾叶。此方温经散寒暖宫，益气养血，和血调冲。对冲任虚寒，瘀阻胞宫之痛经则疗效良好。

3. 湿热蕴结证：其临床表现多为经前小腹胀痛拒按，或伴腰骶部胀痛，或有小腹灼热感，时有低热起伏，平时带多，色黄气秽。月经先期，色深红，质稠有块，小便短黄。舌质红，苔黄腻，脉弦数。证属湿热瘀结。治法：清热除湿。方用四逆散合金铃子散加味。

4. 气血虚弱证：其临床表现为每遇月经将净之时或经净以后腹痛发作，绵绵不休。痛时喜按，经色淡红，量少质稀如水，面色苍白，精神倦怠，心悸气短。舌质淡，苔薄，脉细弱。证属气血两虚，方用参芪四物汤加炙甘草、饴糖。

（三）王氏治疗经期头痛证治三法

王子瑜老先生认为经期头痛的发生与月经关系极为密切，

疼痛发作的时间或在经前，或在经后。王老从长期临床实践中归纳总结为瘀血阻络、肾亏肝旺、阴血亏虚三种证型，由此而确立了不同的治则和相应的方药。

1. 血瘀阻络证：其症状特点是，疼痛发作于经前，经行不爽则头痛加剧，经行通畅则头痛减轻。治疗重在祛瘀通络，选用桃仁、红花、赤芍、川芎、丹参等活血祛瘀之品。

2. 肾亏肝旺证：疼痛发作于经前，但喜欢用头巾紧束额部方觉舒适，同时伴有腰骶酸痛，心情烦躁，两胁胀痛等症。治疗重在滋肾平肝潜阳，选用生地、枸杞子滋肾，地龙凉血通络，白芍、菊花、钩藤、珍珠母、羚羊粉平肝潜阳。

3. 阴血亏虚证：疼痛发作在经后，为空痛，经行量多，经后疼痛加剧。治疗重在养血滋阴柔肝，选用当归、枸杞子、桑椹子、生地等药物。

（四）王氏治疗急慢性盆腔炎之经验

急性盆腔炎的治疗，王老以清热解毒为主，活血化瘀为辅，常用银花、连翘、红藤、丹皮、柴胡、枳实、赤芍、红药子、生甘草、川军、桃仁、败酱草。如腹胀者加川楝子、木香，痛甚加乳香、没药。慢性盆腔炎，王老治疗以活血化瘀为主，辅以清热解毒之品，用当归、乌药、荔枝核、木香、柴胡、枳实、赤芍、桃仁、生蒲黄、没药、土茯苓、生苡仁。王老对于寒温阻滞，血瘀凝结者，多数兼有包块形成，治宜温经散寒，燥湿化瘀消癥，促使包块软化，常用桂枝、制川乌、胡芦巴、鹿角霜、苍术、茯苓、乌药、木香、当归、桃仁。若腹冷痛甚者，方中桂枝易肉桂，胀甚者加荔枝核，而腹部有包块者加三棱、莪术。王老还特别指出在本病治疗中，常又配合理气药同时使用，如木香配合清热解毒药同用，能防止苦寒伤胃；如若配合活血化瘀药使用时，能起到行气活血止痛之作用。慢性盆腔炎若兼有气虚者，常配用黄芪益气补虚。总之，临证时必须遵循辨证施治的原则。

三、王子瑜典型医案选

（一）经后腹痛

李某，女，36岁，干部，已婚。病历号42381。1981年6月初诊。患者自述一年前因患“十二指肠球部溃疡”出血，经治疗好转，但每次经后少腹疼痛。7月3日行经，腹痛发作，绵绵不休，喜揉喜按，经量少，色淡质稀如水，面色苍白，头晕气短，心悸倦怠，舌质淡，脉虚细弱。证属气血虚弱，胞脉失养，经后作痛。治法当以补气养血，调经止痛。方选参芪四物汤加炙甘草、饴糖。处方：潞党参15g，炙黄芪15g，当归身10g，炒白芍15g，熟地15g（砂仁3g拌），川芎3g，炙甘草10g，饴糖30g（冲），6剂，水煎服。二诊（7月15日），服上方3剂后，腹痛轻微，头晕，气短亦见好转，汤剂改为丸剂用八珍益母丸调补气血，并嘱患者在下次月经来潮时再服上方6剂。8月5日第二次来月经时，腹已不痛，头晕气短亦瘥，惟月经量仍少，色淡，此为气血尚未完全恢复，为了巩固疗效，再拟八珍益母丸，人参养荣丸，连治3个月，月经量增多，痛经已愈。

【按语】大凡痛经以实者为多，不通则痛，而本案则为虚性痛经，其特点为经后作痛。王老根据患者发病于十二指肠球部溃疡失血之后，气血本亏，再来月经，使血海空虚，胞脉失养，则经行腹痛，经后为著。气血虚弱则见头晕气短，心悸倦怠。月经量少，色淡，脉见虚细而弱均为气血虚损之象。故选用参芪补气，四物养血，饴糖甘温补脾，重用白芍配炙甘草酸甘化阴，缓急止痛。全方本着虚则补之的治法，气血双补，胞脉得养，则虚证痛经自愈。

（二）经前头痛

张某，女，29岁，已婚，工人。1981年3月18日初诊。患者每值经前2~3天头痛如裂，历时一年余，屡经治疗未效。此次来诊，适值经期即临，头痛异常，痛时喜用头巾紧束额部，测血压21.3/14kPa。两胁胀痛，心烦躁急，恶心欲吐，口苦咽干，便干溲黄，腰骶酸痛。月经一贯超前5~7天，色红量多，质稠挟有小血块，7天始净。舌质暗，苔薄，脉弦滑。此为肾亏肝旺，经前头痛。治拟滋肾平肝潜阳。处方：生地30g，枸杞子15g，白芍12g，菊花10g，钩藤10g，干地龙12g，珍珠母30g（先煎），羚羊粉3g（冲）。6剂。水煎，经前服。药后经前头痛明显减轻，诸症亦均有改善，血压降至17.3/11.3kPa。再宗前方加减，药用：枸杞子15g，生熟地各15g，丹参12g，茺蔚子15g，甘菊花10g，白芍12g，功劳叶10g，沙苑子12g，紫贝齿20g（先下），夜交藤15g。6剂，水煎服。药后来诊，谓经期将临，头痛未作。嘱患者用杞菊地黄丸和芎菊上清丸调理巩固，随访半年未作。

【按语】此乃为经前头痛，肾虚肝旺而造成，其特点为患者喜用头巾紧束额部，痛剧异常，并伴有两胁胀痛，心烦急躁，恶心呕吐，口苦咽干，血压升高，系属肝郁气滞，郁久化热。然腰骶酸痛，腰为肾之外府，此系属肾水不足，水不涵木，其病理实质必致肝阳上亢，经前头痛。王老治宜滋肾水，平肝阳之法，使用生地为君，率杞、芍清头明目治其上。菊、钩养肝肾之阴，用石决明、干地龙、羚羊角潜镇肝阳而止头痛。6剂后其症大为减轻。二诊因舌质暗，属气郁必致血瘀，络脉不畅，王老在原方基础加入丹参、茺蔚子以活血化瘀。然方中又去钩藤、地龙、珍珠母、羚羊粉之品，改用功劳叶、沙苑子、熟地、夜交藤在于补肾益精，重用紫贝齿补肾潜阳，后用杞菊地黄丸和芎菊上清丸善后缓图，半年后随访月经正常，头痛乃愈。

宋光济

一、生平简介

宋光济（1920 年生） 男，汉族，浙江省宁波市人，浙江中医学院教授，主任医师。师承其叔宋溪云先生。20 岁行医，1956 年先后两次结业于浙江中医进修学校师资班。历任全国中医学会妇科委员会委员、中华全国中医学会浙江省分会常务理事、理事、省妇科学会主任，浙江省计划生育委员会委员，浙江中医学院学位评审委员会委员，教研室主任，学报编委等职。1983 年被评为浙江省名老中医。创制的“妇宝冲剂”曾获浙江省金鹰奖与科技进步奖。撰有《宋光济妇科经验集》及论文 30 余篇。

二、宋光济临床经验特色

（一）宋氏治疗崩漏证治四法

宋光济老中医在长期中医妇科临床实践中认识到，崩漏是妇女常见的疾病，主要是指妇女阴道非时下血。从病势上来说，漏者崩之渐，崩者漏之甚，但可相互转化。崩漏的成因，主要有六淫、七情、饮食劳倦、房帏不慎等影响肝、脾、肾功能失常而导致冲任损伤，不能固摄而致崩漏。宋老总结出血热妄行、气虚不摄、气血瘀阻和冲任虚寒四个证型，并分别自拟四首经验方，收到较好疗效，现分述如下。

1. 热扰冲任，迫血妄行证：多见阴虚出血，量多，或淋漓不尽，色鲜红或紫红，质稠，有臭秽，面色潮红，五心烦热，口苦咽干，便秘溲赤，脉滑数或细数，舌红苔薄黄。治宜清热止血，方用自拟经验方凉血固经汤。其方药：细生地、麦冬、炙龟板、炒条芩、炒川柏、莲房炭、炒丹皮、侧柏炭、焦白芍、生甘草。宋老指出方中细生地、炒丹皮功能清热凉血，养阴生津；炒条芩、炒川柏可清热泻火，并具收敛之功；麦冬、炙龟板生津滋液，焦白芍养阴敛血调经；侧柏炭、莲房炭既能凉血，又可收敛止血。诸药相伍以收清热凉血，止血养阴。宋老指出临证加减：虚热去芩、柏，加旱莲草、熟女贞以滋阴清热；若血量多者加槐米炭、十灰丸以凉血止血；若便秘者加熟军炭、玄明粉以泻火通便；若口干者加川石斛、天花粉以生津止渴。

2. 脾虚气弱，统摄失司证：宋老认为该证见崩中漏下，色淡质稀，疲倦乏力，头晕目眩，纳呆便溏，脉见虚细，舌质淡胖，或边有齿痕。治宜益气健脾固经之法。方选自拟经验方益气止崩汤，其方药为：西党参、炒白术、炙黄芪、炒山药、赤石脂、陈棕炭、侧柏炭、熟军炭、炙甘草。宋老指出该方西党参、炒白术、炙黄芪、炒山药能补中益气，健运脾胃，气充脾健，则血有所摄，冲任得固。赤石脂、陈棕炭、侧柏炭可收敛止血，熟军炭化瘀止血，以使血止而不留瘀。其临床加减为：若出血量多者加升麻炭、十灰丸以益气升提摄血；若纳呆者加焦谷牙、炒陈皮以醒脾化滞；若便溏者加炒扁豆、煨肉果以健脾止泻；若腰肢酸楚者加炒川断、杜仲炭以补肾强腰。

3. 气血瘀阻，血不归经证：宋老指出其特点为血不归经，经行不爽，或量多如崩，挟有血块，小腹疼痛拒按，或胸胁胀痛，脉见弦涩，舌紫黯或舌有瘀点，治疗拟逐瘀止血。方选自拟经验方化瘀止崩汤，其方药为：炒当归、焦白芍、炒阿胶、生熟五灵脂、丹参炭、茜根炭、参三七、香附炭。宋老指出方中当归甘补辛散，苦泄温通，行于血分既可活血，又能补血，且兼调经行气止痛之效。配以焦白芍养血调经，炒阿胶补血止血。五灵脂性苦甘温，入肝经血分，生熟并用活血散瘀止痛。丹参通行血脉，功擅活血祛瘀，并调妇女经脉不匀，配以茜草根炭、参三七加强活血化瘀止血之功。香附炭可疏肝解郁，理气调经。诸药相配，俾瘀去血安，崩漏可止。临证加减为：若出血量多加震灵丹以止血；若腹胀者加枳壳炭、青皮炭以行气除胀；若腹痛因寒者可加艾叶炭、姜炭以温中散寒；若腹痛因热者可加川楝子炭、丹皮炭以疏肝泄热、凉血止痛。

4. 肾气虚衰、冲任不固证：宋老指出临床多见经行量多，或淋漓不净，色黯淡或如咖啡色，腰酸腿软，面色灰黯，头晕耳鸣，畏寒肢冷，大便溏薄，小便清长，脉见沉细而弱，苔薄白而舌色淡红。治拟调养冲任，温肾固经之法。方选自拟经验方调冲固经汤，其方药为：熟地、陈萸肉、炒山药、鹿角胶、菟丝子、覆盆子、枸杞子、五味子、赤石脂、炒阿胶、艾叶炭。其中熟地入肝肾二经，养血滋阴，补精益髓；陈萸肉酸温敛涩，养肝滋肾而涩精；炒山药可健脾补肾益气；鹿角胶性温，功能补肝肾，益精血，并有很好的止血作用：赤石脂可收敛止血；菟丝子甘平，既补肾阳，又补肾阴，配以覆盆子、枸杞子、五味子补肾而促排卵；炒阿胶可补血止血；艾叶炭能温经止血。诸药同用，以使肾气旺、天癸充，冲任功能正常则经期按时，而崩漏自愈。宋老指出临证加减：若血量多可加陈棕炭、血余炭、煅龙骨、煅牡蛎以收敛止血；若便泻者可加煨肉果、煨诃子以收敛止泻；若四肢厥逆者加党参、制附子以补气生火；若腰酸者加狗脊炭、炒杜仲、川断续以补肾强腰。

（二）宋氏治疗痛经证治四法

痛经是临床上最为常见的妇科疾病，宋光济老中医认为，治疗痛经应首先抓住腹痛这一重要特征，根据疼痛的性质、程度、时间、部位，参照患者的经量、经色、经质以及全身脉证进行辨证施治。由此，宋氏将痛经分为寒凝血瘀、肝郁气滞、脾弱血虚、肝肾亏损四个证型进行辨证施治。

1. 寒凝血瘀证：本证疼痛特点为经前一两天或经行时小腹冷痛，痛势较剧，得热则减，经色暗红有块或如黑豆汁样，量少或行而不畅，伴肢冷，脉见沉弦或迟，舌苔白等寒象。现代医学的膜样痛经、子宫内膜异位症多属此种证型。治宜温经散寒化瘀之法。方选自拟经验方川乌温经汤，其方药为：制川乌、炒当归、焦白芍、川芎、肉桂、吴萸、姜半夏、炒党参、独活、威灵仙。宋老指出临床加减：若血块多者加炙没药、丹参、泽兰、益母草、失笑散等；若腹胀痛可加制香附、小茴香、艾叶。若夹湿者加苍术、茯苓；若肾阳虚或妇科检查为子宫发育不良者，加鹿角片、紫石英、仙灵脾、巴戟肉等。

2. 肝郁气滞证：本证特点为经前或经期小腹、胸胁、乳房胀痛，胀甚于痛，时剧时瘥，经行愆期等。现代医学中盆腔炎、子宫内膜炎引起的痛经多属于此类证型。由于肝热夹湿，湿热壅阻胞络而致。治宜疏肝理气之法。方选自拟经验方清经导滞汤，其方药为：炒当归、焦白芍、柴胡、广郁金、鸡苏散、八月札、川楝子、延胡索、红藤。若合并为子宫肌瘤者，可加土贝母、生牡蛎、玄参、海藻、昆布、小金丹等软坚散结的药物。

3. 脾弱血虚证：痛势绵绵，空痛喜按，经行色淡质稀，痛在经期或经后为本证的特点。欲行之，必先充之，治以八珍益母丸加减。若心脾两虚者则用归脾汤出入；若气血虚寒者加肉桂、吴萸、干姜、附片、艾叶等。

4. 肝肾亏损证：本证多见经后、小腹隐隐作痛，量少色淡，腰膝酸软，头晕耳鸣等，治宜滋补肝肾，乙癸同源之法。方选傅氏调肝汤加减。若偏于虚寒者可用景岳右归丸加减；若偏于阴虚者可用一贯煎或二至丸、山药、山萸肉、白芍等出入。若为子宫内膜结核者，可加黄柏、夏枯草、鱼腥草、黄连、百部、羊乳等抗痨之品。宋老还特别指出用药时间，一般在经前3天左右开始，连用2~3个月经周期，可望获效。

（三）宋氏治疗闭经证治五法

宋老先生认为闭经有血膈、血枯之分。并常用通补之法为主治疗闭经，临床上取得了较好的治疗效果。

1. 气滞血瘀证：以月经后期渐至不行，胸胁、少腹胀痛拒按，舌有瘀点为其主证。宋老主张治宜疏肝理气，活血通经之法。方选调气通经汤，其方药为：制香附、台乌药、枳实、当归、川芎、泽兰、茺蔚子、鸡血藤、南山楂。若乳房胀痛有块者加小青皮、橘核、穿山甲、小金片。若肝郁化热者加丹皮、山栀。

2. 气血不足证：以月经量少渐至闭经，面色不华，腹无胀痛，头晕乏力为其主证。治宜益气扶脾，养血调经之法。方选加减归脾汤，其方药为：西党参、炒冬术、茯神、黄芪、当归、炙甘草、夜交藤、炒枣仁、焦白芍、炒陈皮、龙眼肉。若纳呆者加焦谷芽；便溏者加煨木香，煨肉果；若带多者加海螵蛸、炒怀山药、炒芡实；若血虚甚者加鸡血藤、阿胶。

3. 脾虚痰盛证：以体胖、痰多、经闭、苔薄腻为其主证。治拟健脾化痰，行气活血之法。方用导痰通经汤，其方药为：制香附、南山楂、枳壳、姜半夏、茯苓、苍白术、陈皮、制南星、当归、川芎、丹参、仙灵脾；若气虚者加党参、黄芪；浮肿者加茯苓皮、姜皮；纳呆者加焦谷芽、鸡内金；若带多者加怀山药、芡实、白莲须。

4. 胃火烁血证：以经闭、口渴欲饮、心烦、舌红为其主证。治拟养阴清胃，活血通经之法。方选加味泽兰汤，其方药为：泽兰叶、小川连、川石斛、小生地、赤芍、当归、卷柏、丹参、益母草、川芎、红花。若口干甚者加麦冬、生甘草；若便秘者加瓜蒌仁、熟军；腰酸者加桑寄生、川断。若兼肾虚者加肉苁蓉、仙灵脾、五子补肾丸。

5. 肝肾亏虚证：以经期推后，量少色黯淡，渐至闭经，头晕，腰酸，舌质淡胖为其主证。治拟调冲补肾之法。方用右归合五子衍宗丸加减。其方药为：熟地、巴戟肉、鹿角胶、肉苁蓉、仙灵脾、菟丝子、枸杞子、覆盆子、当归、川芎。若脾虚泄泻者去苁蓉，加党参、炒白术；腰酸者加川断、杜仲、狗脊；若畏寒阳虚者加附子、肉桂；若性欲减退者加锁阳、海马、阳起石等。

（四）宋氏自创生麦安胎饮治疗胎漏

胎漏、胎动不安一般分为气虚、血热、肾虚三种证型论治，但因妊娠血聚养胎，阴血不足，故阳常偏盛而致热扰胎元，冲任不固，从而引发胎漏或胎动不安一证，因此，宋光济老先生认为本病临床以阴虚血热尤为多见。据此，宋氏自创生麦安胎饮治疗，其疗效颇著。

生麦安胎饮由生地12g，麦冬6g，甘草3g，续断9g，桑寄生9g，黄芩6g，苎麻根12g组成。宋氏指出，方中生地、麦冬、甘草养阴清热以治本；黄芩、苎麻根清热凉血，安胎止漏；续断、桑寄生滋肾安胎而性平不热。诸药合用功收清热滋肾，止血安胎之效。宋氏认为该方是一首安胎止血，预防流产的良方，屡经临床验证，均获满意疗效。本方使用时临床随证加减为：若纳差呕恶者加白术9g，姜半夏6g，苏梗6g，陈皮7g，姜竹茹9g；若便秘者加瓜蒌仁12g；若屡孕屡堕者加菟丝子9g，黄芪12g，糯米15g以益气固胎。

宋氏生麦安胎饮养阴清热固本，止红安胎治其标，标本兼顾，临床多适用于阴虚内热、冲任不固之胎漏、胎动不安等病。

三、宋光济典型医案选

（一）带下、经闭

吴某，18岁。1978年11月2日初诊：室女月经不调，量少，渐至3月未转。近来头昏纳少，精神疲倦，白带多而稀，脉细，苔薄白。治拟先调脾胃，化湿止带。处方：米炒党参、焦冬术、焦谷芽、茯神、炒当归、焦白芍各9g，炒怀山药、鸡冠花、芡实、煅海螵蛸各12g，夜交藤15g，川芎、柴胡各3g。5剂。二诊（11月9日），带下减，腰酸头晕，脉细苔薄。拟健脾滋肾，养血调经。处方：西党参、炒冬术、焦谷芽、当归、泽兰、丹参、仙灵脾各9g，鸡血藤12g，桃仁6g，陈皮3g。5剂。三诊（11月27日），前方服后带下已瘥，胃纳亦开，经水仍未转，脉细带弦，舌有红点，苔薄。治拟调气养血，佐以通经。处方：炒当归、赤芍、川楝子、桃仁、鸡血藤、泽兰、制香附、仙灵脾、肉苁蓉各9g，丹参12g，苏术、丹皮各6g。5剂。药后经水即转，后因他疾来诊，询知月事一直正常。

【按语】思虑劳倦则伤脾，女子则不月。宋老十分重视脾在闭经病中的作用。如脾虚带脉失约而见带下，则“治经先治带”，先予化湿止带，俟带止后，再予调经。本例曾用过活血调经之方，无效。此拟以调脾胃，从化湿止带着手，用参、术、苓、山药、谷芽益气健脾；鸡冠花、海螵蛸、芡实、柴胡、白芍化湿清肝止带；归、芍养血调经。二、三诊，带止纳振，气血渐充，此时再以鸡血藤、当归、赤芍、泽兰、香附、川楝子等活血调经，则经自通。这一分步治疗和用药方法，是宋老治疗闭经的经验之一。

（二）胃热经闭

姚某，女，29岁，工人。1979年9月27日初诊，室女闭经4月，大便干结，口渴欲饮，面色不华，心烦腰酸，脉弦细数，舌红绛少苔，治拟清胃养血调经。处方：益母草、川石斛、瓜蒌、泽兰、当归、赤芍、生卷柏各9g，小川连、川芎、杜红花各3g，小生地、鸡血藤、丹参各12g，红枣7枚。7剂。二诊（10月11日），服药后，带下稍有夹红，大便仍干，脉舌如前。前方去红枣、瓜蒌，加制军6g，肉苁蓉、仙灵脾各9g。7剂。三诊（11月1日），前方又自服7剂，舌红已退，口渴便秘均瘥，脉细苔薄，胃火已清，阴血未复，再拟养血滋肾。处方：小生地、怀山药各12g，当归、焦白芍、枸杞子、菟丝子、覆盆子、车前子、桑寄生、炒川断各9g，炒丹皮6g，川芎3g。7剂。至11月4日经转，量偏少，翌日起即转正常，观察数月，疗效巩固。

【按语】胃火烁血一证，诸家论述较少。宋老认为胃火炽盛，一则可以消烁津血，二则也可导致热灼血结，治疗上在清胃养阴的基础上，再结合活血调经。本案初以川连苦寒清胃，熟军、瓜蒌以泄热通腑，石斛、生地以滋阴救津，并以四物养血，合丹参、益母草、红花、卷柏、泽兰活血通经。复诊时，胃火已清，故去川连、熟军等，加入内苁蓉、仙灵脾、五子补肾丸，以养血滋肾调补冲任而善后，在其育阴养血中稍佐温药，有阴中求阳之意，见效更著。宋老曾说："此证之初，非苦寒不足以清热，非甘寒不足以救阴，非活血不足以通经闭，方书多言温通，而此方可谓凉通矣。"此乃临床经验菁华之集成。

（三）崩漏

陈某，女，48岁，教师。1988年9月12日初诊。自述平素月经提前，量多淋漓，近几个月来月经较乱，先后无定，末次月经8月20日淋漓10日净后，昨日因家务劳累，阴道又见出血量多色淡红，并伴有头晕，腰酸神疲乏力，纳呆寐劣，时有肛门坠感，口干，脉细缓，苔薄边缺。治拟益气健脾固摄，方用自拟经验方益气止崩汤加减。处方：炙黄芪、炒赤石脂、小生地炭、杜仲炭、十灰丸、川断炭、陈棕炭各12g，炒党参、炒白术、朱茯神、侧柏炭各9g，升麻炭、炙甘草各3g。5剂。9月17日复诊：上药服后，出血明显减少，惟胃纳仍欠佳，原方去炭药加焦谷芽9g，炒陈皮、焦六曲各6g，继服5剂。9月22日再诊：服3剂药血即止，5剂后纳振，诸症瘥。以后在原方基础上进入调服，而经准崩愈，未再复发。

【按语】张景岳云："崩漏不止、经乱之甚也。"刘河间又有"天癸既绝，皆属太阴经"之说，该患者时值更年，月经紊乱，劳则脾伤，脾虚气弱，统摄无权，冲任不固而致崩漏之证。本案宋老先生重用党参、黄芪、白术、升麻炭乃益气升提而摄血也，用生地炭、侧柏炭、陈棕炭等敛阴止血。待血止又用补脾肾，调冲任之法，全案塞流澄源并举，俾本固血充，经调而崩漏自愈。

（四）崩漏

郑某，女，18岁，学生。1983年6月11日初诊：患者初潮17岁，月经不规则，潮期无度，经期延长，量多淋漓，平素带多色白，末次月经6月2日，量多淋漓至今未净。曾经某医院检查而诊断为无排卵型功血。神疲乏力，舌淡苔薄，证属肾气虚衰，冲任不固。治拟温肾调冲，益气摄血。处方：熟地炭、炒怀山药、杜仲炭、煅龙牡、炒赤石脂、炙黄芪各12g，狗脊炭、川断炭、菟丝子、覆盆子、枸杞子、炒阿胶各9g，陈萸肉6g，艾叶炭3g。5剂。6月18日其母来代其复诊，谓药后出血已止，精神亦振。惟胃纳欠佳，便溏，时感畏寒。治拟原方去龙牡和炭药，加焦谷芽、补骨脂、煨肉果、鹿角胶。继服5剂。以后按原方调服数月，经期建立，崩漏未复。

【按语】本案初潮较迟，肾气不实，天癸未充，冲任不固，故月经紊乱，崩漏不止。《河间六书》云："妇人童幼天癸未行之间，皆属少阴……"故用熟地、怀山药、陈萸肉、杜仲、狗脊等温肾调冲，龙、牡、赤石脂、炙黄芪益气摄血，五子补肾而促排卵，肾气旺盛，天癸充，冲任功能正常则经期按时，而崩漏自愈。

附

参考文献

1. 周凤梧等. 名老中医之路. 第1版. 山东：科学技术出版社. 1985年.

2. 史广宇. 中国中医人名辞典. 第1版. 北京：中医古籍出版社. 1991年.

3. 高辉远等整理. 中医研究院主编. 蒲辅周医案. 第1版. 北京：人民卫生出版社. 1972年.

4. 中医研究院. 蒲辅周医疗经验. 第1版. 北京：人民卫生出版社. 1976年.

5. 李兴培等. 蒲辅周研究. 第1版. 新疆：人民出版社. 1990年.

6. 成都中医学院妇科教研室编. 中医妇科学. 第1版. 北京：人民卫生出版社. 1986年.

7. 程爵堂. 中国当代中医专家临床经验荟萃. 第1版. 北京：学苑出版社. 1997年.

8. 《北京市老中医经验选编》编委会. 北京市老中医经验选编. 第1版. 北京：北京出版社. 1986年.

9. 上海市卫生局. 上海老中医经验选编. 第1版. 上海：上海科学技术出版社. 1980年.

10. 黄文东. 著名中医学家的学术经验. 第1版. 长沙：湖南科学技术出版社. 1984年.

11. 罗元恺. 高等医学院校教材·中医妇科学. 第1版. 上海：上海科学技术出版社. 1986年.

12. 罗元恺. 高等中医院校教学参考丛书·中医妇科学. 第1版. 北京：人民卫生出版社. 1988年.

13. 丛春雨. 高等中医药院校试用教材·中医妇科学. 第

1 版. 北京：中医古籍出版社. 1989 年.

14. 马宝璋. 高等医药院校教材（专科）·中医妇科学. 第1 版. 北京：中国中医药出版社. 1995 年.

15. 罗元恺. 实用中医妇科学. 第1 版. 上海：上海科学技术出版社. 1994 年.

16. 吴大真. 现代名中医妇科绝技. 第1 版. 北京：科学技术文献出版社. 1993 年.

17. 陈泽霖. 名医特色经验精华. 第1 版. 上海：上海中医学院出版社. 1987 年.

18. 刘云鹏. 妇科治验. 第1 版. 武汉：湖北人民出版社. 1982 年.

19. 卓雨农. 中医妇科治疗学. 第1 版. 成都：四川科学技术出版社. 1980 年.

20. 裘笑梅. 裘笑梅妇科临床经验选. 第1 版. 杭州：浙江科学技术出版社. 1982 年.

21. 上海中医学院. 近代中医流派经验选集. 第1 版. 上海：上海科学技术出版社. 1962 年.

22. 朱南孙、朱荣达. 朱小南妇科经验选. 第1 版. 北京：人民卫生出版社. 1981 年.

23. 朱南孙. 朱南孙妇科临床秘验. 第1 版. 北京：中国医药科技出版社. 1994 年.

24. 戴德英. 中医妇科临床手册. 第2 版. 上海：上海科学技术出版社. 1990 年.

25. 北京中医医院、北京市中医学校. 刘奉五妇科经验. 第1 版. 北京：人民卫生出版社. 1977 年.

26. 哈荔田. 扶正固本与临床. 第1 版. 天津：天津科学技术出版社. 1984 年.

27. 哈孝贤. 内经妇科辑文集义. 第1 版. 北京：中国医药科技出版社. 1992 年.

28. 张熠. 难病辨治. 第1 版. 上海：上海科学技术文献出版社. 1987 年.

29. 刘强. 名老中医医话. 第1版. 重庆：科学技术文献出版社重庆分社. 1985年.

30. 祝谌予. 施今墨临床经验集. 第1版. 北京：人民卫生出版社. 1982年.

31. 钱自强. 祝湛予临床经验集. 第1版. 北京：北京医科大学、中国协和医科大学联合出版社. 1993年.

32. 史广宇、王耀廷. 当代名医临证精华崩漏专辑. 第1版. 北京：中医古籍出版社. 1988年.

33. 陈少喜. 何子淮妇科经验集. 第1版. 杭州：浙江科学技术出版社. 1982年.

34. 金明渊. 上海地区名老中医临床特色经验集. 第1版. 上海：上海科技教育出版社. 1990年.

35. 中医研究院西苑医院. 钱伯煊妇科医案. 第1版. 北京：人民卫生出版社. 1980年.

36. 钱伯煊. 女科证治. 第1版. 北京：人民卫生出版社. 1979年.

37. 丛春雨. 中医妇科临床经验选. 第1版. 北京：中国中医药出版社. 1994年.

38. 王渭川. 王渭川临床经验选. 第1版. 西安：陕西人民出版社. 1979年.

39. 广州中医学院妇产科教研室. 罗元恺医著选. 第1版. 广州：广东科学技术出版社. 1980年.

40. 马爱华. 全国名医妇科验方集锦（内部资料）. 1987年.

41. 夏桂成. 中医临床妇科学. 第1. 版. 北京：人民卫生出版社. 1994年.

42. 董建华. 中国现代名中医医案精华一、二、三册. 第1版. 北京：北京出版社. 1990年.

43. 龙致贤. 北京中医药大学中医学家专集. 第1版. 北京：人民卫生出版社. 1996年.

44. 郭志强. 中医妇科临床手册. 第1版. 北京：人民卫

生出版社．1996 年．

45. 乐秀珍．妇科名医证治精华．第 1 版．上海：上海中医药大学出版社．1995 年．

46. 哈荔田．哈荔田妇科医案医话选．第 1 版．天津：天津科技出版社．1982 年．

47. 韩百灵．百灵妇科．第 1 版．哈尔滨：黑龙江人民出版社．1980 年．

48. 丛春雨．妇科证治歌括．第 1 版．北京：中医古籍出版社．1991 年．